普通高等教育案例版系列教材

供临床、预防、基础、口腔、麻醉、影像、药学、检验、护理、法医等专业使用

社 会 医 学

案例版

第 3 版

主　　编　初　炜　周　佳

副 主 编　周成超　尹文强　刘铮然　赵拥军

编　　者　（按姓氏笔画排序）

王良君　（锦州医科大学）

尹文强　（潍坊医学院）

刘铮然　（包头医学院）

李伟明　（昆明医科大学）

吴　辉　（新乡医学院）

汪　胜　（杭州师范大学医学院）

初　炜　（大连医科大学）

金　喆　（沈阳医学院）

周　令　（大连医科大学）

周　佳　（昆明医科大学）

周成超　（山东大学）

赵拥军　（滨州医学院）

贾莉英　（山东大学）

高修银　（徐州医科大学）

秘　　书　丁　玎　（大连医科大学）

科学出版社

北　京

郑 重 声 明

为顺应教学改革潮流和改进现有的教学模式,适应目前高等医学院校的教育现状,提高医学教育质量,培养具有创新精神和创新能力的医学人才,科学出版社在充分调研的基础上,首创案例与教学内容相结合的编写形式,组织编写了案例版系列教材。案例教学在医学教育中,是培养高素质、创新型和实用型医学人才的有效途径。

案例版教材版权所有,其内容和引用案例的编写模式受法律保护,一切抄袭、模仿和盗版等侵权行为及不正当竞争行为,将被追究法律责任。

图书在版编目(CIP)数据

社会医学 / 初炜,周佳主编 . —3 版 . —北京:科学出版社,2020.1

ISBN 978-7-03-061664-7

Ⅰ.①社… Ⅱ.①初… ②周… Ⅲ.①社会医学–医学院校–教材 Ⅳ.① R1

中国版本图书馆 CIP 数据核字(2019)第 116639 号

责任编辑:王 颖 / 责任校对:郭瑞芝
责任印制:赵 博 / 封面设计:陈 敬

科 学 出 版 社 出版

北京东黄城根北街 16 号
邮政编码:100717
http://www.sciencep.com

天津市新科印刷有限公司印刷
科学出版社发行 各地新华书店经销
*

2006 年 8 月第 一 版 开本:850×1168 1/16
2020 年 1 月第 三 版 印张:16 1/2
2025 年 1 月第二十三次印刷 字数:538 000

定价:69.80 元
(如有印装质量问题,我社负责调换)

前　　言

社会医学在我国是一门新兴的交叉性学科。经过近 40 年的发展，现已成为我国医学院校各层次、各专业学生的必修课或选修课。在整个医学教育体系中具有不可替代的地位和作用。

本教材以医学模式、基本理论和现代健康观为指导，贯彻"三基"、"五性"和"三特定"的原则。根据教育部倡导的教育教学改革精神，推进创新教育，改革现行教学内容和教学模式，通过引入案例教学模式以提高医学生的综合素质和能力。教材在保持第 2 版编写风格的基础上，对教材结构、章节内容、体系编排、案例选用等方面进行了丰富和完善。引入了国内外社会医学发展的新理论、新知识、新方法，吸收了社会医学学科的最新研究成果，紧密地结合了我国新医改的实际，反映了社会医学领域的新进展。通过本课程的学习，旨在改变医学生的临床诊疗思维模式，树立大卫生观念，提高分析与解决社会卫生问题的能力，更加明确在"健康中国 2030"战略的大背景下，推动生物 - 心理 - 社会医学模式转变的现实指导意义，更好地发挥社会医学在加快实现健康中国战略目标中的作用。

本教材保持了相对稳定的基本结构，即总论、方法论、各论三个部分。第一部分总论，系统阐述了社会医学学科的性质、研究内容、基本任务以及基本理论，突出学科的基本范式是在现代医学模式下探讨社会因素对人群健康的作用及其规律，包括绪论、医学模式与健康观、社会因素与健康、心理、行为生活方式与健康 4 章。第二部分方法论，重点介绍社会医学研究中常用的方法和评价技术，特别是具有学科特色的现代评价技术，包括社会医学研究方法、健康危险因素评价、生命质量评价、卫生服务研究 4 章。第三部分各论，聚焦我国新医改和健康中国战略的热点问题，论述了社会医学学科重点关注的领域和人群，包括社会卫生状况、卫生政策与卫生策略、医疗保障制度、社区卫生服务、弱势群体的卫生保健服务、慢性病的社会医学防治、社会病防治 7 章。

在章节内容上，增加了弱势群体的卫生保健服务，将社会医学基本理论融合在绪论中，对于目前一些尚不够成熟的新理论和新方法虽有引入，但置于"视窗"或"知识链接"中。

在体系编排上，每章均设有"学习目标"、"案例与分析"、"视窗"或"知识链接"、"英文小结"和"思考题"模块。精选章前案例，体现了典型性、针对性、启发性、知识性和实践性的特点，优选"视窗"或"知识链接"内容，拓宽了知识视域，增加了信息量。

本次教材编写中，还增加了配套的《社会医学思维导图与复习考试指南》和数字资源，极大地丰富了学生的学习资源。

本教材的编委是由十余所院校从事教学一线工作的副教授及以上职称的专家组成。在编写过程中，也得到了编委所在单位的大力支持，各位编委也付出了辛勤劳动，在此一并致以衷心的感谢！

鉴于社会医学案例教学的实践尚在不断探索中，教材难免存在不足之处，敬请学界同仁和读者提出宝贵意见。

初　炜　周　佳

2019 年 3 月

目 录

第一章　绪　论

【学习目标】

通过本章学习，重点掌握社会医学的性质、研究对象和研究内容，以及社会医学基本理论；熟悉社会医学的任务；了解社会医学与相关学科的关系，以及社会医学的发展历史。

案例 1-1　　　　　　　　我国从容应对甲型 H1N1 流感纪实

案例回放

2009 年 3 月，一种新型病毒甲型 H1N1 流感病毒在墨西哥暴发，疫情随即在全球迅速扩散。6 月 11 日，世界卫生组织宣布，将甲型 H1N1 流感疫情的警告级别提升至 6 级，昭示着全球性抗击甲型 H1N1 流感疫情的联合阻击战已经打响。

面对突如其来的全球甲型 H1N1 流感疫情，我国政府高度重视。各地、各部门在党中央、国务院的领导和部署下，科学防控，从容应对。

数字见证成效

据世界卫生组织统计，至 2010 年 1 月 1 日，甲型流感（简称甲流）已在全球造成 1.2 万人死亡。作为人口多、密度大的发展中国家，我国报告了 124 764 例甲型 H1N1 流感确诊病例，其中 744 例死亡。卫生部统计数字显示，甲流病例占流感病例的比例已连续 4 周下降。

原卫生部部长陈竺说："甲流疫情防控取得了阶段性成果，为准备应对可能更加严峻的疫情争取了时间，最大限度减轻了疫情对经济社会发展和人民群众生产生活的影响。"

防控成效源于恰当的防控策略。从全力围堵防止疫情传入，到集中救治防控重点人群；从集中隔离观察到居家观察……我国适时调整完善防控措施，始终走在疫情变化的前头。恰当的防控策略源于科学的研判，而科学的研判则源自严密的疫情监测。在与甲流病毒斗争的过程中，我国始终严格开展疫情监测，并迅速将原来的流感监测网络由 197 家哨点医院扩大到 556 家，网络实验室由 63 家扩大到 411 家，每周检测标本 1 万余份，及时提供我国流感样病人比例、甲型 H1N1 流感病例占流感病例的比例和病毒变异情况。

创新突围"困境"

在与疫情赛跑的过程中，我国走出了一条防治甲流的自主创新之路。2009 年 9 月，经过科研人员的努力攻关，全球第一支甲流疫苗率先在我国华兰生物工程股份有限公司生产，研制周期仅用了 87 天。同时，经过 7 个月的努力，治疗甲流轻症病人的中药新药"金花清感方"问世，费用仅为"达菲"的 1/4，为治疗甲流提供了另一种选择。

信息透明"击破"谣言

甲流疫情的传播和蔓延，带来的不仅是攀升的病例数字，还有各种猜测、误解以及谣言造成的恐慌。甲型 H1N1 流感疫情源自中国内地、孕妇病例占死亡病例的 80%、接种甲流疫苗导致学校疫情暴发——在我国防控甲流疫情过程中，这些误解和谣言掀起一个又一个的社会热点。

专家指出，知识是预防疾病最好的"疫苗"，信息的公开和透明，则是防止谣言传播最重要的屏障。我国政府自始至终确保信息的公开透明，及时发布疫情进展情况，用事实击破谣言，还公众以真相。在及时发布疫情信息和防控进展的同时，全国还通过 12320 咨询电话、编发材料、播出公益广告和电视讲座、发送手机短信等提高公众对甲型流感的认识，增强自我防护意识和能力。

疫苗"护卫"重点人群

疫苗接种是最有效、最直接的防控手段。"我国成为全球首个应用甲流疫苗的国家""我国将孕妇列为甲流疫苗接种人群""6 ～ 35 个月龄儿童接种甲流疫苗未见严重不良反应"——我国有关疫苗的研制和应用捷报频传，为防护重点人群提供有力武器。

　　2009年9月，卫生部发布甲流疫苗预防接种指导意见，详细规定了免疫程序、接种人群与地区、接种疫苗的时间等。截至1月10日，国家食品药品监督管理局累计完成甲流疫苗审批签发498批次9187.7万人份，累计完成甲流疫苗接种5567万人，实现了在重点人群中的大规模接种。

　　原卫生部卫生应急办主任梁万年表示，目前我国全人群免疫保护水平有限，有效免疫保护屏障尚未形成，疫苗接种工作仍要继续推进，"农村地区，尤其是农村学校将是下一阶段防控重点；孕妇、基础性疾病病人、农村地区的学生仍是当前重点防控人群"。

　　这场抗击甲型H1N1流感的战役，再一次为中国赢得了全世界的尊重。

问题：

　　1. 简述影响甲型H1N1流感发生、发展和转归的因素及其作用。

　　2. 如何从社会医学的角度去理解我国对甲型H1N1流感的成功防控？

　　医学是预防与治疗疾病、维护与促进健康、提高生命质量的科学。医学的研究对象是人，具有自然和社会两种属性，社会属性是人类的本质特征。人的社会特征深刻影响着人类对健康与疾病的认识，以及疾病的发生、发展与转归，乃至治疗、预防和保健的成效。在现代医学中，大多数临床学科是以研究与人类健康和疾病密切相关的生物学现象为主，但人的生老病死并非只是自然现象，更要受到社会的政治、经济、文化、环境、保障制度、卫生服务以及行为生活方式等诸多因素的影响。而社会医学（social medicine）则主要是从社会的角度，研究人类健康和疾病的一门学科。它丰富了医学科学的内涵，更顺应了现代医学发展的必然趋势。

第一节　社会医学的性质、内容与任务

一、社会医学的性质

　　社会医学是研究社会因素与个体及群体健康和疾病之间的相互作用及其规律，制定社会卫生策略与措施，保护和增进人们的身心健康和社会活动能力，提高生命质量的一门学科。

　　随着社会的发展和科技的进步，现代学科发展呈现出高度分化和高度综合的特点。一方面，为了适应科学不断发展和创新的需要，许多经典学科不断分化，产生分支学科；另一方面，为了解决科学发展中的新问题，需要多学科理论、知识和方法的交叉与融合。社会医学是一门医学与社会科学相结合的交叉学科，其知识基础主要来源于：①医学科学，包括基础医学、临床医学、公共卫生与预防医学等；②社会科学，包括社会学、政治学、人类学、经济学、管理学、伦理学等。社会医学主要研究社会因素对人群健康的影响，探讨提高人群健康水平的社会卫生策略和措施，属于医学的一个分支。但同时社会医学研究中又借鉴了社会科学的理论、方法和成果，提出的改善健康的策略又需要通过公共政策和社会管理来实现，因而又属于管理学的一门应用型学科。与此同时，社会医学与预防医学、卫生管理学、社区医学、医学社会学、医学心理学等多个学科相互联系、相互渗透。社会医学学科的交叉性决定了其研究方法的综合性以及社会医学实践性的特点。

二、社会医学的研究内容

　　社会医学的研究内容非常广泛，并且随着社会的发展和人们认知的改变而不断变化，但主要包括以下三个方面：

（一）社会卫生状况

　　社会医学以群体为研究对象，应用社会调查的方法和大数据资源，研究社会卫生状况，主要是人群的健康状况，以及与之相关的社会经济文化背景、卫生服务状况、居民生活条件、卫生行为等。分析社会卫生状况及其变化规律，寻找主要的社会卫生问题，研究影响这些卫生问题的健康危险因素，发现弱势群体和高危人群，确定防治的重点，做出社会医学"诊断"。

（二）影响人群健康的社会因素

在明确社会卫生问题的基础上，通过现况调查、回顾性调查、前瞻性调查等研究方法，进行社会病因学分析。主要包括社会制度、经济状况、文化因素、心理因素、行为与生活方式、人口发展、生活与劳动条件和医疗卫生服务等社会因素对人群健康的影响，从而为制定社会卫生策略与措施提供依据。

（三）社会卫生策略与措施

社会医学研究的目的不仅是要通过对社会卫生状况的调查，找出存在的社会卫生问题及其严重程度，更重要的是要找出产生社会卫生问题的原因，提出改善社会卫生状况，提高人群健康水平的社会卫生策略和措施，即开出社会医学的"处方"。社会卫生策略和措施不是单纯的医疗卫生技术措施，而是指卫生发展的战略、策略和措施等，包括卫生发展的方针、目标，合理配置卫生资源、科学组织卫生服务、保护人群健康的经济、法律、教育及组织实施等。

社会医学的研究内容不是一成不变的，而是随着社会经济发展以及各国的具体情况而变化的。历史上医疗卫生事业发展经历了三次卫生革命，不同时期所面临的任务、重点和目标有所不同。第一次卫生革命是以传染病、寄生虫病和地方病为主要防治对象。社会卫生策略主要通过制定国家卫生措施和环境卫生措施，提供有效疫苗和生物制品，推广免疫接种，开展消毒、杀虫、灭鼠计划等综合性卫生措施，使得急慢性传染病发病率和死亡率大幅度下降，人均期望寿命显著延长。第二次卫生革命是以慢性非传染性疾病为主攻目标，主要包括恶性肿瘤、心脑血管疾病、糖尿病、精神疾病和意外伤害等。通过提倡三级预防，发展早期诊断技术，特别是控制与疾病发生发展密切相关的危险因素，倡导健康的生活方式，合理膳食和体育锻炼，积极推进各种健康教育和健康促进计划等综合性卫生措施，促使慢性非传染性疾病的发病率和死亡率降低。第三次卫生革命以提高生命质量，促进全人类健康长寿和实现"人人享有卫生保健"为目标。充分反映了人类对健康改善的不断追求，在提高平均期望寿命的同时提高生命质量，改善健康公平程度，使每个社会成员都在其所处的社会经济环境下最大限度地获得健康。

视窗 1-1　　　　　　　　　　　　健康村

健康村建设是世行贷款/英国赠款中国农村卫生发展项目（简称"卫十一"项目）在项目地区广泛开展的一项活动。自世界卫生组织（WHO）于1989年首次提出健康村概念后，我国在2006年开始有部分省市开展了类似的创建活动，但健康村的标准和评价指标体系尚未制订和完善。为此，在2008年筹备阶段，"卫十一"项目即开展了《世行贷款/英国赠款中国农村卫生发展项目健康村试点建设指南》（以下简称《指南》）研究，核心内容是研发健康村的内涵及健康村评价指标体系。根据WHO对健康村的定义并结合国情，我国将健康村定义为："具有卫生安全的物质和生活环境、良好的健康意识和生活方式、疾病得到较好的预防和控制，能在保护和促进村民健康方面可持续性开展工作的行政村"。

2009年，"卫十一"项目在江苏省高邮市、河南省宜阳县、陕西省旬邑县选取了36个行政村开展，随机分配干预组和对照组，在18个村开展健康村先期试点，干预为期3个月。结果表明，《指南》中的健康村评价指标体系具有较好的可靠性和可实施性。试点村在健康环境、健康服务、健康传播及健康状况等方面有了明显的提升。2010年，健康村创建工作在评估的基础上进行了逐步扩展。通过宣传动员，传递理念；政府主导，多部门联动；制订相关标准，开展基线调查；统一部署，定期交流，定期督导等主要措施，居民健康知识知晓率和健康行为形成率显著提高，村居环境得到改善。从2009年的18个健康村试点，到2013年底745个行政村开展了健康村创建实践，其中468个行政村达到健康村建设标准而被命名为当地的健康村，表明健康村建设的理念和实施方法具有较好的可复制性和可推广性。

健康村作为农村健康促进的一项综合策略，其不仅在改善农村生活居住条件和保护生态环境方面有重要作用，而且在促进村民健康水平全面提高、实现健康公平和促进社会和谐方面有着深远意义。

笔记栏

三、社会医学的任务

（一）倡导积极的健康观，推动医学模式的转变

WHO 在 1948 年就提出了健康的概念，认为健康不仅是没有疾病或虚弱，而是一种身体、心理和社会的完好状态。但是，半个多世纪过去了，正确的健康观念对人类的影响程度以及效果并非令人满意。不良的行为生活方式在人群中还广泛存在，危害健康的社会因素也广泛存在，由此造成了人群 60% 以上的疾病和健康损害。因此，在疾病防治和医学教育计划和实践中，必须倡导正确的健康观，使医务工作者和广大人民群众认识到影响健康的既有生物因素，也有社会心理因素。而对某些疾病来说，社会心理因素往往比生物因素更为重要，只有采取综合性的卫生保健措施，才能有效地防治疾病和促进健康。

伴随着健康观的出现，生物 - 心理 - 社会医学模式替代了传统的生物医学模式。虽然它被认为是适合于时代的医学模式，但在医疗卫生保健实践中尚未产生应有的效应，人们在理论上的接受和实际行动中的保守或拒绝形成了鲜明的反差和不协调。因此，应积极推进健康观和现代医学模式，完善现代医学模式理论体系，增强其在医疗卫生工作实践中的可操作性，逐步转变医疗卫生服务理念，促进医学模式的实质性转变。

（二）改善社会卫生状况，提高人群健康水平

发现社会卫生问题是进行有效防制的重要前提。通过社会医学的研究方法对特定区域开展调查研究，系统分析社会卫生状况的现状、特征及其发展变化趋势，明确影响人群健康的各种因素，尤其是影响因素的作用强度和影响范围。采用各种评价技术，如健康危险因素评价、生命质量评价、卫生服务评价等，评价社会因素对健康的影响程度。也可以通过国际比较研究，找出我国社会卫生状况与之存在的差距，进一步提出改善社会卫生状况的策略和措施，提高人群健康水平。

（三）制定社会卫生策略与措施

社会医学的基本研究思路是发现卫生问题 - 分析产生问题的原因 - 提出解决卫生问题的策略与措施。这与制定社会卫生政策的基本程序和方法是一致的。因此，社会医学不仅有广泛的社会卫生问题的研究领域，而且可以为卫生行政部门开展决策、规划和管理等方面提供理论基础与方法学指导，提高决策的科学性，以及健康改善的有效性。

（四）注重弱势人群保健和社会病控制

弱势人群是指妇女、儿童、老年人、残疾人、低收入人群、流动人口和从事有害作业的人群等。他们处于疾病的高危状态，是卫生保健的重点人群，需要提供特殊的医疗照顾。此外，与社会因素关系密切的社会病，如吸毒、性病、艾滋病、酗酒、意外伤害等，对人群健康危害严重，社会卫生措施已成为防治这些重大疾病方案不可或缺的部分。高危人群的卫生保健以及社会病的防治都是社会性很强的工作，必须动员全社会的参与，加强各部门的合作才能奏效。

视窗 1-2　　　　　　　乌干达：非洲控制艾滋病的典范

20 世纪 90 年代，乌干达曾是艾滋病的重灾区，孕妇的艾滋病病毒测试阳性率高达 30%。在 2400 万人口的国度里，从 1982 年发现第一例艾滋病以来已有 100 万人死于与艾滋病有关的疾病，现在还有 100 万人是艾滋病病人或病毒携带者。但目前乌干达成人艾滋病病毒感染率已下降到 6.1%，被誉为"非洲控制艾滋病的典范"。世界卫生组织 1998 年为此向这个国家颁发了"为促进非洲健康做出突出贡献奖"。

乌干达是怎样迅速降低艾滋病病毒感染率的？乌干达艾滋病委员会总结了 6 点宝贵经验：一是积极动员，人人参战。乌干达政府一直强调乌干达人要人人参加到同艾滋病的战斗中去。二是正视现实，公开政策。政府公开宣布，预防艾滋病是乌干达的首要问题，这不仅是医疗卫生问题，而是国家发展的战略问题。三是加强管理，信息共享。乌干达政府 1992 年公布法令，宣布成立全国性的艾滋病委员会，以便协调各种力量，共同抗击艾滋病恶魔的蔓延。四是周密

笔记栏

计划，联合作战。让各种抗击艾滋病的机构与组织制订联合计划，每5年制订一份全国防治艾滋病的战略框架规划。五是加强科研，研制新药。2001年乌干达完成了艾滋病病毒疫苗用于临床的试验，这是第一个非洲国家进行这项试验。六是建立网络，加强合作。乌干达重视同国内外有关机构和组织的合作，并在全国建立7个协调的机构，每月召开一次协调会议，每年召开一次全国性的协调会议。在乌干达同艾滋病战斗的10年时间里，国家的经济增长率也得到持续发展。乌干达贫困人口比例目前已降到三分之一，这个比例在非洲国家中是比较低的。

第二节 社会医学的发展历史

社会医学是一门社会性、综合性很强的应用性学科，其产生和发展无不受到政治、社会、经济、法律、道德、自然科学和医学发展等多种因素的影响。它的产生既是防病、治病和维护健康的需要，也更离不开高瞻远瞩的社会改革家和医学家为社会医学的创立和发展所做出的杰出贡献。

一、社会医学的萌芽

社会医学作为一门医学学科产生于欧洲，至今只有150多年的历史。但是社会因素在疾病发生发展中的作用，却早就引起古代先贤和医学家的关注。古希腊医学家希波克拉底（Hippocrates，公元前450—公元前377）注意到了人的生活环境与健康之间的关系，并在《空气、水、地域》著作中要求医生要熟悉病人的生活环境和生活方式，认为"知道是什么样的人患病比知道这个人患什么病更重要""医生医治的不仅是疾病，更重要的是病人"。古罗马医师盖伦（Galen，130—200）重视心理因素的致病作用，强调人体健康与社会心理因素间的关系。阿拉伯医学家阿维森纳（Avicenna，980—1037）认为土壤和水都可传播疾病，并且重视精神情感活动对机体健康的影响。意大利的拉马兹尼（Ramazzini，1669—1714）在《论手工业者的疾病》中描述了52种职业工人的健康状况，分析了职业因素对工人健康的影响。限于当时社会经济以及医学科学技术条件，古代医学家们对人类健康和疾病与社会因素之间的关系尚缺乏深刻的认识，医学活动基本上是医生和病人间的个人医疗行为。

随着欧洲文艺复兴和产业革命的兴起，生产的社会化促进了医学社会化的进程。资本主义早期发展带来社会卫生状况的恶化，促使医学家们从社会学的视角去思考和解决医学的社会问题。一些进步医学家提出了国家和社会应对人民健康负责的观点在当时具有启蒙作用。德国社会卫生学家彼得·弗兰克（Peter Frank，1745—1821）指出"居民的悲惨生活是疾病的温床"，他在《全国医学监督体制》一书中，提出用医学监督计划使政府采取措施来保护公众健康的主张。这种健康和疾病与社会因素密切相关的观点，在公共卫生和社会医学发展阶段具有里程碑的意义。

资本主义进一步发展及城市化带来了一系列的社会卫生问题，如环境卫生、食品卫生、职业病以及传染病流行等。单靠医疗机构以及医生的努力已经力不从心，必须动员社会力量和采取社会行动，才有可能得到有效控制。英国伦敦首任卫生官西蒙（Simon，1816—1904）专门研究了伦敦的食品卫生、住宅和工厂卫生，认为这些因素与伦敦工人的健康状况密切相关。他还在《论伦敦的卫生状况》调查报告中，建议成立卫生检查机构，改善下水道，将防治疾病列为国家的任务。

二、西方国家社会医学的创立与发展

1848年，法国医生盖林（Guerin，1801—1886）第一次提出社会医学的概念，提倡要把分散的、不协调的医学监督、公共卫生、法医学等构成一个整体的学科，统称为"社会医学"。他将社会医学分为四个部分：社会生理学、社会病理学、社会卫生学和社会治疗学。社会生理学研究人群的身体和精神状态及其与社会制度、法律及风俗习惯的关系；社会病理学研究疾病发生、发展与社会问题的联系；社会卫生学研究各种增进健康、预防疾病的措施；社会治疗学研究社会发生异常情况时的治疗措施，包括提供各种社会卫生措施。

19世纪后半叶，细菌学的发展使有些医学家只重视生物病原的致病作用，而忽视了社会因素对健康和疾病的影响，但仍有不少医学家不支持过度夸大生物病原体的致病作用。德国医学家诺尔曼

（Neumann，1813—1908）与病理学家魏尔啸（Virchow，1821—1902）都强调社会经济因素对健康和疾病的重要作用，提出"医学科学的核心是社会科学"的观点。魏尔啸在参加斑疹伤寒的流行病学调查研究中指出了流行病的社会属性，并提出单纯治疗而不开展社会预防是不能控制斑疹伤寒流行的。德国的社会医学家格罗蒂杨（Grotjahn，1869—1931）根据社会科学的理论，通过调查研究提出了社会卫生学一整套理论和概念。他在《社会病理学》一书中，提出用社会学观点研究人类疾病的原则，如疾病的社会意义取决于疾病发生的频率；社会状况恶化能直接引起疾病，并影响病情的发展；疾病对社会发展具有反作用；医疗能否成功取决于社会因素；采用社会措施来控制疾病；注意病人的社会经济环境等。他还强调社会卫生调查中要应用统计学、人口学、经济学和社会学方法，主张将社会卫生学列入医学课程体系中，并于 1920 年，首次在柏林大学开设社会卫生学课程。

德国是社会医学的发源地。在第二次世界大战前，"社会卫生学"和"社会医学"两个名词并用，但以"社会卫生学"为主，战后逐渐改用"社会医学"。目前，德国社会医学研究的主要内容是心脑血管病和恶性肿瘤等慢性病的防治，以及探讨生活方式、职业及环境污染等因素与健康和疾病的关系等。

英国在 19 世纪末就开设了公共卫生学课程，20 世纪 40 年代公共卫生学课程逐渐被社会医学课程所替代。1943 年，牛津大学成立了第一个社会医学研究院。英国的社会医学是指有关人群的医学，泛指疾病的控制以及有关增进或影响人群健康的科学。牛津大学社会医学教授赖尔（Ryle）的观点颇具代表性，他认为公共卫生、工业卫生、社会卫生服务及公共医疗卫生事业都属于社会医学的范畴。20 世纪 60 年代以来，为适应英国国家卫生服务制度改革的需要，将社会医学改称为社区医学，内容包括社区卫生服务中的理论与实践，涉及人口学、社会卫生状况、健康教育、保健组织、妇幼保健和传染病防治等。

在美国，由于社会经济制度和文化的特点，决定了并不开设综合性的社会医学课程，而是重视社会学、经济学和管理学在医学领域的发展，如医学社会学和家庭医学得到不断的发展。美国的医学社会学非常发达，学派林立，研究内容包括社会政策和卫生保健制度、医疗保健组织、卫生服务利用、医院的社会问题、医患关系、健康行业的社会学、社会心理学与精神卫生、特定人群的疾病与死亡的特征及其发展过程、健康与疾病的文化特征等。有关社会医学的内容主要在卫生政策与卫生管理课程中讲授，研究内容涉及健康政策、卫生保健、医学人类学和医学伦理等。

苏联于 1922 年在莫斯科大学医学院成立了社会卫生学教研室，1923 年成立了国立社会卫生学研究所，后改称为社会卫生学与保健组织学研究所。社会卫生学的基本任务是研究社会与环境因素对人群健康的影响，以及消除这些有害的因素所采取的综合性卫生措施。20 世纪 40 年代初将社会卫生学改为保健组织学，以保健史、保健理论、卫生统计与保健组织为主要内容。20 世纪 60 年代中期又改为社会卫生与保健组织学，以加强对社会医学问题的研究。

三、我国社会医学的发展

我国古代医学家早已注意到环境及精神因素对健康的影响，现存最早的医书《黄帝内经》中就有气候变化、居住环境、饮食起居以及精神因素等与疾病有关的论述。西周初期建立了社会医事组织，以医师为"众医之长，掌医之政令"，并制定了医师考核制度，根据医术高低定级俸给，要求医师治病有记录，病人死亡要报告。南朝宋元嘉二十年（公元 443 年）设"医学"，置太医博士及助教，是我国最早的医学学校。但在漫长的封建社会，我国的卫生设置和医事制度主要是为封建统治者服务，而广大百姓医病主要靠民间坐堂的个体郎中，并没有建立良好的医事组织。

19 世纪，西方医学传入中国。对我国社会卫生事业产生了一定的影响。1820 年，英国医生玛利逊（Marrison）和莱温斯敦（Levingstone）在澳门开办了第一家西医院。1834 年英国教会医师派克（Parker）在广州开设眼科医院，是我国最早的西医医院。1866 年，美国医学传教会在广州开办博济医学院，是我国最早的西医学校。

在西方医学思想的影响下，我国的医学家开始了新的医学探索，积极寻求卫生强国的路子。1898 年，上海公共租界工商部卫生处是我国最早成立的地方卫生行政机构。1905 年，清政府在警政部警保司下设卫生科，次年改属内政部，第三年改称卫生司，是我国最早建立的中央卫生行政机构。1910 年东北鼠疫流行，伍连德医师在山海关设立检疫所实行卫生检疫，这是我国自己举办的卫生防疫机构。从 1928 年起，陆续在上海吴淞区、高桥区建立卫生示范区。1931 年后又在河北定县、山东邹平县、江苏南京晓庄乡、江苏江宁县等建立乡村卫生实验区，开展医疗、防疫、卫生宣传、学校卫生、助产与妇婴卫生、劳动卫生、生命统计和卫生人员培训等。1939 年成立中央卫生设施实验处，1941 年改为中央卫生实验院，设立了社会医事系，主要任务是负责社会医务人员登记及考试。在 1949 年以前，一些医学家曾倡导过"公医制度"，试图建立社会卫生组织，但限于当时的政治、经济条件，收效不大。

新中国成立后，建立了从中央到地方的全国性卫生行政组织和卫生服务机构，发展社会卫生事业，保障人民的健康成为政府的责任。确定了预防为主的卫生工作方针，通过建立三级医疗卫生服务网，开展群众性卫生运动，广泛进行疫苗接种，使社会卫生状况发生巨大的变化，人群健康水平显著提高。1949 年，中国医科大学建立了公共卫生学院，并设立了卫生行政学科，开设了卫生行政学。1952 年引进苏联的"保健组织学"，作为医学生的一门必修课。1954 年起，一些医学院校先后举办了卫生行政进修班、保健组织专修班和工农干部卫生系，培训卫生管理干部。20世纪 50 年代中期，各医学院校普遍成立保健组织教研组，开展教学研究工作。1956 年，卫生部成立了中央卫生干部进修学院，负责培训省市卫生管理干部，并于 1957 年举办了第一届保健组织学师资讲习班，编写了"保健组织学"教材。1964 年，在上海举行了全国保健组织学教学研究交流会，提出了加强学科建设的建议。1978 年，由钱信忠部长主编的《中国医学百科全书》中列有《社会医学和卫生管理学》分卷。1980 年，卫生部发出了《关于加强社会医学教学研究工作的意见》，要求有条件的医学院校成立社会医学与卫生管理学教研室，开展教学研究工作，培训各级卫生管理干部。20 世纪 80 年代初，卫生部在六所医学院校成立卫生管理干部培训中心，大大推动了社会医学学科建设和卫生管理干部培训工作。《医学与哲学》杂志上还开设了"医学、健康与社会"、"医学模式转变"和"卫生发展战略"等专栏，探讨医学与社会发展的双向关系，对促进医学现代化和社会化具有重要作用。1983 年，武汉医学院举办了第一届社会医学和卫生管理学高级师资班。1984年在成都召开了首届全国社会医学与卫生管理学术研讨会。《国外医学·社会医学分册》（1984 年）、《中国社会医学》（1985 年）、《中国初级卫生保健》（1987 年）、《卫生软科学》（1987 年）以及《医学与社会》（1988 年）等杂志先后创刊。1985 年，我国开始招收社会医学硕士研究生，1994 年，第一个社会医学博士学位点在上海医科大学设立。我国现已有 20 余所院校招收社会医学博士研究生，50 余所院校招收社会医学硕士研究生。1988 年，在西安召开了全国社会医学学术会议，成立了中华预防医学会社会医学学会，至今已经连续多次召开全国性学术会议，对推动社会医学的学科建设和促进学术交流起到了重要作用。目前全国已有百余所高等医药院校开设了社会医学课程，并形成了一支具有相当规模的社会医学教学和科研队伍。在教材编写方面，由梁浩材主编的我国第一本《社会医学》教材于 1988 年正式出版，至今已有 20 多个不同版本的社会医学教材问世，展现出学术繁荣、流派纷呈的景象。2000 年首次出版了社会医学规划教材，并形成比较规范、相对统一的教学大纲、教学体系和教学内容。

在学术研究领域，社会医学工作者和卫生行政部门密切合作，应用社会医学基本理论和方法，以解决实际问题，为行政决策提供依据为己任，参与学术研究，极大地促进了社会医学的发展。近30 年来，广大社会医学工作者积极参与区域卫生规划、社区卫生服务、医疗保障体制改革、重大疾病防治、行为生活方式干预与健康促进等研究，并在慢性病和社会病的防治工作中发挥了重要作用，在国家一些医疗卫生决策中起到了参谋作用。

但是，社会医学的发展仍任重而道远。在今后相当一段时期内，我国社会医学发展的方向是，促进医学模式的转变仍然是社会医学的核心任务；加强学科群体的研究实力是提高学科整体水平的关键；加强社会医学教学是巩固学科地位的重要基础；密切与卫生行政部门以及卫生服务实践的联系是社会医学可持续发展的基础。

第三节　社会医学与相关学科的关系

社会医学是一门新兴的学科，并逐渐形成了自己的基本理论、研究方法和研究内容，在医学课程体系中占有重要的地位。但同时又是一门交叉学科，也与许多学科相互关联，相互渗透。

一、临床医学

临床医学（clinical medicine）的研究对象是病人，病人作为一个个体，从患病到治疗与转归，都包含着社会医学的问题。社会医学认为疾病不仅是一个生物现象，同时也是一个社会现象。临床医学的各个学科和专业里都有着丰富的社会医学内涵。临床医学专业学生学习社会医学知识有重要意义：第一，理解人的社会属性，有利于临床医生在诊断和治疗疾病时，改变"见病不见人"的传统习惯，充分考虑病人的家庭、生活、工作背景，树立以人为中心的理念，尊重病人的人格，使服务更具人性化；第二，认识致病因素的复杂性，培养科学的医学思维方式，综合全面地进行病因分析；第三，重视社会因素和心理行为因素在疾病发生发展及转归中的作用，学会生物 - 心理 - 社会"三维立体诊断"，提高疾病的诊治与防治效果。此外，社会医学也不能脱离生物医学科学技术的现状与发展，正因为如癌症、心脑血管疾病、糖尿病以及艾滋病等威胁人类健康的主要疾病在生物医学技术方面尚未获得根本性的突破，社会医学才强调社会因素在疾病防治中的主导作用。所以只有临床医学和社会医学相结合，个体和人群的防治才能达到最佳效果。

二、预防医学

狭义的预防医学（preventive medicine）主要研究预防和控制疾病，而广义的预防医学不仅要研究控制和消灭疾病的策略，还要研究影响健康与疾病的因素，保护和增进健康，提高生命质量，延长寿命。广义的预防医学的内容和目的与社会医学是一致的。但社会医学更侧重于社会预防和干预，重点研究社会环境、卫生服务、行为生活方式等因素与健康和疾病的关系，制定综合性的社会预防策略和措施。生物医学的发展，特别是病原微生物和免疫学的发展，为预防医学的发展提供了医学技术基础。环境卫生、职业卫生监控和传染病防治，大大改善了人们的生活条件，提高了社会卫生水平，急、慢性传染病得到了有效的控制，疾病谱因此发生很大的变化，恶性肿瘤和心脑血管疾病等慢性病已成为威胁人类健康的主要疾病。这些疾病的病因中社会因素占一部分。社会医学正是在这种背景下从预防医学中分化和发展起来的，但社会医学中以保障人群医疗卫生服务中的社会卫生服务等内容却超出了预防医学的范畴。因此说社会医学是一门源于预防医学但又超越预防医学的一门学科，是预防医学发展的必然产物。

三、社区医学

社区医学（community medicine）重点研究社区内卫生组织管理和卫生服务的提供，强调以社区为范围，提供集预防、医疗、保健、康复、健康教育和计划生育技术指导为一体的连续性、综合性服务。社会医学和社区医学都以人群为研究对象，以提供卫生服务和保障人群健康为目的，但二者也有区别。社区医学研究内容比较微观，可操作性强，更侧重于战术性和实践性强的问题；而社会医学研究社会环境因素和健康的关系，研究内容比较宏观，研究范围更加广泛，侧重于医学战略性和理论性的问题。社会医学为社区医学提供了理论上的指导，同时，社区医学实践了社会医学从治疗服务扩大到预防服务、从院内服务扩大到院外服务、从生理服务扩大到心理服务、从技术服务扩大到社会服务的思想。

四、卫生事业管理学

20 世纪 80 年代初，我国在进行学科分类时，将"社会医学与卫生事业管理学"（health care administration）作为一门学科提出，多数医学院校将社会医学与卫生管理学教研室合为一体。经过三十多年的发展，已形成两门相对独立的学科，在中华预防医学会下分别成立了社会医学分会和卫生管理学分会。但在国家规定的研究生招生目录中，"社会医学与卫生事业管理学"仍归属在管理学中的公共管理学学科下，为公共管理学的二级学科。这两门学科的基本任务是一致的，都是根据社会卫生服务需求，合理配置卫生资源，科学组织卫生服务，提高卫生服务利用的效率。但二者又各有侧重，互为补充。社会医学侧重于分析社会卫生状况，制定社会卫生策略与措施，为卫生事业的科学决策提供依据；而卫生事业管理学则是研究卫生事业发展规律的学科，是应用管理学的基本原理和方法研究卫生事业的计划、组织、实施、控制与评价，以提高卫生事业的科学管理水平。

笔记栏

五、医学社会学

医学社会学（medical sociology）是社会学的一个重要分支，主要从社会学角度研究社会环境、社会结构、社会变动以及社会行为与医学的关系，研究医学职业、医疗组织和医疗卫生活动中的人际关系。社会医学与医学社会学二者既有联系又有区别。二者都是以社会、人群为研究对象，以社会科学研究的方法为基本研究方法。主要区别在于学科的性质以及侧重点都有不同。社会医学属于医学的范畴，重点研究社会因素对健康和疾病的影响，而医学社会学属于社会学的范畴，重点研究社会组织与卫生组织的关系以及医疗卫生活动中的人际关系。

六、医学心理学

医学心理学（medical psychology）是心理学的一个分支，主要研究心理因素在疾病的发生发展以及诊断治疗中的作用。主要包括病理心理学、临床心理学、心理健康咨询学、心理治疗学、心理卫生学等几个分支，其中心理健康咨询和心理卫生与社会医学关系更为密切。随着社会的发展，人们逐渐认识到，许多疾病的发生乃至防治措施，都涉及心理和社会因素。两门学科有许多交叉融合之处，如社会心理因素是社会医学和医学心理学共同研究的内容，二者的目的都是为了培养健全的人格，防止身心疾病的发生，提高生命质量，但社会医学更多的是从群体和社会的角度考虑社会心理因素对健康和疾病的影响，而医学心理学则更多地指向以个体为单位的临床服务。

第四节　社会医学的基本理论

在社会医学发展的历程中，逐步形成了一些本学科具有特色和创新的理论，并不断地丰富与完善。这些理论和观点既是社会医学理论与实践经验的科学总结，又对社会医学的发展起到指导作用，并且在一定程度上影响着整个医学科学的发展。

一、健康与社会经济发展的双向性

卫生事业是以社会发展为基础，并受社会发展的制约。只有社会全面的发展，才能给卫生事业的发展提供强有力的保障。因此，卫生事业发展必须与国民经济和社会发展相协调，人们健康保障的水平必须与经济发展水平相适应。

（一）社会经济发展是卫生事业发展的保障

社会经济的发展包含了社会进步、经济发展、物质生活丰富、教育普及、文化水平提高、卫生服务的完善等，它是维护和促进健康的根本保证。研究表明，全球人群健康状况的普遍提高，主要得益于社会经济的持续发展，而当前各国间以及各地区间的人群健康状况的差距，也主要是由社会经济发展不平衡造成的。

2002 年，联合国开发计划署（United Nations Development Programme，UNDP）在《中国人类发展报告》中首次引入了健康风险指数（health risk index，HRI）的指标，用以衡量经济、社会、环境、医疗保障因素等对人类健康的危险程度。健康风险指数由室内及户外空气污染、水污染、营养状况以及卫生保健服务可及性等四个指标组成，取值在 0 ~ 1 之间，越接近于 0 越好。而人类发展指数（human development index，HDI）是目前国际上衡量各国人类发展状况的权威指数，由生活水平、健康水平和教育水平三个指标的加权平均数构成，取值也在 0 ~ 1 之间，越接近于 1 越好。一般来讲，健康风险指数高的地区，HDI 则低。2002 年我国总体的 HDI 是 0.726，全球位居第 96 位，是过去 40 年来全球人类发展指数提升最快的 10 个国家之一。其中最高的 3 个地区分别为上海、北京和天津，与西欧的葡萄牙和塞浦路斯相当，而最低的 3 个地区为西藏、贵州和青海，与非洲的博茨瓦纳和纳米比亚相当，但均超过了全球的低人类发展水平线 0.5 的水平。截至 2017 年，中国的 HDI 达到 0.752，全球排名上升至第 86 位。

（二）健康促进社会经济的发展

在强调社会经济发展对提高人群健康水平作用的同时，也应充分认识到人群健康水平的提高对社会经济发展的促进作用。WHO 将"社会经济发展推动了卫生事业，卫生事业也同样推动着社会经济的发展"作为在实践中认识到的一个真理。社会经济的发展从根本上说是生产力发展的结果，而生产力的核心是具有一定体力、智力和生产技能的健康人力，保护和改善人们的健康状况则是提升人力资本质量的重要途径。人类死亡率的下降、期望寿命的延长、患病率的下降等都有利于提高劳动生产率，节约医疗卫生资源。人群健康状况是通过影响劳动力市场的供给、教育收益的实现、自然资源的利用和减少疾病造成的损失来促进社会经济的发展。为此，世界银行在《世界发展报告》中明确指出：良好的健康状况可以提高个人的劳动生产率，提高各国的经济增长率。总之，卫生事业与社会经济是相互联系、相互促进的。卫生发展是社会发展的目标，而社会发展又为卫生发展提供了政治环境、社会条件和物质保障。2016 年全国卫生与健康大会强调：没有全民健康，就没有全面小康，要把人民健康放在优先发展的战略地位。就是对二者关系的深刻阐述。

二、健康社会因素决定论

（一）健康影响因素的多元论

健康和疾病是机体在特定时期内的一种状态，无论是健康还是疾病，都是多种因素综合作用的结果。首先，导致疾病的原因是多因的。现代病因学认为，疾病是生物学、环境、行为与生活方式和卫生服务四大类危险因素协同作用的结果，并且这些因素共同作用可以导致多种疾病的结果，如高血压、吸烟、高胆固醇和 A 型性格是公认的可以使个体患心血管疾病概率增加的因素。同时，这些因素还可以使患有脑血管疾病的概率增加。其次，健康状况的形成也是多因的。研究表明，死亡率的大幅度下降发生在现代卫生技术出现之前。Mackinglay 等研究发现，自 1900 年以来，美国卫生服务的作用只使传染病死亡率下降了 3.5%。而对慢性病如冠心病、肿瘤等的研究也证实，虽然降低血压和胆固醇、急救医疗服务、搭桥手术等医疗干预手段对这些病人起到了重要作用，但对总死亡率的影响很小。事实上，在 20 世纪初传染病发病率和死亡率大幅下降的同时，也伴随着人们经济收入、营养状况、住房条件、安全用水以及公共卫生设施条件的显著改善。也就是说在人们健康改善的过程中，除了卫生服务外还存在着大量的非医学因素，尤其是社会环境因素如政治、经济、文化、教育、工作和生活状况等，对保护和改善人们的健康发挥了重要作用。

（二）社会因素对健康的影响

WHO 认为，随着社会的发展，人们生活方式的改变，社会因素对健康的作用逐渐居于主导地位。一方面，社会环境的恶化可以导致社会群体健康水平的下降。一般来说，经济状况较高的社会，人们的平均健康水平也较高，而经济状况较差的社会，人们的健康状况相对较低。因此，经济发达国家的人群健康状况一般要好于经济不发达国家，但并非经济越发达的国家健康水平就越高，而是那些经济水平虽不高但分配制度平等程度高、贫富差距小的国家总体健康水平却越高。这从社会发展的绝对水平和相对公平水平两个方面证明了社会因素对健康的决定作用。疾病谱和死因谱的变化也与社会发展密切相关。20 世纪下半叶，慢性非传染性疾病如恶性肿瘤、心脑血管疾病和抑郁症等成为影响人类健康的主要疾病或死因，其病因主要是不良行为和生活方式。与此同时，一度被基本控制的传染病以及新的传染病又不断出现，其发生、发展与转归都离不开具体的社会环境条件，直接受到社会因素的制约。社会因素在疾病的发生、发展和防治工作中起着重要的作用。社会环境条件的改善能有效地提高人们健康水平。在人们遭受疾病困扰时，一个社会可运用其社会资源，为国民提供医疗保健服务，从而在保护和改善人们的健康方面也起着重要作用。尽管个体对保护和改善自己的健康负有一定的责任，但显著改善一个社会或群体的健康水平却需要全社会的共同参与。社会参与程度直接影响到卫生工作的实施效果，如传染病发病率和死亡率的降低与社会环境条件的改善，以及针对公众所采取的公共卫生政策和措施是密不可分的。社会因素决定了一个社会的健康状况。

（三）健康社会因素决定论

1. 健康社会决定因素的概念 健康社会决定因素（social determinants of health，SDH）概念近年来得到显著关注。世界卫生组织将其定义为："在那些直接导致疾病的因素之外，由人们的社会地位和所拥有资源所决定的生活和工作环境及其他对健康产生影响的因素。"健康社会决定因素反映了人们在社会结构中的阶层、权力和财富的不同地位，其核心价值理念是健康公平。

　　2. 健康社会决定因素的模型及内容　达尔格伦（Dahlgren）和怀特海德（Whitehead）于 1991 年建立的健康社会影响因素分层模型是健康社会决定因素最经典的理论模型。该模型由内向外分别代表影响个体健康的主要因素，同时每一层的结构又勾画出了健康社会决定因素模型的内容。第一层代表不同的个体；第二层代表个体行为和生活方式；第三层代表社会和社区的影响；第四层代表社会结构性因素；第五层代表宏观社会经济、文化和环境。显然，处于内层的因素都将受到外层因素的影响。

　　3. 健康社会决定因素的行动框架　2008 年，世界卫生组织健康社会决定因素委员会在其最终报告中提出了健康社会决定因素的行动框架，对各种健康社会决定因素进行整合，并讨论如何利用健康社会决定因素理论解决全球健康问题。该框架将影响健康的社会决定因素分为日常生活环境（daily living conditions）和社会结构性因素（social structural drivers）。国家和政府所采取的不同社会资源分配制度可以影响日常生活环境和社会结构性因素。为此，世界卫生组织建议各个国家应采取行动，着力改善人们的日常生活环境和社会结构性因素，以提高人群健康水平。

三、健康公平论

（一）健康公平的概念

　　健康公平（health equity）是指人群的健康状况基本相似，一个社会的所有成员均有机会获得尽可能高的健康水平，即不同收入、社会地位、种族、年龄、性别的人群应当具有同样或类似的健康水平。WHO 曾提出，将伤残调整期望寿命分布和儿童成活率分布指数作为健康状况公平性的重要指标。需要指出的是，健康公平不等于健康无差异，只有当造成健康差异的原因是由于人们所处的环境不平等或机会不平等时，健康差异才属于健康不公平的范畴。

　　健康公平性与卫生服务公平性紧密相连。卫生服务的公平性是指在不同个体或群体之间进行公平的资源分配或对待，合理的卫生服务应具有广泛的、同等的可及性，并且在不同收入阶层之间对卫生筹资的负担进行公平分配，包括卫生服务提供中的公平性和卫生服务筹资中的公平性。前者包括横向公平和纵向公平。横向公平是指所有具有同样卫生服务需要的人可以获得完全相同的卫生服务；纵向公平则是卫生服务需求较大的人群应比那些需求较小的人群获得更多所需的卫生服务。后者也存在着横向公平与纵向公平。其中，横向公平是指具有同等支付能力的人应对卫生服务提供同等的支付；纵向公平则是指支付应当与支付能力成正相关，即支付能力高的人应当多支付。而筹资公平性的本质就是避免因病致贫或因病返贫，同样也拓宽了公平性的内涵。总之，在对公平性的理解中，卫生领域更强调卫生服务提供中的横向公平和卫生筹资中的纵向公平，即一个公平的卫生系统应当是在一定的经济水平下，根据人们的支付能力进行卫生筹资，按照人们的需要提供卫生服务，同时应达到理想的满意度。

　　WHO 早年就提出了"人人享有卫生保健"的全球卫生策略，同时提出了实施的四大行动纲领：①与贫困做斗争，采取卫生干预措施，打破贫困和不健康的恶性循环；②在所有的环境中促进健康；③部门间的协调、协商和互利；④将卫生列入可持续发展规划。其核心和实质就是对健康公平的追求。但是目前无论是在国家之间还是在国家内部，总是不同程度地存在着健康不公平性问题。据统

笔记栏

计，20 世纪 70 年代中期到 2005 年间，高收入国家与撒哈拉以南的非洲国家的人均期望寿命差距扩大了 3.8 年。在国家内部，这种差别也同样存在，即便在健康状况最好的荷兰、芬兰、英国等国，富裕地区与贫困地区的期望寿命也相差 13 岁之多。而在发展中国家这种不公平现象更加突出。我国政府在新医改中已将重点放在了提高健康水平的公平性上。

视窗 1-4　　　　　　　　　　　健康差别与健康公平

2000 年某一天在南非同时出生了两个儿童，黑种人女孩恩塔比森和白种人男孩彼得。恩塔比森出生在非洲东开普省农村地区的一个贫穷家庭，母亲没有接受过正规教育，而彼得则出生在开普敦的一个富裕家庭，母亲毕业于开普敦附近的名牌大学斯坦陵布什大学。恩塔比森和彼得既无法选择自己的家庭状况，无论是种族、父母的收入和教育水平，也无法选择出生于农村还是城市甚至是性别。但这些先天的背景因素对他们日后的生活将产生重大的影响。有统计显示，恩塔比森在 1 岁前死亡的概率为 7.2%，而彼得在 1 岁前死亡的概率为 3%；彼得的预期寿命为 68 岁，而恩塔比森的预期寿命为 50 岁；彼得可望接受 12 年的正式教育，而恩塔比森可望接受的正规教育不超过 1 年。恩塔比森的一生可能要比彼得贫困得多，长大后，她用上清洁的水、卫生设施或上好学校的可能性都小于彼得。这两个孩子充分发挥人类潜力的机会从一出生就存在着巨大的差别。这种机会上的不平等，导致他们为南非的发展做贡献的能力也不同，然而这并不是孩子本人的过错。

（二）健康不公平产生的原因

WHO 在《2008 年世界卫生报告》中指出：极不平等的卫生保健机会以及保健服务提供中存在的地域性不平等导致了健康结局的普遍不平等。所以说人们的健康保健机会公平是健康公平的直接原因。存在于卫生保健领域内的不公平首先来源于卫生体系以外的社会阶层和政治不平等因素。此外，卫生保健的不公平也源于卫生体系对人群的排斥，如卫生保健的可利用性、可获得性、服务质量以及支付负担，甚至是实际的临床治疗方式等。总之，人群的易受伤害性以及所接触环境的差异，加之卫生保健的不平等，共同导致了保健结果的不平等，这是健康状况不公平的根源所在。

（三）健康公平实现的社会责任

消除健康不公平的前提是必须识别健康不公平的现象。通常可以识别的造成人们健康差异的因素包括：①与生理变异有关的因素；②与个人的知识水平无关的选择；③生活方式；④生活和工作环境；⑤医疗保健和其他公共选择。其中由前二者因素所造成的健康差异是最不可避免的，因此也就不存在是否公平之说，如不同年龄组的健康差异，而由后三者因素所造成的健康差异则被认为是可以避免的，所以由此而产生的结果被认为是不公平的，如富裕人群和贫困人群间的健康差距。因此说，健康公平不等于健康无差异，健康公平应与健康差异相区别。只有当造成健康差异的原因是由于人们所处的环境不平等或机会不平等时，健康差异才属于健康不公平的范畴。

存在于人们之间的健康差异不可能自动消失。这是因为：第一，造成健康不公平的许多因素对个人来说自由选择的余地不大，如人们无力选择他们的工作环境或生活环境，而这是造成健康不公平的主要原因。第二，造成健康不公平的许多原因都源于社会因素，所以要有效改善健康的不公平程度，政府和社会都负有义不容辞的责任。同样，健康公平也不可能自动实现，经济增长可为健康水平的提高提供保障，但不会带来健康公平，甚至有时还会加剧健康不公平的程度。这就是为什么健康不公平广泛存在于不同经济发展阶段国家的原因，而政府与社会的有效干预，才是最终实现健康公平的基本手段。

政府和社会的责任在于不断加强有关健康公平的相关研究，识别造成健康差异的影响因素，并针对已知的可避免的影响因素，尽快制定旨在降低健康不公平的社会公共政策，如减少人们的收入差距，提高贫困人口的社会经济地位；消除种族和民族歧视；确保针对全人口的卫生服务计划，消除卫生服务方面的不平等而造成的健康差异；加强健康教育和健康促进，敦促人们采取有利于健康的生活方式和行为；致力于解决住房及生活条件；控制污染，消除人们工作和生活环境中的不利因素等。21 世纪以来，追求健康公平已成为各国政府的政策目标，而把消除健康不公平作为各国卫生改革与发展的重点目标。

知识拓展 1-1　　　　　　　　　　　健康社会资本理论

　　社会资本（social capital）最早由法国社会学家 Bourdieu 提出，是指实际或者潜在资源的集合。近些年来，这一概念在公共卫生领域也得到了广泛应用，研究社会资本对健康的影响，称之为健康社会资本理论。首先，不同类型的社会资本对健康影响的途径不同。纽带型社会资本可以将共同的行为准则传递给家庭成员或朋友，对建立和倡导共同的健康准则，控制反常社会行为等具有重要作用。而桥梁型社会资本，为社会成员提供了参与由不同阶层的人所组成的各种不同组织的机会，可以获得一些依据自身力量难以获得的物质资源。研究发现，纽带型社会资本与较差的精神健康相关联，而桥梁型社会资本与较好的精神健康相关联，但其确切作用尚有待进一步证实。其次，人们所拥有的社会资本水平对健康有决定作用。社会资本水平愈高的社区，其健康状况就愈好。最后，社会整合对群体健康有重要影响，它反映出人们之间的社会联系以及获得的社会支持。如社会联系较弱的人比社会联系较强的人死亡概率要高；缺乏社会支持的人，其死亡概率要比那些具有较好社会整合的人高 2 ～ 3 倍。因而应充分认识和挖掘社会资本对健康的促进作用。

四、高危险性理论

　　高危险性是指对人群健康产生有害影响和不利作用的可能性高。高危险性观点认为，疾病防治工作应有所侧重，要把有限的卫生资源重点投入到高危人群。高危险性包括高危人群、高危因素和高危环境。

（一）高危人群

　　高危人群是指容易受各种疾病侵扰的人群。包括处于高危险环境的人群，对环境有高危反应的人群，以及有高危行为的人群。如老人、妇女、儿童、残疾人、离婚或丧偶者、流动人口、处于职业危害者、生活环境有污染的人群等都属于高危人群。由于他们比一般人群被侵害的可能性高，因此，应作为疾病防治工作的重点人群。

（二）高危因素

　　高危因素是指对健康构成威胁的因素，如吸烟、酗酒、肥胖、血压过高等。2002 年世界卫生报告《降低危险因素，促进健康生活》中指出，全球三分之一以上的疾病负担是由体重不足、不安全性行为、高血压、吸烟、酗酒、不洁饮水、缺少公共卫生条件、铁缺乏、固体燃料所致的室内污染、高胆固醇及肥胖等危险因素所导致的。识别与认知高危因素对于疾病预防至关重要。

（三）高危环境

　　高危环境是指存在危险因素的自然、心理和社会环境。

　　1. 高危自然环境　包括地震、水灾、环境污染、自然疫源性病原体和自然界中理化因子含量的异常等，这些因素增加了某些疾病发生的危险性。例如，1976 年唐山大地震，高血压的患病率从震前的 5.4% 上升到震后的 8.2%，3 年后又恢复到震前水平。1990 年华东地区发生水灾，不但没有出现大的疫情，相反一些地方传染病发病率反而减少，这得益于政府高度重视灾后疾病的预防工作并卓有成效。

　　2. 高危心理环境　包括人际关系紧张、离婚、丧偶、失业、移居以及居住过分拥挤等。需要指出的是，处在同一生活事件中的人所产生的心理反应可能会不同，这既取决于先天的遗传素质，又取决于个人后天的生活经历。

　　3. 高危社会环境　如战争、社会动荡、经济危机、缺乏社会保障、公共卫生事业落后等。处于这些环境中的人们患高血压、冠心病、溃疡病等疾病的概率可能增加。

　　总之，高危人群、高危因素和高危环境都有其特定的生理和心理作用机制，通过中枢神经、内分泌和免疫系统作用，降低机体的防御能力，引起机体与环境平衡失调，导致相应疾病的发生。以高危险性观点来找出卫生服务工作的主要问题，发现高危人群，采取重点防治措施，在卫生资源有限的情况下，对于提高卫生资源的利用效率，改善人群的健康水平等都具有重要的现实意义。

五、卫生工作的社会参与性

（一）大卫生观的含义

卫生事业本质上是一种"人人需要、共同受益"的社会公益事业，提高人群的健康水平需要全社会的积极行动和参与，即大卫生观。大卫生观是通过不断总结我国群众性卫生工作经验而提出来的。1952年，中国把"预防为主""卫生工作与群众运动相结合"列入卫生工作方针，后在全国掀起群众性爱国卫生运动，对改善我国卫生面貌、提高人民健康水平起到了重要作用。在大卫生观的理论指导下，促进了预防保健的社会化进程，如农村初级卫生保健和创建卫生城镇工作的深入开展，就是贯彻大卫生观所取得的成就。卫生事业涉及社会各个方面，关系到每个人的各个生活周期，是重大民生问题。为此，在2016年全国卫生与健康大会上，国家主席习近平明确提出：要把人民健康放在优先发展的战略地位，以普及健康生活、优化健康服务、完善健康保障、建设健康环境、发展健康产业为重点，加快推进健康中国建设，努力全方位、全周期保障人民健康。

（二）现代医学模式要求卫生工作应全社会参与

传统的卫生观习惯于应用生物医学方法防治疾病，健康问题只限于医疗卫生机构负责。但是疾病的发生、发展与传播是在社会群体中进行的，疾病防治需要社会各方面的配合，而不是卫生部门独立能够完成的。人类健康在很大程度上受社会生活环境因素的影响，WHO健康社会决定因素也揭示，单纯依赖医学手段难以有效根治产生健康问题的社会根源，需要卫生系统内外、政府各部门的协调行动和全社会的共同参与。人类健康活动已从个体健康拓展到其工作、生活场所，社区乃至国家或全球的健康行动。在1981年第34届世界卫生大会上通过的《2000年人人健康全球战略》中强调：全球人人健康策略只靠卫生部门是不可能实现的，需要社会各部门的合作。社会发展程度越高，健康服务超越传统卫生领域向整个社会生活渗透扩张的趋势就越明显、越强烈。社会参与程度直接影响卫生工作的实施效果，21世纪初WHO总结指出：社会各部门间在卫生工作方面的不协调是实施全球卫生策略进程中的主要障碍之一。2003年，非典型肺炎在全球流行的教训以及随后中国政府主导的全社会行动，就是对卫生工作需要全社会广泛参与的大卫生观的最好诠释。所以放弃传统的和行业性的狭隘卫生观念，树立大卫生观念，强调卫生系统必须由封闭转为开放，卫生工作必须社会广泛参与，是有效保护和改善人群健康的必然要求。为此，我国在《"健康中国2030"规划纲要》中确立了"以人民健康为中心"的大卫生观，提出把健康融入所有公共政策，人民共建共享，推动人人参与、人人尽力、人人享有，共筑全民健康之路。

Summary

1. Social medicine is a cross-disciplinary applied discipline, which studies on the relationship and regularity between social factors and individuals or groups. Furthermore, formulates social health strategies and measures to protect and enhance people's somatopsychic health and improve the quality of human life. The subject related to social medicine include preventive medicine, health management, community medicine, medical sociology and so on.

2. The research contents of social medicine mainly include social health status, social factors affecting population health, social health strategies and measures. The tasks of social medicine include advocating positive health concepts, promoting the transformation of medical model, improving social health conditions and people's health conditions, formulating social health strategies and measures, paying attention to the health care of vulnerable groups and social disease control.

笔记栏

3.The development of social medicine has gone through three stages: germination, establishment and development. The theories of social medicine include the two-way development of health and socioeconomic, the theory of social determinants of health, the theory of health equity, the view of high risk and the view of social participation in health work. These theories are not only a scientific summary of social medicine theory and practice, but also play a guiding role in the development of the discipline.

4.The two-way viewed development of health and socioeconomic illustrates the causal relationship between them. Socioeconomic development and health services promote and develop each other, and health care should develop in harmony with the national economy.

5.The social determinants of health refer to the living and working environment and other factors that affect health, which are determined by people's social status and resources, in addition to those that directly lead to disease. Social factors play an important role in the occurrence, development and prevention of diseases. Health equity does not mean there is no health difference. The inequality of people's health care opportunities is the main cause of unfair health status, and effective interventions by the government and society is the basic means to achieve health equity.

6.Health care is essentially a social public welfare service that "everyone needs and benefits from". Improving the health level of the population needs the active action and participation in the whole society. Health is a major livelihood issue. The 2016 National Health and Wellness Conference clearly put forward the strategic position of giving priority to the development of people's health and striving to protect people's health in an all-round and all-cycle way.

【思考题】

1. 社会医学的研究内容和基本任务有哪些？

2. 如何利用健康社会决定因素理论解决健康问题？

3. 如何实现健康公平？

4. 试述"大卫生观"对医疗卫生工作的指导作用。

（初 炜）

第二章　医学模式与健康观

【学习目标】

通过本章的学习，重点掌握医学模式及健康的概念，生物 - 心理 - 社会医学模式产生的历史背景、基本内涵及其对医学实践的指导意义；熟悉生物医学模式的贡献及局限性；了解医学模式演变历程。

案例 2-1　　　　　　　　　让"心灵的阳光"洒向每个病房

2012 年，四川大学华西医院创新启动"阳光医院"项目，在全院范围内开展一系列临床心理评估、培训和干预等服务项目：通过"心理 CT"筛查心理异常的入院病人；创新分级心理干预模式及机制，及时化解病人各类心理危机；通过"阳光天使"创建综合医院心理关怀的新模式，为病人及家属提供专业的临床心理指导和支持性心理治疗；多途径开展"巴林特小组"提升医护人员的沟通技巧和人文素养，减少职业倦怠以及医疗不良事件的发生。

华西医院与德国、丹麦等欧洲国家心身医学和心理治疗教师团队共同打造顶尖心身医学专业团队，推进心身医学研究和服务的本土化。

华西医院充分考虑到病人就医不仅仅是为了治愈疾病，也需要尊重、关怀等非医疗目的的满足，积极推进"阳光医院"项目。

首先，针对 1459 名住院病人及其家属开展了心理健康状况及心理服务需求的调查，明确其需求依次为：主管医护人员的关怀、心理治疗以及精神科会诊等，并在此基础上，医院针对非精神科骨干医护人员开展常见精神问题和心理问题识别处理、医患沟通技巧、处理困难医患关系等能力建设培训。此外，还运用"巴林特小组"活动形式缓解医务人员职业压力，消除职业倦怠，以及提升医务人员沟通技巧和人文素养，预防职业衰竭。

"阳光医院"项目实施以来，服务超过 9 万人次，心理问题和精神问题在非精神科的诊断与治疗过程中得到了充分的重视和关注，医务人员沟通技巧普遍提高，医患关系随之得到很好的改善，病人及其家属也非常满意，提高了病人的依从性，改善了疾病的预后。

问题：

1. 华西医院为什么要对非精神科的医护人员开展精神问题和心理问题的相关培训？
2. 如何评价华西医院实施的"阳光医院"项目与传统医院的不同？

第一节　医学模式的概述

一、医学模式的概念

医学是人类为了治疗和预防疾病、维护和增进健康的实践活动和科学知识体系，其根本任务是揭示人的生命活动本质和规律，了解、掌握疾病和健康的实质，研究各种治疗、预防、康复和保健措施，帮助人类有效地应对疾病，增强体质，增进人群健康，不断改善生命质量，实现人类健康发展，进一步促进社会发展。

模式是指在一定的社会历史条件下，人们观察、分析和处理各种问题的标准形式和方法。它把纷繁、深奥的理论简化为对事物的内在机制及其相互关系做出直观而简洁的描述，使之成为可以仿效的标准样式。

医学模式是指在不同历史阶段，人们对于人类生命过程、健康和疾病总的特点和本质的认识及概括，即人们观察和解决医学有关问题的基本思想和主要方法，是医学观的集中表现和方法论的高度总结，其核心是医学观。它是人类医学实践活动的产物，受当时社会发展程度、科学技术发展水平和哲学思想的影响，同时，又直接影响着人们认识和处理医学对象的思维和行为方式。

二、医学模式的特点

1. 医学模式的产生具有一定的社会性　人们对疾病、健康等医学问题的认识，总是离不开当时的社会文化环境，都是基于社会需要和医学总体状况自觉反思的结果。

2. 医学模式的存在具有一定的普遍性　医学科学研究和医疗实践活动，无一不是在一定的医学观及认识论的指导下进行的。

3. 医学模式的作用具有一定的广泛性　医学模式对医学科学研究、医学教育方向和卫生工作实践都起着重要的指导作用，是医学科学研究和医疗实践活动的重要理论依据。

4. 医学模式并不是一成不变的，它的发展具有渐进性　医学模式随着医学科学的发展与人类健康需求的变化而逐渐演变，其演变过程是复杂的，充满曲折与反复，演变过程反映了医学的本质特征和发展规律，医学发展的每个阶段都有与之相适应的反映该时期医学发展状况和水平的医学模式，并指导着人们的医学实践。

第二节　医学模式的演变

人类的历史在一定程度上也是一部与疾病的斗争史，医学模式也是在人类与疾病做斗争的过程中建立起来的。同时，医学模式的发展也不是一帆风顺的。随着社会的进步、经济的发展、科学技术水平的提高和哲学思想的完善，通过医学实践，医学模式不断充实、深化、发展和完善。医学的发展经历了三个医学时代（即古代经验医学、近代实验医学和现代整体医学），形成了五种医学模式（即神灵主义医学模式、自然哲学医学模式、机械论医学模式、生物医学模式、　生物 - 心理 - 社会医学模式），实现了两次大的飞跃（即人们对疾病的认识从"知其然而不知其所以然"到"知其然且知其所以然"，从将人视为生物自然人来关注疾病到将人视为社会整体人来关注健康）。

一、古代经验医学时代

在人类社会早期，人们依靠感官认知和实地观察手段对自身的生老病死和一切自然现象进行认知，并通过口耳相传，总结完善形成经验，日积月累，不断扩大完善。这一时期被称为古代经验医学时代，先后建立了神灵主义医学模式和自然哲学医学模式。

（一）神灵主义医学模式（spiritualism medical model）

先民认为，人类和自然界的万物一样，都由"上帝"创造、"天神"支配，人的生命和健康是神灵所赐，而疾病则是天谴神罚、鬼怪作祟。保护健康和祛除疾病主要依赖神灵，通常采用求神问卜、祈福祷告、驱怪送鬼等形式。

在希腊神话中，阿波罗（Apollo）被认为是治疗技术的发明者，是众神的医生，阿波罗的妹妹阿提米斯是妇女、儿童的保护者，阿波罗的女儿海琴娜（Hygiene）是卫生之神，阿波罗的儿子阿斯克勒庇俄斯（Asclepius）被奉为医神。

在古老中国的各种民俗中也延续了许多上古鬼神致病的观念，当时人们面对痘疹（如天花），除了竭力去医治外，就是到娘娘宫祈求神灵庇护和保佑，"痘疹娘娘""痘神"由此而来。另外，中国人过年时都会由长辈向未成年的小辈分发"压岁钱"，实则为同音"压祟"之意，是长辈对晚辈的希望，期盼鬼神不要作祟导致晚辈出现疾病。

在神灵主义医学模式的指导下，先民将健康和疾病归结于不可掌控的神秘力量，主要通过崇尚神灵旨意的巫医对疾病进行治疗。

（二）自然哲学医学模式（nature philosophical medical model）

随着生产力水平的提高，人们开始从物质层面思考问题，探索人类健康和疾病与自然环境的相互关系，并运用初始的理性概括来解释健康和疾病，把朴素唯物主义的哲学思想与早期医疗实践直接联系起来，巫、医逐渐分离，产生了真正意义上的医者，形成了自然哲学医学模式。

古希腊著名的哲学家、数学家毕达哥拉斯（Pythagoras，公元前540～公元前480）在前人"单一元素"理论学说的基础上提出了"四元素论"，即物质都是由火、水、土和气四种元素构成，四种元素按不同的比例合成就会产生不同的物质。例如，肌肉的形成是由于四种元素等量部分的混合，骨头是由两分水、两分土和四分火混合而成，构成人体的以上四种元素维持和谐就能保持健康，而疾病则是四种元素比例的失调造成的。

西医之父古希腊的希波克拉底则认为，人体中有四种性质不同的、来自不同器官的液体：脑有黏液，有冷的性质，失去黏液者会患癫痫病；肝脏有黄胆汁，有热的性质；胃有黑胆汁，有渐温的性质；血液出于心脏，性质干燥。这四种体液不同比例的结合构成人的不同体质，并与万物之源的水、火、土、气四种元素相对应，这就是希波克拉底著名的"四体液说"。当这些要素的量和能适当结合，并且充分混合时，人体便处于完全健康状态；当这些要素之一太少或过多，或分离出来不与其他要素化合时，人体便感到痛苦。在治疗疾病时，医生需要"掌握一个总的原则，就是医生要与疾病、体质、季节和年龄等特点相抗衡"，采用语言、药石、手术刀三种手段进行治疗。

中国古代，在朴素唯物主义哲学和辩证法思想的指引下及神农尝百草的医学实践基础上诞生了阴阳五行学说，认为世界万物是在阴、阳二气作用的推动下孕生、发展和变化，并认为木、火、土、金、水五种最基本的条件是构成世界不可缺少的属性，这五种特性相互滋生、相互制约，处于不断的运动变化之中。在阴阳五行学说指导下，中国传统医学认为，疾病的发生由内、外两类原因导致，即"外感六淫"和"内伤七情"。"外感六淫"是指人体受到外界风、寒、暑、湿、燥、火六种因素影响而出现病症；"内伤七情"则是指喜、怒、忧、思、悲、恐、惊，内在的情绪也会导致疾病发生。在阴阳五行学说的影响下，人们认为人体疾病的产生是外在致病因素刺激和内在要素变化共同作用的结果。人体能否通过调节达到一个动态平衡状态关乎健康与否，如果能，则人体健康；若不能，则产生疾病。如果产生的外在刺激或内在要素变化小，或在"五行"调节机制的代偿范围内，经过机制的传递、缓冲和过滤可以完全抵消，就不会引起伤害，也不会产生疾病，但如果变化或刺激过大，超过机制的代偿范围，则疾病无法抵消，就会产生疾病。

此外，中国哲学还特别强调"天人合一"的理论，宇宙自然是大天地，人则是小天地，人和自然在本质上是相通的。因此，人体生命活动应当顺应时令和自然规律，达到人与自然和谐。自然界气候变化，地域方土失宜，情志失调，饮食劳倦都作为致病因素来研究，并认为致病因素作用于人体所伤五脏及其所属，临床症候表现皆是以人是一个有机联系的整体为基础的。

二、近代实验医学时代

启蒙运动冲破了禁锢人类思想的牢笼，技术的发展使科学研究成为可能，人类开始运用科学实验的方法来认知世界，当然也包括人类自身及其健康与疾病。这一时期被称为近代实验医学时代，先后经历了机械论医学模式和生物医学模式。

（一）机械论医学模式（mechanistic medical model）

15世纪末和16世纪，从意大利开始而迅速波及西欧各国的文艺复兴运动，促进了包括医学在内的自然科学的发展。比利时人维萨留斯于1543年出版了《人体的构造》一书，为解剖学的发展奠定了重要基础。

17世纪法国杰出的生理学家、哲学家和数学家笛卡儿（Descartes，1596—1650）在《动物是机器》一书中，将动物和人体看作是具备多种生理功能的自动机器，并用机械的原理解释人体的功能。18世纪，法国医生和哲学家拉·梅特里（La Métri，1709—1751）从唯理论出发，对精神现象进行解释，他从自己和病人身上观察到，心灵状态对肉体状态有紧密的依赖性。他相信，精神现象与神经系统中有机的变化有直接的联系，人的生命和感觉能力完全附属于构成整个人体的元件，心灵不过是有机体的一种功能，尤其是脑的功能。因此，在他看来一个人就好像是一部机器。于是，1748年拉·梅特里出版了《人是机器》一书，明确提出"人体是一架会自己发动自己的机器，一架永动机的活生生的模型。它由体温推动，由食料支持。""它和钟表的摆动一样，不能永远作用下去。当它松弛下去的时候，就应当使它重新振作起来；当它衰弱下去的时候，就应当给它增添力量；当它由于用力过度而萎缩下去的时候，就应当松放松放它。真正的医学也就在于此。"

把人当作机器，把疾病看作是人体某一部件出现故障或者"生锈"失灵，而只要对出现故障的部件进行修补和完善就能够恢复健康，这些都是机械论医学模式的主要观点。

这一时期，在机械论医学模式的指导下，医学取得了快速的发展，产生了许多影响深远的医学成果。例如，被称为全才的达·芬奇（Da Vinci，1452—1519）亲自进行人体解剖，并绘制了多幅人体结构图谱，对人体解剖学做出了很大贡献。17 世纪的英国医生威廉·哈维（William Harvey，1578—1657）在反复的动物实验后证明了心脏有节律地持续搏动为血液循环提供原动力，并发现了血液循环系统及其规律，于 1628 年发表了著作《心血运动论》，为近代生理学奠定了基础。1675 年荷兰人列文虎克（Leeuwenhoek，1632—1723）发明了显微镜，使人类探索生物体微观世界成为现实。德国病理学家魏尔啸，将显微镜和细胞学应用于病理形态的研究，开启了用微观技术认识和阐明疾病机制的道路。现代医学中假肢、义齿、人工瓣膜等技术的发明和运用，"人机嵌合"有效地改善了病人健康状况和生命质量，也可以理解为机械论医学模式后续影响的一种体现。

机械论医学模式将人体简单地视为机器，忽略了人体作为有机整体的特性，将生命活动简单地解释为机器运动，保护健康就是维护机器，忽视了人类机体还具有生物复杂性和社会复杂性，从而产生对人体观察的机械性和片面性。但是机械论医学模式的提出假设，进行科学论证，让人类社会从经验医学时代走入了实验医学时代，同时，开拓了医学研究的新方法。随着医学科学进一步发展，机械论医学模式逐渐向生物医学模式过渡。

（二）生物医学模式（biomedical model）

自 18 世纪下半叶的英国工业革命以来，工业化热潮和都市化进程加快，带来了一系列的公共卫生问题，尤其是天花、霍乱、鼠疫、结核等传染病的发生、流行及引起的死亡日益突出。社会生产力的发展，科学技术水平的提高，物理、化学和生物等自然科学的长足进步，为医学的发展提供了有利的条件和方法。

立足于科学实验方法（定量和归纳法）和生物科学成就基础上的生物医学模式，认为每一种疾病都是由一种确定的生物或理化等病因引起的（单因），可在人体内某一特定的器官、组织、细胞、分子（"靶"）导致可测量的形态结构和（或）生理、生化功能的改变（单果），能够明确诊断，并通过相应的手术、药物、语言、理疗等方法控制病理变化，达到治疗目的。

生物医学模式是建立在医学实验研究的基础上，针对影响人群健康的传染性疾病，医学科学家们开展大量的研究，人们开始从生物学的观点来认识生命现象以及健康与疾病的关系。如病因、环境、宿主三者之间保持相对平衡，则机体处于良好的健康状态；如致病因素加强、环境条件改变、机体抵抗力降低等均可使三者之间平衡破坏，导致疾病发生（图 2-1）。

1796 年 5 月的一天，英国格罗斯特郡伯克利牧区的乡村医生爱德华·琴纳（Edward Jenner，1749—1823）用清洁的手术刀在一个叫作杰米的 8 岁男孩的胳膊上划破了皮肤，接种了牛痘。事实证明，这是一种预防天花的正确而有效的方法。至此，人类找到了一种预防传染病的有效途径——预防接种。

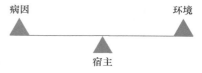

图 2-1 生物医学模式
对疾病发生的认识

1857 年，法国微生物学家和化学家路易斯·巴斯德（Louis Pasteur，1822—1895）用实验证明微生物在自然界做了许多有用工作，但也会给人类带来疾病、瘟疫和死亡。

德国医生科赫（Robert Koch，1843—1910）1876 年第一次证明炭疽杆菌是炭疽病的病原菌，1882 年发现了结核杆菌，1883 年发现了霍乱弧菌，总结出关于病原菌的"科赫原则"。

为强调生物科学对医学的重要意义，人们创造性地使用了生物医学这个术语，并将以生物学观点来认识人类生命过程，疾病和健康的特点与实质的思维方法，称之为生物医学模式。

在生物医学模式指导下，预防接种（免疫）、杀虫灭菌（消毒）和抗病原药物（治疗）三大手段的发展和完善，使流行猖獗的传染病得到了有效地控制，人群健康水平大大提高，取得了针对传染病、寄生虫病和营养缺乏症的"第一次卫生革命"的伟大胜利。

为了全方位探求影响人类健康与疾病因果关系，许多学者相继提出了现代整体医学模式，其中，以20世纪70年代提出的环境健康医学模式和综合健康医学模式为代表。随后，在实践中完善形成了生物-心理-社会医学模式。现代整体医学模式不是以心理、社会因素取代生物因素，而是在重视生物因素、肯定生物医学价值的前提下，将人的健康与疾病问题置于社会大系统中，全面关注生物、心理、社会、环境、行为方式等因素对健康与疾病的影响。可以预测，现代整体医学模式将随着科学技术的创新、人类的发展、社会的进步，不断被赋予新的内涵，进而产生新的综合医学模式。

第三节　生物-心理-社会医学模式

一、生物-心理-社会医学模式的产生背景

（一）疾病谱和死因谱的变化

疾病谱是由固定的谱阶组成的疾病过程，是对影响健康的疾病、伤害发生率由高到低的排序。死因谱是由固定的谱阶组成的死亡结果，是对导致人类死亡的所有疾病、伤害发生率由高到低的排序。20世纪70年代以来，心脑血管疾病、恶性肿瘤、糖尿病等慢性非传染性疾病的发病率、病死率逐年上升，成为严重威胁人类健康的主要卫生问题，开始了以慢性非传染性疾病为主的"第二次卫生革命"。

除生物因素外，慢性非传染性疾病还受到社会因素、行为生活方式等多种因素的影响，呈现"多因单果""多因多果"的特点。1848年，魏尔啸关于上西里西亚地区斑疹伤害流行的报告中提出单纯治疗而不搞社会预防是不能控制斑疹伤害流行的观点，留下了"医学是一门社会科学"的名言。

面对每年1400万儿童死于可预防的六种传染病和营养缺乏症，联合国儿童基金会（UNICEF）认为要开展一场儿童保健革命才能解决。该革命需要两个突破，即技术突破和社会突破。技术突破是指预防接种、母乳喂养、口服补液、推广生长发育图四项；社会突破是指健康教育、发展经济、制定卫生法规、健全卫生保健网四项。联合国儿童基金会还明确指出社会突破是关键。

世界卫生组织在总结全球防治心血管病经验时指出："与其说要用传统的医学技术，毋宁说要用政治行动"，而政治行动指的就是综合性社会卫生措施。

（二）人们卫生保健需求提高

随着科学的发展和生活水平的提高，人们的消费意愿从维持生存，逐渐过渡到享受生活、个人发展，直至投资健康、教育等，对于健康的要求也从不生病，逐渐过渡到要求增进健康、延年益寿，提高生命质量。为适应和满足人们不断增长的卫生保健需求，加强生理、心理和社会的综合性服务，已被国内外实践检验为正确有效的经验。

（三）人们对保护健康和防治疾病认识的深化

伴随着人的属性从生物自然过渡到整体社会，人们对保护健康和防治疾病的认识不断深化，对疾病发生和变化的认识也从生物层次扩展到生物、心理和社会层次，这就要求医学研究方法必须从以分析性思维为主发展到分析与综合相结合的思维。在医学领域中，微观深入和宏观拓展并进。微观方面日益深化，产生了分子医学、量子药理学等一批新的学科。宏观方面日益综合，产生了健康社会学、行为医学、卫生经济学等新的交叉、边缘性学科。自然科学和社会科学相互作用、相互融合，是不同学科相互交叉的基本形式，也是当代科学发展的显著特征之一。

（四）医学发展社会化趋势加强

医学发展的社会化是指从个体分散的医疗活动转变为社会分工协作的系统医疗卫生活动过程。医学的发展与社会的发展息息相关，保护人类健康问题已经不单是个人的行为，也不仅是卫生部门的职责，是社会各界共同承担的责任，已成为整个社会的共同事业。因此，只有把卫生事业纳入国家的社会发展和经济建设规划，动员全社会力量，才能保持健康和防治疾病的有效，全体人民才能享有共同的健康利益。

21 世纪全球可持续发展的重要内容就是"社会发展以满足人的基本需要为本，人类发展以提高健康素质为本"。因此，医学社会化是社会发展的必然趋势，医学模式的转变促使了医学社会化，全球健康目标要求医学社会化。世界各国健康目标已从单一的单纯降低发病和患病情况转变为延长健康人年和提高公民的生活质量，在国家、民族、性别、职业、教育、城乡等方面高度重视减少公民健康差异问题，将预防服务，尤其是临床预防服务列入卫生和健康发展的目标内，强调达到改善健康的目的。

视窗 2-1   **预防为主的现代医学模式**

20 世纪后期，由于人类文明的高度进步和科学技术的巨大发展，人类的社会环境、生活习惯和行为方式也随之发生变化，人类的疾病谱也相应发生了变化。一些与心理、社会因素密切相关的疾病如冠心病、高血压、卒中等心脑血管病的发病率正逐年升高，可以说心脑血管疾病是当前我国人民最常见最严重的多发病。从医 70 余载的吴英恺老教授曾发出这样的感叹："只治不防，越治越忙。"比方说，病人生病好比是水龙头坏了流了一地的水，以前医生治病，就相当于在拼命地擦地上的水，其结果是越擦水越多。若不能从根本处入手——修理坏了的水龙头，那我们所做的大多是无用功。仅仅偏重生物学的医学模式已难以应对纷繁复杂的与心理、社会因素密切相关的慢性非传染性疾病。有研究显示：人类疾病大约 50% 与生活方式和行为有关；20% 与生活环境和社会环境有关；20% 与遗传、衰老等生物学因素有关；还有 10% 与卫生服务的缺陷有关。新的"生物 - 心理 - 社会医学模式"应运而生。

2003 年 SARS 流行期间，我国政府在考虑生物致病因素的同时，重视社会和心理影响的作用，并政府迅速审议和通过了《突发公共卫生事件应急条例（草案）》，建立了信息畅通、反应快捷、指挥有力、责任明确的行政应急法律制度；建立了自上而下的防范网络，尤其是社区防范网络，构建了无缝隙的社会化管理。同时，政府加大了卫生经费的投入，最终取得了防治 SARS 的重大胜利。

二、生物 - 心理 - 社会医学模式的内涵

1977 年美国精神病学家和内科专家恩格尔（Engel）首先提出"生物 - 心理 - 社会医学模式"的概念，该模式不仅关注人的生物性因素对人体健康的影响，也关注环境、社会、心理和行为生活方式对健康的综合作用，是对"生物医学模式"的补充与完善。

生物 - 心理 - 社会医学模式以系统论为指导，强调整体的医学观，从重视疾病转为重视健康，从注重个体转为重视群体，注重身体和精神的整合，多因多果的病因认识，重视个人与社会的联系。它不仅关注疾病更关注病人，还关注疾病对人心理和情感的影响，了解病人家庭关系状况；注重研究分析病人患病的社会背景。系统地探讨影响人类健康的因素，认为生物遗传因素、环境、行为生活方式与医疗卫生服务是影响健康的四大因素，形成综合健康模式的健康危险因素分析模型（图 2-2）。该模式为现代医学开拓了广阔的空间，赋予了更丰富的内涵，拓展了医学的境界。

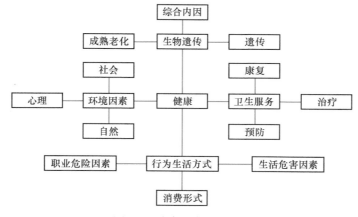

图 2-2 综合健康医学模式

三、生物 - 心理 - 社会医学模式对医学实践的指导意义

（一）对医学教育和医学目的的影响

1. 对医学教育的影响 现代医学教育培养的专业人才，要在态度、知识、能力三个方面适应医学模式的转变。1988 年 8 月举行的世界医学教育会议，通过了具有深远影响的《爱丁堡宣言》。该宣言指出："医学教育的目的是培养促进全体人民健康的医生"。世界卫生组织提出的医学教育改革包括三个方面：

（1）面向 21 世纪的需要，医疗卫生服务体系必须进行改革。

（2）医生必须是"五星级"：医疗服务的提供者、决策者、信息传播者、社区领导者和卫生服务管理者。

（3）医学教育本身必须进行改革。医学教育的评价标准必须是社会效益，要加强医学生人文科学素养的培养，注意综合能力以及创新能力的培养，树立终生教育的观点。纠正医学本科教育阶段的专科医学生导向而忽视家庭医生基础培训的情况，把专科医生和全科医生的培养放在同等重要的地位，加强预防医学本科教育。重视人文社科的教育，加强在职教育。

2. 对医学目的的影响 传统医学的目的是"治愈疾病、防止死亡"，生物 - 心理 - 社会医学模式引发了人们对医学目的的重新审视。由于一些疾病（如心脑血管疾病）无法彻底治愈，死亡无法避免，人们提出了四个新的医学目的，亦称为医学发展的优先战略：

（1）预防疾病和损伤、促进和维持健康。

（2）解除由疾病引起的疼痛和痛苦。

（3）对疾病的照料和治疗，对不治之症的照料。

（4）避免早死，追求安享死亡。

（二）对临床医学的影响

疾病既是一种生物现象，更是一种社会现象。生物 - 心理 - 社会医学模式突出了卫生服务目标的整体观，体现在临床医疗从关注疾病转变为关注健康，从以疾病为中心转变为以病人为中心。临床医学服务形式从医疗型向医疗、预防、保健型转变，医学服务从以疾病为中心向以病人为中心转变，从针对个体向针对个体、家庭与社区的转变。要求医务人员必须高度重视病人的思想感情、社会环境，并要关心病人、了解病人、加强思想交流。医患关系由受生物医学模式影响下的主动 - 被动方式，发展为指导方式或共同参与方式。在治病中不仅要发挥医务人员的积极性，也要调动病人的积极性。要建立这种全新的医患关系，对医务人员提出了更高的要求。

（三）对预防医学的影响

既往的社会卫生措施，主要依赖群体预防，从通过疫苗接种增强个体免疫力，到通过市政工程改善城市排水和垃圾处理系统以改善环境卫生条件，来改善社会卫生状况。这样使得传染病、寄生虫病和地方病得到了控制。但是其后出现了两个趋势：一个是难以彻底治愈的慢性疾病成了医院的主要对象，另一个是传染病的新发和复燃。这些健康问题与行为密切相关，而行为的干预和改变一方面要依靠社会卫生措施，如群体的健康教育；但另一方面还要有针对性地进行个体预防，如通过社会支持使高危人群不仅在知识和态度方面有所改变，更重要的是通过健康促进使其行为有所改变。传统的预防医学手段仍然有效，但其内涵应当有相当大的拓展与完善。建立"高危"的概念，即生活在"高危三角"（即高危环境、高危行为和高危反应）的人群为高危人群，采用三级预防策略。

（四）对卫生服务的影响

生物 - 心理 - 社会医学模式对卫生服务的影响主要表现为"四个扩大"：

1. 从治疗服务扩大到预防服务 在医学实践中，在预防为主前提下，由"防治分家"到"防治结合"，提出了"三级预防"观点：一级预防为病因预防，是在疾病发生前对致病因素（或危险因素）采取有效措施，避免、防止疾病的发生。二级预防为临床前期预防，是在疾病发生时，做到早期发现、

笔记栏

早期诊断、早期治疗，防止或缓解疾病的发展；三级预防为临床期预防，是在疾病发生后，做好疾病的治疗和康复工作，防止伤残，促进功能恢复，提高生存质量。

"三级预防"的特征为：①从个人防病养生及部分人群（重点是易感人群）预防扩大到全人群预防；②从疾病发生前的阶段性预防到疾病的全过程预防；③从可以有效地预防某些疾病（如传染病、营养缺乏症）扩大到所有疾病都可以获得一定意义上的预防。

2. 从生理服务扩大到心理服务 传统的生物医学模式只注意人们的生理和病理变化，很少注意人们的心理和社会因素对健康的影响。生物 - 心理 - 社会医学模式强调卫生服务的整体性，所以，在进行躯体照顾的同时，也要对普通人群和病人开展心理服务和社会服务。

3. 从院内服务扩大到院外服务 根据居民不断增长的卫生服务需要，适应疾病的转变，培训社区卫生服务人员，深入社区开展以基本医疗、公共卫生为主的社区卫生服务。加强病人出院后随访等连续性服务，向居民提供适宜、方便、快捷的卫生保健服务。

4. 从技术服务扩大到社会服务 医师除诊治疾病外，还应该通过社会医学诊断，发现居民的健康问题，找出危害居民健康的危险因素，进行健康指导和健康促进。

第四节 健 康 观

一、疾病的概念

健康与疾病，是活着生命体（人）的外在表现状态。在古代，人们依靠感官和实地观察，把因伤、病而引起的体弱无力状态称之为疾病。在生物医学模式指导下，认为疾病是宿主、病原体和环境三者之间的平衡遭到破坏，导致人体发生可测量的形态结构和（或）生理生化功能改变，并可明确确诊的病理变化。

疾病（disease）是指器官和系统在生物结构及功能和生化方面的特异变化，可以客观地测量出来，在临床上可以明确诊断、标出特定病名的异常现象，为医学判断的生物尺度。要确定某人患有某种疾病，需要符合以下三条规定：

（1）病人对病症的主观感觉。

（2）医生检查出病人身体确有某种失调。

（3）病人状况和体征与某一可判明的临床类型相吻合。

疾病不只是体内的一种异常过程，而是对内外环境适应的失败或失调，最后影响到人体内环境稳定的过程。

病痛（illness）是指病人自我感觉到的一种不适状态，为自我判断的感觉尺度。

患病（sickness）是指他人觉得病人不能履行正常人的社会责任和义务的一种状态，为社会角色判断的行动尺度。

二、健康的概念

在古代，人们认为健康就是无病，有病就是不健康，形成了一个循环定义。

在生物医学模式指导下，健康被定义为"结实的体格、完善的功能，并能充分发挥其作用"。WHO 在 1948 年提出，健康不仅仅是没有疾病，或者虚弱现象，而且是躯体上、精神上和社会交往方面的完美状态。该定义过于理想化，是长期追求的目标，缺乏操作性和实践性。

杜波斯 1968 年提出"健康不仅是杜绝疾病的理想状态，而且是有缺陷的人类在有缺陷的世间生活中感到无痛苦而有意义的状态。"即事业有成、心理平衡。

20 世纪 70 年代，WHO 提出健康的十条标准是：

（1）精力充沛，从容应付日常生活和工作压力，并且不感到过于紧张。

（2）乐观、积极的态度，愿意承担责任，不挑食。

（3）休息好，睡眠好。

（4）应变能力强，能适应环境的各种变化。

（5）能抵抗一般感冒和传染病。

笔记栏

（6）站立时适当的重量，均匀的身体，头部、肩部和手臂的位置协调。

（7）明亮的眼睛，尖锐的反应，眼睑不发炎。

（8）清洁牙齿，无空洞，无疼痛；正常牙龈颜色，无出血。

（9）有光泽的头发，没有头皮屑。

（10）肌肉和皮肤弹性好，走路容易。

1989 年，WHO 又一次深化了健康的概念，认为健康包括躯体健康、精神健康、社会适应良好和道德健康。道德健康最主要的是不以损害他人利益来满足自己的需要，有辨别真伪、善恶、荣辱、美丑等是非观念，能按社会认为规范的准则约束、支配自己的行为，能为人类的幸福做贡献。

2016 年 8 月，全国卫生与健康大会强调：把人民健康放在优先发展的战略地位，努力全方位全周期保障人民健康。2016 年 10 月，中共中央、国务院印发的《"健康中国 2030"规划纲要》明确提出"健康是促进人的全面发展的必然要求，是经济社会发展的基础条件。实现国民健康长寿，是国家富强、民族振兴的重要标志，也是全国各族人民的共同愿望。""推进健康中国建设，是全面建成小康社会、基本实现社会主义现代化的重要基础，是全面提升中华民族健康素质、实现人民健康与经济社会协调发展的国家战略，是积极参与全球健康治理、履行 2030 年可持续发展议程国际承诺的重大举措。"

健康是人民群众最关心、最直接、最现实的利益，人民的获得感、幸福感、安全感都离不开健康。国民健康是国家可持续发展能力的重要标志，健康日益成为国际社会的重要议题。"大卫生、大健康"理念是实施"健康中国"战略的行动引领。

三、健康与疾病概念的扩展

1. 健康与疾病是一个连续变化的过程　健康与疾病并不是一个静止的状态，而是一个连续变化的过程。1977 年，美国"健康运动"（wellness movement）的先行者约翰特拉维斯提出了"健康 - 疾病统一体"的概念，并创造性地绘制了图形化的疾病 - 健康连续谱（illness-wellness continuum）（图 2-3）。

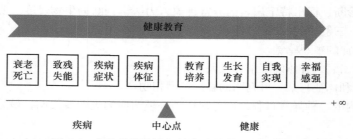

图 2-3　特拉维斯疾病 - 健康连续谱（1977 年）

健康和疾病是连续统一体的两端，每人都在健康和疾病连续统一体两端之间的某一个位置，而且随时处于不断变化中。

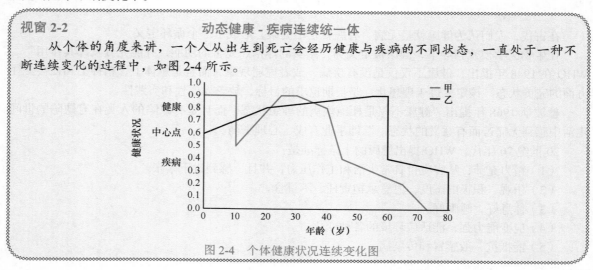

视窗 2-2　　　　动态健康 - 疾病连续统一体

从个体的角度来讲，一个人从出生到死亡会经历健康与疾病的不同状态，一直处于一种不断连续变化的过程中，如图 2-4 所示。

图 2-4　个体健康状况连续变化图

甲、乙两人的各自经历，就反映出同一个人健康与疾病连续变化的状态和结果。甲出生时体重2800克，健康状况比较好，但10岁时候的骨折令其健康状态明显降低。随着骨折的痊愈，甲的健康状况明显改善。因平时猛吃海喝，缺乏运动，45岁时被查出患有高血压、高脂血症，并且没有规范的诊疗，到65岁时，甲突发脑出血并留下后遗症，健康状况大幅下降，直至73岁时死亡。乙出生时体重2300克，健康状况并不好，随后由于加强营养和适当锻炼，健康状况大为改善，虽然60岁时被诊断为糖尿病，健康状况受到影响，但乙积极配合治疗，做到管住嘴、迈开腿，带病延年，直至80岁时死亡。

2. 不同民族、文化以及个体，对健康和疾病的认识存在差异　虽然WHO对于健康有明确的定义，甚至人们找到了很多用以评价个体、群体健康的测量方法和指标体系，但事实上，不同民族、不同文化和不同个体对于健康与疾病的认识不尽相同，甚至存在较大差异。因此，当我们在讨论健康与疾病问题时，应该尽可能结合民族文化、风俗习惯进行考量，充分考虑当地人们对于健康与疾病相关问题的理解能力和接受程度。

3. 亚健康状态　亚健康是近年来医学界提出的新概念，指人的机体虽然没有明显疾病症状，但可呈现出活力降低，适应能力减退的一种生理现象。是由于人的机体各个系统的生理代谢功能减退所致，主要表现为自己感觉不适，检查并无阳性结果。这是一种介于健康与疾病之间的生理功能降低的状态，有人称之为"第三状态"或"灰色状态"。一般认为躯体上、心理上有不适的感觉，均被认为是亚健康状态。从预防医学角度出发，在现代社会中处于亚健康状态的人占有相当的比例，如疲乏、烦躁、衰老以及神经衰弱等。亚健康状态具有多种疾病的潜伏性，应做好预防保健工作。

4. 亚临床状态　是健康观的另一种概念，亦被称为"无症状疾病"。疾病不仅是机体某一部位、系统或功能受损，出现功能紊乱或病理改变，而且还有防御、适应和生理代偿能力的反应。这种病理性反应和生理性反应交织在一起，在医学上很难把它们区分开来。"亚临床状况"是健康与疾病连续统一体中处于无明显临床症状或体征阶段，但还是存在有生理性代偿或病理性反应的临床检测证据。

亚健康状态和亚临床状态二者均处于无明显临床症状和体征阶段，但其机体的生理功能指标均可处于疾病的临界线或临床早期阶段。积极开展研究，对于促进医学事业的发展、提高人群健康水平、保护人群健康、维护健康具有十分重要的意义。

Summary

1. Medical model is gradually developed as the practice of medicine. It is the overall generalization on medicine characteristics, which is gotten from the process of the human struggle with the diseases and the understanding of their own lives. The core of the medical model is medical viewpoint, which studies the medicine's properties, functions, and structures and development principles. In addition, medical model has a nature of dynamic.

2.The historical contribution of bio-medical model is to let human people understand life phenomena as well as the relationship between health and disease in terms of biology. However, its limitation is to emphasize that the activities of life is a unity in the aspects of structure, function and information as well as the important of biological factors, ignoring that the human is the biological and social unity.

3. The establishment and development of bio-psycho-social medical model depends on the following factors as the changes of disease spectrum and death causes, the increase in diversified health needs, cross-developing and being integrated of the internal medical disciplines with external ones, and the social trends of medicine development. There are four major factors impacted on health: genetic factors, environmental factors, lifestyle and behavioral factors, and health care factors.

笔记栏

4.The contents of the modern medical model comprise: emphasizing the overall medical concept under the instruction of the system theory, confirming the importance of social and psychological factors on the basis of affirming the value of bio-medicine, emphasizing the medical society and human values, and revealing the dynamic nature of the medical concept.

5. Health concept is the central embodiment of medical model. There are positive and negative ways of health concept. For the positive health concept, there should be not only without sickness or weakness, but also in healthy states of physical, psychological and society adaptation. For the negative health concept, there should be in a state that the balance among the host, pathogen and environment would be destroyed .As people understand the health well, they know that health and disease can be co-existent, so that the concepts of sub-health status or sub-clinical status were brought about.

【思考题】

1. 简述医学模式的含义及其转变动因。

2. 举例说明生物 - 心理 - 社会医学模式对卫生服务的影响。

3. 试述卫生服务的"四个扩大"。

（周　佳　焦　锋）

第三章　社会因素与健康

【学习目标】

通过本章的学习，重点掌握社会经济与健康的双向作用观点及其应用，营养状况与健康以及社会发展因素与健康的关系；熟悉社会因素影响健康的特点及其作用机制，社会文化因素对人群健康的作用模式；了解各种文化因素与健康的关系。

案例 3-1　　　　我国近年的主要健康危险因素——超重和肥胖

超重和肥胖是可损害健康的异常或过量脂肪累积，通常用体重指数（BMI）来衡量，WHO 认为当体重指数 ≥ 25 时为超重，≥ 30 时为肥胖。1975 年以来，世界肥胖人数已增长近 3 倍。截至 2016 年，18 岁及以上的成年人中逾 19 亿人超重，其中超过 6.5 亿人肥胖；5 ～ 19 岁儿童和青少年中有超过 3.4 亿人超重或肥胖。

近年来，我国的肥胖及超重人数不断增多。2015 年的中国居民营养与慢性病状况报告中数据显示，我国 18 岁以上居民的超重率和肥胖率分别为 27.1% 和 5.2%，在 10 年内分别上升了 7.3% 和 4.8%。7 ～ 17 岁儿童和青少年超重率和肥胖率分别上升 5.1% 和 4.1%，并表现出农村比城市更快的增长率。报告中还显示，我国 6 岁以下儿童超重率为 8.4%，肥胖率为 3.1%。与此同时，我国居民的血压、空腹血糖、总胆固醇水平、平均血清甘油三酯都呈现出上升趋势。

超重和肥胖是罹患慢性非传染性疾病的重大风险因素，如心血管疾病（以心脏病和脑卒中为主）、糖尿病、以骨关节炎为代表的肌肉骨骼疾病和恶性肿瘤等。与此同时，儿童肥胖发生率越来越高。儿童期的肥胖会导致成年期肥胖、早逝和残疾出现的概率更大，同时，肥胖儿童经历呼吸困难、骨折、心血管疾病、糖尿病等危险的可能性更高。

超重和肥胖发生率不断攀升不再仅是发达国家的社会问题，世界多数人口所居住的国家（撒哈拉以南非洲和亚洲部分地区除外），死于超重和肥胖的人数大于死于体重不足的人数。许多低收入和中等收入国家正面临着"双重疾病负担"，这些国家在继续应对传染病和营养不良问题的同时，也在经历肥胖和超重等非传染性疾病高危因素的迅速增长。这些国家的儿童更容易出现产前、婴幼儿时期营养不足，同时这些儿童还暴露在高脂、高糖、高盐、能量密度高但微量营养素不足的食品环境中，加之更低水平的身体活动导致了儿童肥胖率的急剧上升。人群中的超重及肥胖问题不容忽视，已经成为健康关注的重要内容。

问题：

1. 导致当今社会超重及肥胖高发的主要社会原因是什么？
2. 如何从社会医学角度入手干预超重及肥胖的发生？

第一节　社会因素的概述

伴随着生物 - 心理 - 社会医学模式的提出与不断发展，人们越来越意识到社会因素对个体及群体健康与疾病的决定作用，社会因素也越来越多地被考虑到健康教育与促进、疾病的预防控制、疾病诊疗和康复等过程之中。探索不同社会因素对健康与疾病的影响机制，进而不断推进制定、完善相关的社会卫生制度与政策，对实现人群健康状况水平的提升具有非常重要的现实意义。

一、社会因素的概念与内涵

社会因素（social factor）泛指社会的各项构成要素，包括一系列与生产力和生产关系有密切联系的因素。以生产力发展水平为基础的因素包括经济、人口、社会保障、营养、教育、科学技术等；以生产关系为基础的因素包括社会制度、法律体系、社会关系、医疗卫生、社会文明等（图 3-1）。依据社会的各项构成要素分类，社会因素主要包括环境、人口和文明程度三大类别，它们相互联系、相互作用，交织着影响人类健康。研究显示，影响健康的最根本原因是社会因素，全球疾病经济负担和健康不公平的根源主要也在于社会因素。

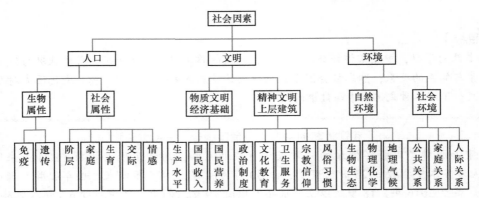

图 3-1　社会因素主要分类

二、社会因素影响健康的特点

（一）广泛性

人类具有生物属性和社会属性两方面，人的本质是一切社会关系的总和。社会因素对人类健康影响无处不在，涉及生产和生活的方方面面，一种社会因素可能会对人类健康造成不同的影响，如社会经济的发展在促进医疗技术发展的同时，也造成了其他问题（如环境污染等），进而引发多种疾病。社会因素直接或间接地对人类健康产生影响，具有广泛性的特点。

（二）持久性

社会经济、文化等社会因素在一定时期内往往会保持相对稳定，并在人类的社会参与过程中对人体健康形成无形的、缓慢而持久的影响，可以说只要人类社会存在，社会因素的作用就会持续存在。

（三）积累性

伴随着人类个体的社会化进程，各种社会因素都是以一定的时间顺序作用于人体，进而形成机体的应激反应、功能损害或健康损害的累加效应。

（四）交互性

社会因素与健康因果之间存在交互作用，在多因多果的作用模式下，某种疾病的发生通常是多种社会因素共同作用而产生的，其中社会因素不仅可以直接影响人体健康，还可以作为其他因素的中介或以其他因素为中介作用于健康。

三、社会因素影响健康的机制

社会因素主要是作为一种慢性应激源，是通过引起心理情绪反应这个中心环节发生作用的。社会因素影响人体疾病发生的主要机制是：人体感知觉系统首先接受社会因素，而后经过"神经 - 内分泌 - 免疫调节"网络，产生中介物质即神经递质、激素、抗体等，引起心理应激及行为、社会适应和躯体功能的变化。

（一）社会因素作用的门户——感知觉系统

人的感知觉系统包括视觉、听觉、嗅觉、味觉和触觉，由感觉器官及相应的神经系统组成。感知觉系统是人们身体接受社会因素作用的第一步，当外部刺激产生，人们通过感知觉系统接受刺激，进而作用于人体引起相应的反应及机体变化。

（二）社会因素作用的中介——神经、内分泌、免疫系统

社会因素经由感知觉系统被人们所感知，感知刺激后引起大脑反应，通过影响大脑的主神经系统，释放一系列的神经递质，进而引起兴奋或抑制作用，并产生一系列的血管收缩、血压升高等机体反应。若机体反应持续过久则会导致机体能力耗竭，产生自主神经功能紊乱，严重者则会出现器质性病变。

当人体受到来自外部应激刺激进而产生心理刺激，垂体 - 肾上腺系统分泌的激素量增多，血浆皮质醇和促肾上腺皮质激素水平升高，糖原分解有所增加，从而使血糖有所升高。垂体 - 肾上腺系统通过调节机体的激素分泌引起变化，较长的心理应激可导致血容量增加、血压升高，严重者会出现溃疡、出血等病变。

免疫系统抑制作用往往是在长期的社会心理应激刺激下产生的，引起胸腺和淋巴组织水平的下降、巨噬细胞活动功能下降、抗体反应抑制等变化，使得机体发生感染、出现肿瘤的机会增大。

（三）社会因素作用的调制器——中枢神经系统

中枢神经系统的调控作用贯穿于社会因素对机体作用的整个过程，主要是通过调节个体的内分泌功能和社会化程序来实现的。社会心理应激须通过中枢神经系统，引起神经、内分泌、免疫三大系统的反应才能对机体产生作用。同时，三大系统也将反应信息反馈于中枢神经系统，促使其产生调节功能以保护机体。

第二节　社会经济因素与健康

社会经济因素不仅泛指一个国家或地区的经济发展水平，还包括人们的衣食住行。社会经济发展与人群健康发展具有双向性作用，两者是辩证统一的。一方面，社会经济是提高人群健康水平的根本保证；另一方面，社会经济的发展也必须以提高人群健康水平为前提，人群健康水平的提高对社会经济的发展起着重要的推动作用。

一、经济发展与健康

（一）经济发展对人群健康的促进作用

一般情况下，经济发展可促进人群健康水平提高。研究经济因素对健康的影响，通常是由反映经济发展水平的指标和居民健康状况指标的综合分析确立的。其中，反映经济发展水平的指标有国民生产总值（gross national product，GNP）、人均国民生产总值、国内生产总值（gross domestic product，GDP）、人均国内生产总值、人均国民收入等。常用的反映居民健康状况的指标有出生率、死亡率、婴儿死亡率和平均期望寿命等。

社会经济的发展可以明显改善人们的物质生存条件，改善人群的社会生活状况，增加健康投资，促进健康水平的提高。近年来，伴随着世界经济的迅速发展，人类的健康水平有了很大的改善，平均期望寿命明显增加，死亡率及婴儿死亡率大幅下降。在同一历史时期，不同经济发展水平的国家间健康水平存在着明显的差异（表 3-1、表 3-2）。随着经济社会的不断发展，我国的国民健康水平明显提升，婴儿死亡率从新中国成立前的 200‰ 降至 2017 年的 6.77‰，平均期望寿命达到 76.1 岁，其主要健康指标逐步接近世界发达国家水平。

表 3-1　2015 年一些国家经济发展水平与健康指标

国家	人均 GNP（美元）	出生率（‰）	死亡率（‰）	新生儿死亡率（‰）	预期寿命（岁）
瑞典	57900	11.7	9.3	1.6	82.4
日本	38840	7.9	10.2	0.9	83.7
美国	55980	12.1	8.2	3.6	79.3
澳大利亚	60050	12.7	6.6	2.2	82.8
中国	8643	12.4	7.1	5.5	76.1

续表

国家	人均GNP（美元）	出生率（‰）	死亡率（‰）	新生儿死亡率（‰）	预期寿命（岁）
马尔代夫	6950	20.8	3.8	4.9	78.5
墨西哥	9710	18.5	4.8	7.0	76.7
巴西	9990	14.5	6.2	8.9	75.0
印度	1590	19.7	7.3	27.7	68.3
坦桑尼亚	1034	38.5	6.7	18.8	61.8

表 3-2　2013 年不同类别国家的居民健康水平比较

类别	期望寿命（岁）		新生儿死亡率(‰)		婴儿死亡率（‰）		15～60岁成年人死亡率（‰）			
							1990年		2013年	
	1990年	2013年	1990年	2013年	1990年	2013年	男	女	男	女
低收入国家	53	62	47.4	28.2	104.7	52.9	343	294	264	219
中低收入国家	59	66	44.0	27.1	82.6	66.2	286	222	236	16
中高收入国家	68	74	24.1	9.7	42.5	15.6	199	133	139	89
高收入国家	75	79	7.5	3.5	11.9	5.3	182	83	135	66
全球	64	71	33.3	20.0	62.7	33.6	233	161	182	12.1

（二）经济发展带来新的健康问题

社会经济的发展在改善人们的生活环境、劳动条件以及社会医疗保障、促进人类健康水平提高的同时，也带来了一些新的健康问题。主要表现为以下几个方面：

1. 环境的污染　随着工业化和现代化进程的加快，人类的生态环境遭到了严重的污染和破坏，对人类的健康产生直接或间接的影响。据统计，2012 年全球死亡人数中的 23%，死亡原因都与环境污染相关。在经济发展过程中，一些国家或地区实施"经济增长第一位"的不当发展战略，违反自然规律，势必诱发工业的后发劣势，"工业三废"、核泄漏、水土流失、全球变暖等环境问题给人类健康带来了隐患。近年来，环境污染问题已引起了全球的共同关注，各国政府也纷纷提出了促进经济、社会、资源、环境以及人口、教育相互协调、可持续发展的战略，使经济发展和社会发展实现双轮驱动、协调发展。

2. 不良行为生活方式的形成　随着社会经济的发展，人类的疾病谱及死因谱都发生了变化，威胁人类健康的主要问题已不再是传染性疾病以及来自营养不良、劳动条件恶劣等因素导致的疾病，取而代之的是以吸烟、酗酒、吸毒、不良饮食习惯、缺乏运动等不良的行为生活方式为主要诱因的慢性非传染性疾病。据 WHO 1992 年估计，不良行为和生活方式占全球死因的 60%，占发达国家的 70%～80%，发展中国家的 40%～50%，而今不良行为生活方式在发展中国家的影响与日俱增。

3. 心理健康问题的突显　社会经济快速发展的同时也造成了越来越激烈的社会竞争以及工作和生活节奏的加快，人们的生活压力和紧张程度逐渐增加。长期暴露于这样的社会环境中，容易出现情绪失落、焦虑、恐惧等心理问题，给人们的身心健康带来了不良影响。

4. 社会负性事件的增多　经济发展造成的交通拥堵、交通事故增多。2016 年，我国发生的交通事故总计 212846 起；经济发展不平衡，贫富差距加大，暴力犯罪事件增多；激烈竞争下导致的心理精神问题及大幅增长的自杀率等都是社会负性事件发生率不断上升的表现。

5. 现代社会病的产生　社会病是指社会因素起主导作用，与现代生活方式及行为模式密切相关的一系列疾病和社会现象。如肥胖、高血压、糖尿病等由于人们高蛋白、高脂肪等食物的摄入加之运动不足形成的"富贵病"已经成为人类健康的第一杀手。此外，空调综合征、电脑综合征、网络成瘾、手机成瘾等与现代生活方式有关的"现代社会病"也应运而生。

6. 流动人口的增加　人口流动成为中国现阶段经济、社会、人口转型过程中的突出特征。2016

年，我国城镇化率为 57.35%，流动人口总量达到 2.45 亿人，未来二三十年，我国的流动迁移人口规模将继续增长。人口流动可以促进经济繁荣和社会发展，但同时也会衍生特殊的卫生问题，如传染病的流行与控制，流入地的生活基础设施、卫生保健的负担等。

（三）健康水平对经济的促进作用

经济发展从根本上说是生产力发展的结果，人是生产力中最活跃、最重要的因素。人群健康水平的提高必将对社会经济的发展起到积极的推动作用，具体体现在：

1. 劳动力水平提高促进经济发展 人群健康水平的提高，病伤减少、平均寿命延长、死亡率下降，从而实现劳动力劳动时间延长、提高单位时间内的工作效率、创造财富增加，促进社会经济的发展。有研究表明，若国民平均寿命延长 20 岁，国家每年的经济增长率将提高 1.4%。

2. 智力水平提高促进经济发展 在科技发达的今天，智力水平对生产的发展、社会经济的促进作用比历史上任何时期都更为突出。机械化、自动化的实现，可显著提高劳动生产率。

3. 资源消耗减少 居民健康水平的提高不仅有助于社会经济的不断发展，同时可以有效节省卫生资源，减轻卫生事业的负担。研究表明，疾病带来的损耗会使经济增长率减少 1/4。据报道，2003 年的 SARS 暴发，我国直接投入用于控制疫情的费用为 20 亿元，同时有专家粗略估计，当年国家经济受到疫情的影响损失总额可能高达 2100 亿元。这个反面例子说明了居民疾病减少对节省社会资源、促进社会经济发展的积极意义。

二、营养状况与健康

居民营养状况往往是一个国家或地区经济发展综合评价的重要指标。营养状况对社会经济发展具有巨大的影响。同时，经济的发展也能促进营养与人群体质状况的改善。新中国成立以来，我国的居民营养摄入水平有了一定的提升，但由于文化水平、饮食习惯、经济发展不均衡等因素的影响，居民的营养状况还存在一些问题。

（一）营养与健康

1. 营养状况评价指标 评价居民营养状况包括居民摄入热量以及食物的营养结构。摄入热量是衡量人群摄入的食物能否维持基本生命功能，而营养结构则是分析摄入食物中各种营养素比例的合理性。从生理角度来讲，对于中等强度体力劳动的成年人，维持身体的基本需要，男性每天需要摄入的热量为 3000kcal，女性每天需要摄入的热量为 2800kcal。从营养结构看，摄入食物中蛋白质、脂肪和糖类的适宜比例应该是 3 ∶ 4 ∶ 13，其中蛋白质以动物蛋白和植物蛋白各占 50% 为宜。此外，膳食中的维生素、微量元素也必不可少。不良饮食习惯与慢性非传染性疾病的发生密切相关。目前在世界范围内，蔬菜、水果的摄入量明显减少，而脂肪的摄入量却呈上升趋势，虽然营养不良状况取得明显改善，但同时超重、肥胖也呈现出上升趋势。

2. 我国居民营养现状与健康 表现为：①居民营养状况明显改善：我国随着国民经济的快速发展，城乡居民的饮食习惯和膳食结构正在发生深刻的变化，营养状况得到明显改善。《中国居民营养与慢性病状况报告（2015 年）》（以下简称《报告》）显示：2012 年我国居民平均每标准人日能量摄入量为 2172kcal，蛋白质摄入量 65g，脂肪摄入量 80g，糖类摄入量 301g。总体来看，与 2002 年相比，2012 年的中国居民粮谷类食物摄入总量略有减少，其中城市基本稳定，农村下降了 12.9%，蔬菜、水果摄入总量基本稳定。2012 年，脂肪提供的能量比例为 32.9%，与 2002 年相比，呈现上升趋势。②居民身高、体重有所增长，但营养不良问题仍然存在：2012 年，我国 18 岁以上男性、女性的平均身高与 2002 年相比均有所增长，为 167.1cm 和 155.8cm；男性、女性的平均体重呈现出与身高相同的增长趋势，分别为 66.2kg 和 57.3kg。居民营养不良状况明显改善，《报告》显示十年间我国 6 岁以下儿童生长迟缓率与 2002 年相比下降了 8.2 个百分点，但整体而言，不同年龄组人群的营养不良率问题仍然严峻（表 3-3、表 3-4、表 3-5）。③居民超重肥胖问题突出：伴随我国居民的膳食结构变化，超重肥胖问题日益严重。依照我国判定标准，2012 年 18 岁以上居民超重率为 30.1%，肥胖率为 11.9%，男性高于女性，城市高于农村。依照世界卫生组织判定标准，我国 18 岁以上居民的超重率和肥胖率分别为 27.1% 和 5.2%（表 3-6、表 3-7）。6 岁以下儿童的超重率及肥胖率同样呈现上升趋势，《报告》

显示 2012 年与 2002 年相比的十年间，我国 6 岁以下儿童超重率、肥胖率分别增加了 1.9% 和 0.4%。

表 3-3　2002 年和 2012 年中国 18 岁及以上成人低体重营养不良率比较　（单位：%）

性别	2002 年			2012 年		
	全国	城市	农村	全国	城市	农村
男	7.6	6.5	8.1	5.9	4.9	6.8
女	9.1	8.3	9.5	6.0	5.7	6.3
合计	8.5	7.5	8.9	6.0	5.3	6.6

表 3-4　2002 年和 2012 年中国 6 ～ 17 岁儿童青少年生长迟缓率比较　（单位：%）

性别	2002 年			2012 年		
	全国	城市	农村	全国	城市	农村
男	6.6	3.0	9.7	3.6	1.6	5.4
女	5.9	3.3	8.3	2.8	1.5	3.9
合计	6.3	3.2	9.1	3.2	1.5	4.7

表 3-5　2002 年和 2012 年中国 6 ～ 17 岁儿童青少年消瘦率比较　（单位：%）

性别	2002 年			2012 年		
	全国	城市	农村	全国	城市	农村
男	15.7	13.2	17.8	10.4	8.8	11.9
女	10.8	9.4	12.0	7.3	6.7	7.8
合计	13.4	11.4	15.1	9.0	7.7	10.0

表 3-6　2002 年和 2012 年中国 18 岁以上及 7 ～ 17 岁儿童青少年超重率比较　（单位：%）

年龄	2002 年			2012 年		
	全国	城市	农村	全国	城市	农村
18 岁以上	22.8	28.1	20.6	30.1	32.4	26.9
7 ～ 17 岁儿童青少年	4.5	8.5	3.2	9.6	10.9	8.3

表 3-7　2002 年和 2012 年中国 18 岁以上及 7 ～ 17 岁儿童青少年肥胖率比较　（单位：%）

年龄	2002 年			2012 年		
	全国	城市	农村	全国	城市	农村
18 岁以上	7.1	9.8	6.0	11.9	13.2	10.5
7 ～ 17 岁儿童青少年	2.1	4.4	1.4	6.2	7.5	5.0

3. 合理膳食的干预与引导　《报告》显示，我国居民的饮食呈现高热量、高脂肪，缺乏体力活动，超重、肥胖以及与饮食习惯高度相关的糖尿病、血脂异常等慢性病高发态势。这提示我们，更加需要合理膳食的引导与干预，建立健康的生活方式。中国营养学会向公众推荐了新修订的《中国居民膳食指南（2016）》，其核心是谷物为主、能量平衡、少油少盐、突出运动。

（二）食品安全与健康

"民以食为天"，食品安全不仅关系到居民的身体健康和生命安全，更是社会经济发展和社会稳定的重要影响因素。近年来，食品安全问题频发，食品安全也成为人们关注的社会热点问题。

食品安全是指在食品的种植、加工、包装、贮藏、运输、销售、消费等环节的始终，确保食品无毒、无害，符合应当有的营养要求，对人体健康不造成任何急性、亚急性或者慢性危害。食用不安全的食品会引起食源性疾病，研究数据显示，在英格兰和威尔士每年由食源性疾病导致的住院就会达到

2 万例；全球每年约有 15 亿腹泻病人，其中 70% 左右是由食物不安全引起的。我国的食品不安全事件时有发生，如 2004 年我国安徽阜阳发生的劣质奶粉事件，2006 年的苏丹红事件，2008 年的三鹿奶粉事件等都无时无刻不在提醒我们食品安全问题的严重性。对此，WHO 协同联合国粮农组织、世贸组织等组织构建食品管理战略，并颁布了《全球食品安全战略》计划。我国政府参照 WHO 颁布的食品安全战略也确立和颁发了我国的《食品安全行动计划》《中华人民共和国食品安全法》等一系列法律法规，以实现控制食品污染，减少食源性疾病，保护公众健康的目标。

三、社会阶层与健康

（一）社会阶层的概念及划分

社会阶层是对健康产生影响的重要社会因素之一。所谓社会阶层（social class）是指一个人在社会中相对于他人的地位或称为社会经济地位，它反映人们所处的社会环境。最具代表性的社会阶层的划分来源于 20 世纪早期的英国，将社会阶层分为 5 个层次，不同社会阶层间健康状况存在差别（表 3-8）。我国对于社会阶层的划分认可度最高的是在《当代中国社会阶层研究报告》中的认定，以职业分类为基础，以组织资源、经济资源和文化资源的占有情况为标准，将当代中国社会阶层划分为十个阶层。依次是：国家与社会管理者、经理人员阶层、私营企业主阶层、专业技术人员阶层、办事人员阶层、个体工商户阶层、商业服务业员工阶层、产业工人阶层、农业劳动者阶层以及城乡无业、失业、半失业者阶层。

表 3-8　英格兰和威尔士不同社会阶层的健康指标　　　　　（单位：%）

指标		社会阶层					
		I	II	III N	III M	IV	V
1980 年新生儿体重≤ 2500 克		53	53	58	66	73	81
1978 ～ 1979 年围产期死亡率		11.2	12.0	13.3	14.7	16.9	19.7
1970 ～ 1972 年标准化死亡率							
1 ～ 14 岁	男	74	79	95	98	112	162
	女	89	84	93	93	120	156
15 ～ 64 岁	男	77	81	99	106	114	137
	女	82	87	92	115	119	135
1970 ～ 1972 年孕产妇标准化死亡率		79	63	86	99	147	144
1970 ～ 1972 年全死因标准化死亡率（15 ～ 64 岁）							
	男	77	81	99	106	114	137
	已婚妇女	82	87	92	115	119	135
	单身妇女	110	79	92	108	114	138
1970 ～ 1972 年冠心病标准化死亡率		88	91	114	107	108	111
65 ～ 74 岁男性呼吸系统疾病		60	74	82	105	108	123

注：社会阶层划分：I . 专业人员等；II . 中间层；III N. 非手工劳动的技术性职业人员；III M. 手工作业的技术性职业人员；IV . 半技术工人；V . 非技术工人

（二）社会阶层与健康

社会阶层与疾病的患病率、死亡率相关。一般情况，个体的社会阶层越高，其健康状况越好，我国有研究发现，个人的社会阶层指数每增加一个单位，其健康的优势就增加 0.4%。在 *Lancet* 上的一项来自 7 个国家超过 170 万人的数据研究也发现，低阶层者在 85 岁之前死亡的可能性约是高阶层者的 1.5 倍，这些数据都展现出了社会阶层对于人群健康状况的不同影响。社会阶层作用于健康的机制是一个复杂的路径，其中社会、心理和生理因素都起到了中介作用。社会因素的中介作用主要是通过强调不同社会阶层的家庭、社区、宏观社会等社会环境的差异对健康水平的差异化影响；心理因素从心理压力、情绪与认知等个体特征研究不同社会阶层人群的健康差异；生理因素强调的是不同社会阶层的毒性压力所引发的适应负荷等生物机制对健康的差异化影响。对此，Chen 和 Miller 研究发现，社会阶层影响健康是通过社会、心理、生理因素之间的链式中介发挥作用，提出了社会阶层影响健康的关键路径：社会阶层——社区环境——家庭环境——个体心理与行为——生物因素——健康。

视窗 3-1　　　　　　　　　　　　基尼系数

　　基尼系数是反映公平程度的一个社会学指标，其值介于 0～1 之间。联合国有关组织规定：
★ 低于 0.2 表示收入绝对平均。
★ 0.2～0.3 表示比较平均。
★ 0.3～0.4 表示相对合理。
★ 0.4～0.5 表示收入差距较大。
★ 0.6 以上表示收入差距悬殊。
　　国际上通常把 0.4 作为收入分配贫富差距的"警戒线"。在改革开放前我国的基尼系数为 0.16；2008 年我国的基尼系数最高，为 0.491；2017 年我国的基尼系数达到 0.467，已经超过警戒线水平，值得我们深思。

第三节　社会发展因素与健康

　　在现代社会，社会制度、社会关系、社会网络、社会凝聚力等不仅是衡量社会发展的重要维度，而且被看作是推动社会发展的社会资本，已成为公共卫生和社会医学研究的重要领域。社会发展涉及的内容非常广泛，本节主要讨论与健康关系密切的社会发展要素及其对人群健康的影响。

一、衡量社会发展的指标

　　国内生产总值（GDP）一直被作为衡量社会经济发展的核心指标，是指一个国家或地区的经济在一定时期内（通常是 1 年），所生产出的全部最终产品和劳务以货币形式表现的价值总量，人均 GDP 作为相应的人均量指标更多地应用于不同国家或地区的对比。然而 GDP 仅是从经济角度看待社会发展，而忽视了资源、环境、分配与公平等问题，因此仅用 GDP 衡量社会发展具有一定局限性。基于此，一系列综合指标诸如人类发展指数、生活质量指数、美国社会卫生协会指标、国民幸福指数等都被列入了衡量社会发展的重要指标之中。

　　人类发展指数（human development index，HDI）是由联合国开发计划署提出，由人口预期寿命、教育和收入三个维度构成的综合分析指标。自改革开放以来，我国经济的快速发展带动了国内的 HDI 及三大维度指数排名的大幅提高（表 3-9）。HDI 指数范围为 0～1，越接近 1 说明经济和社会发展程度越高，我国在 2017 年 HDI 指数为 0.752，排在全世界第 86 位，相较于 1990 年的 HDI 指数提高了 1.51%。生命质量指数（physical quality of life index，PQLI）是由美国海外发展委员会提出的用于衡量一个国家或地区人民的营养、卫生保健和国民教育水平的综合指标，主要由婴儿死亡率、平均寿命和 15 岁以上人口识字率三项指数构成。

表 3-9　不同阶段中国人类发展指数及三维度指数排名（124 个国家）

年份	人类发展指数排名	收入指数排名	健康指数排名	教育指数排名
1980	92	122	52	73
1985	92	114	54	80
1990	86	103	56	79
2000	79	86	51	81
2005	72	79	46	80
2010	68	67	45	72

笔记栏

视窗 3-2　　　　　　　　　　　　　国民幸福指数

　　国民幸福指数（national happiness index，NHI）是 1970 年由不丹国王首先提出的，它包括了政府善治、经济增长、文化发展和环境保护四大方面。美国心理学家卡尼曼与艾伦·克鲁格从 2006 年开始编制国民幸福指数，由四级指标体系构成：社会健康指数、社会福利指数、社会文明指数和生态环境指数。

　　公式一：

　　国民幸福指数 = 收入的递增 / 基尼系数 × 失业率 × 通货膨胀

　　公式二：

　　国民幸福指数 = 生产总值指数 ×a%+ 社会健康指数 ×b%+ 社会福利指数 ×c%+ 社会文明指数 ×d%+ 生态环境指数 ×e%

　　其中 a、b、c、d、e 分别表示生产总值指数、社会健康指数、社会福利指数、社会文明指数和生态环境指数所占的权数，具体权重的大小取决于各政府所要实现的经济和社会目标。

二、社会制度与健康

　　社会制度是指在一定历史条件下形成的社会关系和社会活动的规范体系。社会制度的含义有三层：一是社会形态，二是各种具体的社会制度，三是各种社会组织的规章制度。社会制度是一定历史条件下的产物。研究社会制度与健康的关系，既要分析现有的社会制度对医疗卫生工作及健康的作用，又要预测社会制度的发展、变化将对人群健康带来的深远影响。社会制度主要是通过分配制度、影响卫生政策和行为规范等途径来影响健康。

（一）社会分配制度对健康的影响

　　社会分配制度是劳动产品在社会主体间如何分割、配给制度的总称，有按劳分配、按资分配等多种分配方式。Wilkinson 在对平均期望寿命与社会分配制度关系的研究中发现，人均国民生产总值最高的国家平均期望寿命并不是最高的，而人均国民生产总值总体不高但分配制度公平程度高、贫富差距小的国家平均期望寿命更高。目前世界经济快速发展，但各国之间的贫富差距仍然悬殊，即使在同一个国家或地区内也会存在资源分配不公平的现象。社会经济地位和经济收入较高的一少部分人总是占有大量的社会卫生资源，而社会地位、经济收入较低的大多数人甚至连最基本的医疗卫生服务需要都得不到满足。

（二）社会制度对卫生政策的决定作用

　　社会制度中对卫生政策及人群健康影响最广泛、最深远的是政治制度，它是经济、法律、卫生等一切制度和政策实施、发展的根本保证。社会制度对卫生政策起决定作用，卫生政策影响社会保障，是实现社会大众健康的重要保证。我国虽不是经济发达国家，但居民的重要健康指标已处于发展中国家的前列，有些指标已接近于发达国家水平（表 3-10），其中社会制度的优越性就是很重要的一个原因。

表 3-10　中国主要健康指标及人口指标与国外的比较（2015 年）

国家	出生率（‰）	死亡率（‰）	人口增长率（‰）	平均期望寿命（岁）	2003～2013 年人口平均增长率（%）	人口密度（人 /km²）
中国	12.10	7.10	4.96	76.34	0.60	146.00
日本	7.90	10.20	−0.14	83.84	0.00	384.25
泰国	10.50	8.00	0.34	74.60	0.40	133.02
印度	19.70	7.30	1.21	68.35	1.40	440.96
英国	11.90	9.30	0.79	81.60	0.60	269.21
法国	12.00	9.00	0.41	82.67	0.60	121.52

笔记栏

续表

国家	出生率（‰）	死亡率（‰）	人口增长率（‰）	平均期望寿命（岁）	2003～2013年人口平均增长率（%）	人口密度（人/km²）
俄罗斯	13.30	13.00	0.19	70.91	−0.10	8.80
波兰	9.70	10.40	−0.07	78.20	0.00	124.06
罗马尼亚	9.30	13.20	−0.47	74.96	−0.20	86.12
美国	12.40	8.20	0.78	78.74	1.00	35.14
巴西	14.50	6.20	0.86	74.68	0.90	24.87
澳大利亚	12.70	6.60	1.39	82.45	1.60	3.10
埃及	27.30	6.10	2.13	71.32	1.70	91.93
尼日利亚	39.10	12.70	2.63	53.05	2.70	200.05

（三）社会制度对人的行为的影响

社会制度实质上是一种社会规范体系，对人们的行为具有广泛的导向和调节作用。社会生活中人们的价值观、个性特征存在着很大的差异，不可避免地使人们在行为方式上发生冲突，但社会生活要求人们要有一定的生活秩序。社会制度通过行为规范模式，提倡或禁止某些行为方式，促进社会的协调发展。

三、社会关系与健康

社会关系是指人们在共同的社会生产和生活实践中所形成的一切关系的总称。每个人都是生活在由一定社会关系构成的社会群体中，包括工作团体、家庭、邻里、朋友等，这些基本社会群体共同编织成社会网络。人在社会网络中的相互关系是否协调，是否相互支持，都将是影响健康的因素。

（一）社会支持与健康

社会支持是指一个人从社会网络中获得情感、物质和生活上的帮助。支持是人的基本社会需要，获得社会支持是一个互动的过程。研究表明：社会联系减少与死亡率升高有关。妇女妊娠期间的社会支持可减少并发症，缩短分娩时间，分娩的情绪也更好。社会支持主要分为物质支持、情感支持、尊重支持、信息支持和同伴支持，影响社会支持的因素主要有人际关系、社会网络和社会凝聚力。

1. 人际关系　是指在人际交往基础上结成的人与人之间的相互关系，包括亲属关系、朋友关系、同学关系、同事关系等。不同的人际关系使人获得的心理体验和情感体验不同，融洽的人际关系不仅可以获得情感上的支持，更是获得其他社会支持的基础；而消极紧张的关系则会产生心理不畅，引起心理应激反应进而对人体健康产生不良影响。

2. 社会网络（social network）　是指通过各种社会关系联系起来的一群人或者指将界定的一些人连接起来的特定的关系。社会网络是人获得社会支持的主要途径，社会网络的规模、网络的紧密程度及个体在社会网络中的地位都将影响个体获得的社会支持资源。研究表明：若个体能在社会网络中获得情感、物质和生活上的社会支持，将会有助于个体身心健康的促进。

3. 社会凝聚力（social cohesion）　是指社会共同体及其成员在观念、行动方面显示出来的一致性和协同性，它是决定一个地域内社会支持是否发生的重要因素。社会凝聚力是群体、组织和社会的重要特征，是一种对行为产生影响的、广泛的、多样性的抽象事物。

不同种类的社会支持对身心健康的影响不同。大量研究表明：良好的社会支持系统对缓解心理精神类疾病、慢性疾病有直接或间接的作用，对临床治疗效果也有显著的促进作用。

（二）家庭关系与健康

家庭是以婚姻和血缘关系组成的社会基本单位。家庭的结构、功能和关系等都对家庭成员的健康产生影响。WHO在《阿拉木图宣言》中将家庭列为实施"初级卫生保健"的重要影响因素。

1. 家庭结构与健康　家庭结构主要是指家庭的人口构成。我国最常见的家庭类型是核心家庭，在 2015 年中国家庭发展报告中显示，中国家庭平均规模为 3.35 人，其中农村为 3.56 人，城镇为 3.07 人。2～3 人的小型家庭已成为家庭主流，4～6 人家庭比例减少，单人居住的情况也占有一定比例。常见的家庭结构破坏及缺陷主要有：丧偶、离婚、丧失亲人等事件。离婚、丧偶是家庭结构的严重破坏，对健康造成较大损害。一方面使得家庭成员不能享有基本的心理满足；另一方面也会产生物质条件的压力，进而导致家庭成员身心疾病发生的可能性增加，特别是儿童性格的畸形发展。

2. 家庭功能与健康　家庭的功能主要表现为生育与教育、生产与消费、抚养与赡养、休息与娱乐等。1978 年由 Smilkstein 设计了家庭功能问卷评估表，从适应度、合作度、成熟度、情感度和亲密度五个方面提出了五个问题进行家庭功能的评估（表 3-11）。功能健全的家庭可以为其成员提供较好的家庭物质条件满足基本生活和医疗保健需要，可以为其成员提供良好的情感及心理支持满足其精神需要，促进家庭成员的身心健康。家庭功能失调主要是通过破坏提供物质及文化生活的微环境对人体健康产生不良影响，尤其是儿童及老年人在缺乏家庭支持的情况下，将会出现诸多的健康问题。

表 3-11　家庭功评估表

问题	经常这样	有时这样	几乎很少
1. 当我遇到问题时，可以从家人得到满意的帮助 补充说明…	□	□	□
2. 我很满意家人与我讨论各种事情以及分担问题的方式 补充说明…	□	□	□
3. 希望从事新的活动或发展时家人都能接受且给予支持 补充说明…	□	□	□
4. 我很满意家人对我表达感情的方式以及对我的情绪的反应 补充说明…	□	□	□
5. 我很满意家人与我共度时光的方式 补充说明…	□	□	□

注：每个问题的三个可供选择答案：经常这样、有时这样、几乎很少，分别得分为 2 分、1 分、0 分。总得分为 7～10 分，则表示家庭功能良好，4～6 分表示家庭功能中度障碍，0～3 分表示家庭功能严重障碍

3. 家庭关系与健康　家庭关系协调、气氛和谐，有利于家庭成员生理和心理调节处于稳定状态，促进身心健康。家庭关系失调主要表现为：夫妻关系失调、父母与子女关系失调等。据日本厚生省统计，离婚者同家庭生活美满的家庭相比，男性平均寿命缩短 12 年，女性缩短 5 年。而今离婚率增加已成为影响我国家庭稳定的主要因素。2016 年我国国家统计局网站公布的粗离婚率达到 3.02‰，已成为造成家庭成员身心健康问题的重要失调原因。

（三）职业与健康

劳动与工作是人类的主要社会活动之一，人们通过从事职业活动获取合理的报酬。职业对于健康的影响主要是通过不同的职业危险因素及工作压力实现的，不同的职业类型及职业状态（失业、退休）对健康产生的影响不同。

1. 职业压力与健康　压力是指心理状态超出稳定状态而引起个体出现异常反应的外界因素，职业压力对于人健康的影响则是体现在职业活动过程中的某些因素对于从业者产生的生理、心理和社会方面的健康损害。职业压力主要来源于环境、组织和个人三方面。近年来，职业倦怠（burnout）作为一种突出的职业损害被研究学者提出，认为职业倦怠是个体不能顺利应对工作压力时的一种极端反应，是个体在长期压力体验下产生的情感、态度和行为的衰竭状态。职业压力易导致焦虑、抑郁、易怒等情绪变化以及心悸、头痛、恶心等机体病症，长期的压力累积则会发生神经内分泌系统、免疫系统以及心脑血管疾病。

2. 失业与健康　失业是现代社会中一种常见的社会现象，失业不仅意味着人们物质条件的恶化，同时伴随着人们的社会角色和功能的丧失，作为一种生活压力事件对人群健康产生影响。我国 2017

年的城镇登记失业率达到 3.7%。有研究表明：失业经历对人群健康产生消极影响，会增加心脑血管等慢性病及精神类疾病的患病率。此外，失业经历还易滋生吸烟、酗酒和毒品滥用等不健康行为进而影响人们的生命质量。

3. 退休与健康 退休是人生职业状态改变的特殊时刻，一方面起到了缓解社会失业矛盾的作用，但同时也是职业人群社会角色的重大转变，其生活内容、经济状况、社会地位和人际关系都会发生变化，这期间，伴随着自我价值感的降低等社会不适应则可能会引起身心不适。1984 年美国学者约翰逊提出"退休综合征"概念，将其定义为因退休引起的工作习惯、生活规律、周围环境、人际交往、社会地位、权利范围变化等产生的较为强烈的不适。有研究表明：在 2008～2013 年对 830 名女性的调查发现，60% 受访者受到过退休综合征的困扰。伴随全球老龄化社会的推进，如何促进更多的退休人员适应角色的转变，增进其健康，将成为社会医学关注的重要议题之一。

四、人口与健康

人口是社会发展的最基本要素，与人类的健康息息相关。几十年来，世界人口增长很快，近年来出现了人口老龄化等新的社会人口结构问题。经典的经济理论认为，在经济增长时出现的人口增长，最终将耗尽经济赖以增长的资源。因此，可持续的经济及社会发展的主要手段就是要在经济发展的同时，合理地控制人口发展状况。

（一）人口规模与健康

人口数量是指一个国家或地区在某一时点或时期人口的总和，人口数量主要通过影响社会经济和卫生事业的发展来影响人群的健康。2011 年 10 月 31 日，全球人口突破 70 亿，预计在 2025 年达到 80 亿。人口增长过快、数量过多会对人类健康产生以下影响：人口数量过大，使劳动力不能与生产资料完全结合，造成人口过剩，从而加重社会负担，影响人群的生活质量；加重教育和卫生系统负担，影响人口素质；加重环境破坏和污染，影响人类社会的可持续发展等。

有研究估计，一个国家人口每增长 1%，资产投资必须增加 3% 才能使整个人群的社会标准、教育和卫生服务得以维持在原有的水平。人口过快增长仍是当前全球特别是发展中国家面临的重要社会问题，与此同时人口负增长导致的人口短缺则成为很多西方发达国家急需解决的社会问题。我国是人口大国，人口总量约占世界人口的 20%，人口数量剧增曾是我国的主要社会问题，但随着计划生育政策的落实，我国人口得到有效控制，人口增长速度减缓，人群健康状况得到显著提高（表 3-12）。

表 3-12　近年来我国人口与主要健康指标（2000 年、2005 年、2010 年、2015 年）

年份	人口数（亿）	城镇人口比例（%）	人口自然增长率（‰）	平均期望寿命（岁）	婴儿死亡率（‰）
2000	12.67	36.22	7.58	71.40	32.20
2005	13.08	42.99	5.89	72.95	19.00
2010	13.41	49.95	4.79	74.83	13.10
2015	13.75	56.10	4.96	76.34	8.10

（二）人口结构与健康

人口结构主要是指人口的性别、年龄、婚姻、职业、文化等结构，与健康最为密切的人口结构是指人口的年龄结构和性别结构。

1. 人口年龄结构 年龄结构是指各年龄组人口在总人口中所占的比重。它是人口出生、死亡和迁移的结果，也是影响群体健康的重要因素。常用于反映人群健康状况的年龄结构指标有：

（1）老年人口系数：是指老年人口占总人口的比例。联合国规定：60 岁或 65 岁及以上人口为老年人口，当 60 岁及以上人口超过 10% 或 65 岁及以上人口超过 7% 时则为老年型社会。我国在 2010 年第六次人口普查时，65 岁以上人口占总人口比例达到 8.9%，已经进入老年社会。截至 2017 年，我国 65 岁及以上人口达到 15 847 万人，老年抚养比为 15.9%，老年人患病率高、卫生资源消耗大，有效解决人口老龄化背景下老年人的医疗保健需求等健康问题已刻不容缓。

（2）少年儿童人口系数：是指 14 岁及以下的少年儿童人口占总人口的比例。截至 2017 年，我国少年儿童人口系数占比约为 16.8%，近年来我国的少年儿童人口系数呈现减少趋势。对此，我国开始逐步放开"二孩"政策，调节人口年龄结构，促进社会人口的合理增长。

2. 人口性别结构　性别结构是指男性、女性人口分别在总人口中所占的百分比，而性别比例则是指以女性人口数为 100 或 1 时的男性人口数。性别比例平衡是社会安定的基础因素之一，而性别比例失调则是滋生社会问题的根源之一。国际上公认的正常范围为 103 ～ 107。我国第六次人口普查中男女性别比（女 =100）为 104.90。

（三）人口素质与健康

人口素质主要是指全体人口的思想道德素质、身体素质和文化素质。思想道德素质是指人们在处理社会关系时的指导思想和道德规范，较高的思想道德素质有助于建立社会成员之间的良好互助及信任关系，增强社会凝聚力，有利于提高人群的健康水平。身体素质是指人的身体状况与健康水平，在人口学上常用健康状况、体力和精力状况、生命力和寿命来反映，良好的身体素质是人口素质的自然条件和基础保障。文化素质是指社会中受过良好正规教育的个体的比例。很多研究都证明，良好的文化素质对人群的健康具有促进作用。

（四）人口流动与健康

人口流动是指人口在地理空间位置上的变动和阶层职业上的变动。改革开放以来，我国人口流动日趋频繁，大规模的人口流动迁移在我国已经持续了 20 多年，流动人口的代际更替悄然发生，新生代（1980 年后出生）逐步成为流动人口的主体。2012 年，我国城镇化率为 52.7%，流动人口总量达到 2.36 亿人，《中国流动人口报告 2013》中预测，在 2030 年，我国的流动人口总量将达到 2.79 亿，其中新生代占比将达到 90%。

大城市与东南沿海地区仍是流动人口更青睐的区域，流动原因以社会动因（务工经商、随迁家属、婚姻嫁娶）和发展动因（学习培训、工作调动）为主。毋庸置疑，流动人口对我国的社会经济发展做出了巨大贡献。但与此同时，随着家庭化迁移的增多，对迁入地的教育、医疗卫生等公共服务的需求也更加旺盛，滋生一系列的健康问题，如住房拥挤、生活工作的卫生条件差、安全隐患突出、社会融入性差、缺乏社会支持及安全感等，在一定程度上降低了抵御疾病风险的能力。特别是针对流动人口中的儿童，依据第六次人口普查结果数据推算，我国 0 ～ 17 周岁流动儿童青少年总量占全国流动人口的比例为 16.7%，规模达到 3697 万。这些儿童的教育、营养和医疗卫生等方面难以得到有效保障，势必会对他们的生长发育和身心健康产生影响。

第四节　社会文化因素与健康

人的社会属性决定了每个人都是生活在一定的社会文化环境中，人的思想行为必然会受到文化因素的影响。WHO 曾提出"一旦人们的生活水平达到或超过基本的需求，有条件决定生活资料的使用方式，文化因素对健康的作用就越来越重要了"。

一、文化的内涵与影响健康的模式

（一）文化的概念及类型

文化（culture）是一种人类的社会现象，是人类长期创造并共同享有的涉及物质、制度、观念等的复杂整体。广义的文化是指物质文化和精神文化的总和，狭义的文化是指精神文化，包括思想意识、宗教信仰、法律、道德规范、风俗习惯、教育、科学技术等。社会医学主要是从狭义的文化概念出发来研究文化因素对人群健康的影响。

文化可分为智能文化、规范文化和思想文化三种类型。智能文化包括科学技术、生产知识等，主要是通过影响人类的生活环境和劳动条件作用于人群健康；规范文化包括社会制度、教育、法律、风俗习惯等，主要是通过支配人们的行为与生活方式影响人群健康；思想文化包括思想意识、宗教信仰、文学、艺术等，主要是通过干扰人们的心理过程和精神生活来影响人群健康。不同的文化形态类别影响人群健康的途径与模式也不同（图3-2）。

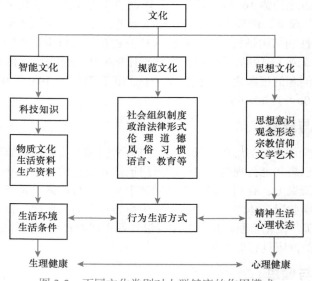

图 3-2　不同文化类别对人群健康的作用模式

（二）文化影响健康的特点

文化的主要特征表现为具有一定的历史继承性、规范性、渗透性、趋同性和多元性。文化因素作为社会因素的重要组成部分，除具备社会因素作用于健康的一般特点外，还表现出其自身的独特性。

1. 无形性　文化对人的影响都是潜移默化的，文化所包含的价值观念、理想信念、思维方式、生活习惯等元素以群体心理定式及范围存在于人们的生活中，对人们的行为产生影响，这种影响无法度量，具有无形性。

2. 本源性　所有健康问题都有其文化根源，文化因素中的价值取向和健康取向对人们的行为生活方式及健康观具有本源性影响。中华传统本源文化的核心是围绕对天、地、人的探索，注重人和自然的和谐统一，这种传统文化也形成了一定的健康观影响着本民族人群的健康。

3. 软约束性　文化不是通过硬性的、强制性的条文规定来实现对健康的影响，而是基于一种社会文化氛围、群体行为准则和道德规范的软性约束。群体意识、社会舆论、共同的习俗和风尚等会形成使个体行为从众化的心理压力和动力，使社会成员认同并产生共鸣，继而影响其行为。

4. 稳定性　文化自身就具有稳定性，文化积淀越深，稳定性越强。文化对人们健康观念的影响在一代又一代的认同基础上逐渐沉积，并通过世代相传的感知认同向下传递，一旦产生影响，就不易改变。因此，一种文化和其相应的健康观念会对人们产生深远的影响。

5. 民族性　任何文化都是由具体的民族或族群创造的，文化的民族性决定了文化具有与其他民族文化相区别的特色或个性，并因为文化的长期稳定性形成民族传统和民族精神，对秉持民族文化的人群产生影响。不同的民族在健康和疾病观念方面存在着差异，理解并尊重文化差异是更好地实现社会健康的前提条件。

二、文化诸现象对健康的影响

（一）文化教育与健康

教育是一种有目的、有组织、有计划、系统传授知识和技术规范的社会活动，教育作为文化现象隶属于规范文化，具有传授知识和传播社会准则的功能。文化教育可以影响人们的行为和生活方式进而影响人们的生理健康，同时，也可制约人们的心理过程和精神生活而影响到人们的心理健康。据 WHO 疾病监测中心统计，结核病、流感、肝炎、糖尿病、脑血管疾病、冠心病等常见病和多发病的死亡率与文化素养有着千丝万缕的联系。国内外大量的实证研究证明，教育程度和健康水平有十分显著的正相关关系（表3-13）。随着总人口中有文化人口所占比例的提高，平均预期寿命延长，健康状况较好。我国2016年的文盲率由2000年的6.7%下降至5.3%，伴随文盲率的下降，人口的期望寿命也有所提高。

表3-13　不同国家成人识字率与平均预期寿命的统计

国家	成人识字率（%）	平均期望寿命（岁）	
		男	女
埃塞俄比亚	39	62.8	66.8
中国	95	73.6	79.4
也门	65	64.3	67.2
伊拉克	79	66.2	71.8
利比亚	90	70.1	75.6
巴西	90	71.4	78.7
委内瑞拉	96	70.0	78.5
秘鲁	90	73.1	78.0
日本	99	80.5	86.8
瑞典	99	80.7	84.0

　　文化教育不仅通过影响人们的生活方式而影响人群健康，同时有大量研究表明教育水平也对卫生服务利用产生影响。一方面，教育程度高的人群掌握的健康知识相对丰富，更易将卫生服务需要转化为卫生服务需求，从而增加对卫生服务的利用；另一方面，对于预防保健及卫生服务的重视又减少了患病的风险，促进人群健康水平的提升。

　　此外，教育水平通过影响人们养育子代的方式影响健康，在许多国家都能找到母亲受教育程度对于儿童健康具有正面影响的证据，如美国的一项研究表明，母亲受教育程度与低出生体重儿呈明显的负相关，受过教育16年以上的母亲其生育的低出生体重儿的比例为4%～9%，而受教育不足9年的则为9.9%。

（二）风俗习惯与健康

　　风俗习惯是指个人或集体的传统风尚、礼节、习性、禁忌，是特定文化区域内人们长期共同遵守的行为模式或规范，风俗习惯是较为固定的生活行为模式，与人们的日常生活联系最为密切，它贯穿了人们的衣、食、住、行等各个环节。风俗习惯的形成有着具体的历史原因，如不同的自然条件形成不同的居住、饮食、服饰等习俗；不同的经济条件形成不同的饮食习俗；不同的社会发展阶段形成不同的家庭、婚姻、丧葬习俗等。

　　良好的风俗习惯有益于健康，如西方的分餐制可减少疾病的传播，而不良风俗习惯可导致不良行为的形成，从而对人类健康产生影响，且这种影响常常表现出一定的地区性和民族性。典型的不良风俗习惯对健康的影响表现为不同地区的独特饮食习惯。如我国广东、福建一带有食生鱼或半生鱼的习惯，因而该地区华支睾吸虫病发病率高；华东及东北地区由于有进食生的或半生的蟹与喇蛄的习惯，故该地区肺吸虫病发病率高；西藏、内蒙古等少数民族地区，因多食脂肪类食物，致使冠心病的发病率高于内地。

　　各民族间风俗习惯迥然不同，其健康问题也不同。因此，针对特定地域特定人群的饮食习惯进行健康教育，使人们建立知、信、行健康模式，并自觉地改变不良饮食习惯，提倡健康文明的习俗，是社会医学研究的重要内容，同时也是健康教育的一项长期而艰巨的任务。

（三）宗教信仰与健康

　　宗教是以神的崇拜和神的旨意为核心的信仰和行为准则的总和，是支配人们日常生活的自然力量和社会力量在人们头脑中虚幻的反映。佛教、基督教、伊斯兰教是现代社会的三大世界性宗教。佛教起源于公元前六至五世纪，创始人释迦牟尼。伊斯兰教起源于公元七世纪初，创始人穆罕默德，

笔记栏

信仰安拉是唯一的神，世间一切事物都是神的"前定"，信仰"死后复活""末日审判"，主要流传在亚洲中西部、非洲北部等地区。基督教于公元一二世纪开始流传于罗马帝国统治下的地中海东部、巴勒斯坦一带，信仰上帝创造并管理世界，耶稣基督是上帝的儿子，降世成人，救赎人类，主要流传在欧洲、美洲和大洋洲各国。此外，各国还有自己的民族宗教，如日本的神道教、印度的印度教、中国的道教等。

1. 宗教推动了医学发展 宗教主要是通过教义、教规、仪式等形式对人类的身心健康产生影响。在人类历史上，宗教的传播与发展一定程度上促进了医学的发展，如佛教著作中提及的中医理论经书、以基督教为代表的西方文化促进了现代西医学的传播等。与此同时，也存在某些宗教阻碍医学发展的现象，如罗马教皇曾发表声明，反对器官移植、人体试验等医学科学实验。现代以来，宗教越来越多地按照世俗的观念和方式来解释宗教教义，更着重于宣扬伦理道德，提倡尊敬他人、救助贫孤等，提供情感支持和精神诉求，对信仰者的身心健康产生影响。

2. 宗教的精神力量 宗教信仰常常使人对自己人生中难以解决的问题归因于天命，从而达到心理平衡。美国学者 Spineeta 在研究宗教信仰对癌症病人的影响后发现，宗教信仰对癌症病人的治疗具有积极和消极的双向作用。积极作用是信奉基督教的病人能够比较从容地接受命运，从而减轻癌症带来的精神压力；消极作用是病人相信上帝的旨意超过相信医生的医嘱，进而延误治疗。宗教教义对信徒来说是绝对的真理，只能接受，不能怀疑。它以其强有力的心理驱动作用，使信徒们无条件地采取教义或教主指向的行为。历史上，在世界各国的教会、教派中，以神的旨意使信徒放弃生命的事例屡见不鲜。

3. 宗教对行为的影响 教规是教徒们的行为规范和行动导向，具有明显的强制性，教徒对教规的执行具有高度的自觉性。每个宗教都有自己的教规、仪式和禁令。某些宗教仪式，其本身并不具有任何医学目的，但从客观效果看，却具有一定的医学意义。如犹太人在新生儿洗礼时，男婴要施行阴茎包皮切割术，结果使犹太人的阴茎癌发病率明显低于其他任何一个民族。宗教的禁令对信徒们来说，具有法律一样的约束力。由于宗教大多有教化人们修身养性、弃恶从善的宗旨，如佛教中的不杀生、不饮酒等戒条有助于人们消除不良行为。因此，作为一种文化因素对人群健康产生作用，宗教仍是一个值得重视的问题。

（四）非主流文化对健康的影响

主流文化是指在一定族群中共同奉行并占主导地位或统治地位的文化。在现实社会中，除主流文化外，还存在亚文化和反文化等非主流文化形式，也对人群健康产生影响。

1. 亚文化（subculture） 是指某一文化群体所属次级群体的成员共有的独特信念、价值观和生活习惯，它是非全社会性的思想文化的泛称。不同社会群体和思想文化是多样化亚文化存在的基础，当今社会中的不同阶层、职业、地域、宗教等创造了丰富多彩的亚文化。先进的亚文化可以促进人们的身心健康，而落后腐朽的亚文化则会对人群健康起到损害作用，如青少年暴力、吸毒等不良亚文化会造成人的社会角色错位、价值取向紊乱、身心受损等问题。

2. 反文化（counterculture） 是一种激烈甚至极端的"亚文化"形式，是人们对现存社会思想文化持敌对态度的某些思想行为，常常是某些对现实不满的人的心理爆发。基于不同的历史条件和社会角色，人们对"反文化"的认知也存在差异。否定有发展前途的优秀文化的反文化必然是对社会有害的，反之，若反文化是反对阻碍社会发展的文化，那么它就是有益于社会的文化。

伴随社会经济的发展，我国社会文化呈现出多元化发展的趋势，大量亚文化不断涌现，并以其独特的价值观和行为方式来调整文化与现实的差距。因此，合理地对待并充分利用亚文化，吸取其积极因素，是发展中国特色社会主义文化及人群健康水平提升的重要内容。

Summary

1.Social factors refer to the elements of social environment, such as economic development, nutritional condition, population, science and technology based on productivity development, and the political system, ideology and cultural and social relationship based on production relations. With the social development, social factors' influence on health will become increasingly evident.

2.Socio-economic factors and health are reciprocal and interactional. On the one hand, economic development is an important guarantee and premise to improve the level of population health, but it also brings some new health problems, such as environmental pollution, lifestyle changes, mental health problems, mental illness, social negative events, the growing of floating population, etc. On the other hand, improvements in health level will promote social and economic development. Education, income and occupation determine the social stratum, and the health status of the population presents a gradient trend of social stratum. Improper nutritional intake can cause health damage, and so reasonable diet and nutritional balance should be promoted.

3.Social system, social relationship, social support and other factors are the elements of social capital to promote social development. Excellent social system can make a rational allocation of social wealth which will be beneficial to people's health improvement. Good social relations, more social support, and a happy and harmonious family are conducive to people's health protection. The population situation determines people's living and health conditions in a certain level of productivity, and the uncoordinated development of population and economy will restrict each other.

4.Social cultural influence permeates all aspects of social life. Education is a kind of cultural norms as an important means to promote human socialization. Customs and religion as a social cultural phenomenon have double positive or negative influence on health.

【思考题】

1. 怎样理解社会经济因素与健康之间的相互作用和影响？

2. 为什么说社会制度是影响健康的重要制度？

3. 文化的内涵是什么？社会文化因素影响健康体现在哪些方面？

4. 如何评价家庭功能？家庭功能失调对健康产生哪些影响？

（丁　玎　初　炜）

第四章　心理、行为生活方式与健康

【学习目标】

通过本章的学习，重点掌握心理健康的基本含义以及行为生活方式的概念，人格、情绪与健康的关系，现代压力理论，心理、行为与生活方式的有效干预；熟悉促进健康的心理与行为生活方式，危害健康的心理与行为方式；了解常见的不良心理与行为生活方式与其作用机制。

案例 4-1　　　北京市 2005 年成年人慢性病相关生活方式和行为习惯研究

2005 年，北京市疾病预防控制中心、海淀区疾病预防控制中心与中国疾病预防控制中心慢性病预防控制中心联合对北京市 18 岁以上 16 658 名常住居民开展生活方式和行为习惯调查，调查内容包括问卷调查、体格测量和实验室检查。结果发现，北京市成年人有 33.2% 超重，16.4% 肥胖，其中，腹型肥胖率为 45.6%。现在吸烟率为 26.2%，经常吸烟率为 21.4%，男性、女性现在吸烟率分别为 57.7% 和 4.6%。男性中有 64.3% 的人每月至少饮一次酒，16.1% 为几乎每天饮酒，16.5% 为过量饮酒，18.5% 为单次大量饮酒。北京市成年人 46.0% 缺乏体育锻炼（每周锻炼时间不超过 2 小时）。膳食中最突出的问题是钠盐和食用油摄入过多，豆、奶制品摄入不足，不吃早餐，常吃咸菜、腌菜和油炸食品，经常吃零食以及蔬菜水果摄入不足等问题。绝大多数慢性病危险因素的流行水平都是郊县高于城区，青壮年高于其他年龄段。

问题：

1. 北京市成年人中慢性病相关危险因素情况如何？
2. 干预的重点人群有哪些？

人类的本质属性是社会属性，这就决定了人的健康问题出现不仅限于生物因素方面的原因，同时，需要关注人的心理与社会因素。行为和心理的发生是在个体与其所在的环境和社会背景相互作用过程中实现的，而在当今社会生活节奏不断加快、竞争日益激烈的巨大压力下，人们的心理、行为与生活方式发生了极大的发展、变化，由此对人类的健康带来日趋复杂、广泛而深刻的影响，当这些影响对人们的作用时间、强度不断积累并超出个体的调节能力时，健康问题就会出现。行为、生活方式的形成、发展具有生物学、心理学和社会学基础，研究表明，行为、生活方式和心理因素都与人类的健康关系密切。

第一节　心理、行为因素与生活方式概述

心理（mind）就是心理现象，包括心理过程和人格行为，是心理现象的外部表现，而生活方式是连续性行为的局部体现，心理与行为密不可分，生活方式既体现心理，又通过行为加以表露。

一、心　理

（一）心理过程

心理过程是指心理活动发生、发展的过程，也就是人脑对现实的反映过程。整个心理过程包括认知（cognition）、情感（feeling）和意志（will）三个环节，即常说的知、情、意。知是人脑接受外界信息后产生的心理活动，进而支配人的行为的过程；情是由此所产生的满意、不满意、喜爱、厌恶等主观体验；意是推动人的奋斗目标并且维持这些行为的内部动力。三者相互联系、相互制约、相互渗透。

（二）人格

人格（personality）包括个性倾向性和个性心理特征，前者具有一定的稳定性和动力性的成分，包括需要、动机、兴趣、信念与价值观等；后者是稳定地表现于个体的心理特质，主要包括气质、

44

性格和能力。人格由遗传和环境共同决定，积极的人格总是具有较高的责任感、较好的控制力与富于挑战性，而消极的人格常常表现为充满愤怒、敌意或是将自己置于抑郁、焦虑之中。

二、行　　为

（一）行为的概念

行为（behavior）是指受思想支配而表现出来的外表活动，是个人与社会交互作用的结果，受社会环境和个性的制约。广义的行为包括内在行为与外显行为，内在行为即人的心理活动过程，外显行为是指直接观察到的行为。众所周知，人的行为受心理活动所支配，因此，外显行为是由内在行为转化而来的，行为实际是心理活动过程的不断延伸并外化表现的过程。

（二）行为的分类

按照行为产生的基础可分为两类：一是先天性的定型行为（fixed-action behavior），包括反射行为和本能行为；二是后天性的习得行为（learned behavior），是指人类在社会化（socialization）过程中通过社会文化环境所获得的行为，人类的行为主要通过后天学习获得。

根据行为结果对于健康的影响，常常将行为划分为健康行为（health behavior）与危害健康行为（health-risky behavior）。

（三）行为的特点

人类的属性包括自然属性与社会属性，这就决定了人们的行为千差万别，但是，人类的行为具备共同的特点。主要有：

1. 目的性　一般来讲，人的每一个行为都是有目的、有计划的，其中有的是隐性的，有的是显性的，人们通过行为来改造环境以利于生存发展，同时，通过改造自身来适应环境。

2. 受心理活动的调节　人的行为受意识的控制，人们可以通过已经形成或者正在发展变化的世界观、人生观与价值观对于自身行为进行调节。

3. 差异性　由于人的行为受其自身所处的环境、认知程度及心理因素等的影响，因此，对于不同时代、地域、种族甚至不同职业的人来讲，他们的行为表现出程度不同的差异。

4. 可塑性　在人的发展过程中，来自家庭、学校、单位及社会大环境中包括教育、学习、沟通交流、氛围影响等都会对人的成长产生重要作用，影响甚至决定着一个人具体的行为，从而使人的行为具有一定的可塑性。

三、生　活　方　式

（一）生活方式的概念

生活方式（lifestyle）是由个人和社会群体、整个社会的性质和经济条件以及自然地理条件所决定的个人、社会群体和整个社会的方式和特点。生活方式有广义与狭义之分，广义的生活方式是指人们在物质生活和精神生活领域所从事的一切活动方式，包括物质生活和精神生活资料的生产和消费方式。狭义的生活方式仅是指物质生活与精神生活资料的消费方式。而社会医学研究的正是狭义的生活方式，也就是指个人及其家庭的衣、食、住、行以及闲暇时间的利用等日常生活的活动方式。在所有影响健康的因素中，生活方式是最可被控制且最有影响力的因素，因此，它对于保障社会的协调稳定发展，促进每个人的个性全面、健康发展等都有着重要的现实意义。

（二）生活方式分类

从社会医学的角度考察生活方式可以分为三类：①物质资料的消费方式。当基本生活需要得到充分满足时，物质生活资料的消费方式就成为现代生活方式的重要组成部分，并通过消费结构、消费水平与消费观念表现出来。社会经济水平决定着消费水平、消费结构，也影响着人们的消费观念，同时，人们的消费观念也可以影响到消费水平与消费结构。②精神生活方式。当今社会，人们更加重视精神生活，它一方面满足人的归属感，使人获得精神上的寄托，还能够满足创造性需求，包括阅读报纸、书籍，观看电影、电视，收听广播节目等获取大量信息；家庭与社会成员的沟通交流；

发展自己的特长或业余爱好（如艺术表演特长、文学创作等），以及积极参与体育或旅游活动等。③闲暇生活方式。指充分利用闲暇时间，有计划地合理安排拓展视野、培训学习、锻炼身体、获取信息、休闲娱乐等活动。

（三）生活方式的特点

生活方式具有稳定性与变异性的特点。

1. 稳定性　生活方式具有较强的稳定性，对于新的、异体的生活方式具有很强的排斥倾向。社会在不断发展前进，而一个民族固有的生活方式特点却往往一直延续下来，成为该民族文化共同体的重要标志之一。

2. 变异性　生活方式也是可以转变的，作为人类社会的活动方式之一，生活方式也必然会随着制约它的社会条件的变化而变迁，并成为整个社会变迁的重要组成部分（表4-1）。

表4-1　社会发展与生活方式的变化

变化内容	变化结果	
	过去	现在
生活地点	农村	城市
工作	体力劳动、户外	脑力劳动、室内
饮食	传统饮食	方便食物，高脂肪，高胆固醇
性行为	保守性观念，性禁锢	开放的性观念，不安全的性行为
物质使用	较少的吸烟、饮酒	大量吸烟、酗酒、使用药物和毒物
紧张程度	较少的紧张	高度的紧张
身体活动	充足	缺乏

生活方式的形成与发展变化既受自然环境的影响，也受社会环境因素的制约，同时，与个体因素密切相关。不同的地理环境影响居民形成具有不同的风格、习性和特点的生活方式；社会的经济发展状况、风气、时尚、传统、习惯等社会环境因素对于生活活动具有很强的导向作用，并成为影响生活方式的深层力量；生活方式的主体在生活方式构成要素中具有核心地位，个人的心理与生理因素以特有的方式调节着人们的生活活动和行为特点，其中，世界观、价值观和生活观起着根本性的调节作用，规定着一个人生活方式的选择方向，特别是在现代社会，个人的价值选择在生活方式形成中的规范和调节作用日益增强。

第二节　心理因素与健康

心理健康是个体健康的重要组成部分，心理变化与生理变化紧密相关，良好的心理因素与积极的心理状态能够促进人的身心健康或作为身心疾病的治疗手段，长时间心理状态失衡往往会导致正常的生理变化向病理变化演进，从而引起身心疾病。人的心理因素主要有积极心理因素与消极心理因素，二者虽然相互排斥却统一存在于每一个个体，诸如紧张、兴奋、沮丧、冷漠、积极、消极、怀疑、信任等。随着社会现代化进程的加快，生活节奏不断加快、工作压力日益紧张、精神负担渐趋加重，社会心理因素对于人们健康与疾病的影响越来越显著，在激烈的社会变革中，人们只有建立起积极的、向上的心理状态，不断提升心理素质和适应能力，努力保持心理上的平衡，才会保证自己的健康，进而赢得自己的人生目标。

一、人格与健康

人格（personality）是稳定地表现于个体的心理特质，由遗传和环境共同决定。人格特征与健康密切相关，具有消极人格的人常常表现出较低的健康水平，具有积极人格的人一般健康水平较高。人格包括人的气质、性格等，它们都在一定程度上影响着人的健康。

（一）气质与健康

1.气质的概念　气质（temperament）是表现在心理活动的强度、速度、灵活性和指向性等方面的稳定的心理特征，相当于日常生活中所说的脾气。气质给性格特征全部"打上烙印，涂上色彩"，正如巴甫洛夫所言，气质是"赋予每个个体的全部活动以一定的外貌"。"江山易改，禀性难移"，说明人的气质是先天形成的，但在人长期的成长过程中并不是一成不变的，特别是在经历重大事件或者遭受极大挫折而受到强烈刺激时，气质有可能发生改变。

2.气质的分类　医学之父希波克拉底提出人的"气质"这一概念，并将其分为胆汁质、多血质、黏液质、抑郁质四种类型，不同类型气质的人表现也不同（表4-2）。

表 4-2　气质的分类及其主要特征表现

气质类型	主要特征表现
胆汁质（急躁型）	精力充沛，动作迅猛，直率热情，但自制力差，性急而粗心
多血质（活泼型）	机敏灵活，善于交际，兴趣广泛，但注意力易转移，缺乏耐性
黏液质（怡静型）	稳重细心，行为持久，自制力强，但思维反应慢，固执而拘谨
抑郁质（神经质）	内心感情体验丰富，但孤僻胆怯，优柔寡断，具有刻板性，难以承受强烈刺激

人格特征与一些疾病有某种趋势关系。我国广州曾对百余名已确诊为精神分裂症的病人病前心理特点调查发现，胆汁质型占9%，抑郁质型占40%，说明抑郁质型确实在精神分裂症病人中多见。但这并不意味着某种人格特征的人一定会得某种疾病，也不是说某种疾病一定具备某种人格特征，在气质基础上形成什么样的性格特征，在很大程度上取决于性格当中的意志特征。

（二）性格与健康

性格（character）是指一个人在生活过程中形成的对现实稳固的态度以及与之相适应的、习惯化了的行为方式。其中，态度是一个人对人、物或思想观念的一种反应倾向性，它是在后天生活中养成的，由认知、情感和行为倾向三个因素组成。态度决定行为方式，稳定的态度使与这种态度相适应的行为方式慢慢地成了习惯，自然而然地表现出来，正如一个人助人为乐，是他的性格特征，当别人遇到困难时他会毫不犹豫地帮助别人。性格更多体现了人格的社会属性，个体之间的人格差异的核心是性格的差异。性格与气质既有联系，又有区别（表4-3）。

表 4-3　性格与气质的关系

关系特征	气质	性格
形成过程	先天遗传	先天遗传与后天环境共同作用
可塑性	小	较大
与心理活动的关系	小	大
与行为内容的关系	小	大
价值判断	无好坏之分	有善恶之分

研究表明，性格与健康密切相关。具有积极性格的人常常拥有良好的生理和心理状况，具有责任感能够正视面临的问题，具有控制感可以较好地控制复杂的局面，具有挑战性拥有解决问题的勇气；具有消极人格的人健康水平往往较差，多处于抑郁、愤怒、敌意与焦虑的心境之中，容易患有哮喘、关节炎、溃疡、头痛和心血管疾病等。

> **视窗 4-1　　　　　A 型性格——冠心病病人的隐形杀手**
> 　　国内外科学家根据心理特质和人际关系的状态将人的性格划分为A、B、C、D、E五个类型。A 型性格的人具有雄心壮志和进取精神，急于求成、有些争强好胜，人际关系常常不太融洽，

行为常引起他人的注意或议论；B型性格的人情绪稳定、温和乐观，善于现实地对待挫折和困难，但活力不足，缺乏进取精神；C型性格的人情绪稳定、感情内向、勤于思索、注重人际和谐、忍让自律、反应慢、较为孤僻、不善于人际交往；D型性格的人情绪稳定、感情外向、积极乐观、活跃开朗、善于交际、人际关系较好、有组织领导能力、谨慎不足、忽略小节；E型性格的人感情丰富、善于思索、不善于人际沟通、情绪较为消极、自我评价偏低。20世纪50年代开始，美国学者Friedman和Rosenman等对3000余名中青年人的前瞻性调查结果表明，A型性格者冠心病的发病率、复发率、死亡率均较B型性格者高，A型性格者冠心病发病率是B型性格者的2倍，复发率是B型性格者的5倍，死亡率是B型性格者的4倍。

研究还表明，相比B型性格来讲，A型性格是冠心病发病的主要高危因素。而C型性格成为肿瘤发生的高危心理因素，容易患宫颈癌、胃癌、食管癌、结肠癌和肝癌等。

二、认知与健康

认知（cognition）是指人们的认识过程，包括信念、思维和想象等，这是人的最基本的心理过程。认知是自我调节和人格完善的重要前提，正确的认知帮助人们对于自己的思想和行为进行自我控制和调节，并形成完整的个性。

对于健康与疾病现象的正确认知是解决一切健康问题的前提，对于全面提升个体与群体健康水平都有着非常重要的作用。主要体现在以下方面：①深刻认识疾病给人类健康带来的危害，有助于建立较强的健康意识，培养坚定的健康信念；②准确地理解、认识疾病的发生原因与机制，才能采取有效的预防措施，远离疾病；③正确地理解、认识健康的含义，能够在面对健康问题时进行全面的思考、分析，最终找到引发健康问题的真正原因；④清晰了解疾病的发展结局，还可以使人们敢于正视疾病、树立信心，更加尊重医生、遵从医嘱，有利于治疗与康复。人生活在世界中，每天都接受着各种各样的刺激，这些刺激是否会引起情绪的强烈变化或者持续变化，认知起着关键的调节作用。例如，对于同样的问题或事件，一些人情绪反应强烈，一些人情绪较难恢复平静，还有的人情绪变化不大。因此，建立良好的、充分适应各种刺激的认知，能够使人们更加自觉地认识到，通过自己的努力并借助卫生专业技术人员的帮助，完全能够有效地预防疾病、维护与促进健康。

三、情绪与健康

情绪（emotion）是指人的多种感觉、思想和行为综合产生的心理和生理状态。这种态度的体验可以分为两类，即根据客观事物是否符合主体的需要分为满意与不满意的情绪，或肯定与否定的情绪。情绪有三个特征：①情绪是由客观刺激引发的；②情绪是一种主观体验，例如，高兴或悲伤，有的人可以通过行为表现出来，还有的人藏而不露，所以无法观察出来；③情绪的产生是以客观事物是否满足人的需要为中介。情绪的个人基础是包括来自生理、心理及社会等方面的需要，需要是否得到满足决定着态度的变化，如消极或积极的态度。在心理因素中，情绪因素极为重要，心理因素对人的身心健康与疾病的作用主要是通过人的情绪而发挥作用的。中国有句俗语"笑一笑，十年少，愁一愁，白了头"，形象地说明了人的情绪与健康的关系，即积极的情绪能够增进人的健康，消极的情绪则有害健康。

大量的科学研究与临床实践证明，人的情绪在一定条件下对人的生理功能有着多方面的影响，不良的、消极的情绪，如抑郁、焦虑、忧愁、悲伤、惊恐、怨恨、恐惧、愤怒、委屈、嫉妒等在一定条件下能够引起人体机能系统的失调。在神经系统可以引起心慌、意乱、健忘、失眠；心血管系统出现心律不齐、心动过速、心区疼痛、血压升高等；消化系统可引起食欲减退、恶心、呕吐、便秘、单纯性腹泻；泌尿系统表现为尿急、尿频、尿失禁、排尿困难；内分泌系统可以导致甲状腺功能亢进、月经不调、乳汁分泌减少；而在皮肤毛发方面常常出现多汗、脱发、白发、荨麻疹、神经性皮炎和湿疹等。美国杜克大学医学中心的巴夫特博士等对2825例住院心脏病病人研究表明，情绪悲观的心脏病病人死亡率是乐观病人的2倍。近代对癌症致病因素的研究也表明，癌症病人在发病前大多有焦虑、失望、抑郁或压抑、愤怒等情绪。

四、心理压力与健康

压力（stress）起源于物理学的研究。不同学科对于"stress"的理解不同，生物学、心理学总是称其为"应激"，起源于拉丁语 stringere，意思是"紧紧地捆扎"或"用力地提取"；现代英语中以"stress"出现，意为"压力"或者"紧张"，社会医学研究中多理解为"心理压力"并经常使用它。心理压力（简称压力）是指由于人们在生产生活过程中所发生的各种刺激事件和内在要求导致心理方面的困惑或威胁，从而出现心身紧张或者不适。

（一）压力基本理论

1. 生物应激理论 自 17 世纪至 18 世纪，物理学家罗伯特（Robert）与托马斯（Thomas）先后发现外力作用于弹性物体导致其变形的基本规律、用公式精确表达力和变化的关系。此后，在相当长的时间内，压力与紧张的概念在生物学中被一些生物和心理学家比喻性地使用。直到 19 世纪，随着生理学、心理学和医学的发展，压力便被用来表述生物体对于某些情境自动的或激素反应，称为应激反应。生理学家克劳德（Claude）将压力定义为机体对外界刺激所做出的适应性反应，这与物理学中压力的概念是一致的。

2. 社会事件刺激理论 1963 年，生理学家克农（Cannon）提出压力是指外部压力事件的刺激作用。根据这一理论，个人关系、工作和经济状况等生活变化都需要机体做出心理适应，从而形成压力。1967 年，霍尔姆斯（Holmes）和拉赫（Rahe）首次提出用生活事件来评估压力的思想和方法。1973 年，Holmes 通过对 5000 多人进行社会心理调查，把人们社会生活中所遭受的事件依据机体的承受力归纳并划分等级，以生活变化单位（life change units，LCU）作为指标评分，并编制了生活事件心理应激评定量表（表 4-4）。其中，共列出 43 项生活变故，根据量化标准值将过去一年来遭遇的项目进行合计，从而观察个体的生活事件（life event）体验量。研究发现，LCU 与 10 年内重大健康变化有关，如果将过去一年内 LCU 体验量进行合计，那么它与未来一年中患病的可能性关系是：LCU 体验量 < 150 单位，患病概率极小；LCU 体验量为 150～299 单位，患病概率为 50%；若 LCU 体验量 ≥ 300 单位，则患病的可能性高达 70%。

表 4-4　生活事件心理应激评定表

变化事件	LCU	变化事件	LCU
1. 配偶死亡	100	18. 改行	36
2. 离婚	73	19. 夫妻多次吵架	35
3. 夫妇分居	65	20. 中等负债	31
4. 坐牢	63	21. 取消赎回抵押品	30
5. 亲密家庭成员丧亡	63	22. 所担负工作责任方面的变化	29
6. 个人受伤或患病	53	23. 子女离家	29
7. 结婚	50	24. 姻亲纠纷	29
8. 被解雇	47	25. 个人取得显著成就	28
9. 复婚	45	26. 配偶参加或停止工作	26
10. 退休	45	27. 入学或毕业	26
11. 家庭成员健康变化	44	28. 生活条件变化	25
12. 妊娠	40	29. 个人习惯的变化（如衣着、交际等）	24
13. 性功能障碍	39	30. 与上级矛盾	23
14. 增加新的家庭成员	39	31. 工作时间或条件的变化	20
15. 业务上的再调整	39	32. 迁居	20
16. 经济状态的变化	38	33. 转学	20
17. 好友丧亡	37	34. 消遣娱乐的变化	19

续表

变化事件	LCU	变化事件	LCU
35. 宗教活动的变化	19	40. 饮食习惯变化	15
36. 社会活动的变化	18	41. 休假	13
37. 少量负债	17	42. 圣诞节	12
38. 睡眠习惯的变化	16	43. 微小的违法行为（如违章穿越马路）	11
39. 生活在一起的家庭人数变化	15		

3. 心理认知理论　20世纪80年代中期，拉扎勒斯（Lazarus）和福尔克曼（Folkman）认为，压力不仅仅指外部刺激事件以及机体对外部刺激事件的反应，而且还包括二者之间的转化过程。由此可以看出，在此过程中人们对于刺激事件的认知特别重要。不同的认知会产生不同的心理感受，进而采取不同的应对行为。例如，对于离婚这样的事件，有的人认为无所谓，有的人却需要很长时间来缓解，还有的人终生难以逾越。

4. 现代压力理论　心理压力是心理压力源和心理压力反应共同构成的一种认知和行为体验过程。现代压力理论由压力源（stressor）、压力反应和压力管理三个要素组成。

（1）压力源：是指引起压力反应的因素，包括生物性压力源、精神性压力源和社会环境性压力源。生物性压力源包括躯体创伤和疾病、饥饿、睡眠剥夺、噪声等；精神性压力源包括错误的认知结构、个体不良经验、道德冲突以及长期生活经历造成的不良个性心理特点（多疑、嫉妒、怨恨等）；社会性压力源包括重要人际关系破裂、社会交往不良等。造成心理问题的压力源绝大多数是综合性的，尤其是在日常生活中，人们都会遭遇各种各样的社会生活变化甚至重大事件。因此，在分析求助者心理问题的根源时，必须把三种压力源作为有机整体来加以考虑，往往在生物性或社会性压力源的背后，还隐藏着深层的精神性压力源。

（2）压力反应：压力所致的反应也可称为"应激反应"，是指机体对刺激的反应，表现为生理、情绪、认知、行为等方面的症候和症状。有下列三种类型：①压力引起的生理反应：在压力的作用下，个体的自主神经系统、内分泌系统和免疫系统等方面可以表现出一系列生理反应，如呼吸加快、心率增加、血压升高、腺体分泌功能加强等。它包括三个阶段：第一阶段是对刺激产生直接反应及代偿反应，如运动中呼吸加快、血压升高等；第二阶段是对刺激部分出现全适应，如经常运动的人，身体就适应了一定强度的训练；第三阶段是指刺激停止之后的恢复过程，体内环境渐渐恢复到刺激前的水平。②压力引起的心理反应：一般分为积极的心理反应和消极的心理反应两种。积极的心理反应表现为注意力集中、积极的思维和动机的调整，这种反应有利于机体对传入信息的正确认知评价、应对策略的抉择和应对能力的发挥；消极的心理反应表现为焦虑、紧张、情绪激动、情绪低落甚至严重抑郁状态、认知能力降低等，这种反应妨碍个体正确地评价现实情境、选择应对策略和正常应对能力的发挥。对于不同的个体，压力引起何种心理反应或者何种程度的心理反应，取决于个体对压力的认知、所处环境以及所具备的压力处理能力。③压力引起的行为反应：面对各种压力，个体所作出的行为反应受压力的程度与所处环境的影响。一般包括直接反应与间接反应，直接反应是指针对消除刺激源而做出的反应，如对于不法分子的正当防卫行为。间接反应是指为了缓解压力带来的不良后果而做出的间接行为或认识，如借酒浇愁或是遇到困难时的深入思考。

（3）压力管理：是指对压力源和压力反应的控制和改变。压力管理体现一个人应对压力的能力与智慧，如果能够积极地面对各种困难，并利用合适的方式、方法去处理，就可以化解甚至避免突如其来事件的影响。反之，可能会经受不住事件的打击，进而导致出现不同程度的损害。一个人对于压力管理的能力不是天生的，而是后天在工作、生活实践过程中通过经历、锻炼逐渐积累起来的。应对压力的能力愈强，自我身心保护的能力就愈强。

（二）压力对健康的影响

心理应激反应是维持个体正常功能活动、成长和发展的必要条件，个体在早期经历适度的应激反应可以提高个体在生活中的应对与适应能力。例如，青少年时期艰苦的条件可以锤炼出一个人更加坚强的意志与毅力，使得自己有能力应对后来的各种艰难困苦，社会适应能力大大增强。相反，父母过分溺爱、保护的青少年，则因缺乏心理应激而难以适应环境的变化，常常发生环境适应障碍，或者出现较为严重的人际关系问题。

适当强度的应激反应可以增强机体的抵抗与适应能力，但是，如果反应过于强烈、持久，就会对机体产生有害的影响，使人出现身体不适与精神痛苦，导致心身健康受到损害。例如，频繁的失败、失意或受挫等强烈的心理刺激可以发生焦虑等急性或慢性心理应激状态，也常使个体出现头晕、疲惫、乏力、心悸、胸闷伴心率加快、血压升高等症状和体征，甚至出现各种神经症表现、情感性精神障碍和精神分裂样表现，一部分人表现出易伤感、沮丧、好哭泣等情感障碍，多数病人有明显社会功能缺损，导致工作或学习、人际交往和社会活动方面的异常；加重已有的精神和躯体疾病，或使旧病复发，如高血压病人在工作压力增大时病情加重，冠心病病人在争执或激烈辩论时应激发生心肌梗死；机体抗病能力下降，由于严重的心理应激引起个体内环境的紊乱，各器官、系统的协调失常，稳态破坏，机体出于对疾病的易感状态，如发生应激性胃溃疡等。

第三节　行为、生活方式与健康

视窗 4-2　　　　　由倒在手术台旁的年轻医生事件带来的思考

　　××是医科大学附属医院的一位外科医生，毕业之后几年的时间就成长为当地颇有名气的年轻专家。他日常很少出诊，更多时间需要完成科里安排的手术，周六、周日多数还要到外地开展飞行手术，紧张的工作使他的饮食毫无规律。积极上进的他不愿在学术方面落后他人，面对激烈的竞争，他经常晚上熬夜查阅文献资料、撰写研究论文，大学时期养成的吸烟习惯成了他驱赶压力的有效工具。这一天，已经连续完成 3 台手术的他突然感觉胸口不畅，倒在了手术台旁。同事们急忙对他进行心电监护，结果显示左室主干阻塞、大面积心肌梗死、室颤。最终抢救无效死亡。近年来，我国医生群体的健康状况频亮"红灯"。据《2014 中国医生执业状况调查》显示，在 7000 多名被调查医生中，九成人表示每天工作时间超过 8 小时，八成人没有双休日的概念，超九成人感觉每天下班后状态不佳，近五成人感觉"非常累"。另一项调查还显示，医生通过自我评估，处于亚健康状态的为 54%，处于疾病状态的为 9%……

众所周知，慢性病是人类健康的头号杀手，而不健康的行为与生活方式是慢性病的最主要危险因素。研究表明，人类 60% 左右疾病发生的主要原因是由不健康的行为与生活方式引起的。由此可见，行为、生活方式与人们的健康息息相关，如酗酒、吸烟、缺乏运动、高热量饮食、生活不规律等不健康的行为与生活方式已经被公认是慢性病发生、发展的重要原因，而改变这些不健康的行为与生活方式恰恰是预防这些疾病、维护与促进健康的重要途径。按照行为者对自身和他人健康状况的影响，行为生活方式可分为促进健康的行为与生活方式和危害健康的行为与生活方式。

一、促进健康的行为与生活方式

促进健康的行为（health-promoted behavior）与生活方式是指人们所做出的有益于自身、他人乃至整个社会健康的行为与习惯化的行为方式。包括为增强个体自身体质、维护身心健康而进行的各种活动，也包括符合社会规范、对他人乃至整个社会的健康具有积极促进作用的活动，还包括摒弃或减少危害健康的行为。促进健康行为可以分为以下 4 类：①日常健康行为：包括日常生活中一系列有益于健康的基本行为，如讲究卫生、生活节奏规律、合理营养、积极锻炼、积极的休息等；②保健行为：指充分利用卫生保健服务以维护自身健康的行为，包括定期体检、预防接种、及时就医、遵从医嘱、积极康复等；③预防性行为：即在事故发生前和事故发生时能够正确、及时处置的行为，如使用安全带预防车祸，安全的性行为，以及在发生溺水、火灾等意外伤害事件时的自救等；④改变危害健康的行为：指戒除日常生活中对健康有危害的个人偏好，如吸烟、酗酒、赌博与滥用药物等。

健康行为不仅在于能不断增强体质，维持良好的心身健康和预防各种心理、行为因素引起的疾病，而且也在于它能帮助人们养成健康习惯。WHO 提出的"合理膳食、适量运动、戒烟限酒、心理平衡"健康四大基石，其中的建议与措施主要就是以养成良好的行为与生活方式为根本。当人们的基本生活条件得到保障并不断改善时，健康的行为、生活方式对健康的影响就愈加重要。可以讲，改变或者调整行为与生活方式就可以改善健康、减少疾病。

（一）合理膳食

每天尽可能摄入更多种类的食物，以谷类为主，粗细搭配；多吃蔬菜水果和薯类，降低肥胖、糖尿病、高血压等慢性病风险；每天吃奶类、大豆或其制品；常吃适量富含优质蛋白、脂类、脂溶性维生素、B族维生素和矿物质，多不饱和脂肪酸含量高而脂肪含量一般较低的鱼、禽、蛋和瘦肉，有利于预防血脂异常和心脑血管疾病；减少烹调油，尽量清淡少盐。

（二）适量运动

加强身体活动，养成规律运动的习惯。积极的身体活动可以减少过早死亡的危险，降低患高血压、卒中、冠心病、2型糖尿病、结肠癌和骨质疏松等慢性病的风险，同时，还有助于调节心理平衡，消除压力，缓解焦虑和抑郁等症状，改善睡眠。一定强度的运动能够促进心肺、肌肉骨骼健康，增强身体平衡、协调能力等。

（三）戒烟限酒

吸烟是肺癌、慢性呼吸系统疾病、冠心病、卒中等多种疾病发病和死亡的主要危险因素。有证据表明，越早戒烟越有益健康。即使是已经患有心脏疾病或肺癌的吸烟者，戒烟也能改善其生活质量、延长寿命，当然在出现健康损害前戒烟更好。过量饮酒，特别是长期过量饮酒对健康有多重危害，如增加痛风、心血管疾病和某些癌症发生的风险，还可导致酒精依赖症、急慢性酒精中毒、酒精性脂肪肝和酒精性肝硬化等严重的健康问题。

（四）心理平衡

心理健康包括两层含义：一是无心理疾病，这是心理健康的最基本条件；二是具有积极发展的心理状态，即能够维持自己的心理健康，主动减少问题行为和解决心理困扰。美国心理学家马斯洛提出了心理健康的10条标准，被认为是最经典的标准：①是否有充分的自我安全感；②是否对自己具有较充分的了解，并能恰当地评价自己的能力；③自己的生活理想和目标是否切合实际；④能否与周围环境保持良好的接触；⑤能否保持自己人格的完整与和谐；⑥是否具备并善于从经验中学习的能力；⑦能否保持适当和良好的人际关系；⑧能否适度地表达和控制自己的情绪；⑨能否在符合集体允许的前提下，有限度地发挥自己的个性；⑩能否在社会规范的范围内，适度地满足个人的基本需要。如发现自己的心理状况与心理健康标准有一定差距，应有针对性地进行心理调整与心理锻炼，必要时请及时求医。

二、危害健康的行为与生活方式

危害健康的行为（health-risky behavior）与生活方式是指那些与促进健康的行为与生活方式相对立，偏离个人、他人乃至社会的健康期望，客观上不利于健康的行为与物质和精神生活资料的消费方式。危害健康的行为可以分为以下6类：①偏离维持正常生理需要的行为，如不健康饮食、性变态行为等；②与正常生理需要无关的消闲行为，如过度饮酒、吸烟、赌博等行为；③忽视健康的行为，如不洁性行为、缺少体育锻炼等；④不当的保健行为，如滥用药物和保健品等；⑤致病性行为；⑥自伤与自杀行为。随着社会的发展，原有危害健康的行为与生活方式没有得到有效的根除，相反，却不断出现了一些新的危害健康的行为与生活方式。新、旧危害健康的行为与生活方式错综复杂地交织在一起，时刻存在于人们的日常生活中，对于人类的健康构成更大的威胁。

（一）不健康饮食与缺乏体力活动

不健康饮食与缺乏体力活动是许多疾病发生的重要潜在危险因素，特别是由高胆固醇血症引发的心血管系统疾病、消化不良导致的消化系统疾病、激素水平异常引起的内分泌系统疾病等，长期而缓慢的作用最终导致慢性病的发生，如心血管疾病、2型糖尿病、某些肿瘤等。2002年在全国范围内开展的"中国居民营养与健康状况调查"结果表明，膳食高能量、高脂肪和少体力活动与超重、

笔记栏

肥胖、糖尿病和血脂异常的发生密切相关，高盐饮食与高血压的患病风险密切相关，其中，特别指出了脂肪摄入最多、体力活动最少的人患各种慢性病的机会最多。由 WHO 于 2004 年制定的"饮食、身体活动与健康全球战略"明确提出"要鼓励制定和实施全球、区域、国家和社区政策和行为计划，促使包括媒体在内的所有部门积极参与，以改善饮食和增加身体活动"。

2017 年，在美国心脏协会流行病学与预防/生活方式和心血管代谢健康分会上，来自华盛顿大学的研究人员通过研究表示，仅 2015 年，缺乏健康饮食或者摄入大量不健康食物或许和 40 多万例心血管疾病的发生直接相关。研究者指出，摄入高水平有利于心脏健康的食物或者少摄入盐和反式脂肪，或许每年会挽救成千上万名美国人的生命。为了阐明饮食影响心血管疾病的机制，研究人员对全球的疾病负担、机体损伤以及风险因素之间进行了最新研究分析，结果表明，在美国近乎一半的心血管疾病死亡都能够通过改善饮食来预防。长期、严重的身体活动量不足，早期会出现包括心、肺、肝、肾等重要内脏器官的功能降低，肌力下降以及自主神经功能失调，进而发展为肥胖症、冠心病、高血压、卒中、糖尿病、直肠结肠癌和骨质疏松等疾病。

正是由于不健康的饮食与缺乏体力活动对于健康有如此严重的损害，因此，人们应该适量进食，不暴饮暴食，防止过饱与过度节食；纠正偏食、挑食，少摄入经过特殊加工的食品（如腌制品、烧烤食品、特制饮料等），多食新鲜蔬菜水果，精粮细粮搭配，做到营养平衡；规律用餐，按时进食，少吃零食。多做有益于健康的体力活动，根据年龄、身体状况、环境条件等选择适合自己的活动项目，如跑步、健步走、游泳、爬山、骑行等，甚至多做一些家务也有利于身体健康。

（二）吸烟

吸烟已成为世界各国最严重的公害之一，是人类健康最危险的敌人。据 WHO 统计，全球每年因吸烟造成的死亡人数达 500 万之多，占总死亡人数的十分之一。而在我国，15 岁以上人群中吸烟人数超过 3 亿，其中，以男性居多。目前每年估计有 100 万人死于吸烟，到 2025 年这一数字将达到 200 万人，2050 年预计高达 300 万人。

1. 吸烟对健康的危害　烟草燃烧时释放的化学物质达 4000 种之多，绝大部分对人体有害。吸烟对个人最直接的危害是缩短寿命，导致死亡率升高。据美国疾病预防与控制中心计算，每吸一支烟寿命缩短 7 分钟，每吸一包烟寿命缩短 2 小时 20 分钟，终身吸烟缩短寿命 6 年。流行病学研究表明，吸烟是许多疾病的主要危险因素，如导致癌症，造成呼吸系统、心血管系统疾病并加重病情等。烟草中所含的尼古丁（nicotine）是一种高度成瘾的兴奋剂，有剧烈毒性，可刺激肾上腺素的分泌，从而使心率加快、血压升高，也通过使味觉感迟钝和减少胃收缩而抑制食欲。长期吸烟的人可引起慢性气管炎、冠心病、血管硬化、高血压等疾病。研究显示，吸入二手烟同样可以导致多种癌症和心血管疾病的发生，尤其是对于孕妇、儿童的健康危害最大，可以造成胎儿缺氧，早产以及胎儿、新生儿的死亡，还可以影响新生儿的正常生长发育。

2. 控烟的对策　烟草是全世界重点关注的公共卫生问题。自 20 世纪 70 年代开始，WHO 就已经关注对于烟草的控制，并于 1995 年世界卫生大会上提出了制定《烟草控制框架公约》（Framework Convention on Tobacco Control，FCTC)，最终，在 2003 年的世界卫生大会上批准通过，呼吁所有国家开展尽可能广泛的国际合作，控制烟草的广泛流行。我国也于 2003 年 11 月正式签署《烟草控制框架公约》。《烟草控制框架公约》已经成为世界各国制订有效控烟对策的指南。当前，比较有效的控烟对策主要包括以下几个方面：

（1）增加烟草税、提高烟草价格：此举在加拿大、英国、南非等许多国家已经证实可以减少和约束吸烟行为。美国医学研究所提出每包烟加税 2 美元将减少 40% 的成人吸烟，减少青年人 2/3 的吸烟。如何确定合理水平的税收较为困难，需要借助综合控烟措施来考虑，税收太低起不到应有的调节作用，建议税收占零售总成本的比例不应低于 1/2 甚至更高，才能起到实际的控烟效果。

（2）积极宣传、明确警示烟草的危害：利用各种健康教育活动与媒体渠道，积极开展吸烟有害健康的宣传，特别是要通过典型病例、相关疾病统计数据公布于众，让大众深刻认识吸烟的危害。烟草制品的包装不得使用产生虚假印象的任何词语、描述、商标、图形或其他标志，健康警语一般需要达到或超过主要可见部分的 50%，至少不低于 30%。

（3）防止接触烟草烟雾：通过采取和实施有效的立法，结合其他有力的政策措施，禁止在公共场所接触烟草烟雾。

（4）全面禁止烟草广告、促销和赞助：包括在广播、电视、印刷媒介以及通过网络全面禁止烟草广告、促销和赞助等相关活动。

（5）禁止向未成年人销售烟草：对于国家法律规定的年龄或小于18岁者禁止销售烟草。

（6）提供戒烟服务：政府应努力将戒烟服务纳入到初级卫生保健之中，出台相应政策鼓励卫生健康工作人员，特别是基层卫生健康工作人员应积极面对广大居民开展控烟服务。

（三）过量饮酒

酒精可以抑制精神和运动功能，也影响脉搏、呼吸和血压，若服用特大剂量，可产生严重的抑制作用，导致休克死亡。过量饮酒又称酗酒（alcoholism），是一种原发的慢性疾病，常呈进展性和致命性，其特点是对饮酒失去控制，饮酒不顾后果，且反复发生以中毒为结局的严重饮酒，如果得不到治疗，由于失去生活乐趣并导致过早死亡。研究表明，过量饮酒会产生很多的社会问题，诸如交通事故、犯罪率上升以及其他事故（表4-5）。西方国家至少有10%左右的酒精成瘾者最终死于自杀。肝硬化与饮酒关系密切。过量饮酒不仅对身体造成严重损害，还会破坏家庭甚至危害社会。例如，饮酒是导致车祸的主要罪魁祸首之一，我国相关部门的统计数据显示，近些年来，饮酒驾车在导致死亡的道路交通事故原因中占据主要地位，且增长趋势明显。2011年通过的《中华人民共和国刑法修正案（八）》第二十二条规定，在刑法第一百三十三条后增加一条，设定"危险驾驶罪"，将醉酒驾驶机动车、驾驶机动车追逐竞驶等交通违法行为纳入刑法调整范围，此后饮酒驾车行为才逐渐得到有效遏制。

表4-5　美国社会问题与饮酒的关系

社会问题	与饮酒的关系（%）	社会问题	与饮酒的关系（%）
1. 交通事故		3. 犯罪	
驾驶员死亡	59	抢劫	72
驾驶员受伤	25	强奸	50
乘客死亡	29	被强奸	31
2. 其他事故		袭击	72
工伤	47	被袭击	79
工作时死亡	40	杀人	86
溺亡	69	被杀	60
摔死	70	狱中惹事	83
摔伤	63	自杀	45
行人死亡	83	自杀意念	64
火灾死亡	83	虐待儿童	65
		虐待妻子	52

（四）吸毒

毒品是人类社会的瘟疫，毒品的危害不仅影响个体健康，还会给家庭甚至整个社会带来极大的损害。长期使用毒品可能引起大脑器质性病变，形成器质性精神障碍，包括人格障碍、遗忘综合征和痴呆。中枢神经的受损也会殃及机体的各器官、系统，使病人极度衰弱，丧失工作能力和生活自理能力，成为家庭和社会的负担；过量使用毒品必然会导致因中枢神经的过度兴奋而衰竭或过度抑制而麻痹，进而导致死亡。

第四节　心理、行为与生活方式的干预

社会医学干预在卫生健康工作中已经得到广泛应用，而且通过实践证明，有效的干预对于维护与促进人群健康取得了更多令人瞩目的成就，针对心理、行为生活方式与健康愈加紧密的关系，积极开展各种行之有效的干预就显得尤其重要，也更加紧迫。

一、政 策 干 预

政策干预普遍被认为是所有干预策略措施中效益较高的举措，政府运用行政手段进行干预是改变不良生活方式的重要途径，也是当今世界各国推动健康教育和健康促进的良策。在我国，政府与卫生行政主管部门推出的许多良好的健康促进项目中，控烟就是最好的例证。政府作为政策制定的主体，通过研究、制定、落实健康政策来有效保障人民群众的健康。

二、社 会 工 程 干 预

通过改善某种社会工程设施的方法可以取得事半功倍的干预效果。例如，通过建设净化水源工程来保障安全饮水；在社区开辟活动场地、安装健身器材，以此来吸引、方便居民，使其更加积极、主动地开展健身活动。研究表明，社区有无活动场地及场地与居民的距离与居民的锻炼行为、肥胖症和冠心病有密切关系。

三、组 织 干 预

人们在工作过程中所面临的压力与组织管理结构和行为关系密切，而组织干预就是通过对不合理的组织结构和行为进行改变，调整与优化工作压力结构系统，从而达到干预的目标。包括对于压力生成系统的控制管理、压力承受系统的改进管理、人力资源的各种管理机制的建立和完善等。最简单的实施过程分为四个阶段：问题界定、行动启动（采纳）、实施和定型化。以工作场所禁烟为例，首先在公司建立一个由吸烟者和不吸烟者组成的代表委员会，对工作场所吸烟情况、人们的需求和可以实施控烟方法进行分析（问题界定）；在此基础上由高级管理者提出禁烟方案，包括公司限制吸烟的举措（行动启动）；随后是禁烟方案和举措的贯彻落实（实施）；实施一段时间后进行总结，公司管理者提出长效的禁烟政策（定型化）。

四、社 区 干 预

社区卫生服务被世界公认为是卫生服务模式转变的有效措施。2009 年，中共中央、国务院颁发了《关于深化医药卫生体制改革的意见》，提出以信息技术支撑和居民电子健康档案为基础的现代社区卫生服务模式改革，将各项卫生服务下沉到社区。社区干预就是通过以社区卫生服务人员为主体的基层卫生服务团队，与社区管理人员协调配合，在评估了解社区主要的健康问题、人群健康需求、影响健康的主要危险因素等基础上，做出明确的社区诊断，制订干预计划，采取入户行动或者在社区人群聚集活动的场所，有组织、有计划地开展卫生服务、健康教育与咨询等全方位服务，创造健康的环境、培养健康的心理、改变人们的行为与生活方式、降低甚至消除危险因素的作用，从而有利于预防疾病、促进健康，提高人群健康水平。同时，还要为病人个体制订并帮助、支持他们实施科学、有效的治疗、康复计划，切实改善个体的生命质量。

五、媒 体 干 预

在当代社会，传统媒体如电视、广播、报纸、杂志等早已深入千家万户，而互联网、手机等新媒体深刻地影响着成千上万的居民。人们通过媒体获取大量的知识、信息，媒体又反过来对于大众的心理产生潜移默化的影响，甚至引导态度与行为的转变。这恰好为公共卫生的干预提供了最佳介质。20 世纪 50 ～ 60 年代，美国开展控烟运动，经过 60 年的持续教育运动，相关法律体系不断完善，从而使得大众文化对烟草使用的态度发生根本性转变，成功使得美国成人烟草使用率由原有将近 50% 降至 20% 以下。2018 年，国务院发布《关于促进"互联网＋医疗健康"发展的意见》，提出在公共卫生、医学教育和科普等方面推动互联网与医疗健康服务相融合。新媒体层出不穷，传统媒体与新媒体竞相介入到社会的各个领域、角落，对于大众健康的影响从未像今天这样广泛而深远，更加有利于健康的心理路径改善、行为矫正方法、正确的生活方式、科学的饮食习惯、有效的健康管理工具等以这些媒体为中介，迅速、方便地传递给大众，成为实现"人人享有卫生保健"的有力抓手。

Summary

1. Human is an organism, more importantly, human has social attributes and psychological activities. Therefore, human has both biological motivation and social motivation. Human not only has basic physiological needs, but also has complex social needs. Demand is the inherent motivation of behavior, and behavior is the expression of demand.

2. The occurrence of behavior and psychology is formed by the interaction between environment and the individuals, they are not isolated. People live in the certain social and cultural background and the natural environment, make appropriate responses to the various stimuli in the environment. All their internal desire and motivation is bound to be affected by the external environment.

3. Psychology is a psychological phenomenon, behavior is the external manifestation of psychology, and lifestyle is continuous behavior. Health is closely related to psychological behavior and lifestyle. Good psychology and behavioral lifestyle can promote health, while bad ones are harmful to health. Health can be improved by intervening in psychological and behavior lifestyle.

【思考题】

1. 简述现代心理压力的要素与含义。
2. 简述压力对健康的影响。
3. 试述促进健康的行为与生活方式的内涵。
4. 试述心理、行为与生活方式干预的类型与要点。

（刘铮然）

第五章　社会医学研究方法

【学习目标】

通过本章的学习，重点掌握社会医学调查研究的基本程序，定量研究与定性研究方法的类型、优缺点及其联系；熟悉问卷调查的类型、一般结构、设计原则、问题排列顺序及其注意事项；了解社会医学相关的研究方法，量表的信度与效度及其应用。

案例 5-1　　　　　　　　河南林县食管癌队列研究

一般情况

林县是一个农业县，位于河南省西北部太行山东麓，豫、晋、冀三省的交界处，三分之二为山地、丘陵，总面积为 2046 平方公里。共 14 个镇、3 个乡，546 个行政村，4 个街道办事处，25 个居民委员会，总人口 100 万。地属暖温带半湿润大陆性季风气候，具有豫北平原向山西高原过渡的地方性气候特征。历来缺水，干旱严重，油料作物及蔬菜较少。

肿瘤流行病学资料

全国死亡回顾调查结果显示：食管癌调整死亡率河南省最高，林县是河南省内最高点，其食管癌调整死亡率男性 161.3/10 万、女性为 102.9/10 万，分别为河南省平均水平的 3.7 倍、4.6 倍和全国平均水平的 8 倍、10 倍以上。

1970～1971 年，中国医学科学院肿瘤研究所等在林县 78 个大队、11 万人口范围内开展的 30 岁以上人群 1941～1970 年食管癌死亡调查中发现，林县食管癌死亡始终保持较高水平，平均死亡率 130.3/10 万，县北（152.1/10 万）高于县南（130.3/10 万）。据林县 1977～1986 年恶性肿瘤及其他死亡原因分析资料表明，恶性肿瘤死亡占全死因的 24%，男、女性分别为 26.3%、21.5%。

1993～1997 年，林县男、女性恶性肿瘤年均发病率分别为 201.9/10 万、138.1/10 万，男、女之比为 1.46，世界调整发病率男、女性分别为 306.4/10 万、180.3/10 万。男、女性恶性肿瘤年均死亡率分别为 168.8/10 万、119.8/10 万，男、女之比为 1.41，世界调整死亡率男、女性分别为 260.3/10 万、154.8/10 万。

据林县 1988～1998 年食管贲门癌及主要恶性肿瘤死亡统计分析表明，其食管、贲门、胃、肝、肠消化道肿瘤死亡占全部肿瘤死亡的 87.7%。其中，食管贲门癌死亡占全部肿瘤死亡的 64.0%，远高于全国水平。同时，还发现 11 年间食管贲门癌死亡率平均每年下降 2.62/10 万。

以上资料显示：20 世纪 50 年代末至 80 年代中期，林县食管癌发病、死亡维持在较高水平，无明显上升或下降趋势。但 20 世纪 80 年代后期，低年龄组人群食管癌发病有显著下降趋势，这无疑是社会经济发展、人民生活逐步改善和开展肿瘤防治工作的结果。

现场历史及防治工作

建立乡、村防癌网，主要任务是肿瘤发病、死亡登记报告，普查普治食管癌病人，建立预防试点开展防癌工作，向群众宣传食管癌防治知识，群防群治，取得显著的成效。

从 1959 年起，建立食管癌和贲门癌的发病、死亡登记报告制度。在 1974～1976 年死亡回顾调查的基础上，1977 年开始实行人口全死因登记报告。1987 年开展全县肿瘤登记报告。20 世纪 60 年代初开始，中国医学科学院阜外医院、肿瘤医院就派医务人员协助当地县人民医院建立胸外科病房、手术室、放射治疗科，安装钴-60 治疗机，开展食管癌的有效治疗，并培养了当地的医务人员。

1970 年，中国医学科学院派出肿瘤医院（肿瘤研究所）、实验医学研究所、病毒研究所、药物研究所等医务科研工作者 40 余人的医疗队，正式命名为中国医学科学院赴林县食管癌防治研究小分队，开展食管癌现场的防治研究工作。几十年来，先后有医护、科研、行政管理等

300 多人参加林县食管癌防治研究小分队的工作。1998 年 10 月到 2001 年 7 月期间，多次派出医疗队，支援当地医院的肿瘤临床诊治工作……

问题：如果你是一位社会医学工作者，你认为应该如何开展林县食管癌高发的原因以及有效防治的调查研究？

　　所谓研究方法，其实是指从事科学研究的思维方式、行为方式以及程序和准则的集合。古人云："工欲善其事，必先利其器"。研究方法便是科学研究之"器"，欲提高科学研究质量和效率，必须掌握先进的科学研究方法。巴甫洛夫认为：科学是随着研究方法所获得的成就而前进的。研究方法每前进一步，我们就更提高一步，随之在我们面前，就开拓了一个充满种种新鲜事物的更辽阔的远景，因此，我们头等重要的任务乃是制订研究方法。虽然人们认识客观世界的研究方法多种多样，但这些方法总是与研究的任务、目标及相应的理论和实践活动紧密相连。社会医学是一门新兴的交叉性学科，其研究目标、研究任务和研究内容均较广泛，因此，其研究方法也就多种多样，具有综合性、多样性、跨学科性等特点。单就跨学科这一特点来说，社会医学就借鉴了社会学、心理学、管理学等学科的研究手段，并结合生物医学的研究方法，从多维的角度研究人群健康状况及其影响因素。

第一节　社会医学研究方法的概述

一、社会医学相关的研究方法

　　社会医学研究涉及社会卫生状况、影响人群健康的各种因素尤其是社会因素，以及评价各种社会卫生措施的效果等多个方面。由于社会医学研究内容广泛，研究对象和研究因素复杂，因而，其研究方法具有综合性、跨学科性、多样性的特点。根据研究对象、研究性质以及研究场所的不同，社会医学相关的研究方法主要有以下几种：

（一）调查研究

　　调查研究简称调查，是社会医学最主要的研究方法。它是指在某一特定现场的人群中，采用一定的工具和手段收集研究所需资料的过程。其特点是：所要研究的问题及因素是客观存在的，对所要研究的问题及因素不施加任何人为因素的干预和影响。调查研究可以依不同的层次、按不同的标准作多种多样的分类，比较常见的分类方法有：①按调查对象的范围，可以分为全面调查和非全面调查。全面调查是对调查对象的全部观察单位所进行的调查，例如，普查就是一种全面调查。非全面调查是对调查对象总体中一部分观察单位所进行的调查，如抽样调查、典型调查、个案调查等。②按调查资料的结果分析，可分为定性研究和定量研究。③按调查的目的，可分为现况调查和病因学研究。④按调查事件的时间顺序，可分为回顾性调查和前瞻性调查。⑤按调查的组织形式，可分为常规调查和专题调查。

（二）试验研究

　　根据研究对象以及场所的不同，试验研究可分为动物试验、实验室试验、临床试验和现场试验等。社会医学的试验研究主要是指现场试验研究，又称为干预试验研究。现场试验研究是以一个完整的社区或行政区域为基本单位，以社区人群为对象，试行某种卫生措施，并与对照人群进行比较，最终观察该措施对人群的行为和健康状况的影响。其特点是：①对试验组施加人为的干预因素；②设立对照组；③对研究对象实行随机化分组。试验研究是检验因果假设最有说服力的一种研究设计，它通过设立对照组最大限度地消除或控制了非研究因素对试验效果的干扰和影响，比较准确地解释了处理因素与结果之间的关系，但是需要严格控制外变量。也正是因为控制外变量的严格要求，使得试验研究方法在某些研究领域中的运用受到一定的限制。

（三）评价研究

　　评价研究是评估社会医学问题及其影响因素或干预效果的一种应用性研究。社会医学不但需要对人群中客观存在的问题及其影响因素进行调查，而且还需要对这些问题及其因素的影响程度进行综合评价。社会医学的综合评价方法主要有：

1. 健康危险因素评价　是指通过研究危险因素与慢性病患病率及死亡率之间的数量依存关系及其规律性，研究人们生活在存在危险因素的环境中死亡的概率，以及当改变不良行为、消除或降低危险因素时，健康危害或死亡降低的程度，以促使人们改变有害健康的行为，提高健康水平。健康危险因素评价是一种定量评价影响人群健康的危险因素的方法。

2. 生命质量评价　积极健康观认为，健康状况是一个多维的复杂现象。个体的健康状况不仅仅取决于医生的生物学评价，还包括个体的主观感受。生命质量评价恰恰是综合评价人群健康状况的方法之一。其评价内容包括：生理功能、心理功能、社会适应能力和一般性感觉四个方面，主要采用主观指标进行自我评价。

3. 卫生服务评价　卫生服务对健康的影响具有一定的特殊性，因而发展了对卫生服务评价的特有方法。卫生服务评价主要从卫生服务需要、卫生服务利用、卫生服务资源三个方面进行评价，并且通过比较这三个方面之间的关系和平衡状态进行综合评价。

（四）文献研究

　　文献研究又称历史研究，是指利用已有的文献资料，通过整理、分析、综合等手段，最终达到研究目的的一种研究方法。例如，国内外官方的生命统计、疾病统计、人口普查、国民经济统计等资料，有关组织、团体、研究机构的各种统计年报、调查报告，以及有关期刊、杂志、报纸、专著等资料，都是文献研究经常获取利用的文献资料。文献研究应用范围很广，每位研究者在确定课题以及设计调查方案时，都需要收集国内外的有关文献，以了解所研究领域的历史和现状。所以，广义上讲，任何科学研究都离不开文献，只是利用文献的范围和程度不同而已。由于社会经济、文化的差异，以及各种不同的文献编撰目的，使得文献良莠不齐，有些文献会带有浓厚的主观色彩，有些可能有偏误，甚至完全错误。

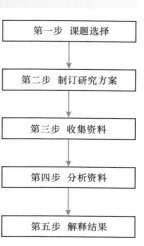

第一步　课题选择
↓
第二步　制订研究方案
↓
第三步　收集资料
↓
第四步　分析资料
↓
第五步　解释结果

图 5-1　社会医学研究的基本程序

二、社会医学研究的基本程序

　　社会医学研究遵循所有科学研究应遵循的过程，一般要经过课题选择、制订研究方案、收集资料、分析资料和解释结果五个基本程序（图 5-1）。

（一）课题选择

　　研究课题的选择是科学研究开始的第一步，也是非常重要的一步，如何恰当地选择课题是科学研究工作的关键环节。研究课题的选择直接决定了研究的方向，如果所选的课题具有创造性，并且很好地实施了研究计划，研究结果就可能具有学术价值。研究课题的选择一般要经过提出问题、文献查阅、形成假说和陈述问题四个过程。其关键点在于提出问题、建立假说和选择验证手段，并对所选课题进行全面系统的说明，使研究者更清楚地判定选题的可行性、科学性和创新性，但科研实践中也并非所有提出的问题都能够进行研究或是值得研究。因此，课题选择时应注意以下原则：

1. 需要性原则　体现了科学研究的目的性。在实际工作中发现的对人群健康状况影响最大的问题，往往会是社会实践中亟须解决的问题，或者是一些事实与现有理论之间有矛盾的问题，解决这些问题既是社会实践的需要也是科学发展的需要。社会医学的研究课题必须要针对目前社会医学研究领域亟须解决的理论和应用问题。例如，新医改背景下促进医疗卫生事业发展的对策研究、公立医院的改革模式研究等，这些课题都为社会医学科学研究提供了新的研究方向。

2. 科学性原则　体现了科学研究的根据和合理性。所选课题必须以客观事实和理论为依据，科学性原则是保证科研方向正确无误的根本前提。

3. 创造性原则　体现了科学研究的价值。也就是说，所选题目应当是新颖的、首创的、国内外尚无人研究的。实现创造性应注意两点：一是要详尽占有资料，充分了解前人的研究状况，从中寻找空白点及薄弱环节，发现新的问题。对于别人已经研究过并做出结论的问题，也可以进行研究，但必须重新确定新的研究角度，规定新的研究任务，在已有成果的基础上有所创新；二是要树立科学思维，勤于动脑，善于观察，勇于创新，敢于冲破传统观念和一些框框条条的束缚和限制。

4. 可行性原则 体现了科学研究的可实践性和可操作性。研究者要对所选课题的可行性进行论证，即论证所选课题是否具备进行研究的主客观条件。主观条件是指研究人员的数量、专业知识及各种技能，有关人力、物力的配备状况等。例如，研究经费、人力、物质条件是否有保证，是否能够获得社会有关部门及研究对象所在单位的支持，研究人员是否具备了必要的专业知识和实践经验等。客观条件主要是指科学技术发展的程度、各方面资料的积累和占有情况、调查或实验等手段能否执行等。在一定时间及一定主观条件下，客观条件往往决定着研究课题是否具有可行性。总之，要选择那些既有现实意义又有学术价值，并且科学、可行的课题进行研究。

（二）制订研究方案

确定题目之后，就要根据研究目的进行专题研究方案设计，包括确定技术路线、实施计划、资料整理与分析计划三个方面。技术路线是指对研究方案做出的统筹安排，可使研究项目按计划、分步骤、有条不紊地进行，以保证研究的科学性和可行性；实施计划包括明确研究目的、确定研究对象与范围、选择研究方法、确定抽样方法以及样本大小、选择研究工具与材料、资料收集方法、质量控制措施等；资料整理与分析计划包括设计分组、确定统计分析方法等。

研究对象的确定有普查和抽样调查两种方式。普查是调查总体的全部观察单位，一般用于了解总体在某一特定时点上的情况，如人口普查等。抽样的方法可以分为概率抽样和非概率抽样两类。在概率抽样中，总体中每一个观察单位被抽中的概率是已知的，而在非概率抽样中则是未知的。

常用的概率抽样方法有单纯随机抽样、系统抽样、分层抽样和整群抽样四种。①单纯随机抽样：是先对调查总体的全部观察对象统一编号，然后按随机数字表随机抽取一部分观察单位作为研究对象。从总体中抽取的每个可能样本均有同等被抽中的概率。其优点是操作简单，统计计算简便，误差分析较容易；缺点是当总体数量庞大时，逐一编号较为繁杂，有时难以做到，且抽到的编号往往分布不均匀。所以，单纯随机抽样比较适用于个体之间差异较小的情况。②系统抽样：又称机械抽样或等距离抽样，是事先将总体内全部观察单位按某一顺序等距分成几个部分，每个部分内含有一定例数的观察单位，然后从第一部分开始，从中随机抽出第 i 号观察单位，依此在第二部分、第三部分直到最后一个部分内用相等间隔各抽出一个观察单位组成研究样本。其优点是方法简便，被抽到的样本分布均匀，易估计总体参数，抽样误差一般较单纯随机抽样要小；缺点是在某些特殊情形下，系统会出现偏性或周期性变化。③分层抽样：是先按对观察指标影响大的某项特征，将总体分成若干层次，然后从每一层内抽取一定数量的观察单位组成样本群组。用于分层的指标的测定值应在层内差异较小，层间差异较大。分层抽样适用于总体复杂、个体之间差异较大、个体数量较多的情况。其优点是抽样误差小，各层次可以独立进行分析，能够提高样本的代表性，提高总体参数估计的精度和抽样方案的效率；缺点是操作繁杂，事先需要对总体进行分层，并要了解各层的人数及一些指标的变异度，如果无参考资料可查阅利用，则必须通过作预调查来了解掌握上述情况。④整群抽样：是将总体划分为若干个群组，从中随机抽取某个群组，被抽到的群组内全部观察单位均为调查对象和样本。其优点是组织简单，抽取的样本比较集中，可以降低调查费用；缺点是样本代表性差，抽样误差大。实际工作中，社会医学研究最常用的抽样方法是将上述几种抽样方法结合起来使用。

非概率抽样不遵循上述随机抽样的原则，是研究者在调查时以自己的便利和主观愿望，任意选择调查对象作为样本。常用的非概率抽样方法有方便抽样、立意抽样、雪球抽样三种。①方便抽样：即偶遇抽样，是研究者只选择那些最容易接近的人或居住最近的人作为调查对象。该方法虽然在抽样的准确性上有缺陷，但却节省了抽样时间和费用，常用于预试验或预调查中。方便抽样的目的只是在于检查调查表设计是否得当等，并不用于数据分析。②立意抽样：又称目的抽样，其样本是按研究目的需要并根据研究者的主观判断选定的。本法是对所要选择的被调查者作出判断，只选最适于该项目者作为研究对象。③雪球抽样：要分阶段进行。首先，选定并调查几个具有所需要的特征的人，这些人被作为信息资料提供者，并依靠他们去选定其他符合研究要求的人，然后，调查这些符合研究要求的人，再由后者这些人去选定下一步中可以被调查的更多的人。如此类推下去，样本就像滚"雪球"那样越滚越大。非概率抽样方法简便、易行，花费小，能及时得到有用的资料，但一般不能用样本来推论总体，也不能估计抽样误差的大小。

视窗 5-1　　　　　　　　　　　中国的历次人口普查

　　新中国成立后，我国相继进行过六次全国人口普查。第一次人口普查以 1953 年 7 月 1 日零时为人口调查的标准时间，调查项目包括本户地址、姓名、性别、年龄、民族、与户主关系等 6 项，当时我国人口为 5.67 亿。在新中国历史上第一次查清了全国人口底数。

　　第二次全国人口普查以 1964 年 7 月 1 日零时为人口调查标准时间，增加了本人成分、文化程度、职业 3 个调查项目。全国人口总数为 6.95 亿。

　　第三次全国人口普查以 1982 年 7 月 1 日零时为调查的标准时间，调查项目增加到 19 项，还第一次使用电子计算机进行数据处理，也是我国真正进行的与国际接轨的第一次人口普查。全国人口总数为 10.04 亿。

　　第四次全国人口普查以 1990 年 7 月 1 日零时为标准时间，登记的项目共 21 项。自 1982 年普查之后国务院下发了一个文件，明确规定以后每十年进行一次人口普查，从 1990 年开始，每逢"0"的年份进行人口普查。全国人口总数为 11.34 亿。

　　第五次全国人口普查以 2000 年 11 月 1 日零时为标准时间进行，普查项目增加到 49 项，并首次采用光电录入技术。全国人口总数为 12.95 亿。

　　第六次全国人口普查以 2010 年 11 月 1 日零时为标准时间进行。此次普查主要调查人口和住户的基本情况，内容包括性别、年龄、民族、受教育程度、行业、职业、迁移流动、社会保障、婚姻生育、死亡以及住房情况等。全国人口总数为 13.40 亿。

　　我国的人口普查是世界上规模最大的社会调查，具有广泛的国际影响。第三、四、五、六次人口普查的成功进行，赢得了国际上的广泛赞誉，其中普查的质量控制和保证数据处理时效性的办法等，已被联合国秘书处制订的《人口与住房普查的原则和建议》所采纳。

（三）收集资料

　　研究方案确定后，就要严格按照调查设计进行调查并收集资料。在收集资料时，要注意及时对收集到的资料进行复核、复查及补漏，以确保原始资料的完整与准确。在大规模调查之前要先进行小规模的预调查，以了解问卷的设计是否合理、可行，需要时进一步修改完善问卷。

（四）分析资料

　　对研究资料进行统计分析时，应按照研究课题设计的要求，根据资料的性质和分析目的，选择恰当的统计方法对资料进行整理和分析，以使原始资料系统化、条理化，计算各项统计指标，进而用样本信息推论总体的各种特征。

（五）解释结果

　　通过对资料进行分析，最终对所研究的问题得出正确的结论并做出解释，阐明本次研究达到了什么目的，提供了哪些需要进一步研究的线索或科学依据。最后，根据调查研究的结果，提出解决问题的建议，供有关人员和机构参考。人体健康和疾病之间的关系多是复杂的，病因和疾病之间可表现为单因单果、单因多果、多因单果、多因多果等多种形式，所以，对研究结果下结论时要慎重，以保证对研究假设做出科学的判断。

第二节 定量研究

一、定量研究的概念与特点

（一）定量研究的概念

定量研究（quantitative research）是指通过调查收集人群发生某种事件的数量指标，或者探讨各种因素与疾病和健康的数量依存关系，并对数据进行量化处理、检验和分析，从而获得有意义的研究结论。其资料的收集过程也称为定量调查。定量研究的步骤可分为调查设计阶段、调查实施阶段和数据整理分析及报告撰写三个阶段。

（二）定量研究的特点

定量研究的特点主要有：①研究的重点在于验证假设，注重事物的结果，逻辑推理比较严谨，可检验性强；②标准化和精确化程度较高，能够促进现象之间普遍的因果关系的精确分析；③研究结果一般由样本到总体，可用具体统计指标表达与进行检验；④具有较好的客观性和科学性，有较强的说服力。

当然定量研究也有其局限性，表现为：①需要花费较多的人力、财力和时间；②调查采用标准化的工具，一般不允许在实际调查中添加或更改调查内容，使调查很难获得对事物深层次的了解，也很少能收集到意料之外的新信息；③由于社会因素的多样性和复杂性，以及对健康或疾病影响的复杂性，使一些社会因素与健康和疾病的关系很难用定量结果加以解释；④一些健康相关的社会因素难以用数据指标表达。

二、定量研究的常用方法

（一）根据收集资料方式划分

1. 访谈法　是指通过有目的的谈话来收集资料的过程，即由调查员根据事先设计的调查表或问卷对被调查者进行面对面交流的一种收集资料的方法，又称为结构式访谈。其优点是：①具有一定的灵活性：当回答者对问题有误解时，可以得到访谈员面对面的解释；②可以控制答卷的环境，具有较高的应答率；③可以使用较复杂的问卷。缺点是：①需要较多研究经费和时间；②容易出现访谈偏误，这是访谈法较突出的缺点之一；③难以保证回答人的隐匿性，被调查者对敏感的问题不愿配合应答；④使用上有一定的局限性，难以在回答者居住很分散的情况下使用。因此，访谈法通常多用于一些样本量大且调查对象较为集中的调查中。

2. 信访法　通过邮寄问卷给被访者，由被访者根据问卷要求自己填写问卷后寄回的方法。其优点是：①节省经费和时间；②具有较好的匿名保证；③调查范围较广；④可避免访谈偏误。缺点是：①缺乏灵活性：当被调查者遇到疑惑问题时无法得到准确的解释，仅能依靠"填表说明"上的解释来作答；②回收率低：无法控制答卷的环境，被调查者是否合作答卷取决于研究者的身份、调查对象的文化素质和对调查的兴趣等。如果问卷回收率过低，则难以保证样本的代表性。

（二）根据调查目的划分

1. 描述性调查研究　是指在某一特定时点或时期内，收集和描述一定范围内人群的特征、疾病或健康状况、卫生服务状况等，其目的是描述调查对象各种变量的分布特征。

2. 分析性调查研究　在描述性调查研究的基础上，进一步分析探索病因，或评价暴露因素对健康的影响程度等。根据调查的时间顺序，分析性调查研究可以分为下列两种方式：①病例对照研究：是以患有所研究疾病的病例（病例组）和未患该病的合适对象（对照组）为研究对象，调查两组既往是否暴露于某种危险因素的情况及其程度，以分析危险因素与所研究疾病间有无关联及其关联程度的一种研究方法，也是一种由果及因的调查方法；②队列研究：又称前瞻性研究，是选定暴露于某危险因素（暴露组）和未暴露于某危险因素（未暴露组）的两组人群，追踪其各自的发病结局，并比较两组人群的发病差异，分析判断暴露因素与发病有无因果关联及其关联程度的一种研究方法，也是一种由因及果的调查方法。

笔记栏

视窗 5-2　　　　　　　　　　　中国慢性病前瞻性研究项目

中国慢性病前瞻性研究项目（Kadoorie Study of Chronic Disease in China，KSCDC）是一项由中国疾病预防控制中心与英国牛津大学合作开展的目前全球最大的慢性病病因学前瞻性研究项目。该项目旨在通过建立基于血液的基础健康数据库，从遗传、环境和生活方式等多个环节深入研究危害中国人群健康的各类重大慢性病（如冠心病、卒中、癌症、糖尿病、高血压等）的致病因素、发病机制及流行规律和趋势，为有效地制订慢性病预防和控制对策，开发新的治疗和干预手段，提供科学依据。该项目在中国 10 个省（区）开展，调查地区覆盖了我国内地的东西南北大部区域，其中现场调查 5 个在城市，5 个在农村，共涉及调查人口 51.5 万人，持续时间 15 ～ 20 年，是一项多因素、多病种、多学科合作的大规模慢性病病因流行病学研究，也是目前世界上最大的涉及长期保存生物样本的前瞻性人群队列研究之一。从某种程度上讲，该研究项目的研究队列以及取得的数据，好比一个含金量丰富的"金矿"，能逐步发现和开采出很多具有重要价值的资料和结果。KSCDC 的研究成果和共享数据为制订全国及各个地区的疾病预防控制策略等提供了重要的科学依据。

在定量研究中收集资料的主要工具是问卷，故也称问卷调查。问卷设计的好坏直接影响所收集到的资料的有效性和可信度，从而影响调查的结果。因此，问卷设计是定量研究方案设计阶段的重要工作之一。本节中将问卷设计的有关问题单独列出做一介绍。

三、问卷设计

问卷（questionnaire）是为了搜集人们对某个特定问题的态度、行为、观点和信念等信息而设计的表格，因为往往由一组问题和相应答案所构成，故也称之为调查表。问卷是问卷调查中用于收集资料的一种测量工具和手段。问卷设计是研究者根据调查研究目的和内容的需要，编写问题、设计答案并形成问卷的过程。问卷设计的具体内容如下：

（一）问卷的一般结构

在实际调查研究中，研究者们使用的问卷在形式上往往各不相同，但不管什么样的问卷在基本结构上还是相同的，一般包括封面信、指导语、问题和答案、编码四个基本组成部分。

1. 封面信　是一封致被调查者的简短信件，一般印在问卷的封面上，故称封面信。其作用是向被调查者介绍或说明调查的目的和意义、调查的主办单位或调查者的身份、调查的大概内容、对结果保密的措施等，说明回答人填答问卷的重要性。书写封面信的目的在于消除被调查者的顾虑，增进被调查者对调查者的理解，赢得被调查者的信任与合作。封面信的书写要语言简明，感情中肯，篇幅宜短，一般为 200 ～ 300 字。封面信中需要表述清楚如下几项内容：我（即调查者）是谁？要调查什么？为什么要调查？致谢等。

2. 指导语　是用来指导研究对象填写问卷的一则解释和说明。它告诉被调查者如何正确填答问卷，或提示被访问者如何正确完成问卷调查的语句。指导语通常放在问卷之首，并标有"填表说明"或"答卷说明"等字样。

3. 问题和答案　这是问卷的主体内容。按照测量的内容，可以将问卷上的问题分为特征问题、行为问题和态度问题。特征问题用来测量被调查者的基本情况和基本信息，如年龄、性别、职业、文化程度、婚姻状况、家庭住址等；行为问题主要用来测量被调查者过去发生的或正在进行的某些行为或事件，如患病、吸烟、饮酒、住院等；态度问题反映的是被调查者对某一事物或事件的观点、看法、认知、意愿等主观因素问题。问卷设计时，由于研究目的的不同，一个问卷中不一定必须全部包含上述三种类型的问题。特征问题反映的是被调查者的基本问题，在问卷中往往是不可或缺的，其他两类问题，要根据具体的研究目的和内容确定其取舍。

4. 编码　是指将问卷中的信息数字化，转换成计算机、统计软件和统计程序能够识别的数字代码的信息转换过程。只有对问题和答案进行转换，才能用计算机进行统计处理和分析，提高统计效率。编码工作既可以在调查进行前设计问卷时进行，也可以在调查之后收回问卷时进行。

（二）问卷设计的原则

1. 目的性　调查目的决定着问卷的内容和形式，问卷设计的过程就是将调查的目的充分体现到问卷上的过程。问卷中的每一个问题都应与研究目的相关，那些与研究目的无关的问题不应在问卷上出现。

2. 反向性　问卷的设计顺序与研究步骤的顺序恰好相反，问卷中问题的类型、内容和数量是在充分考虑了最终想要得到的调查结果的基础上反推出来的。反向原则能够保证问卷中的每一个问题都不会偏离研究的目的，并且在问题提出时已充分考虑到了该问题的统计分析方法，以防止在问卷上出现一些无法统计分析或使处理过程复杂化的问题和答案。

3. 实用性　问卷设计要简明扼要，问题数量要适中；问卷中问题的提问，用词要通俗得当，尽量避免使用专业术语，语言要简单清晰，容易理解，无语法错误；提出的问题要具体而不抽象；问卷设计时，要考虑应答人的个人背景、兴趣、知识与能力等因素，适当选择问题的表达方式；应鼓励应答者尽最大的能力来回答问卷。

（三）问卷设计的步骤

1. 明确研究目的　设计问卷前，必须明确调查研究的目的，并且将研究目的分解为一系列可测量的指标，从而用相应的问题条目加以表达。例如，生命质量是一个不易测量的概念，在调查某种疾病病人的生命质量时，可以将生命质量分解为生理状态、心理状态、社会生活状态等一系列可以测量的指标，用相应的问题条目来具体表达。

2. 建立问题库　可以选择与调查有关的人员组成研究小组，由该小组建立起描述调查目的和指标的系列问题，即问题库。问题库中问题的来源主要有两个途径：一是头脑风暴法，二是借鉴于其他问卷的条目。头脑风暴法主要应用于首次涉及的测量领域，或者是应用于对已有的问卷进行修改完善，以使问卷适用于已经改变了测量目的的研究。研究小组成员可以围绕研究目的和基本内容，自由发表自己的意见，提出各种可能相关的问题。然后，再将提出的问题进行归类、合并、删除等处理，以剔除无关的或重复的问题，最后形成问题库。而借鉴于其他问卷的条目是指从已有的问卷中筛选出符合研究目的的条目来形成问题库，是一种常见的问题来源。借用的条目通常需要具有较好的信度和效度。

3. 设计问卷初稿　根据研究目的和调查对象的特点，从问题库中筛选出合适的条目，并将问题的描述标准化、规范化，进行初步的量化处理，然后按一定的逻辑结构合理排列问题的顺序，最终组合成结构完整的初始问卷。

4. 试用和修改　试用与修改问卷有两种方法：①客观检查法，即选择一部分人对问卷初稿进行填答，以发现问卷中的问题并进行修改；②主观评价法，即通常将问卷初稿分别送给该研究领域的专家、学者和有关人员，请他们从不同角度对问卷进行评价。在有条件的情况下，最好这两种方法都采用。先用主观评价法，找出一些问题，进行一次修改，然后再用客观检查法找出一些问题，再进行一次修改。

5. 检验信度和效度　调查问卷的最终质量需要通过信度和效度检验来评价，经过信度和效度检验后，才能确定问卷的正式版本。

（四）问卷的主要类型

根据收集资料方法的不同，问卷可以分为自填问卷和访谈问卷两种。自填问卷是由被调查者自己填答的问卷，一般采取当面发放、邮寄或其他发送的方式，由被调查者自行填写。访谈问卷是由调查员将问卷中的题目逐一向被调查者询问，再由调查者根据被调查者的回答情况如实填写问卷，这是一种以口头语言为中介，由调查者和被调查者面对面进行交流和互动的过程。由于两种问卷直接面向的对象不同，二者在问卷形式、设计要求等方面都有所不同。

较高的有效问卷回收率是获得真实可靠资料的保证。一般来说，回收率在30%左右时，问卷的结果只能作为参考；回收率＞50%时，可以采纳问卷结论或建议；回收率＞70%时方可作为研究结论的依据。因此，问卷的回收率一般不应小于70%。

（五）问题的设计

根据问题是否预设答案，可将问题分为封闭式、开放式和混合式三种。研究者在设计问题时，有时为被调查者提供答案，供其选择；有时则不提供任何答案，而由被调查者自行填写；有时则是既设有备选答案，又设有开放式答案。

1. 封闭式问题　是指在提出问题的同时，还给出若干个备选答案，供被调查者自主选择。封闭式问题的优点是：①容易回答，节省时间；②回收率较高；③更能获得相对真实的回答；④便于分析和比较。缺点是：①某些问题的答案不易列全，会产生回答偏倚；②提供了猜答和随便选答的机会，因而，资料有时不能反映真实情况；③不易觉察到回答者对问题的误解，有时容易发生笔误。

2. 开放式问题　是指只向被调查者提问，而不提供答案，在每一问题的下面留有足够的空白，由被调查者自由填答。开放式问题的优点是：①可用于事先不知道问题答案有几种的情况；②可让回答者自由发挥，有时会得到生动全面的资料或意外的发现；③没有固定答案，能使回答者充分发表自己的看法；④若问题和答案太长时用开放式问题为好。缺点是：①回答率较低；②回答时需花费较多的时间和精力；③要求回答者有较高的知识水平和语言表达能力；④可能会搜集到一些无价值或难于进行统计分析的资料，统计处理比较困难。开放式问题比较适用于深入了解被调查者的态度、意愿、建议等方面的情况。

3. 混合式问题　又称半封闭半开放式问题。是在封闭式问题和答案的最后加上一项"其他"，由被调查者在预留的空白处自由表达与该问题相关的未尽内容。混合式问题克服了封闭式问题的缺点，同时又吸收了开放式问题的优点。

（六）问卷项目的排列

进行问卷设计时必须注意问题的逻辑顺序排列。问题排列的原则是：

1. 先排一般性问题，后排敏感性问题　如性别、年龄、职业等一般性问题排在前面，而敏感性问题宜放在问卷的后面。因为，敏感性问题容易引起回答者的反感，若放在前面，易导致拒绝回答，影响应答率。

2. 先排封闭性问题，后排开放性问题　封闭性问题容易回答，被调查者易于配合完成，而开放性问题一般需要较多的思考，占用较长的时间，易导致回答者因问题难于回答而拒绝或延缓答卷。所以，封闭性问题排在前面，开放性问题排在后面。

3. 问题排列要有一定的逻辑顺序　问卷中的问题应注意按下列三个方面的逻辑顺序有序排列：一是按时间先后顺序列；二是将具体内容分门别类地列出；三是按内容难度由浅入深地排列，先易后难，以提高答卷的效率。

4. 用于检验可靠性的配对问题必须分隔开来　用于检验可靠性的配对问题的排列，通常是一个问题用肯定的形式提出，另一个问题则用否定的形式提出，配成"肯定"和"否定"的对子，并将它们分放在问卷的不同位置。否则，回答者会很容易察觉并使回答出现偏性，从而影响检验的目的。

（七）答案设计

问卷答案格式的设计较为复杂。基本格式主要有以下几种：①填空式：是在问题的后面留有长短不一的空白，让回答者填写；②二项选择式：是指问题的答案只有"是"与"否"两种，回答者可根据自己的情况只需选择其一作答，适用于互相排斥的定性问题；③多项选择式：是指给出至少两个以上的答案，回答者根据自己的情况选择一项或多项；④排序式：有些提问是为了了解回答者对某些事物重要性的看法，其答案是列出要考虑的有关事物或结果，让回答者对这些答案进行比较排序，适用于表示一些具有一定先后次序、重要性大小梯度或强弱程度的等级排列问题；⑤图表式：有的问题答案可以用图表的方式列出，回答者选择不同的图表以表达自己的意见，一般采用线性尺度，通常会绘制一条10cm长的刻度线，线的两个端点分别表示某项特征的两个极端情况，回答者根据自己的实际情况、看法或意见在线上的适当地方做出选择和标记；⑥矩阵式：是将同一类型的若干问题集中排列在一起，形成一个若干问题构成的"矩阵"，并在矩阵中每一行适当的方格内画"√"来标记自己所选择的答案。

（八）敏感性问题的调查方法

社会医学调查中，常常会涉及一些人们的隐私和禁忌的问题，这类问题称之为敏感性问题。例如，在调查出生缺陷或婴儿死亡时，被调查者对于像"你生育过有先天缺陷的孩子吗？"和"你的孩子死亡原因是什么？"等问题，往往感到窘迫而不愿做真实的回答或干脆拒绝回答。对于此类问题用常规的问卷调查所得结果会有较大偏差，而采用"随机化回答"调查技术，其效果较好。"随机化回答"调查技术是一种采用随机化装置，被调查者不用向调查者泄露自己回答问题的答案内容，就可以估计出所有被调查者中具有某种特征或属性的比例。该种方法自 20 世纪 60 年代诞生以来，在美国等许多国家受到重视，广泛用来调查诸如私生子人数、人工流产数、吸毒、同性恋者所占比例等敏感性和隐私性社会问题。

例如：调查一个含量为 n 的样本，样本中属于 A 类情况的个体所占比例为 R_A，向被调查者提出两个相对立的陈述，即"我属于 A 类"和"我不属于 A 类"，每个陈述要求回答"是"或"不是"，可通过下述随机化装置确定回答方式。

如果随机化装置中设有 X 和 Y 两种回答方式，且 X 与 Y 的比值接近 1：1 但又不等于 1：1，出现 X 的概率为 P，则出现 Y 的概率为 $1-P$。让各被调查者从随即装置中随机选取一个回答方式，则非 X 即 Y。若规定取得 X 者回答上述第一个陈述，则取得 Y 者回答第二个陈述。调查者并不知道任何一个被调查者回答的是哪一个陈述，只知道回答"是"的比例（r）。如果所有被调查者都作真实回答，则 r 与被调查者中 R_A 之间的关系是：

$$R_A = \frac{r - (1-P)}{2P - 1} \quad (0.50 < P < 1)$$

例如，从人群中随机抽取 500 人，欲调查人群中吸毒者的比例，可选用随机化回答方法。其步骤是：先向被调查者提出两个对立的陈述：（1）我不吸毒；（2）我吸毒。使用一个内装许多黑、白小球的匣子，黑、白小球的比例分别是 60%（P）和 40%（$1-P$）。将匣内黑球和白球混合均匀后，让被调查者随机从匣子里摸取一球，摸取的是黑球还是白球只有被调查者自己知道。若摸取的是黑球，则回答第一个陈述，回答结果为"是"或"不是"；若摸取的是白球，则回答第二个陈述，回答结果也为"是"或"不是"。被调查者回答后，将小球放回匣内，混匀后，进行下一个被调查者。

黑白两球各占的比例 P 和 $(1-P)$ 分别代表了两个陈述被取出的概率。若回答"是"的人数为 275 人时，则可计算出被调查者中不吸毒的比例为：

$$R_A = \frac{r - (1-P)}{2P - 1} = \frac{275 / 500 - (1 - 0.60)}{2 \times 0.60 - 1} = 0.75$$

已经证明，随机化方法的理论模型具有无偏性和方差最小的特点，对调查敏感性的问题，效果较好。

（九）信度和效度

1. 信度（reliability） 是指所得结果的可靠程度，通过测量结果的稳定性及一致性来判断结果的信度，通常用信度系数来评价。信度系数一般是用两种或两次测量结果的相关系数（r）来表达，它可以解释为在所测对象实得分数的差异中有多大比例是由测量对象本身的差别决定的。

（1）复测信度（test-retest reliability）：是采用同一调查问卷在不同的时间对同一调查对象进行重复调查，两次测量结果之间的一致性程度。这是应用最多的一种信度测量方法。两次重复测量的时间以 2～4 周为宜。复测信度系数越高，表明测量的一致性程度越高，测量误差越小。一般来说，$r \geq 0.70$，即可认为该测量是达到了足够的信度。

（2）复本信度（alternate form reliability）：设计另一种与原研究问卷在难度、内容、回答形式、问题与答案数量等方面高度类似的问卷，用上述两种问卷同时测量同一调查对象，评价两个问卷测量结果的相关性。其相关系数越大，说明两份问卷的信度越高。

（3）折半信度（split-half reliability）：亦称内在一致性系数，是将调查的项目按前后分成两等份或按奇偶题号分成两部分，通过计算这两半问卷的相关系数来测量信度。如果折半信度很高，则说明这份问卷的各个问题之间难度相当，调查结果信度较高。

2. 效度（validity） 是指测量结果与试图要达到的目标之间的接近程度。对效度的评价一般从下列几个方面进行：

（1）表面效度（face validity）：是指从问卷表面上看，调查问卷所采用的条目是否与研究者想要了解的问题有关。这是由专家对测量工具做出的一种主观判断。

（2）结构效度（construct validity）：是用两个相关的可以相互取代的测量尺度对同一概念交互测量，如能取得同样结果，则可以认为具有结构效度。可以采用因子分析、相关分析等方法进行评价。

（3）准则效度（criterion validity）：是指在测量中应用已有的对同一概念测量的工具来检验新测量工具的有效度。如果新工具测量的结果与作为标准的旧测量工具的测量结果相同或类似，则新测量工具就可以说有准则效度。

3. 信度和效度的关系 信度和效度是有效的测验工具所必备的两项主要条件。信度是效度的必要条件而非充分条件，即一个测验工具要有效度就必须有信度，没有信度就不可能有效度，也就是说不可信就不可能正确，但是有信度不一定有效度。所以，信度检验是效度检验的必要条件，但不是充分条件。因此，两者的关系是：①不可信的测量一定是无效的；②可信的测量可能是有效的，也可能是无效的；③有效的测量一定是可信的测量；④无效的测量可能是可信的，也可能是不可信的。

第三节 定性研究

一、定性调查研究的概念与特点

（一）定性研究的概念

定性研究（qualitative research）也称质性研究，是一种在自然的情境下，通过对少量样本深入、细致的分析，从整体的角度深入探讨和阐述被研究事物的特点及其发生、发展的规律，以揭示事物内在本质的一类研究方法。而收集这类的调查又称为定性调查。

换句话说，定性研究是对事物质的方面的分析和研究，主要是解决和回答所研究事物"是什么"以及"该现象为什么会发生"等本质性的问题，继而对所研究的事物做出语言文字性的描述，从而达到反映和掌握研究对象的特征和本质的目的。因此，定性研究是一种探索性研究，也是一个发现问题、认识问题的过程。

（二）定性研究的特点

1. 定性研究注重事物的过程，而不是事物的结果 定量研究的重点是了解事物的结果，是弄清何种因素导致何种结果，而定性研究注重了解的则是由原因导致结果的中间过程，注重了解事件发生的"来龙去脉"及发生过程中的许多细节。由此来看，定性研究和定量研究的主要区别是研究的广度和深度上的差异。

2. 定性研究是对少数特殊人群的研究，其结果不能外推 定性研究是在少数人群中进行的，样本量很小，一般用非概率抽样的方法选择研究对象，分析的是研究人群的特殊情况，其结果只适用于研究人群，不能外推。

3. 定性研究需要与研究对象保持较长时间的密切接触 定性研究要求研究者与被研究者有较长期深入的接触，彼此之间建立相互信任的关系，在一种轻松自然的环境中收集资料。收集资料的方式没有固定的模式，比较灵活，因而对调查员的要求也更高。

4. 定性研究的结果很少用概率统计分析 由于定性研究一般是对某一事件进行具体的描述，或者用分类的方法对收集的资料进行总结，因而很少应用概率统计的方法进行分析。

二、定性研究的常用方法

定性研究常用的方法有观察法、深入访谈法和专题小组讨论法等。

1. 观察法 是指通过对事件或研究对象的行为进行直接观察来收集数据的方法，是收集非言语行为资料的主要手段和技术。按调查者扮演的角色可将观察法分为下列两种：①参与性观察法：是指要求观察者要深入到观察对象群体中并成为其中的一员，通过仔细地观察与体验，获得第一手资料的调查方法；②非参与性观察法：是指观察者不参与观察对象的组群活动，仅仅作为一个旁观者，通过对观察对象的行为进行观察而进行分析研究，因而较少受到观察者个人主观的影响，其结果比较客观。

观察法常常可以获得其他方法不易获得的资料。其优点是：①可观察到自然状态下的行为表现，结果比较真实；②可实地观察到行为的发生发展过程，能够把握当时的全面情况和情境。缺点是：①研究者处于被动地位，搜集资料比较费时；②观察所获得的结果只能说明"是什么"，不能解释"为什么"。

2. 深入访谈法 是研究者根据访谈提纲，通过与研究对象的深入交谈，了解其对某些问题的观点、态度和行为。深入访谈是一种非结构式访谈，具有较大的灵活性和开放性。研究者如果掌握了一定的访谈技巧，就可以获得较为真实和深入的资料，但其资料的统计分析处理较为困难，因而，这种方法的使用也受到了一定的限制。深入访谈法的步骤如下：

（1）做好准备工作：包括研究设计，准备现场，确定访谈对象、收集资料的方式、分析资料的方法等。

（2）调查对象的选择：由于深入访谈是与知情人进行深入细致的交谈，因此，一般只能在小样本人群中进行。样本的选择可采用非概率抽样的方法。

（3）设计访谈提纲：包括一系列调查者和知情者交谈的话题，所选择的访谈问题应是开放式的，访谈时应注意讲究谈话的策略和技巧，要使用一般性或非直接性的语言词语来婉转交谈一些直接性的问题。访谈时，要求问答简单、语言清晰、容易理解，访谈内容不超出研究目的的范围。

（4）选择访谈员与培训：深入访谈的成功很大程度上取决于访谈者本身的素质，因此，要选择合适的访谈员并进行必要的培训。培训时间一般为 2～3 天，以集中培训为好。培训内容包括：研究目的、访谈技巧、记录方式、访谈时可能遇到的问题、注意事项等。

（5）现场访谈：首先开场介绍，营造轻松的气氛，强调被调查者意见的重要性和保证访谈的保密性；然后按照提纲进行实质性访谈，访谈时注意非语言信息的使用，把握好时间进度；最后检查访谈记录并对其补充完善，对访谈对象致以诚挚谢意。

（6）访谈结果的分析与报告的撰写：深入访谈资料一般都可采用手工计算或分类等方法进行整理分析，主要是按访谈提纲进行归类整理，最终写出访谈报告。

3. 专题小组讨论 是指一个经过训练的主持人通过召集一个由被调查者组成的小组的形式，面对某一研究的议题进行小组讨论，然后得出深层次结论的方法。其主要特点是：所需时间短，可以最大限度地节约人力、物力和财力，同时可以对问题进行深层次的探讨，并会得到一些意想不到的发现和信息。专题小组讨论的步骤如下：

（1）制订专题小组讨论计划。

（2）决定小组的数量和类型：根据研究目的确定专题小组的数量，一般为 2～3 组。每个专题小组的参与者应该具有共同的特征或兴趣，目的是使每个参与讨论者都能自由、开放地参与讨论。

（3）制订调查提纲与记录形式：应根据研究目的和访谈小组的类型确定提纲，提纲中所需讨论的问题通常包括三类：①普通问题：是指那些开始调查时涉及的基础问题或让参与者表达一般观点和态度的问题；②特殊问题：是指那些能够发现关键信息和表达参加者感情和态度的问题；③深度问题：是指那些揭示较深层信息的问题。专题小组的议题不宜太多。

（4）培训调查人员，进行预试验：正式访谈前需要对记录员和协调员进行培训，说明专题小组的作用，讲清如何组织协调专题小组，并通过角色扮演进行预试验。

（5）专题小组讨论准备工作：包括人员准备和场地准备等。

（6）进行专题小组讨论。

（7）对专题小组讨论结果进行分析和解释。

三、定性研究的实际应用

1. 辅助问卷设计，估计问卷调查的非抽样误差的大小 研究者在设计问卷的问题时，有些问题的内容不一定适合于研究对象，有些问题可能是回答者不感兴趣的，定性研究则可以发现上述类似问题，并在问卷设计时加以规避或剔除。问卷中的有些问题也可以通过定性研究寻找到适当的通俗语言加以描述。由于诸多原因，如人群文化程度低者不能正确理解问题，而文化程度高者则不愿吐露真情、缺乏积极的动机等，都可能造成言语信息与事实不符，从而产生误差。定性研究方法可以估计此类调查的非抽样误差。

2. 分析定量研究出现矛盾结果的原因　定量研究有时会出现一些相互矛盾的结果，例如，调查中会发现被调查者的知识和态度与其行为不一致，这种不一致到底是由于报告行为与实际行为不一致所致，还是被调查者确实未按照所具有的知识和态度产生行为，对于这类问题可以用定性研究方法来加以识别。

3. 了解危险因素的变化情况　一些危险因素可能随时间而发生变化，这对于那些非纵向追踪性的定量研究有较大影响。例如，在病例对照研究中，当发现病例组和对照组间某行为有差异时，这种行为是否是疾病的危险因素，以及危险因素的强度有多大，这时应该对发病前后一段时间的行为进行动态了解后才能下结论。而定性研究则可以了解危险因素的动态变化情况，这对正确理解和解释定量研究的结果是有帮助的。

4. 为其他研究提供信息　当时间和财力不足时，小范围内的定性研究可以在短时间内为进一步的研究提供大量深入的信息，此时一般采用多种定性研究方法收集资料。

视窗 5-3　　　　　　　　　　　　　　网络调查法

　　网络调查是指在互联网上针对特定的问题进行的调查。基于互联网的开放性、自由性、平等性、广泛性和直接性的特点，网络调查具有传统调查所不能比拟的成本低、速度快、隐匿性好、互动性好等优势。网络调查法同样可以分为定量研究和定性研究。网上定量研究方法主要有网站/网页问卷调查、电子邮件调查、弹出式调查、网上固定样本等几种。其中，网上固定样本是指通过随机的抽样调查（如电话或入户访问），征募目标总体的一个有代表性的固定样本的方法。网上定性研究方法主要有一对一网上深层访谈、小组座谈、观察法等几种。

　　上述调查研究的目的与一般的市场调查和民意调查原则上基本相同，所不同的只是利用计算机网络为传播手段代替传统的面对面的访问等手段，以研究人类的一般行为或研究特定群体的行为。

四、定性研究与定量研究的比较

　　定性研究与定量研究是相辅相成的，而这不仅表现在调查内容的侧重点有所不同，也表现在二者功能上的互补关系：①定性研究注重了解事物事件的发生发展过程及其"来龙去脉"，而定量研究则注重调查事物事件的结果；②定性研究结果多数为调查者的主观理解和认识，其主观性较强，而定量研究所得结果往往以数字形式体现，则便于统计分析和比较；③定性研究更多侧重的是问题的选项而非变量的分布，而定量研究则不然，其结果依赖于对资料的统计分析，希望通过对较大样本的个体测量推测总体的情况；④定性研究调查成本相对较低，而定量研究往往需要更多的人力、物力、财力，调查成本相对较高；⑤定性研究与定量研究通常前后连贯相继使用。例如，问卷是定量研究的主要工具，但在问卷设计的过程中，为了完善问卷的内容以及结构，普遍的做法是进行数次试验性访谈，后者简称试访。显然，试访的结论是不能用来推断总体的，属于定性研究。在实际工作中，需要根据研究目的和研究对象的特点，恰当的选择调查研究方法，只有这样，才能够较好地解释和回答所要研究问题的本质。定性研究与定量研究的比较见表5-2。

表 5-2　定性研究与定量研究的比较

比较项目	定性研究	定量研究
理论假设	在研究之后产生	在研究之前产生
研究目的	寻求复杂性，提出新问题	证实普遍情况，预测，寻求共识
研究内容	事件，过程，意义，整体探究	事实，原因，影响，凝固的事物，变量

续表

比较项目	定性研究	定量研究
研究者	互动的个体	客观、权威
研究设计	随研究的进行不断发展、调整和修改	结构性的，比较具体
研究手段	语言，图像，描述分析	数计算，统计分析
抽样方法	非概率抽样，样本较小	概率抽样，样本较大
资料特点	描述性资料，实地记录，当事人引言	量化的资料，可操作的变量，统计数据
分析方式	归纳法，寻找概念和主题，贯穿全过程	演绎法，量化分析，收集资料之后
研究结论	归纳性、独特性、地域性，不能推论总体	演绎性、概括性、普适性，可推论到总体
效度	相关关系，证伪	固定的检测方法，证实
信度	不能重复	可以重复

Summary

1. Research methods refer to the collection of scientifically thinking manners, behaviors, procedures and standards of scientific research. Research methods relevant to social medicine include: investigation, experimental study, evaluation research, literature study, which have the characteristic of comprehensiveness and interdisciplinarity.

2. Basic procedures of social medicine are to select the subject, make research programme, collect data, analyze data and explain the result. It is advisable to follow the principles of desirability, scientificalness, creativeness and feasibility when selecting the subject.

3. There are two ways to determine research objects, general investigation and sample investigation. The methods of sampling include probability sampling and non-probability sampling. The common methods of probability sampling include: simple stochastic sampling, systematic sampling, stratified sampling and cluster sampling. The methods of non-probability sampling include: convenience sampling, purposive sampling and snowball sampling.

4. Three forms of Question designing are open type, closed type and mixing type. Questionnaire designing should cover the procedures: settling the precise research purpose, building up the question item pool, designing the draft of questionnaire, trying out and modifying, checking out reliability and validity, etc.

5. Social medicine research can be divided into qualitative research and quantitative research by the result of investigation. The common methods of qualitative research include observational method, in-depth interviewing method and focus group discussion. The usual methods of quantitative research are divided by the forms of collecting data into interviewing method and lettering method. Qualitative research and quantitative research supplement each other. During practical work, it is necessary to choose proper methods based on the characteristic of research data, so that the essence of research can be explained more accurately.

【思考题】

1. 简述社会医学研究应遵循的基本程序。

2. 调查问卷中调查项目的排列顺序是什么？

3. 试述定量研究和定性研究的主要区别与联系。

（赵拥军）

第六章 健康危险因素评价

【学习目标】

通过本章学习，重点掌握健康危险因素评价的概念，实际年龄、评价年龄和增长年龄的含义及其三者之间的关系与评价类型；熟悉健康危险因素的概念、分类及特点，健康危险因素评价的步骤；了解健康危险因素的作用过程，健康危险因素评价主要参数的计算方法。

案例 6-1 社区医生的健康评估有用吗？

徐先生，男，39岁，在一家房地产公司工作，他硕士毕业后就到了这家公司，现已工作近12年，目前是公司业务骨干。"我们公司就是干一天领一天工资，工作经常赶着做，有时一天吃不上一顿饭，烦闷时经常一包接一包的抽烟来缓解，或者连续几天在外应酬，吃不了两口，就一直在喝酒"徐先生介绍说。在限定的工作时间里，要不断地加班，要完成销售额，工作强度很大，时间紧，任务重，压力巨大。如今，他在医院被查出患有冠心病，其居住的社区卫生服务中心将其纳入慢性病管理中。在徐先生接受社区中心对其服务的过程中，他了解到，原来冠心病及其并发症是可以预防的。社区医生小王告诉徐先生为了预防冠心病并发症，首先需要了解徐先生存在哪些危险因素，然后再评估这些危险因素对徐先生危害程度的大小，看看能否采取一些针对性的预防措施。而且通过此评估不仅可以估计冠心病的危害，还可以估计徐先生这个年龄段男性其他主要疾病的危害。社区医生小王还告诉徐先生，现在很多人的慢性病都是因为长期的高精神压力，如生活中的房贷、车贷、各种贷……以及工作中的高学历、高职位、高强度与快节奏等所引起。而近年来冠心病发病年轻化趋势日益明显，中青年不健康的生活方式，如吸烟、过度饮酒、体力活动少、熬夜以及长期的精神压抑都会导致人体免疫力下降，自我抵抗能力减弱，长此以往，都是以健康为代价在透支生命。

问题：

1. 若要评估冠心病对徐先生的危害有多大，需要收集和了解哪些信息？这些信息如何获得？
2. 如果你是社区医生小王，下一步你将如何分析与应用上面收集的资料？
3. 这种评估对预防疾病有什么重要意义？

第一节 健康危险因素评价的概述

随着人类疾病谱的转变，慢性非传染性疾病（non-communicable disease，NCDs）（简称慢性病）成为威胁人类健康的主要疾病，因此，预防和控制慢性病已成为世界各国卫生健康工作所面临的主要问题。在共同的挑战形势下，如何寻找更具成本效果的干预措施，如何将卫生工作的重点置于疾病发生之前，将人类从消极的被动治疗转向更加积极的主动预防等问题都使得健康危险因素研究与评价的重要性更加凸显，受到越来越多人的关注。通过开展健康危险因素评价，可以帮助人们更科学的了解健康危险因素对健康的危害程度以及导致各种疾病的可能性大小。预防疾病和伤害发生的关键就在于控制健康危险因素，拥有可靠的、可比较的不同人群健康危险因素暴露程度以及危害程度等方面的信息，对于决策者制定重点干预策略、指导卫生政策和医学研究的未来方向具有越来越重要的意义。

一、健康危险因素的概念

健康危险因素（health risk factors）是指机体内外存在的与疾病发生、发展及转归有关的诱发因素，也就是能使疾病或死亡发生的可能性增加的因素，或者是能使健康不良后果发生概率增加的因素。如不良的行为与生活方式、疾病家族史、既往疾病史、有害的生产和生活环境、血压和血清胆固醇过高、超重、心电图异常等。

二、健康危险因素的分类

研究中发现，健康危险因素的种类非常多，涉及范围广泛，包括环境、生物、心理、社会、行为等诸多因素。健康危险因素的分类可以有多种形式，有直接和间接健康危险因素；有群体和个体健康危险因素；有可改变和不可改变健康危险因素等。引起人类疾病和死亡的危险因素概括起来可分为四大类，即环境危险因素，心理、行为危险因素，生物遗传危险因素和医疗卫生服务中的危险因素等。

（一）环境危险因素（environment risk factors）

环境是人类赖以生存的物质基础，人类在进化过程中依赖并不断适应环境，同时也在不断改造环境。但由于人类对环境的过度改造，不仅严重破坏了生态系统，而且造成了大量人为危险因素进入人们的生存环境，给人类的生存与健康带来极其严重的影响。

1. 自然环境危险因素（natural environmental risk factors）　主要包括：①生物性危险因素：自然环境中影响健康的生物性危险因素有细菌、病毒、寄生虫、生物毒素等，它们是传染病、寄生虫病和自然疫源性疾病的直接致病原；②物理、化学性危险因素：自然环境中的物理性危险因素有噪声、振动、电离辐射、电磁辐射等；化学性危险因素有生产性毒物、粉尘、农药、交通工具排放的废气等。理化污染是工业化、现代化带来的次生环境危险因素，成为日益严重的健康杀手。

2. 社会环境危险因素（social environmental risk factors）　在社会环境中，政治制度的变革，社会经济的发展，文化教育的进步均与人类的健康紧密相连。例如，经济发展的同时带来了废水、废气、废渣及噪声，对人类健康危害极大。不良的风俗习惯、有害的意识形态也有碍人类的健康。社会环境因素对人类健康的影响越来越大，国家间、地区间、群体间的人群健康差距呈现加大的趋势。由于贫困导致的受教育机会减少，从而在一定程度上又造成对其发展能力的剥夺，进一步导致其社会地位低下，引起精神上的压抑、社会隔离、就业困难及生存压力等，这些健康危险因素相互叠加、互为因果，最终陷入贫困影响健康，不良健康状态又导致更加贫困这一恶性循环之中。这一问题已成为社会发展中倍受关注并需着力解决的问题。

（二）心理、行为危险因素（psychological and behavior risk factors）

心理因素以情绪为中介变量影响人的神经、内分泌和免疫调节平衡，进而导致健康损害和疾病。现代研究表明，长期情绪压抑是所有肿瘤的重要危险因素。此外，心理因素还通过影响人的行为和生活方式而危害健康。现代社会中竞争日益加剧、职业紧张和生活压力加大等因素所导致的心理和精神疾患不断增加。心理因素已经成为影响健康的重要因素。

行为危险因素又称自创性危险因素，指由于人类自身不良的行为生活方式而造成健康危害的因素。研究表明，许多慢性病的发生发展都与不良的行为生活方式密切相关。《2012 年世界卫生统计报告》中就着重突出报告了日益严重的非传染性疾病负担问题。根据这份报告，全球 1/3 的成年人患有高血压，1/10 的成年人患有糖尿病，而这些疾病均与不良的行为生活方式有着密切的关系。而且目前普遍认为，吸烟、有害性饮酒、不健康饮食和缺乏体力活动是全球范围内造成多种慢性病的四大行为危险因素。因此，加强对心理、行为危险因素的研究和监测，制定针对健康危险因素的优先干预策略，加大健康教育和行为矫治，消灭自创性危险，是增进健康的明智策略选择。

（三）生物遗传危险因素（biological genetic risk factors）

随着医学的发展以及对疾病认识的不断深入，人类的许多生物学特性尤其是遗传因素的作用对机体健康的影响越来越被重视。人们已经发现，无论传染病还是慢性非传染性疾病的发生都与遗传因素存在或强或弱的关联。随着分子生物学和遗传基因研究的发展，遗传特征、家族发病倾向、成熟与老化及复合内因学说等都已在分子生物学的最新成果中找到客观的依据。

（四）医疗卫生服务中的危险因素（risk factors in medical health service）

医疗卫生服务中影响健康的危险因素，指医疗卫生服务系统中存在的各种不利于保护和不利于增进健康的因素。例如，医疗服务质量低下、误诊漏诊；医疗程序内院内交叉感染、滥用抗生素和激素；医疗行为中开大处方、诱导过度和不必要的医疗消费等都是直接危害健康的因素。在广义上，医疗保健制度的不完善、初级卫生保健网络的不健全、医疗资源的不合理布局、城乡卫生人力资源的配置悬殊、重治疗与轻预防的倾向等都是危害人群健康的因素。

三、健康危险因素的特点

研究和了解危险因素影响健康的共同特点，对分析和评价健康危险因素以及预防和控制慢性病有着非常重要的意义。

1. 潜伏期长（long latent period）　在危险因素暴露与疾病发生之间存在着较长的时间间隔，人们一般要经过多次、反复、长期的接触后才会发病。潜伏期因人因地而异，并且受到危险因素水平、个体易感性、环境等诸多因素的影响，一般是不易明确的。例如，吸烟导致肺癌一般要经历数十年时间；高盐、高脂、高热量饮食需经长年累月的作用，才能最终引发心脑血管系统的疾病。潜伏期长，使危险因素与疾病之间的因果联系不易确定，不利于判断病因，也给疾病的预防工作带来一定的困难。但正是由于潜伏期长，又为及时采取干预措施进行有效的防治提供了时机。

2. 特异性弱（feeble specificity）　由于许多危险因素分布广泛且相互之间存在混杂作用，导致危险因素的特异性减弱。特异性弱表现为一种危险因素与多种疾病相联系，如吸烟既是肺癌的危险因素，又是支气管炎、心脑血管系统疾病和胃溃疡等疾病的危险因素。特异性弱也可表现为多种危险因素引起一种慢性病，如高脂、高盐、高热量饮食、吸烟、紧张、缺乏一定的体力活动、长期大量饮酒、静坐式作业方式和肥胖、生活不规律等都对冠心病的发生起重要作用。由于危险因素与疾病之间的特异性弱，加之存在个体差异，人们容易忽视其危险性。因此，面向各类人群尤其是高危人群开展针对危险因素的健康教育与健康促进非常必要。

3. 联合作用明显（obvious combination effects）　当多种危险因素同时存在时，可明显地增加致病的危险性。人类生产生活环境中存在着大量的危险因素，这些危险因素会同时影响个体和群体的健康，产生各种联合作用，尤其是协同作用，健康危险因素的多重叠加可以使其致病概率增加。例如，吸烟者暴露于石棉和其他有害粉尘职业环境，其肺癌发病概率要高于单纯吸烟者的几倍甚至十几倍。又如，高脂血症、高血压、吸烟和紧张刺激等危险因素的联合作用，可以使冠心病的发生概率增加几十倍；长期体力活动不足、喜食油炸食品、肥胖都会对动脉硬化起联合作用。

4. 广泛存在（universal existence）　危险因素广泛存在于人们的日常生活和工作环境之中，各种因素紧密伴随、相互交织，还没有引起人们的足够重视。有害的社会心理因素、行为生活方式、环境危险因素对健康的影响往往是潜在的、不明显的、渐进的、长期的，这就增加了人们发现、识别、分析和评价危险因素的难度，尤其是当不利于健康的价值观念已经固化为人们的文化习俗，或者当不利于健康的行为已经成为人们的生活习惯时，对这些危险因素的干预将会非常困难，需要建立可持续的、有效的健康危险因素干预策略。

四、健康危险因素的作用过程

慢性非传染性疾病通常是多种致病因素长时间作用的结果，而一旦出现症状，机体的形态、功能损害一般不易恢复到原来的健康状态。因此，了解慢性病的病程将有助于人们认识危险因素对人体健康的作用过程，将有效促进人们对慢性病开展三级预防。目前医学界对慢性非传染性疾病病程的演变过程有了一些规律性的认识，较为普遍的看法是将危险因素对人体健康的影响分为六个阶段。

1. 无危险阶段（none risk stage）　此阶段人们的生活工作环境和行为生活方式中不存在危险因素，预防措施是保持当前良好的生产生活环境和健康生活方式。通过健康教育使人们认识危险因素的有害影响，防止可能出现的危险因素。

2. 出现危险因素阶段（appearing risk factors stage） 随着年龄增长或环境改变，人们的生产生活环境中出现了危险因素，由于作用时间短暂且程度轻微，危险因素并没有产生明显的危害，或者对人体的危害作用不易被检出。如果进行环境因素检测或行为生活方式的调查能够发现危险因素的存在。

3. 致病因素出现阶段（appearing factors causing disease stage） 随着危险因素数量增加和作用时间延长，危险因素逐渐转化为致病因素，对机体的危害作用逐渐显现。这一时期，由于机体防御机制的作用使致病因素作用弱化，并未形成疾病，无临床症状和体征出现。若能采取干预阻断措施，停止危险因素的作用，则可以阻止疾病的发生。

4. 症状出现阶段（appearing symptom stage） 此阶段疾病已经形成，症状开始出现，组织器官发生可逆的形态功能损害，用生理、生化的诊断手段可以发现异常的变化。常用筛检的方法在"正常人群"中发现无症状病人是有效的预防策略。通过早期发现病人、早期治疗、及时干预、阻止危险因素的作用，有可能使病程逆转，甚至恢复健康。

5. 体征出现阶段（appearing sign stage） 体征出现阶段是各种症状和体征并行或先后出现，病人自己能够明显地感觉到机体出现形态或功能障碍，并因症状和体征明显而主动就医。此时即使减少或阻断危险因素的作用，一般也不易改变病程。采取有效治疗措施能改善症状和体征，延缓伤残、减少劳动能力的丧失。

6. 劳动力丧失阶段（losing work ability stage） 劳动力丧失阶段是疾病自然发展进程的最后阶段。由于症状加剧，病程继续发展，导致生活和劳动能力的丧失。此阶段的主要措施是康复治疗，促进其功能恢复，提高生命质量。

从上述慢性病的自然发展进程与危险因素影响健康的六个阶段来看，目前，临床医学服务的重点始于第四个阶段，即病人出现症状和体征后主动寻求医生帮助诊治阶段。而健康危险因素评价从第一阶段就可以开始，也就是在症状、体征尚未出现，疾病尚未形成时就重视危险因素的作用，通过健康教育促使人们保持健康的行为生活方式和良好的生活生产环境，防止危险因素的出现，这对预防慢性病的发生有着非常重要的意义。另外，在危险因素出现的早期，可测评危险因素的严重程度，分析其对人们健康可能造成的损害，预测疾病发生的概率以及通过积极有效干预后有可能增加的寿命，这些为人们进一步认知危险因素的危害提供了重要依据。因此，健康危险因素评价开展的阶段越早，意义越大，因为它不仅是一项推行健康促进与健康教育的技术措施，更是一种防控慢性病的有效手段。

视窗 6-1 世卫组织"2013—2020 年预防控制非传染性疾病全球行动计划"
之愿景、总目标及工作目标

愿景：使世界摆脱可避免的非传染性疾病负担。

总目标：通过在国家、区域和全球层面开展多部门协作与合作，减少非传染性疾病导致的可预防和可避免的发病率、死亡率和残疾负担，从而使所有人群在各个年龄都能达到最高而能获致之健康和生产力标准，使非传染性疾病不再成为人类福祉和社会经济发展的障碍。

工作目标：

1. 通过加强国际合作与宣传，在全球、区域和国家议程以及国际商定的发展目标中提高对非传染性疾病预防控制工作的重视。

2. 加强国家能力、领导力、治理、多部门行动和合作伙伴关系，以加快国家对非传染性疾病预防控制的响应。

3. 通过创建健康促进环境，减少非传染性疾病可改变的危险因素和潜在的社会决定因素。

4. 通过以人为本的初级卫生保健服务和全民健康覆盖，加强和重新调整卫生系统，开展非传染性疾病预防和控制并处理潜在的社会决定因素。

5. 推动和支持国家能力建设，以在非传染性疾病预防和控制领域开展高质量的研究与开发工作。

6. 监测非传染性疾病趋势和决定因素，评估预防和控制进展情况。

第二节　健康危险因素评价

一、健康危险因素评价的概念

健康危险因素评价（health risk factors appraisal，HRA）是研究危险因素与慢性病发病率及死亡率之间数量依存关系及其规律性的一种技术方法。它研究人们生活在有危险因素的环境中发生发病或死亡的概率，以及当改善生产生活环境，改变不良行为生活方式，降低或消除危险因素的作用时，可能降低的疾病风险和延长寿命的程度。健康危险因素评价的目的是促进人们改变不良的行为，降低危险因素，提高生命质量，进而提高人群的整体健康水平。

健康危险因素评价的概念最初是由美国临床医师 Lewis C.Robbins 于 20 世纪 40 年代提出并进行了研究。而后 1970 年，Lewis C.Robbins 和另外一位临床医师 Jack.Hall 共同出版了《怎样从事未来医学》（*How to Practice Prospective Medicine*）一书，他们在该书中系统论述了定量研究危险因素的原理和方法。之后各国学者不断加入该研究领域，共同促进健康危险因素评价在世界的发展。我国健康危险因素评价的发展始于 20 世纪 80 年代初，由上海医科大学龚幼龙教授将其概念和方法引入到中国，后来国内一些医学院校把它纳入到社会医学的教学内容中加以介绍和传播，部分学者在人群中进行了一些应用性研究，也陆续探索其应用的新领域。

健康危险因素评价的基本思想是根据流行病学资料、人口发病或死亡资料以及运用数理统计学方法，量化评定人们在生产生活环境、医疗卫生服务中存在的与健康相关的危险因素，估计个体患病或死亡的危险性，预测个体降低危险因素的潜在可能性及可能延长寿命的程度，并向个体进行反馈。在个体评价的基础上，可了解危险因素在人群中的分布，为确定疾病防治工作的重点、制订人群防治措施提供依据。

二、健康危险因素评价的步骤

（一）收集资料

1. 收集当地性别、年龄别、疾病别死亡率资料　健康危险因素评价要阐明有关疾病的危险因素与发病率或死亡率之间的数量关系，选择哪一种疾病及有关的危险因素作为研究对象，对于确定调查项目非常重要。一般来说，应选择当地该年龄组中危害健康最严重的且具有明确危险因素的 10～15 种疾病作为研究对象。因此，需要收集当地性别、年龄别、疾病别死亡率资料。这些资料可以通过常规死因登记报告信息系统、疾病监测信息系统、居民健康档案等途径获得，也可以通过回顾性调查获得。

当地性别、年龄别、疾病别死亡率反映了同性别、同年龄别人群的死亡率平均水平，在评价时用来作为比较的标准，为提高评定的稳定性，该死亡率通常被换算为 10 年的死亡概率。表 6-1 是某地某 41 岁男性健康危险因素评价表的规范格式，该表第 1、2 列列出的就是该地 40～44 岁男性前11 位死因及相应的 10 年死亡概率。如冠心病 10 年死亡概率为 1877/10 万，车祸为 285/10 万，自杀为 264/10 万。

2. 收集评价对象的健康危险因素资料　一般采用问卷调查、体格检查、实验室检查等方法收集有关被评价对象的健康危险因素资料。其中，危险因素必须是有明确循证医学依据且得到普遍公认的危险因素。根据病因学研究结果，下列疾病与危险因素之间的关系已经比较明确（表 6-2）。

对于评价对象，通常可将需要收集的个人危险因素划分为五大类：①行为生活方式：吸烟、饮酒、体力活动和使用安全带等；②环境因素：经济收入、居住条件、家庭关系、生产环境、工作环境、心理刺激和工作紧张程度等；③生物遗传因素：性别、年龄、种族、身高、体重及疾病遗传史等；④医疗卫生服务：是否定期进行健康检查、X线检查、直肠镜检查、乳房检查、宫颈涂片检查等；⑤疾病史：详细了解个人的患病史、症状、体征及相应检查结果。包括个人既往疾病史；婚姻生育状况，如初婚年龄、妊娠年龄、生育胎数等；家庭疾病史，如家庭中是否有人死于或患有糖尿病、冠心病、肝癌、直肠癌、乳腺癌和自杀等。

表 6-1 中第 3、4 列列举了各种疾病的相应危险因素及其测量值。

表 6-1 某地某 41 岁男性健康危险因素评价表

死亡原因 (1)	死亡概率 (1/10万) (2)	危险因素 (3)	测量值 (4)	危险分数 (5)	组合危险分数 (6)	存在死亡危险 (1/10万) (7)	根据医生建议改变危险因素 (8)	新危险分数 (9)	新组合危险分数 (10)	新存在死亡危险 (1/10万) (11)	危险降低程度	
											降低量 (1/10万) (12)	百分比 (%) (13)
冠心病	1877	血压 (kPa)	16.0/9.3	0.4			—	0.4				
		胆固醇 (mg/dl)	192	0.65			—	0.65				
		糖尿病病史	无	1.0			—	1.0				
		体力活动	坐着工作	2.5	1.917	3598.209	定期锻炼	1.0	0.117	219.609	3378.6	47
		家族史	无	0.9			—	0.9				
		吸烟	不吸	0.5			—	0.5				
		体重	超重 30%	1.3			降到平均体重	1.0				
车祸	285	饮酒	不饮	0.5	1.9	541.5	—	0.5	1.9	541.5	0	0
		驾车里程	25000km/y	2.5			—	2.5				
		安全带使用	90%	0.8			100%	0.8				
自杀	264	抑郁	经常	2.5	2.5	660.0	治疗抑郁	1.5	1.5	396.0	264.0	4
		家族史	无	1.0			—	1.0				
肝硬化	222	饮酒	不饮	0.1	0.1	22.2	—	0.1	0.1	22.2	0	0
脑血管疾病	222	血压 (kPa)	16.0/9.3	0.4	0.19	42.18	—	0.4	0.19	42.18	0	0
		胆固醇 (mg/dl)	192	0.6			—	0.6				
		糖尿病病史	无	1.0			—	1.0				
		吸烟	不吸	0.8			—	0.8				
肺癌	202	吸烟	不吸	0.2	0.2	40.4	—	0.2	0.2	40.4	0	0

续表

死亡原因	死亡概率 (1/10万)	危险因素	测量值	危险分数	组合危险分数	存在死亡危险 (1/10万)	根据医生建议改变危险因素	新危险分数	新组合危险分数	新存在死亡危险 (1/10万)	危险降低程度	
											降低量 (1/10万)	百分比 (%)
(1)	(2)	(3)	(4)	(5)	(6)	(7)	(8)	(9)	(10)	(11)	(12)	(13)
慢性风湿性心脏病	167	心脏杂音	无	1.0	0.1	16.7	—	1.0	0.1	16.7	0	0
		风湿热	无	1.0				1.0				
		症状、体征	无	0.1				0.1				
肺炎	111	饮酒	不饮	1.0	1.0	111.0	—	1.0	1.0	111.0	0	0
		肺气肿	无	1.0				1.0				
		吸烟	不吸	1.0				1.0				
肠癌	111	肠息肉	无	1.0	1.0	111.0	—	1.0	0.3	33.3	77.7	1
		肛门出血	无	1.0			—	1.0				
		肠炎	无	1.0			—	1.0				
		肠镜检查	无	1.0			每年检查1次	0.3				
高血压和心脏病	56	血压 (kPa)	16.6/9.3	0.4	0.7	39.2	—	0.4	0.4	22.4	16.8	0.2
		体重	超重30%	1.3			降到平均体重	1.0				
肺结核	56	X线检查	阴性	0.2	0.2	11.2	—	0.2	0.2	11.2	0	0
		结核活动	无	1.0			—	1.0				
		经济和社会地位	中等	1.0			—	1.0				
其他	1987				1.0	1987			1.0	1987	0	0
合计	5560					7180.589				3443.489	3737.1	52

笔记栏

表 6-2　疾病与危险因素的关系

疾病	危险因素
冠心病	舒张压、收缩压、糖尿病病史、吸烟、体重、体力活动、家庭遗传史、血清胆固醇含量
脑血管病	高血压、高胆固醇血症、糖尿病、吸烟、年龄、紧张与缺乏体力活动、高盐饮食
糖尿病	年龄、体重超重、血清胆固醇含量、家族史
慢性风湿性心脏病	心脏杂音、风湿热及有关症状与体征
肝硬化	饮酒史（饮酒种类、饮酒量、饮酒时间等）、肝炎史、血吸虫病史
乳腺癌	年龄、家族史、哺乳史、有无定期乳房自我检查及医学检查
子宫颈癌	年龄、社会地位和经济状况、早婚、性生活开始年龄和结婚年龄早、是否有定期阴道涂片检查
肠癌	肠息肉、肠出血、肠壁溃疡和肠炎，有无定期肛指检查、直肠镜检查和大便隐血试验，是否有血吸虫病史
胃癌、食管癌	胃酸低、有无定期做胃液检查及钡餐检查
肺癌	吸烟（吸烟量、吸烟时间、开始吸烟年龄）、被动吸烟
肺气肿	吸烟、慢性支气管炎
肺结核	经济和社会地位、有无接触史、是否作定期 X 线检查
自杀	抑郁、情绪紧张、应对突发事件的能力、家族史
车祸	酒后驾车、平均驾驶日里程、服用药物（兴奋剂、镇静剂等）、安全带的使用程度
其他意外伤害	饮酒、外出工作、犯罪记录、凶器制备、滥用药物、紧张、矛盾冲突、社会经济状况急剧变化

（二）分析资料

1. 将危险因素转换成危险分数　危险因素转换成危险分数就是给危险因素赋值，这是健康危险因素评价的关键，只有通过这种转换才能对危险因素进行定量分析。危险分数是指具有某一危险因素水平人群的死亡率与人群平均死亡率的比值。故当被评价个体的危险因素水平相当于当地人群平均水平时，其危险分数就为 1.0，也就是说，当危险分数为 1.0 时，个体因某病死亡的概率相当于当地死亡率的平均水平。当危险分数大于 1.0 时，个体因某病死亡的概率大于当地死亡率的平均水平，危险分数越高，死亡概率就越大。反之，当危险分数小于 1.0 时，说明个体发生某病死亡的概率小于当地死亡率的平均水平。对于某地该 41 岁男性所具有的危险因素，经转换后得到的危险分数列在评价表第 5 列（表 6-1）。

在确定危险因素的危险分数时，一般采用危险因素的相对危险度（relative risk，RR）或根据危险因素与死亡率之间关系的统计学模型计算得到，也可请相关专家讨论赋值。目前在进行危险分数转换时，多采用由美国生物统计学家 H. Geller 和健康保险学家 N. Gesner 共同研制的一套危险分数转换表（简称 Geller-Gesner 表，即健康危险因素评价危险分数转换表，表 6-3）作为参考，或在此基础上结合我国国情或地情进行适当修改后得到的危险分数表。该表分为男性和女性，每 5 岁为一个年龄组。表 6-3 仅列出了 Geller-Gesner 表中 40 ~ 44 岁组男性危险分数的转换值。查表时需注意，如果某个体危险因素的测量值不能直接从表中查出，可以选用相邻两组测量值对应的危险分数来估计或用内插法计算平均值。如表 6-1 中某 41 岁男性胆固醇测量值为 192mg/dl，在表 6-3 中没有这一等级，查不到该危险因素测量值及其危险分数，这时可根据 192mg/dl 的相邻两组测量值（220mg/dl 和 180mg/dl）及相应危险分数（1.0 和 0.5），用内插法计算出 192mg/dl 的危险分数为 0.65。计算公式如下：（192–180）/（220–180）=（X–0.5）/（1.0–0.5），X=0.65。

表 6-3　**Geller-Gesner 危险分数转换表（部分年龄组）男性 40 ～ 44 岁**

死亡原因	危险指标	测量值	危险分数
冠心病	收缩压 kPa(mmHg)	26.6(200)	3.2
		23.9(180)	2.2
		21.3(160)	1.4
		18.6(140)	0.8
		16.0(120)	0.4
	舒张压 kPa(mmHg)	14.1(106)	3.7
		13.3(100)	2.0
		12.5(94)	1.3
		11.7(88)	0.8
		10.9(82)	0.4
	胆固醇 (mg/dl)	280	1.5
		220	1.0
		180	0.5
	糖尿病病史	有	3.0
		已控制	2.5
		无	1.0
	运动情况	坐着工作和娱乐	2.5
		有些活动的工作	1.0
		中度锻炼	0.6
		较强度锻炼	0.5
		坐着工作，有定期锻炼	1.0
		其他工作，有定期锻炼	0.5
	家庭史	父母二人 60 岁以前死于冠心病	1.4
		父母之一 60 岁以前死于冠心病	1.2
		父母健在（＜ 60 岁）	1.0
		父母健在（≥ 60 岁）	0.9
	吸烟	≥ 10 支 / 日	1.5
		＜ 10 支 / 日	1.1
		吸雪茄或烟斗	1.0
		戒烟（不足 10 年）	0.7
		不吸或戒烟 10 年以上	0.5
	体重	超重 75%	2.5
		超重 50%	1.5
		超重 15%	1.0
		超重 10% 以下	0.8
		降到平均体重	1.0
车祸	饮酒	频繁社交，明显无节制	5.0
		频繁社交，稍微有节制	2.0
		适度和偶然社交	1.0
		不饮	0.5

续表

死亡原因	危险指标	测量值	危险分数
车祸	使用安全带	＜10% 的时间	1.1
		10%～24%	1.0
		25%～74%	0.9
		75%～100%	0.8
	行车里程	每年行车里程 /10 000 ＝危险分数	
自杀	抑郁	经常	2.5
		偶尔或没有	1.0
	家庭史	有	2.5
		无	1.0
肝硬化	饮酒	酗酒	12.5
		频繁社交，无明显节制	5.0
		频繁社交，稍微有节制	2.0
		适度和偶然社交	1.0
		极少社交	0.2
		在症状出现之前戒酒	0.2
		不饮	0.1
脑血管病	收缩压 kPa(mmHg)	26.6(200)	3.2
		23.9(180)	2.2
		21.3(160)	1.4
		18.6(140)	0.8
		16.0(120)	0.4
	舒张压 kPa(mmHg)	14.1(106)	3.7
		13.3(100)	2.0
		12.5(94)	1.3
		11.7(88)	0.8
		10.9(82)	0.4
	胆固醇 (mg/dl)	280	1.5
		220	1.0
		180	0.5
	糖尿病病史	有	3.0
		已控制	2.5
		无	1.0
	吸烟	吸香烟	1.2
		吸雪茄或烟斗	1.0
		戒烟	1.0
		不吸	0.8
肺癌	吸烟	40 支 / 日	2.0
		20 支 / 日	1.5
		10 支 / 日	1.1
		＜ 10 支 / 日	0.8
		不吸	0.2

续表

死亡原因	危险指标	测量值	危险分数
肺癌	雪茄或烟斗	≥5次/日，吸入	1.0
		＜5次/日，不吸入	0.3
	戒烟		从原有危险分数中减去0.2，再减去戒烟年数乘0.1，但危险分数最小不能小于0.2
慢性风湿性心脏病	心脏杂音	有	10.0
		已用药	1.0
		无	1.0
	风湿热	有	10.0
		已用药	1.0
		无	1.0
	症状或体征	无	1.0
肺炎	饮酒	频繁社交活动	3.0
		适度或不饮酒	1.0
	肺气肿	有	2.0
		无	1.0
	吸烟	≥10支	1.2
		不吸	1.0
肠癌	肠息肉	有	2.5
		无	1.0
	原因不明肛门出血	有	3.0
		无	1.0
	溃疡性结肠炎	≥10年	4.0
		＜10年	2.0
		无	1.0
	每年直肠镜检	无	1.0
		有	0.3
胃癌、食管癌	胃酸过少	有	2.0
		每年用药	1.5
		无	1.0
高血压心脏病	收缩压 kPa(mmHg)	26.6(200)	3.2
		23.9(180)	2.2
		21.3(160)	1.4
		18.6(140)	0.8
		16.0(120)	0.4
	舒张压 kPa(mmHg)	14.1(106)	3.7
		13.3(100)	2.0
		12.5(94)	1.3
		11.7(88)	0.8
		10.9(82)	0.4
	体重	超重75%	2.5

续表

死亡原因	危险指标	测量值	危险分数
高血压心脏病	体重	超重 50%	1.5
		超重 15%	1.0
		超重 10% 以下	0.8
		降到平均体重	1.0
肺结核	X 线检查	未做	1.0
		阴性	0.2
	结核活动	有	5.0
		无	1.0

2. 计算组合危险分数　流行病学研究表明，多种危险因素同时存在时对同一疾病具有联合作用，这种联合作用对疾病的影响相当显著。例如，高血压与吸烟对冠心病的发病具有明显的协同作用（联合作用中作用程度较强的一种）。将既不吸烟又无高血压病史者冠心病发生的相对危险度定为 1.0，则有吸烟史无高血压者冠心病发病的相对危险度为 3.3，无吸烟史有高血压者冠心病发病的相对危险度为 5.9，而高血压和吸烟两种危险因素并存者其冠心病发病的相对危险度则为 18.4。因此，在多种危险因素并存的情况下，应该考虑处理多种危险因素产生的联合作用，计算组合危险分数。

计算组合危险分数时分以下两种情况：

（1）与死亡原因有关的危险因素只有一项时，组合危险分数等于该死因的危险分数。如表 6-1 所示，肝硬化的危险因素只有饮酒，故危险分数和组合危险分数都是 0.1。

（2）与死亡原因有关的危险因素有多项时，组合危险分数的计算方法如下：①将危险分数大于 1.0 的各项分别减去 1.0 后的差值作为相加项分别相加；②将小于或等于 1.0 的各项危险分数值作为相乘项分别相乘；③将相加项之和与相乘项之积相加，就得到该死因的组合危险分数。例如，表 6-1 中冠心病的危险因素有 7 项，计算组合危险分数时就要考虑每一项危险因素对冠心病死亡率的综合作用。从第 5 列可以看出，在冠心病的 7 项危险因素中，危险分数大于 1.0 的有体力活动（坐着工作）和体重（超重 30%）两项，危险分数分别为 2.5 和 1.3，其余 5 项的危险分数均小于或等于 1.0。因此，计算冠心病的组合危险分数如下：

相加项之和：（2.5−1.0）+（1.3−1.0）=1.8；

相乘项之积：$0.4 \times 0.65 \times 1.0 \times 1.0 \times 0.9 \times 0.5 \times 1.0 = 0.117$；

组合危险分数＝（相加项之和）+（相乘项之积）：1.8+0.117=1.917。

即表 6-1 第 6 列。

3. 计算存在死亡危险　存在死亡危险指在某一种组合危险分数下，因某种疾病死亡的可能危险性。存在死亡危险＝平均死亡概率 × 组合危险分数，即表 6-1 中第 2 列与第 6 列相乘，结果列于第 7 列。例如，40～44 岁男性冠心病平均死亡概率为 1877/10 万，某 41 岁男性冠心病组合危险分数为 1.917，则该男子冠心病的存在死亡危险为 $1877 \times 1.917 = 3598/10$ 万。也就是说该 41 岁男子今后 10 年发生冠心病死亡的可能危险是 3598/10 万，是当地该人群平均死亡水平的 1.917 倍。

在对当地前 10～15 种有较明确危险因素的主要疾病评价存在死亡危险时，其余死因均归入其他原因组。由于该组死因多样化且无明确危险因素可以评价，因而用平均死亡概率来表示其他死因这一组的存在死亡危险，并将该组的组合危险分数看作 1.0。

将被评价个体的各种死亡原因的存在死亡危险相加，再加上其他死因的存在死亡危险，其结果就是总的存在死亡危险。如表 6-1 所示，某 41 岁男性总的存在死亡危险为第 7 列中数据纵向求和，即：

3598.209+541.5+660.0+22.2+42.18+40.4+16.7+111.0+111.0+39.2+11.2+1987=7180.589（/10 万）。

4. 计算评价年龄　评价年龄（appraisal age）是依据年龄与死亡概率之间的函数关系，按个体所存在的危险因素计算的预期死亡率水平而求出的年龄。具体方法是用评价对象总的存在死亡危险查健康评价年龄表（表 6-4），即可得出相应的评价年龄。

健康评价年龄表左边一列是男性总的存在死亡危险（1/10 万），右边一列是女性总的存在死亡危险（1/10 万），中间部分最上面纵标目中两行数值（0～9）是个体实际年龄的最末一位数字，其余主体部分是相应的评价年龄。例如，表 6-1 中该 41 岁男性总的存在死亡危险为 7180.589/10 万，查健康评价年龄表（表 6-4），该数值介于 6830 和 7570 之间，该男性实际年龄为 41 岁，最末一位数字是 1，据此在纵标目中先找到 1，再在其对应的列中查出 6830 的评价年龄为 43 岁，7570 的评价年龄为 44 岁。因此，用内插法计算得出该男子的评价年龄为 43.5 岁，计算公式如下：（7180.589−6830）/（7570−6830）=（X−43）/（44−43），X=43.5。

表 6-4　健康评价年龄表

男性存在死亡危险（1/10万）	实际年龄最末一位数					女性存在死亡危险（1/10万）	男性存在死亡危险（1/10万）	实际年龄最末一位数					女性存在死亡危险（1/10万）
	0	1	2	3	4			0	1	2	3	4	
	5	6	7	8	9			5	6	7	8	9	
530	5	6	7	8	9	350	4510	38	39	40	41	42	2550
570	6	7	8	9	10	350	5010	39	40	41	42	43	2780
630	7	8	9	10	11	350	5560	40	41	42	43	44	3020
710	8	9	10	11	12	360	6160	41	42	43	44	45	3280
790	9	10	11	12	13	380	6830	42	43	44	45	46	3560
880	10	11	12	13	14	410	7570	43	44	45	46	47	3870
990	11	12	13	14	15	430	8380	44	45	46	47	48	4220
1110	12	13	14	15	16	460	9260	45	46	47	48	49	4600
1230	13	14	15	16	17	490	10190	46	47	48	49	50	5000
1350	14	15	16	17	18	520	11160	47	48	49	50	51	5420
1440	15	16	17	18	19	550	12170	48	49	50	51	52	5860
1500	16	17	18	19	20	570	13230	49	50	51	52	53	6330
1540	17	18	19	20	21	600	14340	50	51	52	53	54	6850
1560	18	19	20	21	22	620	15530	51	52	53	54	55	7440
1570	19	20	21	22	23	640	16830	52	53	54	55	56	8110
1580	20	21	22	23	24	660	18260	53	54	55	56	57	8870
1590	21	22	23	24	25	690	19820	54	55	56	57	58	9730
1590	22	23	24	25	26	720	21490	55	56	57	58	59	10680
1590	23	24	25	26	27	750	23260	56	57	58	59	60	11720
1600	24	25	26	27	28	790	25140	57	58	59	60	61	12860
1620	25	26	27	28	29	840	27120	58	59	60	61	62	14100
1660	26	27	28	29	30	900	29210	59	60	61	62	63	15450
1730	27	28	29	30	31	970	31420	60	61	62	63	64	16930
1830	28	29	30	31	32	1040	33760	61	62	63	64	65	18560
1960	29	30	31	32	33	1130	36220	62	63	64	65	66	20360
2120	30	31	32	33	34	1220	38810	63	64	65	66	67	22340
2310	31	32	33	34	35	1330	41540	64	65	66	67	68	24520
2520	32	33	34	35	36	1460	44410	65	66	67	68	69	26920
2760	33	34	35	36	37	1600	47440	66	67	68	69	70	29560
3030	34	35	36	37	38	1760	50650	67	68	69	70	71	32470
3330	35	36	37	38	39	1930	54070	68	69	70	71	72	35690
3670	36	37	38	39	40	2120	57720	69	70	71	72	73	39250
4060	37	38	39	40	41	2330	61640	70	71	72	73	74	43200

5. 计算增长年龄 增长年龄（achievable age）是指通过努力降低危险因素后可能达到的预期年龄，又称可达到年龄。它是根据已存在的危险因素，提出可能降低危险因素的措施后预计的死亡水平求出的新评价年龄。表 6-1 中第 8 ～ 11 列都用于计算增长年龄，计算方法与计算评价年龄相似。首先将医生建议的可能改变的危险因素指标值填入第 8 列，然后根据新指标值查危险分数转换表，将查得的新危险分数列在第 9 列，再计算出新的组合危险分数填入第 10 列，由第 2 列乘以第 10 列所得的新存在死亡危险填入第 11 列，最后计算出总的新存在死亡危险，查健康评价年龄表（表 6-4），即可得到增长年龄。例如，表 6-1 中该 41 岁男性如果遵照医嘱，完全去除可以改变的危险因素（如体力活动少、体重超重等），重新计算的合计死亡危险为 3443.489/10 万，查得增长年龄为 36 岁。可见，增长年龄是健康危险因素减少或去除以后的一个估计值。

6. 计算危险降低程度 危险降低程度指的是如果评价对象根据医生建议改变了现有的危险因素，其死亡危险能够降低的程度，用存在死亡危险降低百分比表示。表 6-1 中第 12 列是危险降低的绝对量，用存在死亡危险（第 7 列）减去新存在死亡危险（第 11 列）求得。第 13 列为死亡危险降低程度的百分比，表示的是这一危险降低量占改变前总存在死亡危险的比例，由每种死因的危险降低量（第 12 列）除以总存在死亡危险得到。例如，表 6-1 中该 41 岁男性冠心病死亡危险降低量＝ 3598.209−219.609=3378.6（/10 万），冠心病死亡危险降低百分比＝ 3378.6/7180.589 × 100%=47%。以此类推。

第三节 健康危险因素评价的应用

健康危险因素评价按其应用对象和范围，可分为个体评价和群体评价。个体评价结果可被用来对个体的健康状况进行预测并作为健康教育与咨询、健康管理的理论依据，促进个体改变不良行为生活方式，控制与降低健康危险因素的危害，从而阻止或延缓疾病的发生发展。群体评价结果可使管理者了解危险因素在人群中分布及其严重程度，为确定疾病防治工作重点、制定干预策略和措施提供依据。

一、个体评价

健康危险因素的个体评价，主要是通过比较评价对象的实际年龄、评价年龄和增长年龄三者之间的差别，以此了解并评价危险因素对寿命可能影响的程度，以及降低危险因素后寿命可能延长的程度，进而增强行为干预的效果。

一般来说，如果评价年龄大于实际年龄，表明评价对象存在的危险因素高于平均水平，即死亡概率可能高于当地同性别年龄组人群的平均水平。增长年龄与评价年龄的差值，说明评价对象采取降低危险因素的措施后可能延长的寿命年数，也就是用年龄来表达的死亡概率降低水平。根据实际年龄、评价年龄和增长年龄三者间的数量关系，一般将个体分为以下四种类型。

1. 健康型（healthy type） 评价年龄小于实际年龄，这样的个体属于健康型，说明个体存在的危险因素低于平均水平，预期健康状况较好。例如，图 6-1，某个体实际年龄为 47 岁，其评价年龄为 43 岁，则说明该个体可能处于 43 岁年龄组人群的死亡概率，健康水平优于 47 岁的同龄人群。当然，这一类型个体仍有降低危险因素的可能，但由于存在的危险因素较少，降低有限，故延长预期寿命有限。

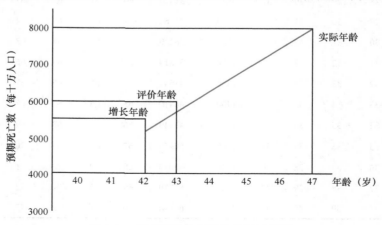

图 6-1 健康型三种年龄的关系示意图

2. 自创性危险因素型（self-made risk type） 评价年龄大于实际年龄，而且评价年龄与增长年龄之差大（＞1岁），这样的个体属于自创性危险因素型。例如，表6-1列举的某男性个体，实际年龄为41岁，计算得到的评价年龄为43.5岁、增长年龄为36岁（图6-2），其评价年龄大于实际年龄，且评价年龄与增长年龄相差较大，说明该个体存在的危险因素较平均水平为高。其危险因素多数是自创性的，即主要来自个人的不良行为和生活方式，是可以通过自身的行为改变降低和去除，降低危险因素后，能明显延长预期寿命。

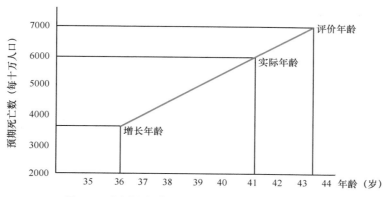

图 6-2　自创性危险因素型三种年龄的关系示意图

3. 难以改变的危险因素型（hard-changed risk type） 评价年龄大于实际年龄，但评价年龄与增长年龄之差小（≤1岁），这样的个体属于难以改变的危险因素型，又称历史危险因素型。例如，图6-3，某个体实际年龄为41岁，评价年龄为47岁，增长年龄为46岁，其评价年龄与增长年龄相差仅1岁。说明该个体的危险因素主要是来自既往疾病史或生物遗传因素，而这些危险因素通常难以被降低或改变，即使有所改变，效果可能也不明显。因此，延长预期寿命的余地不大。

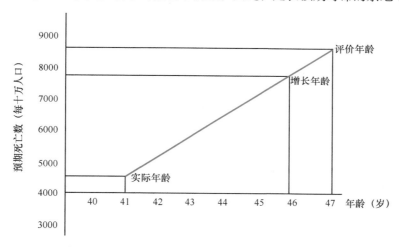

图 6-3　难以改变的危险因素型三种年龄的关系示意图

4. 一般性危险型（general risk type） 实际年龄接近评价年龄，评价年龄又和增长年龄相近，这样的个体属于一般性危险型。说明这种类型个体存在的危险因素接近于轻微危害程度，危险因素类型和水平接近当地人群的平均水平，降低危险因素的可能性有限。因此，预期寿命相当于当地同人群平均水平。

健康危险因素的个体评价除了上述方式外，还可以针对某一种危险因素进行分析。如减少吸烟的危险因素，或控制超体重的危险因素，又或减少体力活动不足（坐着工作和娱乐）危险因素等，以同样的方法计算评价年龄和增长年龄，两者的差值大小可以反映某一种危险因素对个体预期寿命的影响程度。

危险因素对个体预期寿命的影响程度同样可以用改变危险因素后，死亡危险的降低程度来说明。例如，表6-1列举的某41岁男性个体，若其改变行为生活方式降低危险因素后，总死亡危险可降低52%，冠心病的死亡危险可降低47%。

二、群体评价

在个体评价的基础上，群体评价一般可从以下几个方面进行：

1. 不同人群危险程度评价 在进行个体评价中，根据实际年龄、评价年龄和增长年龄三者之间的关系将评价对象划分为四种类型，即健康型、自创性危险因素型、难以改变的危险因素型和一般性危险型。在进行不同人群危险程度分析时，将属于健康型的个体归为健康组，属于自创性危险因素型、难以改变的危险因素型的个体归为危险组，属于一般性危险型的个体归为一般组。可根据人群中上述三种类型的人所占比重的大小来分析某个人群的危险水平高，从而确定防治重点。一般来说，某一人群中处于危险组的人越多，则该人群的危险水平就越高。此外，还可以根据不同性别、年龄、职业、文化程度及经济水平等人群特征分别进行危险水平分析。

2. 危险因素属性分析 危险因素按照其属性可分为难以改变的危险因素和自创性危险因素两大类。而大多数与慢性病有关的危险因素均属于后者，是由行为生活方式所致，是自我行为造成的结果，所以，这一类危险因素是可以通过健康教育和行为干预发生转变或消除的。在进行群体评价时，计算危险组人群中难以改变的危险因素与自创性危险因素的比例，可以分析有多大比重的危险因素可以避免，以便有针对性的采取措施进行干预，降低死亡或疾病风险，提高人群的健康水平。例如，某社区居民健康危险因素调查结果显示（表6-5），男性的危险因素多属于自创性危险因素，可以通过改变不良行为生活方式而去除，而女性则主要是难以改变、不易去除的危险因素。因此，对男性居民进行健康教育以建立健康的行为生活方式比女性更为重要和迫切。

表 6-5 某社区不同性别人群危险因素的属性构成

危险因素	男		女	
	人数	%	人数	%
不易去除危险因素	15	13.51	78	70.27
可去除危险因素	96	86.49	33	29.73
合计	111	100.00	111	100.00

3. 单项危险因素对人群健康影响的分析 当人群存在危险因素较多时，可以通过分析各种危险因素对健康状况的影响，从而了解和判断出对当地人群健康危害最严重的危险因素，以便有针对性地制订干预措施。可以用危险程度作为危险因素影响群体健康状况的指标。其分析方法是将各个体扣除某一单项危险因素后计算所得的增长年龄与评价年龄之差的均数作为单项危险强度，同时将这一危险因素在评价人群中所占的比重作为危险频度，将危险强度乘以危险频度得出危险程度（即危险强度 × 危险频度＝危险程度）。例如，表6-6中列出了各单项危险因素对某社区男性健康状况影响的强度、频度及程度。当去除吸烟这一危险因素后，算出的各评价个体的增长年龄与评价年龄之差的均数为0.84岁，而在评价人群中吸烟者所占比例为60.70%。因此，吸烟对人群的危险程度为0.84×60.70%=0.51岁。同理，饮酒的危险程度是0.77岁，缺乏常规体检的危险程度是0.27岁。可见，某一单项危险因素对群体健康状况的影响，与该危险因素对个体的影响程度及其在人群中的分布范围有关。有些危险因素虽然对个体的影响较大，但如果这些因素在人群中分布范围有限，那么该因素对整个人群的危险程度并不严重。反之，有些危险因素对个体的健康影响并不十分严重，但由于其在人群中分布范围较广，则该因素就成了需要引起重视的因素。

表 6-6 单项危险因素对某社区男性健康状况的影响

危险因素	危险强度（岁）	危险频度（%）	危险程度（岁）
吸烟	0.84	60.70	0.51
饮酒	1.73	44.78	0.77
缺乏常规体检	0.33	83.08	0.27

续表

危险因素	危险强度（岁）	危险频度（%）	危险程度（岁）
常感压抑	0.94	17.91	0.17
常生闷气	0.89	12.44	0.11
血压高	0.34	11.44	0.04
缺乏锻炼	0.07	43.28	0.03

通过对不同人群开展健康危险因素评价的危险度分析，可以找出需要干预的重点人群；通过对危险因素属性的分析，有助于制订针对不同人群的疾病干预措施；通过对单项危险因素人群健康影响的分析，则为确定需重点干预的危险因素提供了依据。

总之，健康危险因素评价作为一种健康促进的技术，是预防慢性病的一项有效手段，方法简便易行，结果直观，人们易于接受，是一种值得推广应用的技术与方法。它可被应用于对个体或群体健康状况进行科学预测，有助于发现疾病防治工作中的重点疾病、重点危险因素和重点对象，有助于制订针对性强的个体化或群体化的干预措施，促使人们改变不良的行为生活方式，降低或消除各种健康危险因素，从而达到减少疾病、增进健康、延年益寿的目的。

知识拓展 6-1　　　　　健康管理学科发展回顾与展望

一、健康管理的概念及要素

健康管理是以现代健康概念和中医"治未病"思想为指导，运用医学、管理学等相关学科的理论、技术和方法，对个体或群体健康状况及影响健康的危险因素进行全面连续的检测、评估和干预，实现以促进人人健康为目标的新型医学服务过程。其主体是经过系统医学教育培训并取得资质者；客体是健康、亚健康、慢性病早期或康复期人群；重点是对慢性病风险因素实施评估和有效干预、对慢性病实施规范管理和控制；两大支撑点是健康管理适宜技术和信息技术；健康管理的理念是"病前主动防，病后科学管，跟踪不间断"。

二、健康管理学科的发展机遇

2013 年 9 月国务院发布《关于促进健康服务业发展的若干意见》（国发〔2013〕40 号），提出了促进健康服务业发展的七大政策措施：放宽健康服务市场准入条件，放宽对康复医院、老年病医院、儿童医院、护理院等营利性医院的数量、规模、布局的限制；扩大健康服务业用地供给；鼓励金融机构创新适合健康服务业特点的金融产品和服务方式；将社会资本举办的医疗机构纳入财政专项资金和政府投资补助范围；强调"简、便、验、廉"的中医药在农村这一健康服务业大市场充分施展其医疗预防保健优势；落实并健全购买健康保险的税收政策；健全服务标准体系，规范服务行为，完善监督机制等。2015 年 4 月国务院还发布了《关于中医药健康服务发展规划(2015—2020 年)》（国办发〔2015〕32 号）。这些政策的颁布都为健康管理服务市场的发展创造了十分有利的政策环境。同时，也为健康管理学科的发展带来了良好的发展机遇。

三、健康管理服务业的发展

自 2000 年以来，我国健康管理服务日益增多，内容丰富，发展迅速。目前，健康管理服务内容已从单一的健康体检与生活方式指导，发展到个体或群体全面健康检测、健康风险评估与控制、健康促进和健康干预等，促进了健康服务业的蓬勃发展。健康服务业是以维护和促进人民群众身心健康为目标，主要包括医疗服务、健康管理与促进、健康保险及相关服务，涉及药品、医疗器械、保健用品、保健食品、健身产品、IT 产品、物联网和互联网等支撑产业。健康服务业覆盖面广、产业链长，但是，目前我国健康相关产业存在规模小、服务供给不足，服务体系不完善，监管机制不健全，开放程度低，观念相对滞后等问题。但是《关于促进健康服务业发展的若干意见》（国发〔2013〕40 号）的发布，将对医疗服务能力提升、健康管理与促进服务水平提高、健康保险服务完善、健康服务相关支撑产业规模扩大、健康服务业发展环境优化等产生积极促进作用。

健康管理行业日趋规范，为了推动健康管理发展的法制化、规范化、科学化进程，2007年中华医学会健康管理学分会成立，同年《中华健康管理学杂志》创刊，这标志着我国健康管理学术理论研究与行业开始步入科学规范有序发展的轨道。2009年，随着国家第一个健康管理国家支撑计划课题《中国人个人健康管理信息系统的构建与应用》的实施，健康管理正式纳入国家现代医学创新体系和"十二五"国家医学科技规划。随后，全国性的健康管理学术组织（学会/协会）相继成立，成为学术与行业的旗帜，如中华医学会健康管理学分会、中国医师协会医师健康保险与健康管理专业委员会等。随着健康管理研究的不断深入，健康管理学创新体系已成为现代医学科技五大创新体系之一。

四、健康管理人才培养

2011年9月16日，国内高校首家健康管理学院在杭州师范大学正式成立。2014年杭州师范大学开始招收"治未病与健康管理"首届博士研究生，这标志着我国健康管理专业本科——硕士——博士完整的人才培养体系正式建立。

高校健康管理人才培养体系逐步建立的同时，社会化健康管理职业培训体系日趋形成，国家健康管理师职业培训就是一个范例。健康管理师是卫生行业特有的国家职业，其国家职业资格证书是对持证人从事健康监测、健康评价、健康维护、健康促进等相关工作技术水平的认证，是其具有相应专业水平的证明，由该职业全国唯一认证单位——卫生部职业技能鉴定指导中心组织鉴定及发证。学员经培训后，参加卫生部职业技能鉴定中心组织的国家职业资格健康管理师鉴定考核，考核通过者将获得由劳动部、卫生部颁发的相应级别的国家职业资格证书，并在中国卫生人才网发布考核合格学员证书及相关信息，提供学员成绩和证书编号查询。2014年起，民政部也开始启动全国老年健康管理职业师培训工作。

五、健康管理理论研究付诸实践

近年来，健康管理理论研究不断深入，并积极探索"政产学研用"一体化的协同创新模式，力求通过多学科优势资源的交叉融合积极推进健康管理理论及科研成果快速、科学、高效地应用于实践。2011年3月，全国首个智能健康管理研究院在杭州师范大学成立。2013年底，杭州师范大学"移动健康管理系统"教育部工程研究中心获批。这两大智能健康管理平台整合了健康管理、信息科学、临床医学、预防医学、医疗器械等多学科领域的资源，通过广泛与多家健康科技有限公司、医疗与信息技术相关部门、企事业单位进行全面合作，重点针对健康信息采集、评估及干预，进行集成创新微型、智能、数字化人体穿戴式多参量医学传感终端，实现人体多项生理参数的微创/无创、实时、准确获取，开展随时随地、形式多样的交互式移动健康服务，建立家庭-社区-医院健康服务模式，实现生命无缝隙监护和健康管理，并逐步起到应用示范作用。

2012年11月20日，杭州师范大学与绿城房地产集团举行养老事业协同创新签约仪式。合作双方在颐养服务和老年教育两方面展开合作。2014年9月，绿城乌镇颐乐学院一期和二期已经完成交付，中国首个学院式养老社区正式运营，这也成了健康管理理念及科研成果成功付诸实践的一大典范。2015年底在杭州桐庐，一个全新的健康文化、健康养生、健康教育、健康管理的特色小镇——江南养生文化村，建成投入使用，是中医药健康服务学术研究的引领者和服务模式的创新者。

探索"医改"这一世界性难题的中国式解决办法，走中国特色的健康管理之路已成为解决中国老龄化进程加剧及慢性病井喷态势发展的最佳选择。加之国家大力支持，政府积极引导，社会广泛参与，民众积极配合，健康管理未来发展之路前景无限光明。

Summary

1. Health risk factors are the inducing factors related to the occurrence, development and prognosis of chronic diseases that exist both inside and outside the organisms. Health risk factors can be put into four categories: environmental risk factors, psychological and behavior risk factors, biological genetic risk factors, and risk factors in medical health services. The characteristics of health risk factors are long latent period, feeble specificity, obvious combination effects, universal existence.

2. Health Risk Factors Appraisal （HRFA） is the technological method that studies the linear correlations of the conditional quantity and the rule between risk factors and the morbidity and mortality of chronic diseases. The main purpose of the method are to promote people to change their bad behavior, reduce risk factors, improve the quality of life, and then improve the overall health level of the population.

3. The HFRA can be divided into individual evaluation and group evaluation according to its application object and scope. According to the quantitative relationship among actual age, evaluation age and growth age, individuals can be classified into four types: health type, self-made risk type, hard-changed risk type, and general risk type. Group evaluation is based on individual evaluation and generally includes the analysis of several aspects: degree of risk of different groups, attribute of risk factors, and influence of signal-item risk factor on population health.

【思考题】

1. 简述健康危险因素的概念、分类及特点。

2. 简述危险因素对人体健康的作用过程分为哪六个阶段。

3. 评价年龄与增长年龄的含义及区别是什么?

4. 根据实际年龄、评价年龄以及增长年龄三者之间的量值关系,将评价的个体分为哪四种类型? 其特点分别是什么?

5. 试述健康危险因素评价的基本思想及步骤。

（王良君）

第七章　生命质量评价

【学习目标】

通过本章的学习，掌握生命质量、健康相关生命质量的概念，生命质量评价的内容；熟悉生命质量评价的方法和常用测量工具；了解生命质量的构成、特性以及生命质量评价的应用。

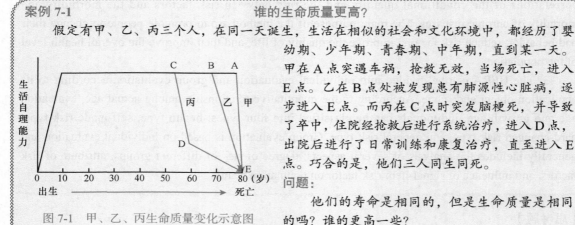

案例 7-1　　　　　　　　　　　　　　谁的生命质量更高？

假定有甲、乙、丙三个人，在同一天诞生，生活在相似的社会和文化环境中，都经历了婴幼期、少年期、青春期、中年期，直到某一天。甲在 A 点突遇车祸，抢救无效，当场死亡，进入 E 点。乙在 B 点处被发现患有肺源性心脏病，逐步进入 E 点。而丙在 C 点时突发脑梗死，并导致了卒中，住院经抢救后进行系统治疗，进入 D 点，出院后进行了日常训练和康复治疗，直至进入 E 点。巧合的是，他们三人同生同死。

问题：

他们的寿命是相同的，但是生命质量是相同的吗？谁的更高一些？

图 7-1　甲、乙、丙生命质量变化示意图

在生物医学模式的影响下，人们对健康的认识局限于不生病，对疾病疗效的评价局限于生理的客观指标，即症状、体征的消失或好转，医疗卫生人员针对的是疾病本身，而不是病人，评价人群的健康状况也仅是使用发病率、患病率、生存率等反应负性健康的指标。但是，随着人们健康观念的改善、人类疾病谱的改变以及医学模式的转变，从 20 世纪 70 年代末医学界引入了生命质量的概念，从个体主观感受的角度综合评价个人和群体的健康状况，也已开展多地域、多国家、多文化的人群研究。

第一节　生命质量的概述

一、生命质量研究的发展

生命质量（quality of life，QOL），又称生存质量、生活质量。从健康和医学角度考虑，译为"生命质量"更为合适。20 世纪 30 年代美国最早出现了生活质量的研究，用生活质量描述人们的生活现状。1958 年美国经济学者 J．K．Calbraith 在《富裕社会》一书中提出，生活质量是指人们在生活舒适、便利程度以及精神上所得到的享受或乐趣；1976 年 A．Campbell 等将生活质量定义为生活幸福的总体感觉，认为生活质量是对生活各个方面的评价和总结；1993 年 WHO 将生活质量定义为个体根据其所处的文化背景、风俗习惯、价值系统决定对自身生活的主观感受，它受个体目标、期望值、标准和个体的关注点等因素影响。总体而言，生活质量多应用在社会学领域，主要用某些社会和环境的客观指标以及人们对此的主观反应性指标来衡量，如收入与消费水平、受教育程度、就业率、人均住房面积、幸福感指数等。

随着人们对健康评价的认识不断深入，健康评价不断呈现出从测量生存时间转向强调病人治疗后恢复活动的能力，从生物治疗转向生物 - 心理 - 社会（家庭）治疗，从关注客观生物指标转向关注病人自我感受，从只关注负向指标转向正负向指标兼顾，从由卫生技术人员或相关人员评价转向自我评价，关注的终点从治愈或好转转向改善病人各维度的适应能力，评价的对象从群体转向个体。从 20 世纪 40 年代末开始，医学领域广泛开展了生命质量研究。1948 年，Kamofsky 和 Burchenal 用机能状况量表测量癌症化疗病人的身体机能状况。1976 年，Priestman 等用线性模拟自我评估量表

对乳腺癌病人化疗前后的健康感觉、情绪、活动水平、疼痛、恶心、食欲、家庭事务能力、社会活动和焦虑水平进行测定。1977 年，医学索引（index medicus，IM）第一次用"quality of life"作为医学主题词取代"philosophy"，收入医学主题词（medical subject headings，MeSH）。美国药品与食品管理局（Food and Drug Administration，FDA）也于 1985 年开始在接受新药时要求同时递交药物对病人生存质量和生存时间影响的资料。1992 年，出版了专门的生命质量研究杂志（*Quality of Life Research*），1994 年，成立了国际生命质量研究协会（International Society for Quality of Life Research，ISOQOL)，这些都推动了生命质量领域在概念、模型、测评工具发展、基础研究与临床应用等方面深入发展。

我们正在进入一个新的时代，来自病人功能状态、良好适应和其他重要卫生保健信息被常规收集，以弥合现有卫生健康信息不足所造成的裂痕。希望能最佳使用卫生投入的管理者，致力于给予病人最佳健康结局的医生，以及评价新的治疗方案和技术的临床研究者，都试图利用这些信息来比较不同卫生服务的成本和效益。

二、生命质量的概念与构成

（一）生命质量的概念

学者们从各自的专业角度出发，对生命质量的概念进行了阐述，但是还没有公认的定义。如 Levi 认为：生命质量是对个人或群体所感受到的躯体、心理、社会各方面良好适应状态的一种综合测量，而测得的结果是用幸福感、满意感或满足感来表示的。Walker 认为：生命质量是指人的身体和心理特征及由此而确定的个人行为功能状态，它描述个人的执行功能并从中得到满足的能力。Hornquist 等认为生命质量是个体的幸福和生活满意程度，是个体对总的生存以及生理、精神、社会关系、地位、活动能力或行为和婚姻等 6 个方面的主观感受及其需要被满足的程度或其感到幸福的程度。Cella 认为：生命质量是病人对现在的功能状态与其预期或认为可达到的功能状态相比时产生的赞同感和满足感。Katz 认为：生命质量是完成日常工作、参与社会活动和追求个人爱好的能力，是病人对生活环境的满意程度和对生活的全面评价，包括认知、情感和行为方面。

WHO 将生命质量定义为：不同的文化和价值体系中的个体对与他们的生活目标、期望、标准，以及所关心事情有关的生活状态的体验。这一概念包含了个体的生理健康、心理状态、独立能力、社会关系、个人信仰和与周围环境的关系。

（二）健康相关生命质量的概念

健康相关生命质量（health-related quality of life，HRQOL）是指在疾病、意外损伤及医疗干预的影响下，测定与个人生活事件相联系的主观健康状态和个体满意度。健康状态和主观体验构成了 HRQOL 的主要内容。健康状态是从生理、心理和社会适应能力三方面来描述人们的功能状态，相对比较客观，疾病、老化、医疗干预和社会环境改变，都会导致三者发生改变。主观体验是指人们的需求和愿望得到满足时产生的主观反应，反映人们对当前健康、未来健康、社会生活诸方面和自我整体健康等的认识与评判，这种评判受到经济、文化背景和价值观念的影响。

（三）健康相关生命质量的构成

对于生命质量的不同理解导致了生命质量构成的不同。如 M. K. Aaronson 认为 HRQOL 是一个多维的概念，主要包括机能状态（functional status）、心理和社会的良好状况（psychological and social well-being）、健康意识（health perception）和疾病治疗的相关症状（disease and treatment related symptoms）。其中机能状态包括生理、心理、个人角色的机能，良好的心理健康状况涉及精神健康、情绪积极，有活力。A. J. Morales 认为 HRQOL 主要由下述 4 个方面组成：生理和职业功能（physical and occupational function）、心理状态（psychological state）、社会互动状况（social interaction）、经济状况或因素（economic status or factors）。B. R. Ferrell 提出一个生命质量四维模式结构，即身体健康状况、心理健康状况、社会健康状况和精神健康状况。世界卫生组织的生命质量测定包括生理状况、心理状况、独立性、社会关系、环境、宗教信仰与精神寄托 6 个领域，每个领域包括一些小方面，共 24 个小方面。P. J. Hollen 等认为 HRQOL 的研究范围大致如下所示（表 7-1）。

表 7-1　Hollen 等的 HRQOL 的研究范围

生理（physical）	功能（functional）	心理（psychological）	社会（social）	精神（spiritual）
疾病症状	活动水平	情绪良好	社会关系	生活意义
治疗副作用	任职状态	情绪压抑	工作角色	宗教问题
压抑表现	角色状态		业余休闲	
	性功能		财政状况	

（四）健康相关生命质量的测定

尽管目前对生命质量的构成尚未形成共识，但绝大多数研究者认同 HRQOL 的测定包括：生理问题（症状、疼痛），功能（活动），家庭良好适应，精神，治疗满意度，对未来的取向，性及亲密行为，社会功能和职业功能。在实际应用过程中，生命质量的测定逐渐形成两种方法：一是统一界定生命质量的各个方面，制订一个代表不同人群共性的多维量表，根据需要附加一个较短的特异问卷来评价特定人群的生命质量，使得研究结果既有可比性又有针对性；二是限定只测量某一层次的生命质量，这样可在较少的工作量下解决实际问题，而且相同限定条件下，不同群体间研究也具有可比性。

生命数量（quantity of life）是指个体生存时间的长度。生存数量和质量相互联系、相互制约，是人类生存的两个方面。生命数量是生命质量的基础，只有具备一定的生命数量，才可能谈及生命质量。因此，生命质量评价主要应用于慢性病或其他有一定生命数量基础的人群。

追求最长的生存时间和最高的生命质量是人类的最终目的，但有时人们可能不得不牺牲一定生命数量来换取更好的生命质量，反之亦然。例如，鼻咽癌可采取根治手术和放射性疗法两种方案，前者可明显延长病人的生存时间，但导致病人丧失语言功能，生命质量下降；后者虽然不能明显延长病人的生存时间，但可以保留部分或全部语言功能。生命质量与数量是辩证统一的。

（五）健康相关生命质量的特点

1. 评价内容的综合性　生命质量的评价需要多维度指标综合评价，单一维度指标不能评价生命质量的全部。对于 HRQOL 的评价，基本包括了生理功能、心理功能、社会适应能力和一般性的总体感觉（即主观体验）4 个方面。

2. 评价通常采用主观指标而非客观指标　在 HRQOL 评价中，一般用自我照料、躯体活动能力等来反映生理功能，用情感活动和认知能力来说明心理功能等。多采用功能或行为术语来说明个体所处的状态，而非临床诊断和实验室检查结果。

3. 多采用自我评价　HRQOL 评价是一种个体主观评价，通常是通过了解被评价对象的功能状态和自我感受进行评价，评价问题具有普遍性，便于不同人群和不同疾病间的比较。评价一般采用自评方式，很少采用他评的方法。

4. 病人或特殊人群是评价核心　生命质量评价内容应反映评价对象所关切的问题，如肿瘤病人的心理状态应将重点放在恐惧、焦虑和抑郁等问题上，而 HIV 感染者的心理状态就应该着眼于社会歧视和生活态度。

5. 生命质量评价具有动态性　一般认为，生命质量应该随着生存时间的变化而变化。在不同时点进行 HRQOL 评价，能够较好地反映出疾病的严重程度、治疗效果、衰老导致的机能减退和其他卫生保健措施的作用。

6. 其内涵、测量和评价具有明显的文化依赖性　个体对生命质量的主观体验（自我评价）是由深深根植于自身文化的价值影响所形成的，个体自身的价值观、信念和判断力会影响个体对总体健康和生活状况的态度和感受。社会支持、宗教信仰对生命质量的各个维度均有不同程度的影响。

7. 既可揭示个体健康状况，又可用于反映群体健康水平的高低　可以通过生命质量量表，比较某个体不同时点的生命质量，也可以比较不同国家、不同地区、不同民族人群的生命质量和发展水平。

第二节 生命质量评价的内容、方法与过程

生命质量评价是指具有一定生命数量的人在一定时点上的生命质量的表现。就个体而言，生命质量评价是基于个体客观健康状态的自我认知、对健康的预期、随着健康素养改变而改变的健康意识、卫生体系反应性的满意度等，生命质量的自我评价是动态的、变化的，存在"反应转移（response shift）"现象。就群体而言，生命质量评价是建立在一定的文化价值体系之上的，具有文化依赖性。

一、生命质量评价的内容

生命质量评价的基本内容包括生理状态、心理状态、社会功能状态、主观判断与满意度以及与某一具体卫生健康问题的相关症状等内容（表7-2）。但并不是每一个研究中都要包含上述所有内容，应根据评价目的和评价对象的特征来选择评价内容。

表 7-2 生命质量评价的基本内容

概念/分类	定义/指征
满意度与幸福感	健康需求满足程度的判断及综合感觉
对健康总的感受	自我判定健康、感到健康或担忧健康
生理功能状态	
活动受限	在躯体活动、移动和自我照顾方面受限
体力适度	进行一般的体力活动无疲劳感和虚弱感
角色受限	如工作、学习和家务等通常角色活动受限
心理功能状态	
情绪反应	对事物的体验，包括压抑、忧虑、痛苦和恐惧
认知功能	意识、机智、定向、推理及记忆力
社会功能状态	
社会交往	与人们、亲人和朋友交往的频率
社会融合	以成员身份参与社会组织活动
社会接触	与亲友交往，参加集体活动
亲密关系	获得亲密感和支持感
机会	因健康而达成机会平等
社会资源	社会关系、网络的数量和质量
疾病	
主诉	病人自述生理和心理症状、感觉、疼痛或其他不能直接观察的感受
体征	体检发现的缺陷与异常表现
自我报告疾病	病人自述有病或损伤
生理测定	生理测定读数及临床解释，如脉搏、血压等
组织改变	病理学证据
诊断	临床判断的证据
失能	因健康问题带来的工作能力丧失
死亡	死亡率、生存率

（一）生理状态

1. 活动受限　是指日常生活活动能力因为健康问题而受到的限制，包括三个层次：躯体活动受限，如屈体、弯腰、行走困难等；迁移受限，如卧床、不能驱车、不能利用交通工具等；自我照顾能力下降，如不能自行梳洗、穿衣和进食等。通常所说的基本日常生活活动能力（basic activities of daily living，BADL）是指穿衣、进食、洗澡、上厕所、室内走动等 5 项指标，这是康复评价中最常用的指标。

2. 社会角色受限　社会角色是由经济、职业、文化背景等因素决定的个人在社会关系中的位置，以及与其位置相适应的社会义务、责任和社会功能。健康问题常引起角色功能受限，包括主要角色活动的种类和数量受限、角色紧张和角色冲突等。角色功能反映了躯体健康状况和角色活动的一般需求，因此不仅反映病人的生理状态，而且还反映心理状态和社会生活状态，是评价病人生命质量的一个综合性指标。

3. 体力适度性　主要指个人在日常活动中所表现出的疲劳感、无力和虚弱感。许多疾病并不导致躯体活动受限，但通过降低病人的体力而使其角色功能下降。体力适度是一个相对概念，不同的社会角色在日常活动中所支付的体力是不同的，因此，病中或病后所表现出的体力适度也是不同的。

（二）心理状态

所有的疾病都会给病人带来不同程度的心理变化，主要是情绪和意识。情绪反应和认知功能的测定是生命质量评价又一重要组成成分。

1. 情绪反应　情绪是指个体感知外界事物后所产生的一种体验，包括正向体验如愉快、兴奋、满足和自豪等，以及负向体验如恐惧、抑郁、焦虑和紧张等。情绪反应是生命质量测量中最敏感的部分，不仅直接受疾病和治疗措施的影响，也能间接地表现出病人的生理状态和社会功能状态的变化。测量情绪反应的目的与一般医学心理测量量表不同，后者是为了鉴定心理障碍病人，而前者则强调情感平衡，故生命质量评价不仅重视负向情绪，还重视正向情绪。

2. 认知功能　包括时间与地点的定向、理解力、抽象思维、注意力、记忆力以及解决问题的能力等，它们是个人完成各种活动所需要的基本能力。认知功能障碍常常发生于特定的疾病或疾病的特定阶段以及到达一定年龄段的老年人。任何疾病的晚期，都伴有认知功能的障碍，包括机智、思维、注意力和记忆力的损失。由于认知功能的改变是渐进的，因此，认知功能在生命质量测量中不是一个敏感的指标，是否纳入生命质量测量内容要依研究目的和对象而定。

（三）社会功能状态

1. 社会资源　生命质量中的社会资源（social resource）是指个人的社会网络与社会联系，包括网络的数量与质量。社会支持网络数量指可能与评价对象交往的朋友、亲属、邻居、同事等的数目；质量则是各种人际关系的紧密程度，即评价对象可能得到的社会支持的强度，社会支持只能由个体来判断并通过向个体直接询问获得结果。社会网络通过社会交往给予个人情感性或工具性支持，前者如激励、同情和自尊，后者如经济、劝告和指导等。社会资源的测量代表了个体对其人际关系充足度的评判，包括与能够倾听私人问题并提供实质性帮助和陪伴的亲友的联系。

2. 社会交往　社会交往（social communication）是指评价对象与其他人的实际交往密度和强度。社会交往根据其深度，可分为三个层次：一是社会融合，即指个人属于一个或几个高度紧密的社会组织，并以成员身份参与活动；二是社会接触，即指人际交往和社区参与，如亲友交往和参加集体活动等；三是亲密关系，即指个人关系网中最具亲密感和信任感的关系，如夫妻关系。许多疾病和治疗都会给病人造成主观上或客观上的社交困难。这些社会交往功能的下降，最终导致社会支持力下降，心理上的孤独感和无助感及个人机会的丧失。在评价时，通常采用接触频率或参加活动的次数等指标。

（四）自评健康和满意度

1. 健康自评　是指个人对其健康状态、生活状况的自我评判，它反映在疾病和治疗的影响下，病人生命质量的总变化。同时，也反映病人对未来生活的期望与选择。由于指标是建立在自我意识的基础上，影响因素很多，在实际情况下常常不是很敏感。

2. 满意度与幸福感　二者同属于当个人需求得到满足时的良好情绪反应。满意度是对待事件的满意程度，是人的有意识的判断。而幸福感是对全部生活的综合感觉状态，产生自发的精神愉快和活力感。在生命质量评价中，满意度用来测定病人的需求满足程度，幸福感用来测定病人整个生命质量水平。

（五）其他

一些针对特殊人群或特定疾病的生命质量评价量表，常常包括病人自述的生理症状和身体方面存在的问题，如疼痛、发热、出血、瘙痒、虚弱、体重下降、视力下降、听力下降等，而不是传统的医务工作者所关心的组织器官或生化指标变化。

二、生命质量的评价方法

按照研究目的和内容不同，生命质量的测定有不同的方法。常见的有访谈法、观察法、主观报告法、症状定式检查法、标准化的量表评价法。这些测定方法测定的层次和侧重点不同，适用条件也不相同。目前，标准化量表测定是主流，世界上已有数百种不同的生命质量评价量表，并且新的量表层出不穷。生命质量评价量表来源有两种途径：一种是利用现有量表，另一种是根据需要制订新的量表。生命质量评价者应首先考虑从现有的测量工具中选择高质量的测量工具。

（一）选择或建立量表

1. 选择量表　必须考虑以下因素：

（1）设计者的测量主题和测量目的：尽管生命质量评价量表很多，但每一种量表都是建立在设计者对生命质量定义的基础上，所包含的内容不尽相同。因此，在选择量表时，首先要考虑该工具设计者对测量概念所下定义是否科学，是否符合应用者的要求。另外，因为每一种量表都是按照一定目的设计和完善的，同样一个主题可能因目的差异而产生完全不同的量表。因此，应用者应核实或检验相应的测量目的，以明确其能否满足应用要求。

（2）评价的层次：绝大多数生命质量评价量表是针对生命质量的各个构成内容如生理状态、心理状态和社会功能状态等分别予以评价，以便了解服务对象生命质量各个层面的变化情况，从而采取针对性措施改进生命质量。有的生命质量评价量表测量的是生命质量的综合值，有的则仅仅测量生命质量的一个方面。

（3）普适性量表与特异性量表：普适性量表主要反映人们生命质量中共同的特性，测定对象是一般人群或不同疾病或状况的人群，用于描述一般人群的生命质量状况和不同人群的生命质量的差异。相反，特异性量表包含很多与人群特征或疾病密切相关的内容，测定对象是特殊人群或特定疾病病人，用于测量特定人群的生命质量状况。对于不同的评价对象应该选用不同类型的量表。

（4）信度、效度及反应度：是评价量表质量的基本指标。信度是指测量结果反映出系统中偶然误差引起的变异程度，它代表反复测量结果的接近程度，反映量表测量结果的稳定性。常用的信度评价方法有复测信度、复本信度、折半信度和内部一致性信度。效度是指量表测定了它所要测定的特质或功能以及测定的程度。常用的效度评价方法有内容效度、结构效度和准则效度。反应度是指量表测出生命质量在时间上变化的能力和程度。此外，量表特性的全面考评还包括对量表的可接受性、可操作性和测量的可行性进行分析。信度和效度随着样本的不同而不同，研究人群发生变化，这些指标就需要重新评价。

（5）内容的文化适应性：目前大部分的生命质量测定工具都产生并应用于英语或法语国家。将西方的量表应用于中国不失为一条捷径，但由于文化差异，不能将量表翻译过来直接使用，而要进行适当的改造，使之成为适合中国文化背景的新量表，并经过预试和性能测试后才能使用，即跨文化调试（cross-cultural adaptation），也就是常说的"汉化"。即便是本国自行开发的量表，如果应用于不同的亚文化人群，也要考虑文化适应性问题。如SF-36量表中有一个条目，询问身体功能

笔记栏

是否影响开展保龄球、高尔夫等运动，中国普通群众面对此问题无法做出明确答复，此时，应对此问题进行调整和修改，浙江大学李鲁等汉化的 SF-36 量表此问题修改为"中等度活动，如移动桌子，推动真空吸尘器（或拖地板）、打保龄球、打高尔夫球（或打太极拳）"，照顾到了各方面人群。

生命质量量表的跨文化调试包括两个阶段，即翻译和心理测评。翻译只是量表在不同文化中应用的第一步，在本土文化背景中完成心理测评，整个跨文化调试过程才完成。按照 Acquadro 的观点，跨文化调试应包括四个环节：正向翻译、质量控制、预试验和国际协调（图 7-2）。

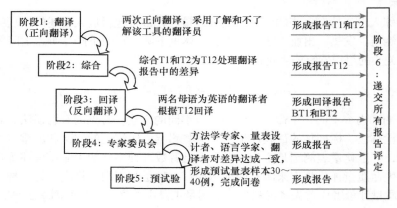

图 7-2　跨文化调试过程图解说明

注：T12 是综合 T1 和 T2 所形成的报告，BT1 和 BT2 是逆向过程

知识链接 7-1　　　　　　　量表的本土化方向

1. 测量内容的本土化　不同文化对同一种行为的表现往往有不同理解，同一种行为表现在不同文化中的含义不同。"点头"可能表示"是"，也可能表示"否"。要做到测量内容的本土化，必须首先理解某一概念在本土文化中的确切含义及其与相异文化含义上的差异。然后，再选取本土化背景中人们外显行为领域中的代表性样本，通过观察、理解、撷取中国人的实际行为去寻求"本土化的概念"。

2. 测量手段的本土化　量表测量条目的翻译应尽量减轻甚至消除条目的异质文化负荷。如外国常见的运动，而我国没有或并未普及，人们不清楚此运动的运动能力消耗、锻炼的目的和容易损伤的部位。我们在翻译此类问题时应该注意国内民众常见的运动方式。另外，在翻译中要使用中性词语，避免暗示，还要考虑测量条目可能引起的被试者的反应定势。

3. 测量对象的本土化　不同文化背景的人对各种场景熟悉度不同，同一文化中不同社会阶层的人熟悉程度也会不同。在研究中应该尽量全部选择与我们研究目的相对应的研究对象，避免选择使用替代人群。当前很多研究以大学生为对象，评价结果均很好或较好，出现"天花板效应"，因为他们具有较高的教育水平、语言技巧和理解能力，使得测量结果缺乏群体代表性，从而影响研究结果的诊断、评价和外推。

4. 测量结论的本土化　不同的文化或者亚文化对相应的个体或群体的影响会有显著不同。这就要求研究者在分析结果的差异性时，需要特别注意区分差异的不同来源，必须有充分"证据"证明结果的差异不是由文化因素（或亚文化因素）的作用造成的，而是由研究对象的机体变量以及其他人为控制的自变量造成的，才能有足够的说服力证明研究的结果具有本土性，也才能将结果再进一步进行跨文化比较。

（6）研究结果的相互比较：部分情况下，为了有利于研究结果的相互比较，应尽量考虑使用大多数人认可并使用的、较为成熟的量表，以便于结果之间的比较。

2. 建立新的量表　如果没有成熟的、有针对性的生命质量评价量表，就需要建立新的量表。建立新的生命质量评价量表是一个复杂的系统工程，包括：概念及操作化定义的确立、条目的形成及筛选、量表的考评及修订等一系列过程。

（1）明确研究对象及目的：确定所测的人群，从而决定制订普适性量表还是特异性量表以及量表的使用目的。

（2）建立研究工作组：通常选取一定数量的与生命质量主题有关的人，如医学专家、医生、护士、病人和社区人群等，组成议题小组和核心工作组，负责量表的制订与考评。其中，议题小组的成员来源较广泛，主要负责条目的提出，核心小组一般由专业人员组成，负责具体的研究工作。

（3）测定概念的定义及分解：由核心小组完成，给出所测概念的操作化定义及构成。如所测生命质量指什么，包含哪些领域和维度及其含义。

（4）提出量表条目形成条目池：由核心小组阐释概念的定义和结构，然后由议题小组成员分别独立地根据知识和经验等写出与所测概念相关的条目。将各人提出的条目收回并进行整理，包括归类、筛除和合并等，构成条目池。

（5）确定条目的形式、回答选项及量化方法：见本节内容生命质量评价量表条目的量化技术。

（6）条目分析及筛选：对条目池中的各条目进行考察及必要的预试验，并根据结果的统计分析来进行条目的选择和改良，制订出初始量表，包括考察条目的困难度、反应分析、辨别力、代表性和独立性等。如用专家主观评价法考察条目的重要性，逐步判别分析考察条目的辨别力，相关系数法考察条目的独立性，相关系数法、因子分析法和聚类分析法等方法考察条目的代表性。

（7）预试与修改：初始量表可以在小样本调查对象中试用，考察量表内容是否与调查对象密切相关、描述是否清晰、理解有无困难、问题和答案的排列是否合适等问题，根据预试结果，修改初始量表。

（8）量表性能评价：量表是否适用于待测人群需要通过性能测试。主要的评价指标有信度、效度和反应度等。理论上，在完成此步骤后，需要再进行修改，然后再进行预试，一直到问卷各条目达到可被接受的程度。

（9）交叉验证：预试时的样本一般都比较小，会存在偏倚。为了验证测试结果的准确性，在受测试样本及经费和其他条件许可的情况下，可再从研究总体中抽取另一群具有代表性的小样本施测，将此结果与之前的结果进行比较，如果结果相近，则表示问卷的设计颇佳，如果差异太大，则需要查出原因并给予修正。

（10）撰写指导手册：当上述步骤都完成后，研究者可编写该版本量表的指导手册，手册中可说明编制量表的过程、新设计题目的内容、筛选题目的方法及结果、信效度分析等，以便其他研究者使用。

（二）生命质量评价量表条目的量化技术

生命质量评价量表各条目的答案选项一般采用等级分类法、逻辑分类法或计分法，而在分析各条目或维度时，常采用不同的策略和方法赋值。

1. 直接估计

（1）研究者直接赋值：各条目的答案一般都采用封闭式问题，如果备选答案只是"是"与"否"，则评分分别是"1"和"0"（或相反）；如果答案是等级分类的情况，如：

总的来说，您觉得您的健康状态如何？

A. 极差　　　　　B. 差　　　　　C. 一般　　　　　D. 好　　　　　E. 极好

可以参考 Likert 评分，分别给上述 5 个选项诸如 0.00、0.25、0.50、0.75、1.00 等 5 个分值。但如果各答案之间不是等级分类，则需要采用下述方法赋值。

（2）评价对象评分：有些生命质量量表采用线性尺度作为答案，要求评价对象直接在尺度上估计自己所处的位置，研究者只需测量评价对象表示的位置至端点的距离，就可以得出答案的分值。这种方法还可以用于确定封闭式问题答案的评分标准以及问题的权重值。此方法既可应用于等级分类的答案，也可以应用于非等级分类的答案。如：

总的来说，您觉得您的健康状态如何？

A. 差　　　　　B. 差　　　　　C. 一般　　　　　D. 好　　　　　E. 极好

假如要确定答案"好"的评分标准，需要将一定数量的回答结果为"好"的应答者选择出来，请他们再次回答此问题，而答案则采用线性尺度：

总的来说，您觉得您的健康状态如何？

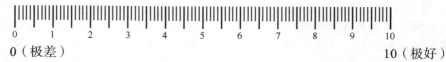

0（极差）　　　　　　　　　　　　　　　　　　　　　　　10（极好）

或者采取类似"温度计"的视觉模拟尺度（visual analogue scale，VAS）表达形式（图7-3）。

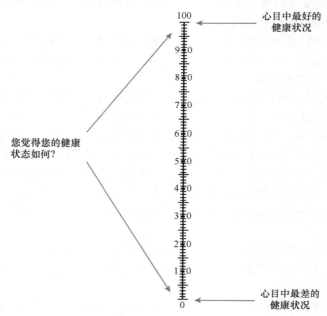

图 7-3　生命质量评价评分方法——视觉模拟尺度

这些应答者测量结果的平均值就是答案"好"的评分标准，其余答案的评分标准均可采用相同的方法得出。以后在应用的过程中，就不需要再设视觉模拟尺度，只需要求应答者回答封闭式问题，然后用相应的评分标准对答案进行赋值即可。在计算生命质量的综合得分时，应该考虑到各个条目的重要性存在差异，直接将各个问题的得分值相加获得某一维度或总的得分的做法欠妥。但是，有研究表明，当问题的数量足够多时（如超过40个问题），是否采用权重系数，对合计分值的结果影响不大。

2. 对比评分　有时，生命质量评价量表中采用的问题或问题的答案，如疼痛的性质"刺痛""绞痛""胀痛"等，没有明确一致的顺序关系，属于非等级有序资料，对其直接估计评分较困难，可采用对比评分的方法确定权重值或评分标准，常用的技术有排序法和配对比较法。

（1）排序法：选择一定数量的代表性人群，请他们对待评的答案，按照对生命质量影响的严重程度排列出先后顺序。全部参评者对每个答案所处顺位评价结果的中位数，即为该答案的评分标准。此方法实际上也假设各答案间的距离相等。

（2）配对比较法：如果要量化的答案数量不多，可以要求参加量化的代表性人群对答案进行两两比较，评价答案对生命质量影响的相对大小。这样，就可以计算出有百分之多少的对比结果认为某个答案比其余的答案影响大，而此百分比经过适当数据处理就可以成为该答案的评分标准，德尔菲法即可采用此方法确定某一条目的权重或答案的评分标准。

3. 效用法　效用（utility）是指人们对某种状况的偏好和满意程度。卫生经济学研究者常用标准博弈法、时间权衡法、意愿支付法以及等值法等技术确定生命质量的效用。

（1）标准博弈法：标准博弈法（standard gamble，SG），又称标准概率技术，是决定一个人健康状况效用的过程。其基本原理是要求测量对象在一个肯定结果和概率结果之间进行选择。概率结果是指概率为 P 的期望性结果与概率为 $1-P$ 的非期望性结果，肯定结果是位于二者之间的中间性健康状态。测量时，询问测量对象概率 P 为多大时，对肯定结果和概率结果均没有倾向性。

如图 7-4，给测量对象提供两种选择，一种是接受处理，可能有两个结局，要么恢复到正常状态并生存 t_1 年，其概率为 P；要么立即死亡，概率为 $1-P$。另一种选择是慢性状态 i 下生存 t_2 年。概率 P 在 $0 \sim 1$ 之间变化，看测量对象最多愿意选择多大的死亡风险（$1-P$）选择接受处理，此时慢性状态 i 的量化值 $h_i=P$。

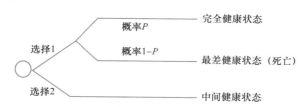

图 7-4　标准博弈法测量优于死亡的慢性状态的形式

（2）时间权衡法：时间权衡法（time trade-off，TTO）要求测量对象在两个肯定结果间做出选择，而不用概率的概念，以避免测量对象的理解困难。如图 7-5，给测量对象提供两种选择，一种是在完全健康状态下生存 t_1 年，另一种是在状态 i 下生存 t_2 年，如果 $t_1=t_2$，测量对象肯定选择完全健康状态，此时，逐步减小 t_1 值，直到测量者认为任何选择对其意义都一样，无法做出抉择为止。状态 i 的量化值 $h_i=t_1/t_2$。

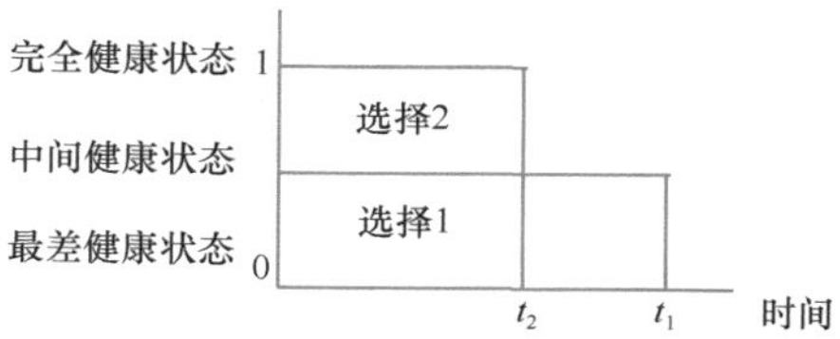

图 7-5　时间权衡法测量优于死亡的慢性状态的形式

（3）意愿支付法：即要求测量对象回答下列问题：愿意支付家庭收入的多大比例来治疗某一种疾病，此比例即为此种疾病的权重值。

（4）等值法：假定有两组人群，第一组人群处于最好的状态 A（量化值 100），第二组人群处于比 A 状态要差的 B 状态，假定某人认为处于 A 状态下的 30 人等量于处于 B 状态下的 100 人，则 B 状态的量化值为 30。

4. 其他方法　德尔菲法、统计学中的因子分析、主成分分析、秩和比法也可以应用于确定权重值，模糊数学中的指标模糊理论结合其他方法也常应用于确定权重值。

三、生命质量研究的过程

（一）生命质量研究的设计与实施

1. 样本含量　从生命质量资料的特点和分析目的入手，生命质量测定样本含量估计可遵循以下原则和方法：

（1）测量目的：如果测评目的是反映普通人群的健康状况，样本含量应大一些，这样结果比较稳定。如果测评目的是分析临床治疗前后差异，样本含量可小一些，只要能显示差异就可以了。

（2）多变量分析的经验和方法：生命质量资料包含多个领域、维度和条目，是多终点资料，可借鉴一般多变量分析的样本含量估计的经验和方法。Kendall 认为作为一个粗糙的工作准则，样本含量可取变量数的 10 倍。一般认为至少是变量数的 5 ～ 10 倍。必要时可用多变量多组比较的样本含量估计法计算，但需对生存质量的变异大小有所了解。如果样本获取比较困难，宜以维度、领域甚至总量表作为分析变量。

（3）分析因素：分层分析需使每层都有足够的样本含量，尤其是按多个因素组合分层时要使得各个组合（如城市男性、城市女性等）的样本含量达到要求。分层较多时，所需的总样本含量增加较快。因此，分析的因素也要精选。

2. 生命质量测量的时间和次数　生命质量测量的时间和次数根据研究目的确定。测量次数应尽量减少，以避免出现过多的缺失数据。

3. 研究对象的依从性　依从性是指人们对被要求做的事情采取的响应性行为及其程度。这里指被测者按要求完成量表的程度。如果依从性太低，结果就会有偏倚。因此，依从性是测定中一个很重要的问题。量表简短有效、从病人角度出发设计测定过程以及亲友等相关人员的支持配合有助于提高依从性。

4. 研究对象的代理者　所谓代理者是指代替病人进行生命质量测定的其他人，包括家庭成员、亲属、照料者、护士和医生等。在生命质量研究的发展过程中，由于生命质量没有完全界定为自我的主观评判，因而出现了大量的代理评价的量表和实践。从目前生命质量的发展趋势以及对其内涵的界定来看，生命质量是不能由代理者评价的。然而一些病人和特殊人群由于健康和文化原因不能自行评价其生命质量，此时代理者评价可为了解其生命质量提供一定的参考。

（二）生命质量资料的统计分析

1. 生命质量资料的特点　生命质量资料是不可直接观察的主观资料，生命质量的分析不同于一般客观指标的分析，需进行很多的过渡性预处理，如量化记分、逆向指标的正向化等。生命质量包括多个领域，每个领域又分为多个维度和条目。因此，生命质量资料是一种多指标多终点的资料。

2. 生命质量资料的评价目的　根据生命质量资料的特点，其分析评价可概括为三大类：同一时点的横向分析、不同时点的纵向分析以及生命质量与客观指标的结合分析。横向分析用于比较某个时点不同特征组的生命质量。纵向分析可以比较同一组人群不同时点的生命质量，揭示生命质量在时间上的变化规律，也可以比较两组或多组人群的生命质量在时间上的变化规律是否相同。在生命质量作为结果变量之一的临床研究中，除了生命质量，还同时得到多项指标。因此，将生命质量与一些客观指标结合分析，可以起到取长补短，综合衡量病人的健康状况的作用，尤其是与生存时间的结合分析具有重要意义。

3. 生命质量分值的意义　生命质量分值是一个没有单位的相对数字，它代表的意义要根据正常人群分值的分布状态来解释。不同量表测量结果以及同一量表不同维度的得分值不能直接进行比较。

第三节　生命质量评价量表

一、生命质量评价量表的分类

1. 根据量表的适用范围和评价对象不同，可以将量表分为普适性量表和特异性量表

（1）普适性量表（generic scale）：也称通用性量表，此类量表可以用于所有人群。但是主要适用于一般人群的生命质量测定，主要反映人们生命质量中的共同特性。这类量表除了反映基本生活功能的内容外，往往还有许多反映精力、活力、运动和社会支持等多方面的内容，能够比较各种不同疾病或状况的人群的生命质量的差异。但是，就某种特定病种而言，量表的内容可能缺乏针对性，且许多功能因为疾病而受到严重限制，大多数病人的评价结果均较差，此现象被称为"地板效应"。

（2）特异性量表（special scale）：即针对特殊人群或特定疾病的生命质量评价量表，内容包括许多与人群特征或疾病密切相关的内容。这类量表一般属于专用量表，只应用于特定人群或疾病，如果应用于一般人群，就可能出现"天花板效应"。

2. 根据评价目的的不同，可以将量表分为鉴别量表、预测量表和评估量表

（1）鉴别量表（discriminative scale）：某些量表的主要目的是为了将评价对象按生命质量特征区分开，如将人群按健康状况划分为优、良、中、差，此类量表即为鉴别量表。

（2）预测量表（predictive scale）：为了预测评价对象的预后、出现某种问题的可能性，所使用量表属于预测量表。

（3）评估量表（evaluative scale）：为了评价各种状况和干预措施对评价对象生命质量产生的影响，即生命质量随时间而发生的变化，此类量表属于评估量表。

二、常用生命质量评价量表

目前已经有数以百计的 HRQOL 评价量表，应用于不同的研究对象、研究目的和研究领域，量表的发展趋势是越来越专门化。表 7-3 介绍了几种常用的信度和效度较好的生命质量测量工具，并就其中几种进行简介。

表 7-3　常用生命质量评价量表

测定工具	维度和内容	条目数	调查方式	所需时间	适用对象
疾病影响量表（SIP）	身体：行动性、活动性、自我照料 心理：社会作用、交往、机敏行为、情感行为 其他：睡眠/休息、饮食、工作/家务、娱乐活动	136	自填和访谈	30分	病人
McMaster 健康指数	身体：活动性、自我照料、交往和整体身体表现 社会：一般完好情况、工作/社会角色表现、社会支持和参与、整体社会功能 情感：自尊、个人关系、重要生活事件、整体情感功能	59	自填	20分	一般人群、病人
诺丁汉健康量表（NHP）	体验：疼痛、身体活动、睡眠、情感反应、精力、社会孤独感 日常生活：职业、家务、个人关系、个人生活、性生活、嗜好、休假	45	自填	10分	一般人群、病人
一般心理完好指数（PGWBI）	躯体性疼痛、生活满意度、对生命的感觉、愉快和痛苦、轻松和焦虑、自我控制	22	自填和访谈	12分	一般人群
一般健康评量指数（GHRI）	过去的、现在的、将来的健康感觉、对健康的关心与担心程度、对疾病的耐受力/敏感性、疾病态度	29	自填和访谈	7分	一般人群
Torrance 健康状态分类系统	身体功能、角色功能、社会情感功能、健康问题	7	自填	5分	一般人群
完好质量量表（GHRI）	测量实际表现与偏好：自我照料、活动性、受限情况、社会活动、症状/问题	50	访谈	12分	病人
癌症病人生活质量指数（FILC）	活动能力、角色功能、社会交往能力、情绪状态、症状和主观感受	22	自填	10分	癌症病人
36 条目简明健康量表（SF-36）	躯体功能、因躯体问题所致的角色受限、社会功能、躯体疼痛、一般精神健康、因情感问题所致角色受限、活力、一般健康感知	36	自填、访谈	10分	一般人群
欧洲生存质量测定量表（EQ-5D）	两部分，第一部分包括移动性、自我照顾、日常活动、疼痛或不适、焦虑或压抑，第二部分是一个视觉模拟尺度	5	自填、访谈	5分	一般人群
世界卫生组织生命质量量表（WHOQOL-100）	生理、心理、独立性领域、社会关系、环境、精神支柱/宗教/个人信仰等6个领域	100	自填、访谈	30分	一般人群
世界卫生组织生命质量量表简表（WHOQOL-BREF）	生理、心理、社会关系、环境等4个领域	26	自填、访谈	10分	一般人群

（一）通用型量表

1 疾病影响量表　疾病影响量表（sickness impact profile，SIP），是由 M. Bergner 于 1975 年建立的一个量表，1981 年进行了发展和修订，最终量表包括 12 类问题 136 个条目的量表（表 7-4），1990 年同济大学卫生统计学教研室翻译校订。其中 BCM、M、A 等三类归为生理方面（SD-Ⅰ），EB、SI、AB、C 等四类归为心理方面（SD-Ⅱ），其余 SR、W、HM、RP、E 等五类各自代表独立的内容。该量表主要用于测量在疾病和治疗影响下的行为改变和角色功能表现。它假定在任何疾病状态下，病人都会有相应的行为变化，可表现为生理性、心理性和社会性的行为变化。因此，行为的改变适宜于测定任何疾病病人的健康状态。

表 7-4　疾病影响量表的结构

分类	描述行为的指征	选择条目
SR	睡眠及休息	一天大部分时间我都坐着
		我在白天睡觉或打盹
E	进食	我完全不吃东西,营养靠胃管或静脉输入
		我吃特殊的或不同的食物
W	工作	我完全不工作
		我常对我的同事表现出急躁
HM	操持家务	我现在不做我过去常做的任何家务
		我现在不做家里的重活
RP	娱乐和闲暇	我很少外出娱乐
		我现在不做任何过去常做的体育活动和游戏
A	走动	我走很短的距离常停下来休息
		我完全走不动
M	移动性	我待在一个房间内
		我只在户外很短的时间
BCM	自我照顾和行动	我自己不能洗澡
		我身体活动很迟缓
SI	社会交往	我极少和他人一起参加社会活动
		我尽可能地把自己从家庭中孤立起来
AB	应变行为	我在推理和解决问题上很困难,例如,很难制订计划、做出决定和学习新东西
		我有时发生时间混淆和定向困难,例如,弄不清楚我在什么地方或方向,周围是谁,天是几号
EB	情绪行为	我忽然会大笑或尖叫
		我常迁怒和激愤于自己,例如,把自己说得很坏,诅咒自己,为偶遇的事情责怪自己
C	通讯交流	我写字和打字都有困难
		当我有压力时我不能清楚地讲话

整个量表各维度功能分从 0 ～ 100,其功能损失分是根据每项功能障碍的相对严重性的估计,由专家事先决定权重来计算的。

$$各类功能分 = \frac{各类功能损失分之和}{该类最大可能功能损失分} \times 100$$

如 SR-0499 类(睡眠与休息)最大可能功能损失分为 49.9,条目"几乎整天躺着休息 [083]",若回答"是",即有功能损失 8.3 分,若回答"否",得 0 分。SR 类各条目损失分之和为 X_1,则($X_1/49.9$)× 100 即为 SR 类的功能分。其余类推,可得到其他 11 类的功能分。

$$生理功能分 = \frac{(BCM + M + A) 所有条目功能损失之和}{SD-I 最大可能功能损失} \times 100$$

$$心理功能分 = \frac{(EB + SI + AB + C) 所有条目功能损失之和}{SD-II 最大可能功能损失} \times 100$$

注:SD-I 最大可能功能损失分为 356.4,SD-II 最大可能功能损失分为 365.7

$$SIP 总分 = \frac{136 条目功能损失分之和}{SIP 最大可能功能损失分} \times 100$$

注:SIP 最大可能功能损失分为 1003.0

整个量表的总分、生理功能分、心理功能分及各类功能分越高，表示功能障碍越严重，生命质量就越低。

2. 诺丁汉健康量表　诺丁汉健康量表（Nottingham Health Profile，NHP）是由英国诺丁汉大学社会医学教研室集体创作而成，设计的目的是评价个人对卫生保健的需求和保健的效果，共 45 条。内容包括两个部分：第一部分 6 个方面（38 条目）的个人体验（睡眠、身体活动、精力、疾病、情绪反应和社会孤独感），由被调查者回答"是"和"否"。第二部分 7 个方面（7 条目）的日常生活活动（职业、家务、社会生活、家庭生活、性活动、嗜好和休假），由被调查者回答上述活动是否受限。NHP 量表对一般健康状况有高敏感度，有较高的信度和效度。与其他量表不同的是，第一部分各维度的每个条目均有权重，可计算各维度得分，但各维度不能相加获得一个总分。第二部分条目没有权重，在实际应用中较少使用。

3. 良好适应状态指数　R. M. Kaplan 于 1976 年提出包含主观生命质量指标的良好适应状态指数（quality of well being index，QWB）。第一部分是有关病人日常生活活动方面的内容，包括移动（mobility，MOB）、生理活动（physiological activity capability，PAC）和社会活动（social activity capability，SAC）三方面。第二部分包括 21 个症状及健康问题综合描述。根据这些计算出对生命质量的评价（W）：

$$W = 1 + CPX + MOB + PAC + SAC$$

Kaplan 研究发现，QWB 与人群总的良好适应状态的自我评价水平呈预期正相关，与年龄、慢性疾病病人人数、有健康问题主诉的人数、就诊人数及有不良功能症状的人数呈预期的负相关。Kaplan 认为，QWB 能概括各种功能或症状水平，对濒死状态或其他难以诊断的复杂疾病的人群健康状况，是一个比较理想的、从正向角度来评价健康状况的指标。QWB 以指标定义清楚和权重合理而广为应用。

4. 36 条简明健康量表　36 条目简明健康量表（the medical outcomes study 36-item short form health survey，SF-36）是美国波士顿健康研究所在医疗结果研究调查表（medical outcomes study，MOS）的基础上开发出来的通用性简明健康调查问卷。它适用于普通人群的生命质量测量、临床试验研究、卫生政策评价等。1991 年由国际生命质量评价项目组（International Quality of Life Assessment Project Group，IQOLA）发起，制订标准程序，包括翻译、性能测试、常模制订三个阶段，研究 SF-36 量表在其他国家的适用情况，以利于多国临床试验和国际比较研究，同时使 SF-36 在各国的运用达到统一的程序化管理。目前，SF-36 量表在 40 多个国家发展了各自的语言版本，是一个被普遍认可的生命质量测评量表。我国浙江大学社会医学研究所和四川大学公共卫生学院分别研制了大陆版 SF-36 量表，都有较为广泛的使用。

SF-36 包括 8 个维度，36 个条目。维度分别是躯体功能（physical function，PF）、社会功能（social function，SF）、躯体角色（role physical，RP）、肌体疼痛（bodily pain，BP）、心理健康（mental health，MH）、情感角色（role emotional，RE）、生命力（vitality，VT）和总健康（general health，GH）。每个维度的含义及计分方法见表 7-5。

表 7-5　SF-36 各维度的解释和计分方法

维度	相关性		含义	条目数	得分范围	计分方法
	生理健康	心理健康				
PF	强	弱	因健康原因生理活动受限	10	10～30	3a+3b+3c+3d+3e+3f+3g+3h+3I+3j
SF	中	强	因生理或情感原因社会活动受限	2	2～10	6+10
RP	强	弱	因生理健康原因角色活动受限	4	4～8	4a+4b+4c+4d
BP	强	弱	疼痛程度及其对日常活动的影响	2	2～12	7+8
MH	弱	强	心理压抑和良好适应	5	5～30	9b+9c+9d+9f+9h
RE	弱	强	因情感原因角色活动受限	3	3～6	5a+5b+5c

续表

维度	相关性		含义	条目数	得分范围	计分方法
	生理健康	心理健康				
VT	中	中	个体对自身精力和疲劳程度的主观感受	4	4～24	9a+9e+9g+9I
GH	中	中	个体对自身健康及发展趋势的评价	5	5～25	1+11a+11b+11c+11d

注：条目 2 为自我报告的健康变化，不参与量表得分的计算

5. 世界卫生组织生命质量量表　世界卫生组织与健康有关生存质量测定量表（WHOQOL）是 WHO 组织 20 余个处于不同文化背景、不同经济发展水平的国家和地区的研究中心共同研制的，用于测量个体与健康有关的生存质量。目前，已经研制成的量表有 WHOQOL-100 和 WHOQOL-BREF。WHOQOL-100 包含 100 个条目，覆盖了 6 个维度的 24 个方面（表 7-6），每个方面由 4 个条目构成，分别从强度、频度、能力和评价四方面反映同一特质。另外，还包括 4 个关于总体健康状况和生存质量的问题，计分方式如表 7-7 所示。WHOQOL-BREF 是在 WHOQOL-100 基础上发展起来的，保留了量表的全面性，仅包含 26 个问题条目，简表各个维度的得分与 WHOQOL-100 量表相应维度的得分具有较高的相关性，适用于生存质量是众多兴趣变量之一的大型研究中。中山大学卫生统计学教研室已主持研制了 WHOQOL-100 和 WHOQOL-BREF 中文版。

表 7-6　世界卫生组织生存质量测定量表的结构

Ⅰ. 生理维度（physical domain，PHD）	Ⅳ. 社会关系维度（social relationship domain，SRD）
1. 疼痛与不适	13. 个人关系
2. 精力与疲倦	14. 所需社会支持的满足程度
3. 睡眠与休息	15. 性生活
Ⅱ. 心理维度（psychological domain，PSD）	Ⅴ. 环境维度（environment domain，ED）
4. 积极感受	16. 社会安全保障
5. 思想、学习、记忆和注意力	17. 住房环境
6. 自尊	18. 经济来源
7. 身材与相貌	19. 医疗服务与社会保障：获取途径与质量
8. 消极感受	20. 获取新信息、知识、技能的机会
Ⅲ. 独立性维度（level of independence domain，LID）	21. 休闲娱乐活动的参与机会与参与程度
9. 行动能力	22. 环境条件（污染、噪声、交通、气候）
10. 日常生活能力	23. 交通条件
11. 对药物及医疗手段的依赖性	Ⅵ. 精神支柱，宗教，个人信仰（sprituality/religion/personal belief domain，SRPD）
12. 工作能力	24. 精神支柱，宗教，个人信仰

表 7-7　WHOQOL-100 各维度计分方法

维度	条目数	得分范围	计分方法
PHD	12	0～60	F1+F2+F3
PSD	20	0～100	F4+F5+F6+F7+F8
LID	16	0～80	F9+F10+F11+F12
SRD	12	0～30	F13+F14+F15
ED	32	0～160	F16+F17+F18+F19+F20+F21+F22+F23
SRPD	4	0～20	F24
总量表	96	0～120	PHD/3+PSD/5+LID/4++SRD/3+ED/8+SRPD/1

6.**欧洲生存质量测定量表**　欧洲生命质量组织成立于1987年，包括来自芬兰、荷兰、挪威、瑞典和英国的7个研究中心，是一个多学科的国际研究网络，现在该组织的研究人员已增加美国、加拿大、德国、日本、新西兰等国家。欧洲生存质量测定量表（Euro QoL Five-Dimension Questionnaire，EQ-5D）是欧洲生命质量组织发展起来的一个简易通用性生命质量自评量表，目前已有50余个正式的语言版本。该量表由两部分构成：第一部分，应答者回答在5个方面存在问题的程度：①移动性；②自我照顾；③日常活动；④疼痛或不适；⑤焦虑或压抑。第二部分，应答者在视觉模拟尺度（VAS）上标记他们总的健康感觉。EQ-5D可补充疾病专门化问卷或其他通用性问卷使用，适合于信访调查或临床环境中。

（二）癌症特异量表

1.**癌症病人生活功能指数量表**　加拿大学者Schipper等于1984年建立了癌症病人生活功能指数量表（functional living index-cancer，FLIC）。包括22个条目，用于癌症病人生命质量的自我测试，也可用于鉴定特异性功能障碍的筛选工具。它比较全面地描述了病人的活动能力、执行角色功能的能力、社会交往能力、情绪状态、症状和主观感受等，比较适宜预后较好的癌症病人，如乳腺癌病人，在癌症病人的临床疗效评价中得到广泛的应用。每个条目的回答均在一条1～7的线段上划记，根据所划的位置即可得到条目得分，将所属条目得分相加，可计算5个维度及总量表得分（表7-8）。

表 7-8　FLIC 量表各维度及其计分方法

维度	条目数	计分方法（相应的条目得分相加）
躯体良好和能力（physical well-being and ability）	9	4+6+7+10+11+13+15+20+22
心理良好（psychological well-being）	6	1+2+3+9+18+21
因癌造成的艰难（hardship due to cancer）	3	8+12+14
社会良好（social well-being）	2	16+19
恶心（nausea）	2	5+17

2.**癌症治疗功能评价系统**　该系统是由美国结局研究与评价中心（Center on outcomes Research and Evaluation，CORE）的Cella等研制。该系统是由一个测量癌症病人生命质量共性部分的一般量表（共性模块）FACT-G和一些特定癌症的特异量表所构成的量表群。第四版的FACT-G由27个条目构成，分为四个部分，即生理状况（physical well-being）7条、社会/家庭状况（social / family well-being）7条、情感状况（emotional well-being）6条和功能状况（functional well-being）7条。特定癌症的特异量表则由共性模块加各自的特异模块（针对该癌症的特异条目，又称附加关注）构成。特异模块的条目数不一，如第四版的FACT-B就是由FACT-G和乳腺癌的特异模块（9个条目）构成的测定乳腺癌病人的特异量表。目前已经开发的特异量表有肺癌（FACT-L）、乳腺癌（FACT-B）、膀胱癌（FACT-B1）、脑瘤（FACT-Br）、宫颈癌（FACT-Cx）等。

3.**癌症病人生命质量测定量表 EORTC-QLQ 系列**　欧洲癌症研究与治疗组织（European Organization for Research and Treatment of Cancer，EORTC）研制的癌症病人生命质量测定量表QLQ系列也是由针对所有癌症病人的核心量表（共性模块）QLQ-C30和针对不同癌症的特异性条目（特异模块）构成的量表群。第三版的QLQ-C30含5个功能子量表（躯体、角色、认知、情绪和社会功能），3个症状子量表（疲劳、疼痛、恶心、呕吐），一个总体健康状况子量表和一些单一条目构成。在此基础上增加不同癌症的特异条目（模块）即构成不同癌症的特异量表，如QLQ-LCl3是由QLQ-C30和附加针对肺癌病人的12个条目构成。目前已开发出肺癌（QLQ-LCl3）、乳腺癌（QLQ-BR23）、头颈癌（QLQ-H&N35）、直肠癌（QLQ-CR38）等多个特异性模块。

（三）我国自主研制的生命质量评价量表

我国生命质量的研究工作始于20世纪80年代中期，起初的工作主要是翻译和推荐国外的有关文献及研究，随后也通过一些翻译的量表进行普通人群及某些病种的测定。但生命质量测定是深深

笔记栏

扎根于本民族文化土壤中的，带有明显的文化烙印。国外对宗教信仰、个人隐私、性生活等远较国人重视，而国人比较重视饮食文化、家庭和职业稳定等。因此，研制和应用具有中国文化特色的生命质量测定量表也是必要的。

1. 中国人生活质量普适量表（the 35-item QOL questionnaire，QOL-35）　由中国医学科学院阜外医院流行病学研究室研制，包括 35 个条目，分别属于总体健康和生活质量、生理功能、独立生活能力、心理功能、社会功能、生活条件 6 个领域和 1 个反映生活质量变化的条目组成。适用于中国一般人群生活质量测评。

2. 癌症病人生命质量测定量表系列（quality of life instruments for cancer patients，QLICP）　由昆明医学院公共卫生学院研制，该系列包括我国常见癌症的生命质量测定量表，已完成的有肺癌（QLICP-LU）、乳腺癌（QLICP-BR）、直肠癌（QLICP-CR）、头颈癌（QLICP-HN）生命质量测定量表。

3. 2 型糖尿病病人生活质量量表（quality of life scale for patients with type 2 diabetes mellitus，DMQLS）　由中南大学流行病与卫生统计学系研制，包含疾病、生理、社会、心理、满意度 5 个维度共 87 个条目，其中疾病维度形成 2 型糖尿病病人特异条目子量表，生理、社会、心理、满意度 4 个维度形成正常成年人群共性条目子量表。

4. 良性前列腺增生症病人生活质量量表（quality of life scale for benign prostatic hyperplasia patients，BPHQLS）　由孙振球等编制。含疾病、生理、社会、心理、满意度 5 个维度，共 74 个条目，并以疾病维度构成良性前列腺增生症病人（BPH）特异条目子量表，生理、社会、心理、满意度 4 个维度构成 50 岁以上一般男性人群共性条目子量表。

第四节　生命质量的应用

生命质量已经广泛应用于临床医学、预防医学、药学和卫生管理学等领域，研究对象包括各年龄和各类疾病人群。生命质量在临床医学的应用主要集中在肿瘤和慢性非传染性疾病。在预防医学的应用主要集中在公共卫生政策或措施的干预效果评价。近年来，生命质量已经作为评价不同医疗干预的临床试验的重要结果指标。生命质量评价在药学的应用主要是以生命质量指标作为评价和筛选药物的指针。社区和国家则可以参考该类指标指导和改善卫生资源的配置。综合国内外生命质量评价的应用情况，大体包括以下六个方面。

一、人群健康状况的评定

一些通用性的生命质量测定量表并不针对某一种疾病病人，测评的目的在于了解一般人群的综合健康状况，或者作为一种综合的社会经济和医疗卫生指标，比较不同国家、不同地区、不同民族人群的生命质量和发展水平以及对其影响因素进行研究。SF-36 量表、WHOQOL 量表和 EQ-5D 量表主要用于一般人群的生命质量评定。例如，1992 年，Ware 等用 SF-36 量表进行人群调查，了解美国人的健康状况，共调查 2474 人，该调查按照年龄组、性别制订了美国人 8 个维度的正常值。1993 年，Jenkinson 等在英国进行了同样的调查，最终调查 9332 人，得到了英国人分性别、年龄、社会阶层的健康正常值。1996 年，Watson 等报告了 SF-36 量表在澳大利亚首次全国性的调查，制订了各年龄性别人群健康正常值。1998 年，德国应用 SF-36 量表进行了全国健康调查，共调查 7124 人，与 1994 年 SF-36 量表的常模样本比较，老年组的维度分数上升，提示 4 年来老年人健康状况改善，与人群期望寿命的延长相符。2006 年，李鲁等调查了全国 6 个省市 4251 人，获得了中国人 8 个维度的健康常模，并发现年龄、教育、收入、食欲、睡眠、锻炼、生活作息、慢性病和两周内身体不适等是中国普通人 HRQOL 的重要影响因素。

生命质量评价还可以评估某些指标对人群的健康效应，如 Strandberg 等为了考察低胆固醇对生命质量的长期影响，于 20 世纪 60 年代选择了 3277 名健康者作为基线资料进行队列研究，分别于1974 年、1986 年和 2000 年测定暴露人群血液中的胆固醇。在幸存的老年人群中，中年时期的低胆固醇人群预示在年老时不仅可以延长寿命，而且还有较好的生理功能状况。

用生命质量评定某些特殊人群，可以了解其健康状况及其影响因素，并解决某些相关问题。如评价参与不同保险类型或服务项目收费系统（fee for service，FFS）的老年人、贫困者、慢性病病人的健康状况。在亚健康人群中，研究发现有酗酒行为的妇女健康相关生命质量（生理职能、情感职能、社会功能、躯体疼痛和精神健康等维度）下降，自感健康较差，更容易感到压抑。

二、疾病负担的评估

由于肿瘤和慢性病病程长、较难治愈，很难用延长生存时间、提高治愈率来评价治疗效果，因此，肿瘤与慢性病病人的生命质量评价成为医学领域 HRQOL 研究的主流。SF-36 量表用一种标准化方式（标准化问题、答案和记分）获得功能和良好适应状态的信息，因此，可以进行多种疾病卫生服务需要量的评估。M. Schunk 等用 SF-36 量表分析了德国来自不同地区的 9579 人，发现患有 2 型糖尿病病人的生理健康维度的总得分低于未患病者，女性病人心理健康维度总得分低与未患病病人差异有统计学意义。与未患病者相比，2 型糖尿病病人年龄与生理维度得分呈负相关，却与心理维度得分呈正相关。提示女性病人的疾病负担和疾病预防更重。

三、卫生服务效果评价

传统的健康状况指标如死亡率、期望寿命等是过去评价卫生服务效果的主要指标。近年来，除了传统意义上的医学终点，不同疗法或干预措施对于病人功能和良好适应的影响，正在越来越多地得到评价。病人报告的临床结果（patient-reported outcomes，PROs）是癌症临床治疗的常规报告之一，是通过自填问卷或者访谈完成，一份优秀的 PROs 包括一般健康状况、症状（障碍）、功能（残疾）、幸福感、HRQOL 以及卫生系统反应性等，HRQOL 是其重要的组成部分。C. Carolyn 等通过 MEDLINE 搜集了来源于 the Cochrane database 的 39 个 PROs，发现多数 PROs 都报告了 HRQOL，主要采用的 EORTC-QLQ 系列问卷，可以根据病人的 PROs，评价医疗机构的服务效果、在不同级别医疗机构的服务效果、不同人群特征的治疗效果。

四、卫生服务方案的选择

长期以来，有关药物或治疗方法的选择都以医生的专业知识和经验判断为基础。HRQOL 可帮助医生判断具体治疗方案或预防康复措施的实施与否，将对病人今后的生活产生多大的影响。通过测定与评价病人在不同疗法或措施中的生命质量，为治疗和预防康复措施的比较与选择提供新的参考依据。

例如，Pozzillic 等研究多发性硬化症家庭保健的成效。201 名多发性硬化症病人随机分成家庭保健组（133 例）和常规医院治疗组（68 例），分别评价研究起点和一年后的生理、心理损害和健康相关生命质量。两组病人在功能状态方面没有差异，但家庭保健组在 SF-36 量表总体健康感觉、躯体疼痛、情绪原因造成的角色障碍、社会功能上的维度得分优于常规医院治疗组（$P \leqslant 0.001$）。加上入院开支的减少，家庭保健组的费用比医院治疗组节省 822 欧元/人年。

又如，对于肢体肉瘤的治疗方法通常有两种：一是截肢，二是保留疗法并辅以大剂量的放射治疗。按传统的观点，认为能不截肢尽量不截肢。Sugarbaker 等对 26 名肢体肉瘤病病人开展了生命质量评价，其中 9 名截肢，17 名采取保留疗法。比较发现两组病人总的生命质量没有统计学差异，但在情绪行为、自我照顾和活动、性行为等方面出现了显著差异（表 7-9）。保留疗法对病人的情绪行为、自我照顾和活动、性行为的损害较截肢疗法严重。由此 Sugarbaker 等得出这样的结论：从生命质量的观点出发，保留疗法并不优于截肢疗法，从减少复发的愿望出发，更应考虑截肢。

表 7-9 肢体肉瘤病病人截肢与保留疗法的生命质量比较

评价内容	截肢疗法	保留疗法	P
情绪行为	3.60	11.20	< 0.05
自我照顾与活动	2.45	24.5	< 0.01
性功能	0.40	3.50	< 0.01

注：低分表示生命质量较好

五、卫生资源配置与利用的决策

卫生决策的重要任务是选择重点投资目标。要做到合理优化地分配卫生资源，就需要确定什么地方需要卫生资源，哪一项投资产生的效果最好。成本 - 效果分析是配置卫生资源的基本依据。传统的成本 - 效果分析效果指标往往比较单一、局限，如生存年数、死亡率、患病率等，不能综合反映卫生服务对人群健康的影响。生命质量评价为完善成本 - 效果分析提供了有效的途径。近年来，许多研究采用生命质量效用值和质量调整生存年等作为效果指标，将成本 - 效果分析又推进了一步，称之为成本 - 效用分析。对卫生部门来说，最大的效益就是给人群带来更多的生存年数和更好的生存质量。

（一）质量调整生存年

在传统寿命计算方法中，把健康人的生存时间和病人的生存时间等同看待。但是，长期失能或卧床的病人，其生命质量与同年龄段的健康人群是不相同的。在衡量此类人群的生命质量时，应从其生存时间中扣除因疾病导致的不完全健康时间。生命质量评价提供了衡量生存时间质量的方法，如质量调整生存年（quality-adjusted life years，QALY），它是以偏好为基础做出的测量尺度，通过获得的生命年乘以反映健康相关生命质量的标准权重计算的。效用会以 0 代表死亡，1 代表完全健康，允许用比 0 更小的值表示比死亡更差的健康状态。QALY 的权重是通过调查不同个人对结果的偏好程度测量得来的，它反映了人们对不同健康产出的赋值。一般通过视觉模拟量表（VAS）、标准博弈法（SG）、时间权衡法（TTO）等方法测量得出的。

计算公式为：$E = \sum W_k \times Y_k$

其中，E 为质量调整生存年，W_k 为处于 k 状态的生命质量的权重值，Y_k 为处于 k 状态的年数。

例如，某养老院全体老人的平均寿命是 71.6 岁，其中，健康生活了 65.2 岁，非卧床活动受限生活了 4.5 年（权重 0.59），卧床功能丧失又生活了 1.9 年（权重 0.34），计算质量调整生存年为 68.5 岁。即该养老院老人因功能丧失使人群健康寿命损失 3.1 年，见表 7-10。

表 7-10　质量调整生存年计算表

状态	Y_k	W_k	E
健康	65.2	1.00	65.2
非卧床活动受限	4.5	0.59	2.7
卧床功能丧失	1.9	0.34	0.6
总计	71.6		68.5

注：$E = \sum W_k \times Y_k$=65.2+2.7+0.6=68.5（年），人均健康寿命损失为 71.6 − 68.5=3.1（年）

（二）成本 - 效用评价

目前，医学界以每拯救一个质量调整生存年所需要的费用（成本）作为成本／效用指标（即 COST/QALY）。相同成本产生最大的 QALY 或相同的 QALY 对应的最小成本就是医疗卫生决策的原则。如尿毒症治疗的成本 - 效用分析（表 7-11）。

表 7-11　尿毒症治疗技术成本效用分析

治疗技术	QALY/人	COST/人年（美元）	COST（美元）	COST/QALY（美元）
持续门诊腹膜透析（4 年）	3.4	12886	45676	13433
血液透析（8 年）	6.1	8569	55354	9075*
肾移植（近 10 年）	7.4	10452	10452	1413**

注：* 代表治疗成本；** 代表每例病人 1 次治疗成本和病人生命贴现效益

但是，由于肾源限制，肾移植并非所有病人可及，大部分的病人采用透析疗法，透析疗法分为血液透析（hemo-dialysis，HD）和腹膜透析（peritoneal dialysis，PD）。胡丹等检索了 2000 年 1 月～ 2009 年 12 月使用第一手原始数据进行研究并且内容集中在透析疗法生命质量和经济学评价方面的期刊文献，有 12 篇文献对两种透析方式进行了经济学评价研究（表 7-12）。综合诸位学者的研究结果，大部分学者认为 PD 疗法的成本效果（效用）更优。

表 7-12　国内外 PD 和 HD 经济学评价研究结果比较

作者	成本指标	结果指标	研究结果
Berger	医疗费用	住院率	一年后 PD 组住院率和总医疗费用更低
Kontodinopoulos	成本	QALY	PD 组增加一个单位 QALY 的成本更低
Teerawatnanon	医疗费用	QALY	透析开始选择 PD 更好
Salonen	治疗费用	生命年，生存率	PD 的成本效果比略低
Sisca	直 / 间接费用	QOL	生命质量无差异，PD 组费用更低
Sennfalt	治疗费用	QALY，QOL	PD 组的成本效用比略低
Pacheco	直 / 间接费用	QOL，满意度	生命质量、费用无差异，PD 组满意度更高
Hoo il	治疗费用	生命年	两组成本效果比较接近
文吉秋	治疗开始两年费用	QOL	两年内，费用无差异，PD 组效果略优
陈民	治疗费用	QALY，QOL	治疗初期两组的治疗效果无差异
祝延红	透析费用	QOL	生命质量和效果均无差异
王娟娟	医疗费用、间接费用	生存率	生存率无差异，PD 组成本相对较低

（三）效果评价

医疗干预的效果评价，通过接受某治疗和未接受该治疗的病人作配对研究，比较相同生存时间内的生命质量差异，其差值便是该治疗带来的效果。

六、健康影响因素与防治重点的选择

作为一个健康与生活水平的综合指标，生命质量正在成为医学或社会发展的目标，对生命质量影响因素的探讨有利于找出防治重点，从而促进整体健康水平的提高。如 Cole 等用参数模型分析了影响乳腺癌术后生命质量与生存时间的因素，发现与术后的辅助疗法、肿瘤大小和年龄等因素有关。终末期肾脏疾病病人的生命质量与血红蛋白浓度呈强相关，与社会经济地位、教育水平呈中度相关，与年龄、并发症、糖尿病病史、女性和失业呈负相关。在非透析病人中，生命质量随着肾小球滤过率的下降而恶化。据此认为，生命质量是终末期肾脏疾病病人的预后指标，早期、有效的贫血治疗在透析前后对维持生命质量都是最重要的。

Summary

1. Quality of life reflected an individual's subjective judgment of the objective world, which had the characteristics of pluralism, synthesis, subjectivity, dynamics and cultural dependence. The content of quality of life assessment mainly included physiological state, psychological function state, social function state, subjective judgment and satisfaction, and other related contents.

2. Quality of life was assessed by scales, including the universality scale and the characteristic scale. Quality of life assessment can be used in the assessment of individual health status, and also be used in the assessment of group health status, other applications included disease burden evaluation, health service effectiveness evaluation, health service scheme selection, decision-making of health resource allocation and utilization, health influencing factors, selection of prevention and cure emphasis, etc.

笔记栏

【思考题】

1. 健康相关生命质量的概念和评价内容是什么?

2. 常用的生命质量评价量表有哪些?

3. 生命质量评价可以应用于哪些方面?

（吴　辉）

第八章　卫生服务研究

【学习目标】

通过本章学习，重点掌握卫生服务研究的概念、内容和方法，卫生服务要求、卫生服务需要、卫生服务需求及利用的概念，影响卫生服务需要与利用的因素，卫生费用的含义；熟悉卫生服务需要与利用的测量与分析，卫生服务综合评价内容的主要特征及其综合评价指标的筛选原则；了解卫生服务研究的意义与目的，我国卫生服务研究的进展，卫生费用评价指标与分类，卫生服务综合评价的意义。

案例 8-1　　　　　　人口老龄化对卫生服务需要及利用的影响

以某省为例，通过深入住户健康询问、问卷调查、与医务人员交流及相关卫生部门的统计数据分析发现，该省老年人常患的疾病主要是心脑血管疾病、高血压、糖尿病，还有风湿病、腰椎间盘疾病、白内障和慢性支气管炎等慢性病。

患病率及就诊情况

2015 年老年人的两周患病率为 21.1%，城市为 19.6%，农村是 22.2%。城市男性为 18.5%，女性为 20.7%；农村男性为 15.8%，女性为 29.6%。农村老人的两周患病率高于城市。老年人的两周就诊率为 20.2%。女性老人的两周就诊率高于男性，城市的两周就诊率高于农村。和全国普通居民两周就诊率 14.8% 对比可以看出，老年群体对医疗卫生服务的需求远远高于普通人群。农村老人的未就诊率为 55.7%，城市老人的未就诊率为 44.8%。未就诊的原因第一位是经济困难，特别是在农村占 68.2%，城乡接合部占 54.2%，其比例显著高于城区的 35.3%。认为看病的人太多、等候时间过长者农村为 6.1%，城区为 29.8%。此外，自我感觉病情较轻、路途遥远、无子女陪同等也是未就诊的原因。该省医院住院病人的人均医药费用为 6013 元，当年全年农村居民人均纯收入中位数为 5514 元，这样的收入除去家庭日常开支，基本无法支付老年人的医疗费用。

住院率情况

本次调查老年人年住院率为 9.3%，其中，农村为 7.2%，城市为 12.1%，城市老年人住院率高于农村。54.6% 的老年人不能及时住院治疗是因为经济困难，在农村表现尤为突出。虽然新农合的实施能给生病住院报销不少费用，但仍有 36.8% 的人因经济原因生病后一般不考虑住院。城市中的老年人在经济上比农村老年人稍好，但他们感觉因为无子女陪伴照顾、大医院病床紧张以及住院生活不习惯等，有时也往往选择不住院。该省共有 23 万多名卫生技术人员，医疗机构包括村卫生室 33 000 多个，医疗卫生机构床位 187 000 多张。目前 60 岁以上老年人已达 635 万多人，老年病人的增长远远超过医院床位的增长速度。

就诊地点的选择与利用

有 61.4% 的老年人表示，如果生病要去就诊，就诊地点首先考虑社区卫生服务站、个体诊所、乡镇卫生院。城市有 38.5% 的人选择三甲医院就医，而农村有 48.7% 的人则选择个体诊所。患病的老年人愿意选择社区卫生服务站和私人诊所看病主要是因为就近、不用挂号排队、手续简单，费用也相对较低，特别是慢性病病人更愿意接受社区卫生服务。选择二、三级医院则主要是考虑服务质量好、可报销及其他原因。

农村老年人由于住得比较偏远，周边配套设施不够完善，有 31.4% 的人认为看病较为困难。这部分老年人感觉住得离医院较远，看病人太多挂号排队等候时间过长，再加上子女要工作无人陪同，所以去看病对他们来说很不方便。城市中的老人距离医院不算太远，但让他们苦恼的是三甲医院看病的人太多，要花大量时间在排队等候上。

问题：
1. 人口老龄化对医疗费用负担有什么影响？
2. 人口老龄化对医疗资源带来什么影响？

第一节　卫生服务研究的概述

卫生服务研究（health services research）是一个应用型的多学科领域，在我国起步较晚，现已发展成为社会医学与卫生事业管理学科的一个重要研究领域。由于世界各国的社会经济发展水平、文化背景、卫生服务体系、医疗保健制度、生活方式等不尽相同，因而至今还没有对卫生服务研究形成一个明确、统一的定义。美国医学研究所将其定义为：研究各种影响服务提供的因素以及与居民健康状况之间的关系，达到改善卫生服务功能与提高卫生资源效益的目的。我国学者一般认为，卫生服务研究是从卫生服务的供方（provider）、需方（consumer）和第三方（third party）及其相互之间的关系出发，研究卫生系统为合理使用卫生资源，向居民提供预防、保健、医疗、康复、健康促进等卫生服务的过程。研究范畴包括理论研究、发展研究、政策分析以及卫生服务的计划、组织、管理、制度、政策、指导、实施、质量控制、激励、效益和效果评价等。基本程序由卫生服务的计划、实施及评价三个互相衔接、循环发展的环节所组成。

一、卫生服务研究的意义与目的

随着医学模式的转变、卫生改革的不断深入以及卫生服务日趋社会化和现代化，单靠生物医学成就、先进的疾病防治技术和方法，已不能满足人民群众日益增长的卫生服务需求。所以，必须适时地调整与改进医疗卫生服务系统的组织结构、功能以及工作方式方法，采用适宜的卫生服务计划、实施、评价管理技术，才能提高卫生服务的效益和效果。目前世界各国在卫生服务研究领域中普遍关注下列三个问题：①卫生服务利用的社会公平性（social equity）；②降低医疗费用，提高卫生服务的社会效益和经济效益；③改进卫生服务质量，提高居民健康水平和生活质量。研究并解决这三个问题是当前卫生改革的主旋律，对国家卫生系统职能的加强，相关卫生政策的制定以及我国卫生事业的发展具有重要意义，是卫生服务研究的永恒主题。

卫生服务研究的根本目的是：科学合理地组织卫生事业，使有限的卫生资源产生最佳的卫生服务效益，进而改善社会卫生状况。卫生服务研究广泛采用比较研究的方法，主要从卫生服务需要、卫生资源供给、卫生服务利用三者之间的关系出发，研究人群卫生服务需要量和利用率水平及其相关影响因素，从而为各级政府和相关职能部门提供合理配置和有效使用卫生资源、科学组织卫生服务、制订卫生服务的方针和指导原则、为卫生事业的科学管理提供依据。

二、卫生服务研究的分类

（一）卫生系统研究

卫生系统研究可以将卫生服务需要和提供作为一个系统过程，运用系统分析的基本原理和方法，研究人群卫生服务需要、卫生资源投入及卫生服务利用之间的关系，综合分析人群卫生服务需要是否满足，卫生资源配置是否适度，卫生服务利用程度是否充分、过度或不足等，从而提出卫生服务的方向和重点，卫生资源合理配置及其使用原则和方法。

（二）卫生工作研究

卫生工作研究包括卫生工作计划、组织、指导、实施、监督、激励和评价等方面，可分为工作开发研究和目标评价研究两类。

（三）防治效果评价

卫生服务研究可以促进生物医学成就应用于卫生领域，如临床试验疗效考核、预防措施效果评价以及居民在利用这些新技术、新方法方面存在差异的评价等。

（四）行为医学研究

研究行为心理因素对卫生服务的影响，如研究健康者与病人的行为心理特征，医务人员的行医行为等。

三、卫生服务研究的内容

当今世界各国的卫生服务研究内容都是依据本国的社会、经济、文化等特征以及面临的主要卫生服务问题而确定的。20 世纪 80 年代以来，我国以市场为导向的经济体制改革，广泛而深刻地改变了我国的社会经济环境，使原有的卫生服务体系和健康保障制度发生了显著变化，进而提出了许多亟待研究的问题。同时，拓展了卫生服务研究的领域。具体内容包括以下六个方面：

（一）社会因素对卫生系统的影响

社会因素对卫生系统有着重要影响，有时甚至是决定性的影响。一个国家卫生系统的组织形式取决于其历史传统、社会制度、政府的组织结构以及所处的社会经济发展阶段。合理组织卫生服务，充分发挥卫生资源的作用是组织卫生服务体系的基本原则。在此方面，卫生服务研究可以为卫生组织机构的设置提供科学依据。

（二）评价人群的医疗卫生服务需要

了解人群的卫生服务需要及其影响因素是卫生服务研究的重要内容。人口学特征及人群健康水平是决定卫生服务需要量的基本因素，而社会经济、文化因素和医疗保健制度对卫生服务需要也有着重要影响。随着文化和生活水平的提高、医学模式的转变、健康观念的更新，人们对卫生服务提出了新的需求。研究人群卫生服务需要及其影响因素，可以为改善卫生服务指明方向。

（三）卫生资源的合理配置和有效使用

卫生计划的基本任务是根据人群的卫生服务需要和需求，合理配置与有效使用卫生资源。卫生资源包括卫生人力、财力、物力、技术和信息等。

1. 卫生人力　是卫生资源中最宝贵的资源，需要长远规划、规范培训和加强管理，才能有效使用。卫生人力的数量、质量、结构和分布是卫生服务研究的重点。

2. 卫生机构　制订卫生计划，必须研究卫生机构的设置是否合理。医疗卫生机构的性质、功能、数量、分布等是重点研究的问题。可以从纵向和横向两个方面，研究卫生机构在系统内的运作与变化。纵向研究主要研究各级医疗卫生机构的分工与联系，如双向转诊；横向研究侧重于各类不同性质卫生机构或部门之间的分工与协调，如同一医院的内科、外科、妇产科、儿科、各辅助科室之间的分工与协调。

3. 装备和供应　在缺乏总体规划的情况下，盲目购置大型医疗仪器设备势必造成资源配置的重复和浪费。再者，由于缺乏操纵或维修人才、缺乏配套条件而造成仪器设备不能正常工作或者利用不足。药品来源与供应也是一个值得重视的问题。初级卫生保健重点提出的适宜技术是指防治手段应以方便易行、经济有效、能够为大多数人享用为原则。通过卫生服务研究，可以对装备是否适宜、药品的来源与供应是否合理等做出评价。

4. 知识和技术　医药卫生知识和技术可有多种传播途径（书籍、报纸、杂志、网络等），但是在出版、分配和销售过程中有不少薄弱环节。研究和解决知识和技术传播过程中的缺陷，有利于新的知识和技术的推广应用，提高人群的健康知识水平和保健能力。

（四）卫生系统的组织结构与功能

根据不同时期的社会经济环境和卫生任务，应建立与之相适应的卫生服务体系和工作网络。如何审时度势、因地制宜地建立健全卫生服务体系和工作网络，提出协调的方法和手段，以及提供卫生服务的内容、性质、范围及层次等方面，都有大量需要研究的课题。例如，一级、二级、三级卫生保健网络之间的分工和联系、综合性医院与社区卫生服务机构之间、门诊与住院医疗、医疗与预防服务、各级不同性质的卫生组织或机构之间的协调发展等。理顺卫生系统内、外部的纵向和横向间的分工与协作，将有助于发挥卫生服务系统的潜力，提高工作效率。

（五）卫生系统的经济分析

分析卫生系统的经济活动是制订卫生计划的一项基本内容。对卫生经费的研究关系到卫生服务的全局，因为经费是开展卫生服务活动的必要条件。因此，研究卫生经费的筹集、分配、使用是否合理，是卫生计划制订者和决策者不可缺少的基础数据。

（六）卫生服务效果评价

人群健康状况应是评价卫生服务效果的最终指标。可以对单项的卫生服务项目进行评价，如预防接种的效果评价，一般通过考核预防接种率、传染病发病率、死亡率的变化等即可做出评价；而对综合性卫生服务项目的效果评价，如初级卫生保健、住院工作、社区卫生服务等进行评价，则情况要复杂得多，需通过建立综合评价指标体系，才能做出科学系统的评价。

四、卫生服务研究的方法

（一）描述性研究

主要是阐明卫生服务或健康事件在人群中分布的状况及其变动规律，可以为制订适宜的卫生对策提供参考。可从以下三方面进行：

1. 探索卫生服务发展的变动规律，预测卫生事业发展的趋势　如通过系统研究分析新中国成立以来卫生服务的变化规律，总结卫生事业的发展成就，根据 WHO 提出的"人人享有卫生保健"或 2016 年中共中央、国务院发布《"健康中国 2030"规划纲要》提出的战略目标，进一步明确发展的具体目标、指标以及采取相应的措施。

2. 比较不同国家或地区的卫生服务状况与水平　比较不同国家间、地区间卫生服务的差异，了解现状，找出差距，为本地卫生服务的发展指明方向。

3. 分门别类地研究卫生事业的特点，评价卫生服务的效益与效果　例如，2013 年国家开展的第五次国家卫生服务调查，在医疗保健制度、健康状况、妇幼等重点人群在卫生服务利用、疾病治疗等不同方面探讨卫生服务的效益和效果，并进一步分析原因。这类调查属于回顾性调查的范畴。

（二）分析性研究

分析性研究是研究卫生服务的影响因素。例如，对慢性病患病率及两周患病率与年龄、性别、文化、医疗保健制度、人均收入、吸烟和饮酒习惯等因素的关系，可采用单因素和多因素的统计分析方法。流行病学研究中常用的病例对照研究（case control study）和队列研究（cohort study）同样可以在卫生服务分析性研究中得到广泛应用。

（三）实验性研究

以社区人群作为研究对象，进行干预性的实验研究，考察卫生服务和疾病防治的效果，可以广泛应用于卫生服务研究。如在缺碘地区，通过食盐加碘措施预防地方性甲状腺肿是典型的干预性实验。对于已经明确的诱发疾病的危险因素，采取社会预防措施降低危险因素，同样可以取得明显的社会效果。例如，美国自 1968 年以来，通过全社会采取改变饮食习惯和膳食结构、戒烟和参加体育锻炼等三项社会干预措施，使心血管疾病死亡率显著降低。

（四）数学模型方法

数学模型方法是通过建立数学模型从理论上阐述卫生服务与有关因素的联系及其规律性，来阐述各变量间的函数关系，并能显示其量的动态关系。还可预测实现计划目标的进程和控制指标，如建立人口预测模型、疾病分布概率模型、卫技人员需要量模型以及病床需要量模型等，是一种定量研究的方法。

（五）系统分析法

系统分析法是一种运用系统思想分析问题和解决问题的方法。卫生服务系统是一个复杂的系统，在卫生服务计划制订和评价中运用系统分析技术，综合分析卫生服务系统内部各要素之间的联系和规律，提出若干备选方案，进行可行性评价和最优化选择。

（六）综合评价法

1976 年，WHO 通过对 7 国 12 个地区 1500 万居民近 10 年的卫生服务抽样调查，提出了卫生服务综合评价模式，即研究人群健康状况、卫生服务需要量、卫生资源、卫生服务利用等指标及其相互关系，评价卫生服务的效益和效果，为合理配置卫生资源和决策提供客观依据。

（七）投入产出分析法

投入产出分析法主要研究卫生服务投入量（卫生资源）与产出量（卫生服务利用）之间的关系，以评价卫生资源配置或使用的效益和效果。卫生经济学广泛使用的成本效益分析（cost benefit analysis，CBA）、成本效果分析（cost effectiveness analysis，CEA）及成本效用分析（cost utility analysis，CUA）等方法均可在卫生服务研究领域广泛应用。

（八）家庭健康询问抽样调查

卫生服务研究中，固定的、经常性的登记报告制度固然能够提供十分有用的卫生信息，但需要花费大量的人力、物力和财力，而且有时所收集的信息并不能满足卫生改革与发展研究的需要。例如，我国现行的常规登记报告系统不能提供病人未就诊的原因，以及群众对卫生服务部门的意见与要求等。为了弥补常规卫生信息登记报告系统存在的不足，可以采用以家庭为单位的健康询问抽样调查来收集资料。

通过精心设计、合理组织家庭健康询问抽样调查，可以对目标人群的有关社会经济、人口学特征、健康状况、卫生服务需要与利用及其影响因素、社会卫生状况，以及卫生费用等进行深入的了解，并作出较准确的推断。因而，这是一种调查信息量较多、省时省力、可行性较好的调查方法。

通常将家庭健康询问抽样调查分为一次性横断面调查、重复性横断面调查和连续性横断面调查。这三种调查方法均属回顾性调查的范畴。目前包括我国在内的大多数发展中国家均采用一次性横断面抽样调查方法，仅少数发达国家（如美国、英国、加拿大、荷兰和日本等）采用连续性横断面抽样调查方法。

一次性横断面抽样调查不能充分、准确地反映疾病和病人就诊的季节性变动差异，若扩大外延抽样调查的结果，可能会出现较大的偏差。重复性横断面调查是一次性横断面调查的扩展，调查结果比一次性横断面调查更具有说服力。为进一步提高样本推断总体的准确性，更好的方法是采用连续性横断面抽样调查。例如，美国从 1957 年以来每年进行的连续性家庭健康询问抽样调查，雇用 150 名左右固定的调查员，采用多阶段分层概率抽样方法，从全国 1900 多个人口普查区中抽取遍布全国的 4 万～5 万户家庭的 12 万～14 万居民（约占全国人口的 1/2000）进行家庭健康询问调查。各国家庭健康询问抽样调查的内容大致分为两部分，即基本调查内容和补充调查内容。

我国开展的国家卫生服务调查开始于 1993 年，每五年开展一次，2018 年进行第六次国家卫生服务调查。国家卫生服务调查以家庭健康询问调查为主，机构调查为辅。家庭健康询问调查问卷主要由家庭一般情况、家庭成员个人情况、调查前两周病伤情况、调查前一年内住院情况、5 岁以下儿童、15～64 岁妇女健康需求与利用情况等内容组成。调查样本遵循经济有效的抽样原则，采用多阶段分层整群随机抽样的方法进行抽取。

需要指出的是，在现代卫生服务研究中，除了采用上述研究方法外，有些在社会医学、卫生管理学、卫生统计学、流行病学及人口学等领域常用的研究方法，均可以根据实际情况运用于卫生服务研究领域。

五、我国卫生服务研究的进展

我国开展较为系统的卫生服务研究首先从上海县开始，1981 年，中美两国科技人员在科技合作计划中对上海县卫生服务状况进行了描述性研究。双方联合考察了上海县与美国华盛顿县的医疗保健制度、居民健康状况、妇幼保健与计划生育、环境卫生、营养、卫生费用及卫生服务利用等领域。通过国际对比分析，得出了下列结论：①上海县居民健康状况与美国华盛顿县相似，考察指标主要包括总死亡率、婴儿死亡率、围生期死亡率、主要死因构成与平均期望寿命等；②两地的社会经济和卫生资源状况存在巨大差别，但居民卫生服务利用的指标和健康水平却比较接近，说明上海县卫生服务的宏观效益和效果是明显的；③上海县居民主要健康指标的 30 多年变动历程，在美国大致经历了 60 年，说明上海县卫生服务发展速度非常迅速。上海县卫生服务研究开创了我国卫生服务研究的先例，研究经验以及所采用定性与定量结合的快速评估技术与方法，尤其是家庭健康询问调查方法，具有十分重要的示范与指导作用。

我国卫生服务研究虽起步较晚，但发展迅速。近几年来，无论是研究的广度还是深度都超过以往任何一个时期，并取得了一些显著的研究进展，主要体现在以下四个方面：

（一）上海县卫生服务研究经验的迅速推广应用

自 20 世纪 80 年代中期以来，我国已有 300 多个市、县进行过城乡居民卫生服务抽样调查。卫生部医政司分别于 1985 年和 1986 年，对黑龙江、内蒙古、江苏、广东等 10 省（自治区）28 万农民，以及四川、北京、上海、湖北等省（自辖市）8 万多城市居民进行了卫生服务调查，收集了大量城乡居民健康状况、医疗需要量、卫生服务利用量以及卫生资源的信息，为制订区域性卫生发展规划与评价，推动卫生事业现代化、科学化管理发挥了重要作用。

（二）卫生服务研究范围、内容和对象的进一步拓展

我国卫生服务研究范围从农村向城市，从东部沿海地区向西部内陆乃至全国范围拓展；研究内容由单一的医疗服务向预防、保健、护理、康复等领域拓展；研究对象从总人群向特殊人群或弱势人群拓展。调查研究规模较大的有：卫生部妇幼司组织的《妇幼卫生服务及经费研究》，科教司组织的《农村乡村两级卫生人力开发研究》，中医局组织的《中医需求及服务利用研究》，以及军队总后卫生部组织的《部队指战员的卫生服务供给及需求调查》等。卫生部分别于 1993 年、1998 年、2003 年、2008 年、2013 年和 2018 年采用多阶段分层整群随机抽样的方法，进行了六次全国卫生服务总调查。

（三）卫生服务调查研究方法的发展

为弥补一次性横断面家庭健康询问抽样调查的缺陷和常规登记报告资料的不足，重复性或连续性的家庭健康询问抽样调查方法已在国内部分卫生服务研究项目中被采用。研究方法也已从初始阶段的横断面描述性研究向纵向的时间序列研究、分析性研究、前瞻性的干预研究发展，从而使获得的研究结论更具科学性，加速了我国卫生信息现代化、科学化管理的发展进程。

（四）多学科融合参与卫生服务研究的格局形成

在我国不断加快卫生服务市场化的进程中，保障卫生服务公平、提高效益、改善质量是一个错综复杂的社会问题和政治问题。近几年来，我国社会学、政治学、管理学、经济学、公共卫生与预防医学等多学科的专家学者，开始注意改变"就卫生论卫生"的研究思路，通过合作与融合，开阔视野，共同参与到卫生服务研究中来，贯彻科学发展观，采用多学科方法，将卫生服务改革与发展中的热点和焦点问题置于现阶段我国全面建设小康社会及和谐社会的大背景和框架下进行审视与研讨。

视窗 8-1　　　　　　　　我国国家卫生服务调查的主要内容
1. 城乡居民人口与社会经济学特征。
2. 城乡居民卫生服务需要：健康状况的自我评价、居民两周病伤情况、慢性病患病情况等。
3. 城乡居民卫生服务需求与利用：疾病治疗情况、需求未满足程度及原因、居民利用公共卫生服务情况、门诊和住院服务利用类型、水平及费用等。

4. 城乡居民医疗保障：不同医疗保险制度的覆盖程度、补偿水平、居民对医疗保障制度的利用等。

5. 城乡居民对医疗卫生服务提供过程和结果的满意度。

6. 妇女、儿童、老年人口等重点人群在卫生服务利用方面的特殊需要。

7. 医务人员工作特征、工作感受、执业环境等。

第二节 卫生服务研究的基本内容与指标

一、卫生服务需要和利用

（一）基本概念

1. 卫生服务要求（health services want） 是反映居民要求预防保健、增进健康、摆脱疾病、减少致残的主观愿望，不完全是由自身的实际健康状况所决定。居民的卫生服务要求可以从两方面来体现：

（1）公众对政府、卫生、环保等相关部门和机构的希望、要求和建议等：例如，在报纸、杂志、网络、广播电视节目中经常看到和听到的公众对改进社会卫生工作的呼声、反映和关注的焦点问题。

（2）专项健康询问调查中收集居民的卫生服务要求：例如，在一项农村卫生服务抽样调查中所收集到的意见中，有64%的农村居民呼吁要求降低医疗费用，有45%的居民希望提高技术水平、增添医疗设备，35%的居民要求向农村输送高质量的医疗卫生人员，24%的居民希望卫生部门改善服务态度。意见体现了农村居民希望能够得到经济、有效、高质量医疗卫生服务的意愿。

2. 卫生服务需要（health services need） 主要取决于居民的自身健康状况，是依据人们的实际健康状况与"理想健康状态"之间存在的差距而提出的对医疗、预防、保健、康复等卫生服务的客观需要，包括个人觉察到的需要（perceived need）和由医疗卫生专业人员判定的需要，两者有时是一致的，有时又是不一致的。如果一个人觉察到有卫生服务需要时，才有可能去寻求利用卫生服务。如果某个人实际存在健康问题或患有疾病，但未被察觉，一般不会利用卫生服务，这种情况可能对健康构成威胁。发现未觉察到的卫生服务需要的最有效方法是进行人群健康筛检。发现还没有被觉察到的潜在需要（potential need），这无论对于医疗服务还是预防保健工作都具有积极的意义。

3. 卫生服务需求（health services demand） 是从经济和价值观念出发，在一定时期内、一定价格水平上人们愿意而且有能力消费的卫生服务量。一般可分为两类：

（1）由需要转化而来的需求：人们的卫生服务需要只有转化为需求，才有可能去利用医疗卫生服务，但在现实生活中，并不是人们所有的卫生服务需要都能转化为需求。需要能否转化为需求，除了与居民本身是否觉察到有某种或某些卫生服务需要外，还受其收入水平、社会地位、享有的健康保障制度、交通便利程度、风俗习惯，以及卫生机构提供的服务类型和质量等多种因素的影响。

（2）没有需要的需求：通常是由不良的就医行为和行医行为所造成。一方面，有时居民提出的一些"卫生服务需求"，可能经医学专家按服务规范判定后认为是不必要的或是过分的需求。例如，过去年代有些公费和劳保医疗者就医时通过要求医生多开药、开高价药等形式过度利用卫生服务。另一方面，有些医疗卫生服务人员受经济利益驱动给病人做不必要的检查、开大处方等。上述情况均可导致没有需要的需求大量增加，这也是造成卫生资源的浪费和短缺的主要原因之一。

4. 卫生服务利用 是需求者实际利用卫生服务的数量（即有效需求量），是人群卫生服务需要量和卫生资源供给量相互制约的结果，既可以直接反映卫生系统为居民健康提供卫生服务的数量和工作效率，也可以间接反映卫生系统卫生服务对居民健康状况的影响。

5. 卫生服务需要、需求、利用之间的联系　卫生服务需求是由需要转化而来的。理论上讲，如果人们的卫生服务需要都能转化为需求，需求就有可能通过对卫生服务的实际利用得到满足。但是，现实情况并非如此。一方面，有需要，不能或没能使需要转化为需求而未去寻求卫生服务利用；另一方面，有需求，得不到有效利用，有效利用取决于卫生服务的供给量。当供给量大于需求量（供大于求）时，需求将会得到满足。但供大于求时往往会导致卫生资源利用不足，如人员、床位、仪器设备等的闲置造成的利用效率低。当供给量小于需求量（供不应求）时，需求不可能得到全部满足，就会出现等待就诊、住院以及得不到应有服务的现象。

（二）卫生服务需要的测量与分析

前已述及，卫生服务需要是居民实际健康状况的客观反映，通常可以通过对人群健康状况的指标来反映人群的卫生服务需要，包括需要量的水平、范围和类型等。反映人群健康状况的指标很多，包括疾病指标、死亡及其构成指标、残疾指标、营养与生长发育指标、心理指标、社会指标，以及由这些指标派生出来的复合指标，如生存质量指数、健康期望寿命、无残疾期望寿命、伤残调整生命年等。目前，常用疾病指标和死亡指标来反映人群的卫生服务需要。

在死亡指标中，婴儿死亡率、孕产妇死亡率和平均期望寿命是综合反映社会发展水平、居民健康水平以及医疗卫生保健水平的敏感指标。因而，常用这三项指标反映一个国家或地区居民的卫生服务需要量水平。如果某个地区人口的婴儿死亡率和孕产妇死亡率高，而平均期望寿命低，则可说明该地区居民的健康状况差，保健水平低，卫生服务需要量大。此外，死因顺位及构成也是反映居民卫生服务需要量的重要指标。通过对死因顺位及其构成的分析，可以找出主要危害居民健康的疾病和卫生问题，从而确定居民的主要卫生服务需要。

与疾病指标相比，死亡指标比较稳定、可靠，资料也比较容易通过常规登记报告或死因监测系统收集，并且可获得连续性资料。但是，死亡是疾病或损伤对健康的影响达到最严重时的结局，因而用死亡指标反映居民健康问题不太敏感。还需要结合疾病指标进行分析，特别是在了解人群对医疗、预防、护理、康复、健康教育与咨询等卫生服务需要中消耗资源最多的医疗服务需要时，疾病指标更显得尤为重要。

反映居民医疗服务需要量和疾病负担的指标主要由疾病发生的频率（度）指标和严重程度两类指标组成，通常需要通过调查获得。

1. 疾病频率（度）指标　卫生服务研究中所定义的"患病"是从居民的卫生服务需要角度考虑，并非严格意义上的"患病"，主要依据被调查者的自身感受和经过培训的调查员的客观判断综合确定。常用的指标有：

（1）两周患病率 = 前两周内患病人（次）数 / 调查人数 ×100% 或 1000‰

我国卫生服务总调查将"患病"的概念界定为：①自觉身体不适，曾去医疗卫生单位就诊、治疗；②自觉身体不适，未去医疗卫生单位诊治，但采取了自服药物或一些辅助疗法，如推拿按摩等；③自觉身体不适，未去就诊治疗，也未采取任何自服药物或辅助疗法，但因身体不适休工、休学或卧床1天及以上者。上述三种情况有其一，即判定为"患病"。

（2）慢性病患病率 = 前半年内患慢性病人（次）数 / 调查人数 ×100% 或 1000‰

卫生服务总调查中"慢性病"的概念被界定为：①被调查者在调查的前半年内，经过医务人员明确诊断有慢性病；②半年以前经医生诊断有慢性病，在调查的前半年内时有发作，并采取了治疗措施，如服药、理疗等；二者有其一，即判定为患"慢性病"。

（3）健康者占总人口百分比，即每百名调查人口中健康者所占的百分比。

"健康者"是指在调查期间无急、慢性疾病，外伤和心理障碍，无因病卧床及正常活动受限制，无眼病和牙病等。

2. 疾病严重程度指标　居民的医疗服务需要不仅反映在患病频率的高低，同时还表现在所患疾病的严重程度。通常家庭健康询问调查了解到的疾病严重程度不是临床医学上的概念，而是通过询问被调查者在过去的某一个时期内患病伤持续天数和因病伤卧床、休工、休学天数来间接了解疾病的严重程度、对劳动生产力的影响以及推算因病伤所造成的经济损失。常用的指标有：

（1）两周卧床率 = 前两周内卧床人（次）数／调查人数 ×100% 或 1000‰

（2）两周活动受限率 = 前两周内活动受限人（次）数／调查人数 ×100% 或 1000‰

（3）两周休工（学）率 = 前两周内因病休工（学）人（次）数／调查人数 ×100% 或 1000‰

（4）两周患病天数 = 前两周内患病总天数／调查人数

此外，还有失能率、残障率，以及两周卧床天数、休工天数、休学天数等。

全国卫生服务总调查显示了城乡居民卫生服务需要量的变化情况（表8-1）：城市居民两周患病率、慢性病患病率、每千人患病天数均高于农村居民，而且农村居民两周患病率持续增加；农村居民的每千人休工天数高于城市居民。

表8-1 我国城乡居民医疗服务需要量

	1993 年		1998 年		2003 年		2008 年		2013 年	
	农村	城市	农村	城市	农村	城市	农村	城市	农村	城市
两周患病率（%）	12.8	17.5	13.7	18.7	14.0	15.3	17.7	22.2	20.2	28.2
慢性病患病率（%）	13.1	28.6	11.8	27.3	12.1	24.0	17.1	28.3	22.7	26.3
每千人患病天数	1162	1496	1125	1646	1043	1238	1428	1842	1865	2628
每千人休工天数	196	173	347	153	218	84	97	59	177	94
每千人休学天数	91	117	95	68	54	35	48	29	29	19
每千人卧床天数	105	124	119	95	169	175	193	164	181	156

对于预防保健的需要量，通常可用传染病的发病率来反映。传染病发病资料一般可以通过疾病常规登记获得。

（三）卫生服务利用的测量与分析

我国卫生服务利用的资料主要来源于常规的卫生信息登记及报表。此类资料一般较易收集、长期积累和系统观察，但由于一个地区的居民常常在不同的地点利用卫生服务，仅仅根据卫生部门登记报告资料不易判断人群利用卫生服务的全貌。因而，可进行家庭抽样询问调查比较全面地了解与掌握人群健康和卫生服务利用的状况。

卫生服务利用可分为医疗服务（包括门诊服务和住院服务）、预防保健服务及康复服务利用等几类。医疗服务的主动性主要在于群众，预防保健服务的主动性主要在于卫生人员。

1. 门诊服务利用指标 通过该指标可以掌握居民就诊的水平、流向和特点，分析其影响因素，为合理组织门诊服务提供重要依据。居民门诊服务利用的指标主要有：两周就诊率、两周就诊人次数或人均年就诊次数（可根据两周就诊人次数推算得到）、病人就诊率及病人未就诊率等，用来反映居民对门诊服务的需求水平和满足程度。

（1）两周就诊率 = 前两周内就诊人（次）数／调查人数 ×100% 或 1000‰

（2）两周病人就诊率 = 前两周内病人就诊人（次）数／两周病人总例数 ×100% 或 1000‰

（3）两周病人未就诊率 = 前两周内病人未就诊人数／两周病人总例数 ×100% 或 1000‰

2. 住院服务利用指标 反映住院服务利用的指标主要有：住院率、住院天数及未住院率，可用于了解居民对住院服务的利用程度，还可以进一步分析住院原因、住院医疗机构与科别、辅助诊断利用、病房陪住率，以及需住院而未住院的原因等，从而为确定医疗卫生机构布局、制订相应的病床发展和卫生人力规划提供依据。

（1）住院率 = 前一年内住院人（次）数／调查人数 ×100% 或 1000‰

（2）人均住院天数 = 总住院天数／总住院人（次）数

（3）未住院率 = 需住院而未住院病人数／需住院病人数 ×100%

通过比较5次全国卫生服务总调查城乡居民卫生服务利用量（表8-2）可以发现：① 20 年间城乡居民的两周就诊率上下波动；②城乡居民两周病人未就诊率除 2008 年两者很接近外，均是城市高于农村；③城乡居民住院率在前十年基本稳定，但在后十年间显著增加；④住院者平均住院天数农村明显少于城市，但呈现减少趋势且城市减少速度更快；⑤农村居民需住院而未能住院的比例逐次降低。

表 8-2　我国城乡居民医疗服务利用量

	1993 年		1998 年		2003 年		2008 年		2013 年	
	农村	城市	农村	城市	农村	城市	农村	城市	农村	城市
两周就诊率（%）	16.0	19.9	16.5	16.2	13.9	11.8	15.2	12.7	12.8	13.3
两周病人未就诊率（%）	33.7	42.4	33.2	49.9	45.8	57.0	37.8	37.3	—	—
年住院率（%）	3.1	5.0	3.1	4.8	3.4	4.2	6.8	7.1	9.0	9.1
住院者平均住院天数	14.0	30.0	12.6	22.7	10.2	18.1	10.1	16.1	10.7	12.5
需住院而未住院率（%）	40.6	26.2	34.5	27.5	30.3	27.8	24.7	26.0	16.7	17.6

3. 预防保健服务利用指标　预防保健服务包括计划免疫、健康教育、传染病控制、妇幼保健等。与医疗服务相比，测量预防保健服务利用比较复杂困难。预防保健服务利用常常发生在现场，资料登记收集有一定困难。有些预防保健服务利用率低，且又有一定的季节性，对少数人群进行一次性横断面调查常常不易获得满意的结果。而采取卫生机构登记报告和家庭询问调查相结合的方法收集资料，可通过比较居民实际接受的服务与按计划目标应提供的服务量进行测量与评价。妇幼保健服务利用指标包括产后访视率、妇科病查治率、孕产妇产前检查率及平均检查次数、孕早期检查率以及平均初检孕周、住院分娩率、婴儿出生体重及婴幼儿计划免疫接种等。

（四）卫生服务需要与利用指标的应用

1. 测算目标人群卫生服务需要量和利用量　假设两周内进行一次性横断面抽样调查，其结果对全年有代表性，通过采用两周指标平均值乘以 26（以 1 年 52 周计），再除以调查人数，就可得出全年每人每年患病、休工（学）及卧床人数或天数，因病伤门诊和住院人次数，以及医药费用等。因此，两周抽样调查结果从时间上延长可以测算全年卫生服务需要量和利用量，从调查人群可以推论一个区域内总人群的卫生服务概貌。但是，要注意一次性横断面抽样调查的结果是否有代表性，如果能够采用连续性抽样调查方法进行资料收集，计算出的居民卫生服务需要量和利用量指标，就更能准确地测算全年目标人群卫生服务需要量和利用量的水平及其变动规律。

2. 为合理配置卫生资源提供依据　依据患病人数可以估算门诊服务需要量，根据因病伤休工及卧床人数可以推测需住院人数，为分析医疗服务需要量提供依据。人群患病率、休工率及卧床率指标不仅可以计算医疗服务需要量，还可以进一步计算病床需要量和医务人员需要量，作为设置病床、配备人员和分配经费的依据。

3. 计算疾病造成的间接经济损失　每人每年因病伤休工天数乘以人均产值或利税和该地区因病休工总人口数，可以得出因病休工而引起的间接经济损失数。需要指出的是，现阶段在制订卫生计划时，应同时考虑需要和需求，要对不同地区、不同时期、不同领域以及不同类型和层次的卫生服务区别对待，既要保证城乡居民获得基本的卫生保健服务，满足他们的基本需要，以体现社会公平，又要适当地引入市场机制，提高卫生资源的配置效益，兼顾需求。在农村地区，尤其是贫困地区，群众支付能力较差，需要难以转变为需求，对于基本的医疗卫生服务，主要靠国家提供保障，在制订卫生计划时要更多地考虑需要，而对于超出基本医疗卫生服务的一些特殊服务，完全可以依据需求制订卫生计划。一般来说，短期卫生发展计划可相对多地考虑需求，而长期卫生发展计划则可更多地考虑需要。

（五）影响卫生服务需要与利用的因素

研究影响卫生服务需要与利用的因素，对于发现高危人群（包括病人），确定疾病防治重点，有针对性地开展健康教育和健康促进活动，有效组织卫生服务，发挥卫生资源的作用，提高卫生服务社会公平性有着重要意义。居民自身的健康状况是影响卫生服务需要与利用以及生活质量的决定因素。凡是影响居民健康和社会卫生状况的各种因素，都可直接或间接地影响居民的卫生服务需要和利用。主要影响因素有：

1. 人口数量及其年龄性别构成 在其他因素不变的情况下，服务人口数越多，卫生服务需要量和利用量就越大。一般来说，老年人的患病率高，其卫生服务利用量也大。同样，由于女性有月经期、妊娠期、产褥期、哺乳期和更年期等特殊需要，女性对卫生服务需要的时间跨度以及对门诊和住院的利用量要多于男性。

2. 社会经济因素 社会经济因素不仅可以直接影响居民健康状况，而且可以通过卫生服务间接地对居民的健康产生影响。社会经济发展水平的不同是造成居民健康水平差异的一个重要原因。2013年原卫生部在全国范围内组织开展的第五次国家卫生服务调查显示：调查地区两周病人未就诊的首要原因是病人自感病轻，认为不需要就诊，这部分病人占未就诊病人的52.8%；其次是因为经济困难或认为就诊太贵而未就诊，占未就诊病人的12.7%。医生诊断需住院而病人未住院的主要原因是"经济困难"占43.2%，"自认没必要"住院的病人占23.7%，因为"无时间"而未住院的占11.5%。

3. 文化教育 文化程度高者对预防保健意识和疾病自我认识能力要强于文化程度低者，表面上会增加卫生服务需要和利用，但最终仍会降低卫生服务需要和利用。有大量研究显示，城市和农村的两周患病率和两周就诊率均随着文化程度的提高而下降。

4. 卫生服务质量及设施 提高服务质量可以缩短医疗时间，进而减少病人对卫生服务的需要和利用。积极开展预防保健服务的成效在短期内可能不会明显改变人群总的卫生服务需要量，但从长远来看，若预防保健工作奏效了，疾病减少或消灭了，就势必会减少卫生服务需要量和利用量。此外，在一个缺医少药的落后地区，居民获得规范的卫生服务量势必也是很低的。

5. 医疗保健制度 是一个非常重要的影响因素。享受不同程度医药费减免者在所利用的医疗卫生机构级别及其利用量方面存在明显差异，参保者利用较高级别医疗卫生机构服务的比例、就诊率、住院率、住院天数以及医药费用均明显高于自费医疗者，而且参保者能够获得定期的健康检查，有助于及时发现潜在的不良健康问题，从而认识到有卫生服务需要。2013年国家卫生服务调查显示，无论是职工医保、居民医保和新农合人口，80%以上的需住院病人都利用了住院服务，但对于地市级及以上医疗机构的住院服务的利用，职工医保病人最高，为46.1%，其次是居民医保病人，为31.9%。

6. 气候地理条件 某些疾病的高发往往具有明显的季节性和地域性，从而影响居民的卫生服务需要和利用。例如，夏秋季易发消化系统疾病，冬春季易发呼吸系统疾病和心脑血管疾病，而克山病、甲状腺肿、血吸虫病、龋齿等地方病和寄生虫病也只有在特定的气候地理条件下才易于发生。

7. 行为心理 行为心理因素对疾病的发生、发展及转归有明显作用，如吸烟和饮酒是两个最为突出的实例。同样，行为心理因素对就诊、住院的影响也明显存在。

8. 婚姻与家庭 有配偶者对医疗服务的需求少于独身、鳏寡及离婚者。即使患病住院，有配偶者可以减少住院次数或缩短住院时间。有时家庭的护理照料可以代替一部分医院治疗，多人口家庭可以减少医疗服务需求，特别对缩短住院天数更为明显。

影响卫生服务需要与利用的因素远非以上所述，还包括生物学遗传、职业、社会地位、卫生政策、人口流动、交通便利程度、宗教信仰、风俗习惯、生活方式等众多因素。正确运用多因素分析方法，将有助于发现众多可能影响因素中的主要因素，认识它们内在的多元性联系，进而实施有效的干预措施，改善卫生服务状况。

二、卫生服务资源

卫生人力、经费、设施、装备、药品、信息、知识和技术是卫生资源的重要组成部分。一个国家拥有的卫生资源总是有限的，社会可能提供的卫生资源与实际需要总是存在一定的、有时甚至是很大的差距。研究卫生资源的潜力是卫生服务研究的一项基本任务。卫生人力和卫生费用是卫生服务资源中最受关注的方面。

（一）卫生人力资源

卫生人力资源（health human resource）是保障人民健康，进行社会生产最基本、最重要的且是卫生资源中最宝贵、最具活力的一种资源，是制订与实现国家卫生发展计划的重要组成部分。卫生人力是指经过专业培训、在卫生系统工作、提供卫生服务的人员，包括已在卫生部门工作和正在接受规范化医学教育和培训的人员。卫生人员的数量、结构和分布是卫生人力资源研究中最受关注的问题，也是评价卫生人力资源的常用指标。卫生人力资源研究的目的是尽可能地保证卫生人力分布具有均衡性和合理性。

1. 数量　可用绝对数、相对数和平均数来表示，绝对数表示卫生人力实际拥有量；相对数表示不同时期、不同地区卫生人力的相对水平，如每千人口医师数或床位数；平均数表明每名卫生人员平均服务人口数。

2. 结构　卫生人力结构反映卫生人力的质量，说明卫生人力结构是否合理。卫生人力的合理结构包括以下三个方面：

（1）年龄结构：年龄是衡量人力资源工作能力、技能和效率的最常用指标。合理的年龄结构有助于不同年龄层次人员优势的发挥，保持卫生人力的延续性和稳定性，是保证卫生服务工作可持续发展的必要条件。

（2）专业结构：卫生服务需要不同的专业人员提供不同的服务。在我国各类卫生专门人才中，医学专业占最高，预防医学专业偏低，口腔、儿科、营养、检验、放射卫生、生物医学工程及卫生管理的高级人才相对不足，护理专业人员缺乏。我国医生与护士的比例为 1 ：1.1，而发达国家医护比为 1 ：2。

（3）职称结构：职称反映卫生人力一定的技术和学术水平。为保证卫生服务工作的可持续发展应有合理的职称结构。按聘任技术职务分类，我国 2014 年高级职称占 7.4%，中级职称占 21.8%，师级／助理占 31.4%，士级占 29.3%，待聘占 10.1%。

（4）学历结构：卫生服务需要学历结构合理的卫生技术人员，但由于历史原因，我国卫生技术人员队伍中无学历者占有一定比例，尤其是乡村卫生技术人员的情况最为严重，这直接影响到我国卫技队伍的整体素质。

3. 分布　在国家之间存在着卫生人员分布不平衡现象。发达国家每万人口拥有的卫生技术人员数要远高于发展中国家。在同一国家内部，也存在卫生技术人员分布不平衡的状况，大多数集中在城市，广大农村普遍缺少。

4. 卫生人力预测　在卫生领域中，卫生人力是主导力量，但由于各方面因素的影响和限制，通过预测很难确定卫生人力的需求数量。因此，需要加强未来卫生人力需要量、供应量及拥有量的预测研究，较为准确地确定卫生人才的需求量。我国从 20 世纪 80 年代进行了卫生人力的长期预测，但周期长、影响因素多，致使结果可靠性降低，有待于进一步的改进和完善。卫生人力供应不是临时准备就可以得到，而是长期培养的结果。因此，卫生人力预测显得尤为重要。

（1）卫生人力需求：卫生人力需求是指从社会和经济发展、科技进步、劳动力发展等多种因素出发，研究卫生部门在目标年间需要卫生人力的数量和质量。经典的预测方法有以下四种：

1）健康需要法：为了保护人群健康，应该接受哪些服务项目，根据服务的数量计算卫生人力需要量。

2）健康需求法：是建立在有效需求，即卫生服务的实际利用上，是根据过去和现在的实际服务需求量，考虑到未来一定时期内影响需求量的各种因素计算出未来的服务需求量，再推算出卫生人力需求量。

3）服务目标法：制订了服务产出量目标，卫生人力需要量即可得出。服务目标法也可从人群需求量提出，有了服务需求量目标，结合卫技人员产出量目标，就可以得出卫生人力需要量。

4）人口比值法：只要掌握了预测的人口数及卫生人力与人口的比值，就可计算出目标年度卫生人力需要量。

（2）卫生人力供给：是卫生服务的基础，包括现有卫生人力拥有量、未来卫生人力增加量及流失量三个部分。卫生人力预测要求卫生人力的需求和供给保持平衡。

（3）影响卫生人力供给与需求的因素：主要有：①人口数量与人口老化因素；②医学教育的发展及其政策；③卫生人员的数量与质量；④人群的患病因素；⑤卫生资源利用情况；⑥外地流入人数；⑦卫生机构和床位数以及人员编制标准；⑧卫生财力等。

（4）卫生人力管理：科学管理和合理使用卫生人力是发展卫生事业的关键。

（二）卫生费用

卫生服务活动的过程是资金筹集、分配和使用的过程。开展卫生费用研究，掌握卫生服务领域内经济活动的特征及规律，为卫生资源的优化配置、卫生经济政策和区域卫生规划的制订、卫生服务经济效益的提高等方面提供参考依据。卫生费用有广义和狭义两种概念。广义的卫生费用是指一定时期内为保护人群健康直接和间接消耗的社会资源，包括一切人力、物力和财力的消耗，以货币来计量；狭义的卫生费用是指在一定时期内为提供卫生服务直接消耗的经济资源。通常所指的卫生费用是狭义的，是卫生费用研究的主要对象。

卫生费用研究的内容包括：卫生费用的来源、分类和特点，卫生费用的分配和使用是否公平合理，健康需要、卫生资源和卫生服务利用之间是否相对平衡，卫生费用的影响因素及其变动趋势，以及卫生费用增长的原因等。

1. 卫生费用来源　我国卫生费用主要来源于国家、集体和个人。政府卫生支出是指各级政府用于卫生事业费的财政拨款；工矿企业从福利基金按职工工资总额的一定比例用于城镇职工医疗保险的费用以及从农村集体公益金中提取的合作医疗费用属于集体卫生支出；居民个人卫生支出包括参保者支付的门诊挂号费、某些药品费、健康保险和合作医疗者按一定比例由病人支付的医药费以及自费病人就诊支付的医药费等。

2. 卫生费用分类　卫生费用可分为直接卫生费用和间接卫生费用两类。直接卫生费用是指利用卫生服务而支付的费用，包括病人看病支付的各种服务费、化验费、药费以及材料费等；间接卫生费用包括因病误工的工资、车旅费、营养费、照顾病人的误工工资等。从卫生服务角度，还可将卫生费用分为医疗服务费、卫生防疫费、妇幼卫生费、医学教育费以及科学研究费等。

3. 卫生费用评价指标

（1）卫生总费用占国内生产总值百分比：说明卫生费用的数量是否与当地社会经济发展水平相适应，同时，也反映政府对卫生工作的支持程度以及全社会对国民健康的重视程度。自20世纪90年代以来，发达国家卫生费用占国内生产总值的比例一般在6%以上，个别发达国家，如美国、加拿大及瑞典等国家已超过10%。我国卫生费用历年有所增加，但仅相当于发达国家20世纪50年代初的水平，在5%~6%。反映出我国卫生事业尚未能与社会经济同步发展。

（2）人均卫生费用：说明一个国家或地区卫生费用的人均水平，是人群卫生费用消费公平性的一个重要分析与评价指标。

（3）卫生事业费占财政支出百分比：该指标反映一个国家或地区财政部门对卫生事业发展的支持和重视程度。

（4）卫生各部门的投资比例：反映卫生费用在各级医疗卫生机构中分配是否合理。

（5）门诊和住院费用及构成：反映医疗机构内部费用分配和使用的特征。一般来说，小医院药费所占比重较大，而大医院诊治病人病情复杂，使用辅助诊断手段和昂贵的检查仪器，辅助检查的费用较多。医疗机构级别越高，辅助检查费用比重越大，药费比重相对减少。

（6）医疗、疾病预防控制和妇幼卫生费用的比例：这是卫生部门在费用分配时应该首先注意的比例。医疗服务提供维护健康和康复医疗，是利用最频繁、消耗卫生资源最多的服务。我国卫生系统80%左右的人力和费用使用在医疗服务系统。从卫生服务对健康的作用来看，预防保健的重要性不容忽视。确定医疗、预防和保健服务三者之间费用分配的合适比例，不仅要考虑人群需要、服务利用，还要结合社会发展及文化传统等因素进行综合平衡。

第三节 卫生服务综合评价

一、概　述

卫生服务评价是卫生事业管理过程的重要组成部分，贯穿于整个管理过程的始终。它是一项社会性、政策性、连续性很强的系统工作，包括卫生服务计划评价、实施过程和进展评价以及结果评价。人们往往将效率和效果这两项结果指标视为卫生服务评价的核心内容。卫生服务评价要紧紧围绕评价的领域和具体的问题，通过精心设计评价方法和指标，适时有效地开展评价工作，才能做出切合实际的判断，为制订新的计划和今后的工作提出建设性的方案和措施。

进行卫生服务综合评价的目的，是发现卫生服务的社会需要和需求，探讨居民健康和卫生服务利用的影响因素，有效地配置与使用现有的卫生资源，合理地组织卫生服务，加强实施过程的监控和目标管理，提高卫生服务的效率、效益与效果，阐明卫生服务工作的进展和成效，改进与完善各项卫生服务计划，必要时通过制定或调整相关政策以适应复杂多变的形势。

二、卫生服务综合评价的内容

卫生服务综合评价的内容包括下面六个方面：

1. 适宜程度　是指所制订和执行的各项卫生服务计划是否适应社会、经济、文化、卫生发展水平和现行的卫生政策，提出的目标和措施、配置的卫生资源是否适应当地居民的健康需要或需求，在经济、技术、民意支持方面是否可行，由此评价计划、政策、活动、措施和卫生服务机构及其功能的合理性。

2. 足够程度　是指所制订的卫生服务计划对重要的卫生问题和措施是否已经明确、是否给予足够的重视，并在卫生资源配置上给予足够保证。

3. 进度　是指计划实施的进展程度，即根据预期目标检查计划的实施与落实情况，卫生资源提供与利用状况，总结成功经验，找出差距，提出需要引起重视的问题，并及时向决策者或项目组织者反馈，必要时对计划和工作活动进行调整，以保证计划的顺利实施。

4. 效率　是指卫生服务计划实施后，卫生服务提供在数量和质量方面的产出与卫生资源（包括人力、物力、财力等）投入之间的比值，即投入每单位资源所产出的符合规范要求的服务量。效率评价的目的在于改善卫生服务系统的工作效率，提高管理水平。

5. 效果　是指计划在实施中或结束阶段，解决某个（些）卫生问题所取得的成效或计划预期目标实际达到的程度。效果评价的目的是对卫生服务计划的价值做出科学评判。在可能的情况下，尽量采用一些定量或半定量的指标对目标实际达到的程度进行测量，以更确切地反映评价目标，便于比较和分析。

6. 影响　是指一项卫生服务计划的实施对社会、经济、卫生发展和居民健康的贡献和影响，或对其结果的可持续性做出评价。

三、卫生服务综合评价指标的筛选原则

实施评价工作的前提是科学合理地建立卫生服务综合评价指标体系。对卫生服务的计划、实施进展和效果进行客观、正确、可靠、综合的评价，必须有一套适宜的指标体系。综合评价指标体系所包含的指标既要能够较全面地反映卫生服务的整体状况，又要使指标数量尽量少而精，以减少评价的难度和复杂性。通常采用专家咨询方法和数理统计方法，从众多的指标中筛选出具有代表性的指标。

对评价指标的筛选，需尽可能地满足下列几项要求：

1. 重要性（important）和实用性（useful）　所选指标是较为公认的重要而实用的指标，能反映某一方面的情况。

2. 有效性（valid）　所选指标能确切反映评价目标的内容和实现的程度，一般可根据实际情况和经验进行判断。

3. 特异性（specific）　所选指标有其特点，能从一定角度有针对性地反映某个方面的信息，而不能被其他指标所取代。

4. 敏感性（sensitive）　要求所选指标灵敏，区分度好，能迅速鉴别事物的变化水平。

5. 代表性（representative）　所选指标包含的信息量大，能在一定程度上反映其他指标的信息。

6. 可靠性（reliable）　要求所选指标能真实、可靠地反映实际情况。

7.可获得性（accessible） 要求所选指标容易获得，并尽可能充分利用常规登记报告资料。

到目前为止，综合评价的方法虽较多，评价的范围和指标也不尽相同，但各种评价的实质都是将反映被评价对象各个组成部分的代表性指标有机结合起来，进行比较分析，综合评价。

通过比较研究进行科学评价是卫生服务研究中最为广泛、常用的评价方法。比较评价既可以是描述性的，也可以是分析性的或推断性的；既可采用单指标（单因素）比较方法，又可采用多指标（多因素）比较方法。相互间的比较，可以是绝对数之间、平均数之间、相对数之间的比较，也可以是实际值与标准值之间，以及抽样资料与常规资料之间的比较。通常应用于对某个或某些同质指标在不同人群间、时间、空间的分布及其水平的比较。

进行比较评价研究时需注意设立对照、齐同对比以及自身前后对照与平行对照几个问题。

四、综合评价

综合评价是将反映评价对象特征的多项指标进行系统加工整合，从总体上认识评价对象的优劣，或将多个单项评价指标组合成一个包含各个成分的综合指标，借以反映评价对象的全貌。卫生服务综合评价是指围绕特定的评价目标、评价对象和评价阶段，对卫生服务的计划、进展、成效和价值进行评判估量的过程。卫生服务的综合评价是多方面的，可以从不同的角度着眼，但对一项涉及面较广的卫生服务项目进行综合评价时，需审时度势、因地制宜地根据国情、地情或项目本身关于卫生服务的发展计划、目标以及评价工作所处的阶段，运用多学科的适宜技术与方法，对其进行多方位、多层次、多环节、多因素的综合评价，即从卫生服务的社会需要、卫生资源投入、提供的服务量及其效率、产生的社会效益和经济效益等方面做出评价，才能较全面地反映卫生服务的成效及其影响。由于评价的性质、目的、角度、层次、侧重点等方面的不同，国内外至今尚未对卫生服务综合评价的范围、内容和指标体系形成广泛的共识。

派克（R.Parker）根据系统分析的观点，从卫生服务系统的每一个要素的特征以及各个要素间的相互关系出发，提出从人群卫生服务需要量、资源投入量、服务产出量、工作过程、结果、效益以及效果等七个方面进行评价。

劳埃姆（M.Roemer）根据卫生服务的内容，建议从八个方面进行评价：①项目目标评价；②医疗服务需要量评价；③卫生服务利用接受能力评价；④卫生资源评价；⑤工作活动和态度评价；⑥工作过程评价；⑦结果与效果评价；⑧费用与效益评价。

萨盖特（Sackett）根据卫生服务研究的对象，在《预防医学与公共卫生》一书中提出：卫生服务评价应围绕卫生服务是否有效，公众能否利用到有效的卫生服务，提供服务的数量和质量是否充分、可靠，费用是否低廉等四个方面进行评价。

卫生服务利用应与居民的卫生服务需求相适应。过度利用则造成资源浪费、医药费用上涨，加重国家、企业（集体）和个人的经济负担，利用不足又使人群医疗卫生服务需要（求）量得不到满足。尤其是在我国向社会主义市场经济体制变革和转轨时期，卫生服务计划者更要谨慎地根据人群的健康需要和需求来做出计划拟定与实施过程中的若干抉择。WHO曾对美国、加拿大、阿根廷、英国、荷兰、芬兰、南斯拉夫等7国12个地区的卫生服务进行了综合评价，并提出了一个值得借鉴的综合评价模式（表8-3）。其基本思路是：将人群健康需要、卫生服务利用和卫生资源3个方面有机联系起来，以人群健康需要量、卫生服务利用量和卫生资源投入量3类指标的平均数作为划分高低的标准，形成8种组合，以此对一个国家或地区的卫生服务状况进行综合评价，为制订卫生服务发展规划、合理配置卫生资源提供参考依据。

表8-3 卫生服务综合评价模式

卫生服务利用	高需要		低需要	
	高资源	低资源	高资源	低资源
高	A型（平衡型）	B型	E型	F型
	资源分配适宜	资源利用率高	过度利用	资源利用率高
低	C型	D型	G型	H型
	资源利用率低	资源投入低	资源投入过低	资源分配适宜

　　A 型：人群卫生服务需要量大，卫生资源投入充足，卫生服务利用良好，三者之间保持相对平衡。

　　B 型：人群卫生服务需要量大，卫生资源投入不足，卫生服务利用率高，低资源与高需要不相适应。由于资源利用紧张，通过提高利用率保持平衡，但不能持久，应向 A 型转化。

　　C 型：人群卫生服务需要量大，卫生资源投入充分，卫生服务利用率低，需研究卫生服务利用的障碍因素，提高卫生服务的效益。

　　D 型：人群卫生服务需要量大，卫生资源投入不足，卫生服务利用率低，不能充分满足人群卫生服务需要，应增加卫生资源投入，提高卫生服务服务利用率，以适应人群卫生服务需要。

　　E 型：人群卫生服务需要量低，卫生资源投入充分，卫生服务利用也充分。很可能存在个别人群过度利用卫生服务，浪费卫生资源的情况。

　　F 型：人群卫生服务需要量低，卫生资源投入不足，卫生服务利用率高，虽是服务效益良好的标志，但低资源与人群的低卫生服务需要相适应。

　　G 型：人群卫生服务需要量低，卫生资源投入充分，卫生服务利用率低，卫生资源投入过度，应向 H 型转化。

　　H 型：人群卫生服务需要量低，卫生资源投入不足，卫生服务利用率低，三者之间在低水平状态下保持平衡。

Summary

　　1. Health Service Research is a set of approaches on how the health system utilizes the reasonable health resources to provide the inhabitants health services on disease prevention, health care, disease cure ,rehabilitation and health promotion.

　　2. Health Service Research includes:the influence of social factors on health care systems, evaluating the need of population health care service, reasonable allocation and use of health resources,organization structures and functions of health systems,economic analysis of health systems, effect evaluation of health service.

　　3. The methods of Health Service Research mainly include: descriptive research, analytic research, experimental research, theoretical research, system analysis, comprehensive evaluation, input-output analysis, sample survey of family health.

　　4. Since Health Service Research started in early 1980's, according to Science and Technology Cooperation Project of China and the US, it has undergone three stages: introduction, promotion and development. It's basic principles have served an important purpose in Chinese health care reform and have shown academic significance and practical value in health work management in China.

　　5. At the turn of the century, the health system is going through an age of transition from a planned economy to a socialist market economy. Faced with the new situation and problems, the health system needs to be researched by new theory and new methods to resolve realistic problems in Chinese health care reform.

【思考题】

　　1. 简述卫生服务研究的内容。

　　2. 卫生服务需要与利用指标的应用有哪些？

　　3. 简述卫生费用增长的原因。

　　4. 简述卫生服务综合评价内容的主要特征。

（高修银）

第九章　社会卫生状况

【学习目标】

通过本章的学习，重点掌握社会卫生状况的概念、社会卫生状况评价的步骤；熟悉社会卫生状况评价指标；了解世界和中国的社会卫生状况。

案例 9-1　　　　许多国家距离实现全面健康保障还任重道远

全球在健康方面取得了举世瞩目的成就。在 2000～2015 年间，全球平均期望寿命延长了 5 年，是 20 世纪 60 年代以来的最快增幅。据估计，2015 年出生人口的全球健康预期寿命为 63.1 岁。

然而，仍然存在众多挑战。2015 年有 260 万死产婴儿，每天有超过 1.6 万名 5 岁以下儿童死亡，45% 的 5 岁以下儿童死亡发生在出生后的 4 周内。2015 年，有 130 万人死于肝炎，意外伤害造成近 500 万人死亡。2015 年，低收入国家的非传染性疾病死亡人数占总死亡人数的 37%，高于 2000 年的 23%；缺血性心脏病和中风导致 1500 万人死亡；糖尿病是全球死亡和残疾的十大原因之一。全球至少有一半人口仍无法获得基本卫生服务的全覆盖。大约有 1 亿人因自费支付卫生服务而被迫陷入"极端贫困"（每天的生活费不超过 1.90 美元）。

问题：

1. 为了实现各个国家的可持续发展，应如何提高人群健康水平及改善影响人群健康的社会环境状况？

2. 你认为应如何减少健康不公平现象，实现全民健康覆盖？

第一节　社会卫生状况的概述

一、社会卫生状况的概念

社会卫生状况（social health status）是指社会人群的健康状况，以及影响人群健康状况的各种因素，主要是社会因素。

随着生物医学模式向生物 - 心理 - 社会医学模式的转变，明确人群健康状况不仅受到生物遗传因素的影响，还受到自然和社会环境、心理因素、行为及生活方式因素、医疗卫生服务等综合因素的影响，人群健康状况是社会因素与自然因素综合作用的结果。社会卫生状况包含内容广泛，主要是由人群健康状况和影响人群健康状况的因素两部分组成。具体包括人群健康状况、卫生政策、与卫生有关的社会经济状况、卫生保健、卫生资源以及卫生行为等。从根本上说，健康问题社会决定因素是造成健康不公平现象的主要因素（图 9-1）。

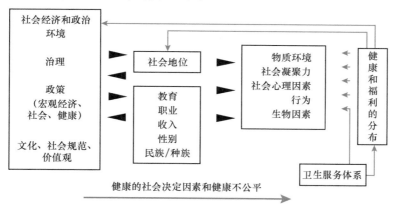

图 9-1　健康的社会决定因素概念框架

为了更好理解社会卫生状况的概念，以下将对人群的健康状况和影响人群健康状况的因素进行具体介绍。

（一）人群健康状况

1948 年，WHO 将健康定义为"不仅仅是没有疾病或虚弱，而是一种身体、心理和社会的完好状态"。然而，此定义一直存在争议，特别是在实施上不易评估。随着人口老龄化进程加速和疾病谱由传染病为主向慢性非传染病转变，此定义可能会变得适得其反。因此，健康可能被重新定义为"终生面对身体、心理和社会挑战时，适应和自我管理的能力"。

（二）影响人群健康的因素

人类的健康取决于多种因素的影响和制约。目前影响人群健康的主要因素有四大类：生物遗传因素、环境因素、行为及生活方式因素和医疗卫生服务因素。

1. 生物遗传因素　基因遗传在很大程度上决定了个体可能会患哪些疾病，生物遗传因素直接影响人类健康，它对人类诸多疾病的发生、发展及分布具有决定性影响。

2. 环境因素　包括自然环境和社会环境。其中，自然环境是人类生存的必要条件，和人类的健康密切相关。在自然环境中，具有大量对健康有利的因素，也存在不少不利因素，如全球 90% 的人都呼吸着被污染的空气，每年因空气污染造成的死亡人数达到 700 万人；由中风、肺癌和心脏病导致的死亡中高达三分之一缘于空气污染；每年近 400 万人因使用固体燃料和煤油烹饪造成的室内空气污染而过早死亡。社会环境是指人类生存及活动范围内的社会物质、精神条件的总和。社会环境中，有诸多的因素与人类健康有关，如社会制度、经济状况、社会关系、社会阶层、人口状况、文化教育水平等。

3. 行为及生活方式因素　个体的行为和生活方式对健康有重要的作用，不良行为和生活方式会直接或间接危害健康。全球健康风险报告中指出，全球十大危险因素中与行为和生活方式危险因素相关的有 4 种，分别是烟草使用、有害酒精的使用、缺乏身体活动以及不安全性行为。如缺乏身体活动是全球十大死亡风险因素之一，是心血管疾病、癌症和糖尿病等非传染性疾病的一个主要风险因素；全世界每年因有害使用酒精导致 330 万例死亡，占所有死亡数的 5.9%，有害使用酒精是导致 200 多种疾病和损伤病症的因素；烟草流行是世界迄今所面临的最大公共卫生威胁之一，每年使 700 多万人失去生命，其中有 600 多万人缘于直接使用烟草，有大约 89 万人属于接触二手烟雾的非吸烟者。

4. 医疗卫生服务因素　医疗卫生服务是为了达到防治疾病和增加健康的目的，医疗卫生服务系统借助一定的卫生资源向居民提供的医疗、预防、保健、康复等各种活动的总称。

二、研究社会卫生状况的意义

社会卫生状况是卫生事业宏观管理的基础资料，也是评价卫生事业发展的重要卫生信息。通过对社会卫生状况的分析，可以便于决策者找出主要的社会卫生问题，从而制订科学的卫生保健措施，充分利用卫生资源，改善人民健康水平。具体而言，包括以下四个方面：

（1）全面的、清晰的评价社会卫生状况，从而发现人群的主要卫生问题以及影响这些问题的社会因素。

（2）发现重点保护人群及重点防治对象，采取重点防治措施，为更好地防治卫生问题提供依据。

（3）有助于科学合理制订改善社会卫生状况政策，动员有限的卫生资源，最大限度地促进人群健康。

（4）可以有针对性地配置卫生资源，实施干预措施。

第二节　社会卫生状况评价

社会卫生状况评价主要包括两大方面：人群健康的评价和与人群健康有关的影响因素评价。

一、资料来源与评价程序

（一）社会卫生状况评价资料来源

社会卫生状况评价资料来源主要包括文献资料和调查监测资料。

文献资料包括生命统计资料、人口普查资料、卫生服务常规登记、疾病登记、卫生相关部门资料等。调查检测资料包括调查资料，如卫生服务调查；监测数据，慢性非传染性疾病监测点数据等。除此之外，可以借助互联网等媒介或使用国际上的统计资料，如世界银行、联合国开发计划署、联合国儿童基金会和世界卫生组织的资料。

（二）社会卫生状况评价程序

1. 界定社会卫生状况的概念　界定相关的概念，如健康的概念包括躯体、心理和社会三个层面，而不应单纯评价躯体健康。

2. 把社会卫生状况的概念具体化，形成若干范畴　一个抽象的概念是不可能用于测量的，只有变成了具体的范畴，才有可能找到一些有针对性的测量指标。

3. 根据所确定的范畴，寻找适宜的有针对性的指标　指标应当具备有效、可靠、灵敏、特异等特征，常用的科学指标有：生物指标如生理指标值；心理指标如性格心理测量；社会指标如社会支持、社会网络分析；综合指标如生活质量指数。

4. 根据所选定的指标，制订收集有关资料的计划，开展资料收集工作　可通过文献资料或调查监测资料收集资料，或自行根据研究目的设计调查从而获得资料。例如，当我们计划了解某个省份老年人的身体健康状况时，通过分阶段多层整群抽样的方法，确定想调查的样本量，用自行设计的调查问卷，招聘调查员逐户进行访问调查。

5. 分析指标，归纳结果，得出评价的结论　将搜集的资料加以整理，形成指标，并将指标归类，形成结果。通过对结果的综合分析，从而形成对社会卫生状况的评价，找出需要优先解决的问题。

二、人群健康状况评价指标

健康状况评价是通过研究分析人群的健康水平及其发展变化，发现人群存在的主要健康问题，筛选影响人群健康的主要因素，评估各种健康计划、方案、措施的效果。健康状况评价采用的主要是一些客观指标。

（一）单一型健康评价指标

单一指标指仅测量健康某一方面的指标（表9-1）。

1. 发育统计指标　粗出生率、一般生育率、年龄别生育率、总和生育率、新生儿低出生体重发生率、5岁以下儿童低体重率、5岁以下儿童生长迟缓率等。

2. 疾病统计指标　发病率、患病率、罹患率、疾病构成百分比、治愈率、检出率、感染率、病死率等。

3. 死亡统计指标　死亡率、标化死亡率、年龄别死亡率、死因别死亡率、累积死亡率、围生儿死亡率、婴儿死亡率、5岁以下儿童死亡率、孕产妇死亡率、死因构成百分比、死因顺位和平均期望寿命等。

表 9-1　人群健康状况主要单一型指标

指标名称	计算公式
出生率（crude birth rate）	年内的活产数 / 年中人口总数 ×k
一般出生率（general fertility rate）	同年活产数 / 某年 15 ～ 49 岁育龄妇女数 ×k
死亡率（mortality rate）	年内死亡人数 / 年中人口总数 ×k

续表

指标名称	计算公式
婴儿死亡率（infant mortality rate）	同年未满 1 周岁婴儿死亡数 / 某年活产总数 ×k
孕产妇死亡率（maternal mortality）	同年孕产妇死亡人数 / 某年活产数 ×100000/10 万
发病率（incidence rate）	一定时期某病新病例数 / 同期间内的平均总人口数 ×k
患病率（prevalence rate）	某时期现患某病新旧病例数 / 该人群同期平均人口数 ×100%
病死率（fatality rate）	某时期内因某病死亡人数 / 同期患某病的病人数 ×100%
平均期望寿命（life expectancy）	人活到某一年龄后还能继续生存的平均年数

注：$k=1000‰$

（二）复合型健康评价指标

1. 潜在减寿年数（potential years of life lost，PYLL） 某一人群在一定时期内（通常为 1 年）在目标生存年龄（通常为 70 岁或平均期望寿命）以内死亡所造成的寿命减少的总人年数。潜在减寿年数指标可以作为筛选及确定重点卫生问题或重点疾病的重要指标，同时也适用于防治措施的效果评价和卫生政策的分析。

2. 无残疾期望寿命（life expectancy free of disability，LEFD） 以残疾作为观察终点，代替普通寿命表中的死亡。它运用现实寿命表的计算原理，通过扣除残疾状态下所消耗的平均寿命，从而得到无残疾状态下的平均生存年数。无残疾期望寿命是质量较高的生命过程，能更好地反映一个国家、一个地区社会、经济发展和人民生活质量的综合水平。

3. 活动期望寿命（active life expectancy，ALE） 以日常生活自理能力的丧失作为观察终点，代替普通寿命表中的死亡。它指的是人们能维持良好的日常生活活动功能的年限。它可用于具体目的的规划和政策制定，有助于识别高危人群，从而提供预防性保健和医疗护理。

4. 伤残调整生命年（disability-adjusted life year，DALY） 是评价人群健康状况的一个新的综合指标，是在综合考虑人群因早死损失的健康生命年与因伤残损失的健康生命年基础上，再以生命年的年龄相对值（年龄权数）和时间相对值（贴现率）为权数计算而得到的。DALY 主要由四个方面的指标构成：死亡损失的健康生命年、伤残状况下损失的健康生命年、健康生命年的年龄贴现、健康生命年的时间价值贴现。DALY 指标在公共卫生和健康影响评估领域变得越来越普遍，能合理、综合反映一个国家或地区人群的健康状况。

5. 健康期望寿命（healthy life expectancy，HALE） 它是世界卫生组织于 2001 年开发的一个最新的衡量健康的指标，可以理解为完全健康期望寿命。是扣除了死亡和伤残影响之后的平均期望寿命。平均期望寿命是指同时出生的一代人平均每人能活到的平均年数。越来越多的国家正在使用健康期望寿命指标来监测人口的健康状况。

三、与健康相关的影响因素指标

与健康相关的指标很多，主要分为两类：第一类是卫生保健服务指标（表 9-2），第二类主要是人口、自然环境和社会环境指标（表 9-3）。

卫生保健服务指标主要包括卫生服务需要指标、卫生服务利用指标和预防保健服务指标。卫生服务需要是人们根据自身的健康状况提出的对医疗、预防、保健、康复等服务的客观需要的综合指标；卫生服务利用指标则能反映卫生系统的效能，直接描述卫生系统为人群提供卫生服务的数量，间接反映卫生服务提供对居民健康状况的影响。

笔记栏

表 9-2 常用的卫生保健服务指标

指标类型	计算方法
常用的卫生服务需要指标	两周患病率＝前两周内患病人数／调查人数×100% 慢性病患病率＝前半年内缓慢性病人数／调查人数×100% 两周卧床率＝前两周内卧床人数／调查人数×100% 两周活动受限率＝前两周内活动受限人数／调查人数×100% 两周休工率＝前两周内因病休工人数／调查人数×100% 两周患病天数＝前两周内患病总天数／调查人数
常用的卫生服务利用指标	两周就诊率＝前两周就诊人数／调查人数×100% 两周病人就诊率＝前两周病人就诊人数／两周病人总例数×100% 两周病人未就诊率＝前两周病人未就诊人数／两周病人总例数×100% 住院率＝前一年内住院人数／调查人数×100% 人均住院天数＝总住院天数／总住院人数 未住院率＝需住院而未住院病人人数／需住院病人人数×100%
常用的预防保健服务指标	计划免疫率 孕产妇系统管理率 儿童系统管理率

人口统计指标能够反映出社会人口的发展状况，是社会群体健康的客观反映指标；社会环境和自然环境指标是反映一个国家总体上从政治、经济等方面对社会健康状况影响的客观指标；而卫生资源指标反映一定社会经济条件下，国家、集体、个人对医疗卫生事业综合投入的客观指标。

表 9-3 常用的社会环境、自然环境、人口相关健康指标

指标类型	指标名称
人口统计指标	人口总数 人口构成（如性别比） 人口自然增长率 人口负担系数 老龄化指数 人口系数 年龄中位数
自然环境指标	环境空气质量优良天数占比 安全饮用水普及率 生活垃圾无害化处理率 公共厕所设置密度 病媒生物密度控制水平 人均占有公共绿地面积 人均居住面积
社会环境指标	人均国民生产总值 初级卫生保健普及指标 劳动人口就业率、失业率 恩格尔系数 15 岁以上人口识字率 国民幸福总值
卫生资源指标	每万人口全科医生数 每万人口拥有公共卫生人员数 每万人口护士数 每万人口医疗机构数 每千人口医疗卫生机构床位数 卫生健康支出占财政支出的比重 人均卫生经费
卫生政策指标	政府的政治承诺 卫生资源分配的公平、合理程度 社区参与卫生事业发展 卫生机构的管理和完善程度

四、常用的综合指标

单一指标只能孤立地测量一部分健康现象，多个单一指标共同评价时，会出现多种组合和量的差异，不同的评价者得出不同结论。而综合指标是通过某种方法或法则将多个单一指标结合起来所产生的一个新指标。它是评价个体或群体健康状况的理想指标，具有简便、综合、明确，便于比较的优点。常用综合指标有：

（一）生活质量指数（physical quality of life index，PQLI）

PQLI 是美国于 1975 年编制的，最初旨在测量世界最贫困国家在满足人们基本需要方面所取得的成就。目前是衡量一个国家或地区人民的营养、卫生保健和国民教育水平的综合指标。它是由婴儿死亡率、平均期望寿命和 15 岁及以上人口识字率三个指标组成。

PQLI=[（识字率指数）+（婴儿死亡率指数）+（1 岁平均寿命指数）]/3

（二）美国社会健康学会指标（American social health association，ASHA）

ASHA 在评价社会发展的过程中加入了反映人口健康状况的指标，包括出生率、死亡率、平均期望寿命，用来衡量发展中国家执行满足基本需要发展战略的成果。

ASHA=（就业率 × 识字率 × 平均寿命 /70 × GNP 增长率）/ 总出生率 × 婴儿死亡率

比如当就业率为 850/1000，识字率 85%，平均寿命为 70 岁，GNP 增长率为 3.5% 时，总出生率为 25/1000，婴儿死亡率为 50/1000 时，ASHA 指标值为 20.23。

（三）人类发展指数（human development index，HDI）

HDI 是联合国开发计划署（UNDP）在《1990 年人文发展报告》中提出的，用以衡量各国经济社会发展水平的指标。HDI 从动态上对人类发展状况进行了反映，揭示了一个国家的优先发展项，为世界各国尤其是发展中国家制定发展政策提供了一定依据，从而有助于挖掘一国经济发展的潜力。通过分解人类发展指数，可以发现社会发展中的薄弱环节，为经济与社会发展提供预警。

HDI 依据每个国家或地区的预期寿命、受教育程度和人均国民收入指标进行测算，并依据测算结果，进行人类发展指数的国家或地区排序。2018 年联合国发布的《人类发展指数报告》显示排名前三位的国家依次是挪威、澳大利亚、瑞士。中国香港排名第 12 位。

$$HDI = \sqrt[3]{\text{预期寿命指数} \times \text{教育指数} \times \text{收入指数}}$$

第三节　世界卫生状况

健康是促进人全面发展的必然要求，是经济社会发展的基础条件。通过研究世界卫生状况及其发展规律，了解世界各国面临的社会卫生问题及全球卫生策略，可以借鉴世界各国卫生事业发展的经验和教训，追赶世界各国现代医学发展的潮流，从而更好地改善我国社会卫生状况和提高人群健康水平。

一、世界卫生状况资料来源

收集和比较全球卫生数据是描述健康问题、确定趋势并帮助决策者制定工作重点的一种方式。研究世界卫生状况的资料可从官方权威机构获得。这些官方权威机构可以分为以下三类：联合国方案和基金（如联合国开发计划署、联合国儿童基金会、联合国人口基金）；联合国专门机构（如世界卫生组织、世界银行）；其他联合国实体和机构（如联合国艾滋病病毒 / 艾滋病联合规划署、联合国妇女署）等。

这些官方权威机构常定期发布相关统计资料和研究报告。如世界卫生组织发布《世界卫生统计》《世界卫生报告》《全球健康风险报告》；联合国儿童基金会发布《世界儿童状况报告》；联合国人口基金会发布《世界人口状况报告》；世界银行发布《世界发展报告》等资料。

这些资料内容丰富，数据翔实，是研究和了解世界各国卫生状况和卫生系统的权威资料来源。如《世界卫生统计》年度报告是世界卫生组织从 194 个会员国所获得的数据的年度汇总，包括实现卫生相关千年发展目标和指标的概要进展情况，全面展现了全球卫生发展的现状和趋势。

此外，世界卫生组织、世界银行等组织的专业网站（表 9-4）定期发布大量世界卫生状况的最新进展及研究报告，这些都是研究世界卫生状况的基础资料。

表 9-4　常用的查询世界卫生状况资料的机构及网址

组织	网址
世界卫生组织	http://www.who.int/zh/index.html
世界银行	http://www.worldbank.org.cn/Chinese/
联合国	http://www.un.org/zh/index.shtml
联合国儿童基金会	http://www.unicef.org/chinese/
联合国人口基金会	https://www.unfpa.org/
联合国妇女署	http://www.un.org/zh/aboutun/structure/unwomen/
其他	……

二、世界卫生状况

世界卫生组织数据显示，2016 年全球婴儿出生时预期寿命为 72.0 岁（男性为 69.8 岁，女性为 74.2 岁），婴儿出生时健康预期寿命为 63.3 岁。根据世界卫生组织 2016 年的统计报告，2000～2015 年，全球人类预期寿命增长了 5 岁，是 20 世纪 60 年代以来的最快增幅。然而，国家内部、国与国之间的健康不平等现象依旧存在。

在各国平均预期寿命排名中，日本凭借高质量的医疗服务和社会福利排名世界第一，达到 84.2 岁，其中男性平均期望寿命为 81.1 岁，女性为 87.1 岁。除日本外，位列前十的国家依次是：瑞士、西班牙、法国、新加坡、澳大利亚、意大利、加拿大、韩国和挪威。此外，有 15 个国家的平均寿命不到 60 岁，排名后十位的国家均来自非洲大陆。自 1990 年以来，全球在降低儿童死亡率方面取得了重大进展。全世界 5 岁以下儿童死亡人数从 1990 年的 1260 万人减至 2017 年的 540 万人，即每天死亡人数从 1990 年的 3.4 万人下降到 1.5 万人。

一个国家的社会卫生状况由很多因素决定，包括社会发展程度、经济状况和政治因素等。总体而言，国家的发达程度和卫生状况密切相关。平均期望寿命国家经济呈正相关，低收入、中等收入、高收入国家之间存在阶梯式的差距（表 9-5）。除经济状况之外，全球、国家和地方的社会卫生状况也会受到权力和资源分配状况的制约（如政府政治承诺、卫生财政预算等），并受政策选择（如国家医疗卫生体制等）的影响。

表 9-5　平均期望寿命前十名与后十名的成员国（2016 年）

国家	总人口数量（千）万	平均期望寿命（年）			健康期望寿命（年）
		男性	女性	总体	
全球	7430261	69.8	74.2	72.0	63.3
前十名：日本	127749	81.1	87.1	84.2	74.8
瑞士	8402	81.2	85.2	83.3	73.5
西班牙	46348	80.3	85.7	83.1	73.8
法国	64721	80.1	85.7	82.9	73.4
新加坡	5622	80.8	85.0	82.9	76.2
澳大利亚	24126	81.0	84.8	82.9	73.0

续表

国家	总人口数量（千）万	平均期望寿命（年）			健康期望寿命（年）
		男性	女性	总体	
意大利	59430	80.5	84.9	82.8	73.2
加拿大	36290	80.9	84.7	82.8	73.2
韩国	50792	79.5	85.6	82.7	73.0
挪威	5255	80.6	84.3	82.5	73.0
后十名：喀麦隆	23439	56.7	59.4	58.1	51.1
马里	17995	57.5	58.4	58.0	50.7
斯威士兰	1343	55.1	59.9	57.7	50.2
索马里	14318	53.7	57.3	55.4	50.0
尼日利亚	185990	54.7	55.7	55.2	48.9
科特迪瓦	23696	53.6	55.7	54.6	48.3
乍得	14453	53.1	55.4	54.3	47.2
塞拉利昂	7396	52.5	53.8	53.1	47.6
中非共和国	4595	51.7	54.4	53.0	44.9
索莱托	2204	51.0	54.6	52.9	46.6

三、面临的主要健康问题

（一）全球健康不公平

　　健康不公平现象是国家间、国家内部以及各人群之间可避免的健康不平等现象。这些不公平现象来自社会内部和各社会之间的不平等现象。社会和经济条件及其对人们生活的影响决定了他们面临的患病风险以及为防病或在患病时治疗疾病所采取的行动。最近的世界卫生组织报告证明，国家内部和国家之间的健康不公平是严重的。

> 视窗 9-1　　　　　　　关于健康不公平现象及其根源的 10 个事实
>
> 　　**1. 健康不公平是健康结果方面存在的系统化差异**　健康不公平现象是不同群体在健康状况或卫生资源分配方面的差异，这源自个人出生、成长、生活、工作及老龄时所处的社会状况。健康不公平现象是不公正的，通过正确的政府综合措施可使其得以减少。
>
> 　　**2. 每天有 1.6 万名儿童在不足 5 岁时死亡**　发生的死亡主要源于肺炎、疟疾、腹泻病和其他疾病。来自农村和较贫困家庭的儿童受到的影响最大。将家庭收入按五分位计，最为贫穷 20% 家庭的儿童 5 岁之前死亡的可能性几乎是最富裕 20% 家庭儿童的两倍。
>
> 　　**3. 孕产妇死亡率是不公平的一项关键指标**　无论是一国之内还是国与国之间，孕产妇死亡率都是显示贫富差异的一项重要健康指标。发展中国家的孕产妇年死亡数占全世界的 99%。在非洲乍得共和国，每 16 名孕产妇在孕产期间，就有 1 人有死亡风险，而瑞典该风险则为每 1 万名孕妇中约有 1 人发生。

4. 结核病是一种与贫穷相关的疾病　约 95% 的结核病死亡发生在发展中国家。这些死亡主要影响到年富力强的年轻人。得了这种疾病使这些人更难以改善自身和家庭的经济状况。

5. 非传染性疾病导致的过早死亡中有 87% 发生在低收入和中等收入国家　在资源稀缺的情况下，非传染性疾病的卫生保健支出能够迅速耗尽家庭资源，使家庭陷入贫困。极高的非传染性疾病支出每年迫使数百万人陷入贫困，对社会经济发展造成了重要影响。

6. 不同国家之间预期寿命相差 34 岁　在低收入国家，平均预期寿命为 62 岁，而在高收入国家则为 81 岁。出生在塞拉利昂的儿童，其预期寿命约为 50 岁，而出生在日本的儿童预期寿命却可达 84 岁。

7. 各国内部的健康不公平现象也令人担忧　在美国，非洲裔美国人仅占总人口的 13%，却占新感染艾滋病病毒总病例数的近一半。健康方面存在的差异与生物或遗传无关。

8. 城市中存在的健康差距巨大　在格拉斯哥，男性预期寿命从 Ruchill 和 Possilpark 地区的 66.2 岁到 Catchcart 和 Simshill 地区的 81.7 岁。根据伦敦卫生观察站的调查发现，在伦敦，如果从威斯敏斯特向东出发，每有一个地铁站就代表着预期寿命减少近一年。

9. 健康不公平对社会造成大量资金损失　据欧洲议会估计，在欧盟之内，与健康不公平相关的损失约占国民生产总值的 1.4%，这一数字几乎与欧盟的国防开支相当（占国民生产总值的 1.6%）。这由生产力及纳税损失和更多的福利支出及卫生保健费用所致。

10. 持续存在的不公平现象使发展变缓　全世界有近 10 亿城市居民生活贫困，这占到全世界城市人口的四分之一。实现关于良好的健康与福祉（可持续发展目标 3，SDG3）与可持续城市和社区具体目标（可持续发展目标 11，SDG11）密切相关。

（二）新旧健康问题双重挑战

随着社会经济的发展和生物医学急速的突破，人类的疾病谱和死亡谱发生重大变化。目前，非传染性疾病是全世界的首要死因，2016 年全球前十位死亡原因中，非传染性疾病占六个（图 9-2），估计非传染性疾病导致 4100 万人死亡，相当于全球总死亡人数（5700 万）的 71%。低收入和中低收入国家的成年人面临的非传染性疾病死亡风险最高，分别为 21% 和 23%，几乎是高收入国家成年人（12%）的两倍。

传染性疾病对全人类仍旧是一个主要的威胁。新发传染病的全球流行，严重危及人们的身体健康与生命安全，影响经济和社会的发展，甚至威胁到地区与全球的安全与稳定。2016 年全球前十位死亡原因中，下呼吸道感染仍然是最致命的传染病，在全世界造成 300 万人死亡。2017 年，1000 万人患有结核病，160 万人因结核病死亡（包括 30 万艾滋病病毒感染者）。

因此，许多国家不仅面临非传染性疾病负担，还面临传染性疾病负担，承受着双重疾病负担的挑战。

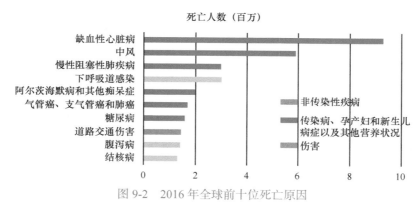

图 9-2　2016 年全球前十位死亡原因

（三）城市卫生面临挑战

随着世界迅速城市化，人们的生活水平、生活方式、社会行为和健康状况发生了重大变化。虽然城市生活继续提供众多机会，如良好的卫生保健服务机会，但今天的城市环境集中了众多健康风险，带来了新的危害。首先，不健康的生活方式，如烟草使用、不健康饮食、缺乏身体活动和有害使用酒精等严重影响人群健康。如2016年，18岁及以上的成年人中逾19亿人超重，其中超过6.5亿人肥胖；烟草流行是这个世界迄今所面临的最大公共卫生威胁之一，每年使700多万人失去生命，世界上11亿的吸烟者中，约有80%生活在低收入和中等收入国家；全世界每年因有害使用酒精导致330万例死亡，占所有死亡数的5.9%，有害使用酒精是导致200多种疾病和损伤病症的一个因素。其次，道路交通事故、伤害、暴力和犯罪也会进一步加重城市卫生的负担，2013年道路交通事故造成全球125万人死亡，多达5000万人受伤。此外，城市化在提高人们生活质量的同时，带来了生态破坏、环境污染、交通拥挤和住房紧张等一系列环境和健康问题，已严重威胁到人们的身体健康和生命安全。

（四）全民健康覆盖任重道远

2014年，全球政府卫生支出比例平均为11.7%，从东地中海区域的8.8%到美洲区域的13.6%不等。全球至少有一半人口仍无法获得基本卫生服务的全面覆盖。大约有1亿人因自费支付卫生服务而被迫陷入"极端贫困"（每天的生活费不超过1.90美元）。2010年，全球估计有8.8亿人口（近12%的世界人口）花费至少10%的家庭预算（家庭总支出或收入）用于支付卫生服务。自付医疗服务加剧了最贫困人口和农村地区最贫困人口的严重程度。

视窗9-2　　　　　　　　　　　　**全民健康覆盖**

全民健康覆盖（universal health coverage，UHC）是指所有个体和社区都获得所需的卫生服务，而不会陷入经济困境。它涵盖全方位高质量基本卫生服务，从健康促进，到预防、治疗、康复和姑息治疗。

《2010年世界卫生报告》从三个方面描述了全民健康覆盖的概念：所需的卫生服务、需要卫生服务的人数和需要支付的费用（无论是由使用者或是第三方资助者支付）。如图9-3所示，大盒的总体积表示特定时间内覆盖所有人所有卫生服务所需的费用。蓝色小盒的体积表示由预付费和统筹基金覆盖的卫生服务及其费用。全民覆盖的目标是使所有人能够以其自身和国家都可承受的费用获得所需的卫生服务。

为监督在实现全民健康覆盖方面的进展，应当将重点放在两个方面：

一是可以获得高质量基本卫生服务的人口比例。

二是将家庭大量收入用于健康的人口比例。

世界卫生组织与世界银行共同制订了一个框架，通过对两个问题的监测来跟踪全民健康覆盖的进展，同时考虑到全民健康覆盖的总体水平和公平程度，为人群中所有人提供服务覆盖和经济保护，如穷人或生活在偏远农村地区的人们。

世界卫生组织将四个类别的16项基本卫生服务作为国家健康覆盖水平和公平性指标，分别是：

1. 生殖、孕产妇、新生儿和儿童健康　计划生育；产前和生产保健；全面儿童免疫；肺炎就医行为等。

2. 传染病　结核病治疗；艾滋病病毒抗逆转录病毒药物治疗；使用预防疟疾的药浸蚊帐；适当卫生设施。

3. 非传染性疾病　防治高血压；防治高血糖；宫颈癌筛查；烟草使用。

4.服务能力和获取　医院基本利用；卫生工作者密度；获得基本药物；卫生安全：遵守《国际卫生条例》。

　　每个国家都各具特色，每个国家可能专注于不同领域，或制订自己的全民健康覆盖进展衡量方式。然而，还可采取全球方法，使用国际公认的标准化衡量指标，以便进行跨国和跨时比较。

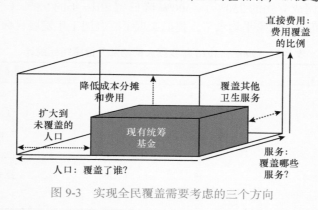

图 9-3　实现全民覆盖需要考虑的三个方向

四、世界健康问题对策

　　（1）通过推动全球范围内广泛合作，呼吁所有国家，共同采取行动，共同探索全球健康问题的影响因素及其应对策略，预防、监测和预测与健康有关的威胁，达到提高健康水平和健康公平的目标。

　　（2）为推进全民健康覆盖，各国都需要加强卫生体系建设。强有力的筹资结构是关键所在。通过强制筹资方法（如强制缴纳保险金）筹集的资金就可在全体人口中分担疾病风险。建有良好的卫生体系，才能在任何时候和任何地点向所有人提供所需的高质量服务。服务的确切内容因国家而异，但无论如何都需要具备以下内容：强大的筹资机制；训练有素的专业队伍；有助于做出决定和制定政策的可靠信息。

　　（3）通过创建健康促进环境，重视传染病和非传染性疾病流行的社会决定因素，动员社会组织和居民广泛参与，改善人们的日常生活环境，从法律、政策和规划等各个方面采取行动，弥合健康差距。

第四节　中国卫生状况

一、中国卫生状况资料来源

　　研究中国卫生状况的资料可从官方权威机构获得。这些官方权威机构包括国家统计局、国家卫生健康委员会、国家社会科学院等机构（表9-6）。

　　这些官方权威机构常定期发布相关统计资料和研究报告。如国家统计局发布的《中国统计年鉴》，国家卫生健康委员会发布的《中国卫生和计划生育统计年鉴》《卫生健康事业发展统计公报》，中国社会科学院人口与劳动经济研究所发布的《中国人口年鉴》。除此之外，有关我国卫生状况的相关资料可以从文献资料或者调查和监测资料获得。

表 9-6　常用的查询中国卫生状况资料的机构及网址

组织	网址
国家统计局	http://www.stats.gov.cn/
国家卫生健康委员会	http://www.nhc.gov.cn/
国家社会科学院	http://www.cass.cn/

二、中国人群健康状况

（一）健康水平显著提高

自 1949 年以来，居民健康水平持续改善。平均期望寿命由新中国成立前的 35 岁提高到 2016 年的 76.4 岁，孕产妇死亡率从新中国成立前的 1500/10 万降低到 2015 年的 27/10 万，5 岁以下儿童死亡率从中华人民共和国成立初的 250‰ ～ 300‰ 降低到 2016 年的 9.9‰（表 9-7），居民的主要健康指标总体上优于中高收入国家平均水平，提前实现了联合国千年发展目标。

表 9-7　1990 ～ 2016 年我国人群的部分健康指标统计

指标	1990 年	2000 年	2010 年	2016 年
人均期望寿命（岁）	69.3	71.9	75.2	76.4
其中：男性（岁）	67.7	70.4	73.8	74.8
女性（岁）	71.0	73.7	76.8	77.8
婴儿死亡率（‰）	42.1	30.1	13.6	8.6
五岁以下儿童死亡率（‰）	—	39.7	22.5	9.9
孕产妇死亡率（‰）	97.0	58.0	35.0	27.0*

* 此为 2015 年数据

（二）医疗卫生服务体系建设取得重大进展

自 1949 年以来，我国卫生与健康事业加快发展，医疗卫生服务体系不断完善，基本公共卫生服务均等化水平稳步提高。我国基本建成了覆盖城乡的基层医疗卫生服务网络。基本医疗保险实现全覆盖，以职工基本医疗保险、城镇居民基本医疗保险和新型农村合作医疗为主体的全民医保初步实现。截至 2016 年底，全国基本医疗保险参保人数超过 13 亿人，参保覆盖率稳固在 95% 以上。医疗卫生机构从新中国成立时的 3670 个增加到 2018 年的 99.4 万个，医疗卫生机构每千人口拥有床位数从 1990 年的 2.6 张增加到 2016 年的 5.4 张。

表 9-8　1990 ～ 2016 年我国医疗体制运行效率统计

指标	1990 年	2000 年	2010 年	2016 年
医生数（人）（1/1000）	1.1	1.3	1.5	2.4
病床数（张）	2.6	2.5	3.6	5.4
医疗支出占国内生产总值的百分比（100%）	—	4.5	4.5	6.2
人均医疗支出（美元）	—	43.0	199.0	504.0

（三）传染病和非传染性疾病挑战并存

自 1949 年以来，我国传染病疫情控制水平持续提升，极大地改善了居民的生活质量。法定传染病报告发病率平均降低 19.4%。2016 年，全国甲乙两类传染病报告发病率、死亡率分别控制在 215.7/10 万和 1.31/10 万以下，丙类传染病报告发病率、死亡率分别控制在 290.9/10 万和 0.02/10 万。疫情形势总体平稳，未发生较大传染病流行。尽管如此，传染性疾病防控形势依然严峻，我国传染性疾病还有新病原体和新发传染病不断出现、贫穷地区传染病依然是造成健康损失的主要威胁、输入性传染病防控压力大、结核病等重点传染病形势依然严峻等特点。

更重要的是，随着我国疾病谱和死亡谱的变化、人口老龄化和生活行为的改变，慢性非传染性疾病威胁上升，成为重大公共卫生问题。《中国居民营养与慢性病状况报告（2015 年）》显示全国居民慢性病死亡率为 533/10 万，占总死亡人数的 86.6%，心脑血管疾病、癌症和慢性呼吸系统疾病为主要死因，占总死亡的 79.4%，其中，心脑血管疾病死亡率为 271.8/10 万，癌症死亡率为 144.3/10 万（前五位分别是肺癌、肝癌、胃癌、食管癌、结直肠癌），慢性呼吸系统疾病死亡率为

68/10 万。我国正面临着新发传染病和慢性非传染性疾病防治的双重挑战。

（四）人群健康状况地区差异明显

由于我国广阔复杂的地理条件和庞大的人口数量以及体制改革和经济发展的区域差异，我国人群的健康状况呈现明显地区差异，健康水平的差异与经济发展水平的差异相一致。农村居民的健康水平低于城镇，东中西部地区居民的健康状况依次递减，东部较好，中部居中，西部较差。在城市和农村内部，人群健康差异明显，尤其是贫困人群，不仅患病率较高而且患病严重程度也高于其他人群。中国农村地区的婴儿死亡率、5 岁以下儿童死亡率要比城市分别高出 2.1 倍、2.4 倍。2016 年，城市的医疗卫生机构每千人口拥有床位数是 8.41 张，而农村只有 3.91 张；东、中、西部地区孕产妇死亡率分别为 13.5/10 万、21.2/10 万和 26.9/10 万，差距较大。

三、影响人群健康状况的主要因素

（一）经济发展水平

新中国成立以来，特别是改革开放以来，我国经济社会快速发展和综合国力显著增强，城乡居民生活水平显著提高，居民收入持续快速增长。经济发展主要通过营养和生活水平的改善以及教育和医疗卫生的普及、提高来实现对健康的促进作用。伴随经济的快速发展，我国医疗卫生事业成就显著，人民健康水平稳步提升，但是在取得重大成就的同时，也存在一些问题，如人口健康指标的改善明显滞后于经济增长，一些健康指标存在较明显的城乡、地区和阶层差异等，直接影响了城乡居民的健康水平。

（二）卫生资源状况

我国卫生费用总量持续增加，由 1990 年的 747.4 亿元增加到 2017 年的 51598.8 亿元。我国卫生总费用占 GDP 的比重由 1990 年的 4.00% 上升到 2017 年的 6.20%。人均卫生费用由 1990 年的 14.5 元增加到 2017 年的 3712.2 元，其中，城市地区人均卫生费用明显高于农村地区（表 9-9）。

2017 年末，全国医疗卫生机构总数达 98.7 万个，其中，医院 3.1 万个，基层医疗卫生机构 93.3 万个，专业公共卫生机构 2.0 万个。2017 年末，全国卫生人员总数达 1174.9 万人，其中，卫生技术人员 898.8 万人，乡村医生和卫生员 96.9 万人，其他人员 179.2 万人。卫生技术人员中，执业（助理）医师 339.0 万人，注册护士 380.4 万人。2017 年，每千人口执业（助理）医师 2.44 人，每千人口注册护士 2.74 人，每万人口全科医生 1.82 人，每万人口专业公共卫生机构人员 6.28 人。

2017 年末，全国医疗卫生机构床位 794.0 万张，其中，医院 612.0 万张（占 77.1%），基层医疗卫生机构 152.9 万张（占 19.3%）。每千人口医疗卫生机构床位数由 2016 年 5.37 张增加到 2017 年 5.72 张（图 9-4，图 9-5）。

表 9-9 1990 ～ 2017 年全国卫生总费用统计

	1990 年	2000 年	2010 年	2017 年
卫生总费用（亿元）	747.4	4586.6	19980.4	51598.8
政府卫生支出	187.3	709.5	5732.5	15517.3
社会卫生支出	293.1	1171.9	7196.6	21206.8
个人卫生现金支出	267	2705.2	7051.3	14874.8
卫生总费用构成（%）	100	100	100	100
政府卫生支出	36.2	15.5	28.7	30.1
社会卫生支出	42.6	25.5	36.0	41.1
个人卫生现金支出	21.2	59.0	35.3	28.8

续表

	1990 年	2000 年	2010 年	2017 年
卫生总费用占 GDP（%）	4.00	4.62	4.84	6.20
人均卫生费用（元）	14.5	361.9	1490.1	3712.2
其中：城市	158.8	812.9	2315.5	—
农村	38.8	214.9	666.3	—

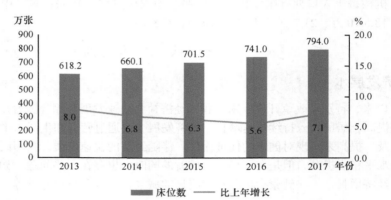

图 9-4　全国医疗卫生机构床位数及增长速度

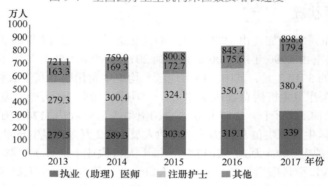

图 9-5　全国卫生技术人员数

（三）人口状况

　　人口与健康是反映一个国家或地区经济发达程度、社会发展状态、卫生保健水平和人口素质优劣的重要指标。中国是世界上人口最多的国家，人口与健康水平是事关我国国策和经济与社会可持续发展的重大战略问题。我国 1980 年启动"计划生育"基本国策，有效控制了人口的增长速度。由于出生率降低，中国人口增长率迅速下降，人口出生率从 1980 年的 1.82% 下降到 2017 年的 1.24%，而人口自然增长率也下降到 0.53%。由于人口调控也产生了诸如老龄化、性别比失衡、劳动人口下降等不利局面，再加上中国妇女生育观念有所转变，生育意愿降低，一些地区已经出现了人口负增长，政府逐渐意识到了调整人口政策的重要性。2015 年，我国政府启动全面"二孩"政策。到 2017 年末，我国人口总数达到 13.90 亿，依然是世界上人口最多的国家。

　　尽管人口总量增长压力缓解，但结构性矛盾日益凸显。一方面，我国劳动力人口正面临萎缩的巨大压力，截止到 2017 年末，中国劳动年龄人口（15 ～ 64 岁）为 99829 万人，比上年末减少431 万人，占总人口的比重为 71.8%，据《世界人口展望 2011 修订版报告》预测，2050 年我国流动人口将下降到 7.9 亿，占总人口的比值为 61%。另一方面，老龄化程度快速加深，截至 2017 年底，全国 65 岁及以上人口 15831 万人，占全国总人口的 11.4%，按照目前的趋势发展，可以预计，到 2040 年前后，我国 65 岁以上老年人占总人口的比重将超过 20%，到 2050 年这一比重将继续加大，达到 20% ～ 24%。更为担忧的是，我国农村人口的老龄化水平高于城镇。1999 年我国进入老龄化社会时的人均 GDP 只有 1000 美元左右，而发达国家是在人均 GDP 达到 5000 ～ 10000 美元水平时进入老龄化社会，老人健康和社会保障问题面临严峻挑战。

（四）行为和生活方式

1992 年世界卫生组织报告，全球影响人类健康的因素中，不良行为与生活方式为主要因素，占 60% 以上。非传染性疾病不断增加，很大程度来自不健康的生活方式，应摆脱烟草使用、体力活动少、不健康的饮食、有害的酒精使用等风险因素。影响人们产生不良行为生活方式的原因主要有认知因素、需要和动机之间的冲突、从众心理、生活压力大和节奏快、社会经济发展等因素。目前公认合理膳食、适量运动、戒烟限酒、心理平衡是健康的四大基石。

四、面临的主要卫生问题

（一）中国面临人口老龄化的严峻挑战

改革开放以来，我国经济社会快速发展，取得了举世瞩目的成就，但也面临严峻挑战，特别是进入 21 世纪，中国全面步入人口老龄化社会，给我国经济社会发展带来更多的挑战。一方面，人口老龄化对我国劳动力市场供给、资本积累、国民储蓄、国民收入分配和经济发展潜力与方式等诸多经济发展要素都带来深刻的、系统的影响，已经成为制约我国经济可持续发展的重要瓶颈；另一方面，人口老龄化的加剧给我国社会发展带来一系列的压力，养老、医疗和护理需求日益增多，形成了与供给难以均衡的矛盾。

现阶段我国老年人口基数大，发展速度快，除此之外，高龄化是我国人口老龄化的另一显著特征。1990 ～ 2010 年 80 岁以上高龄老年人口年平均增长速度为 4.1%，高于世界平均水平和发达国家平均水平。高龄化在很大程度上意味着失能化，随着年龄的不断提高，老年人的健康状况也会不断弱化。相关数据显示，60 岁以上老年人群慢性病患病率为全人群的 4.2 倍，其中超过一半老年人患有 2 种及以上慢性病，伤残率是全部人口伤残率的 3.6 倍。全国失能、半失能老年人大致 4063 万人，占老年人口的 18.3%。此外，据有关部门预测，到 2035 年老年人口将达到 4 亿人，失能、半失能的老年人数量会进一步增多（图 9-6、图 9-7）。

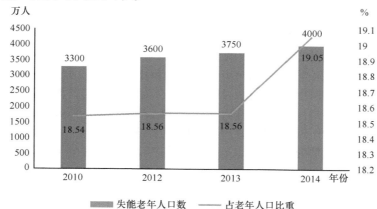

图 9-6　2010 ～ 2014 年我国失能老年人变化情况

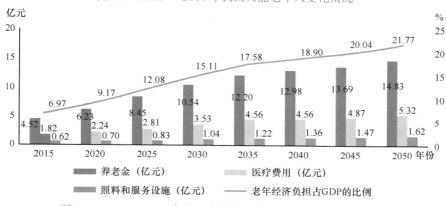

图 9-7　2015 ～ 2050 年人口老龄化经济成本估计（当年价格）

视窗 9-3　　　　　　　　　人口老龄化加重我国老年人经济负担

根据我国社会保障发展现状，国家应对人口老龄化战略研究课题组在养老和医疗相对较低的保障水平假定下，研究发现我国人口老龄化的经济社会成本依然逐年加大，预测我国养老、医疗、照护和服务的费用占 GDP 的比重将由 2015 年的 6.97% 增长到 2050 年的 21.77%，将增加 14.8 个百分点，接近甚至超过许多发达国家的水平。总体来看，我国人口老龄化的经济社会负担在相当长一段时间内都将较重。

养老金支出加大，基金持续遇到压力。我国的老年人一般主要通过社会基本养老保险、企业补充养老保险、个人储蓄性养老保险以及家庭内部的转移支付等来保障基本生活。目前我国养老金的总体支出占 GDP 的比重大约在 4.5% 左右，伴随着人口老龄化程度的不断加深，我国养老金支出数额及占 GDP 的比重也会进一步增加，到 2050 年，我国养老金总体支出占 GDP 的比重将接近 15%，养老金支出压力巨大。

医疗健康需求膨胀，医疗医保压力提升。世界银行指出，由于老年人的医疗服务往往包括费用昂贵的技术、住院和长期护理等，比年轻人的治疗要复杂得多，所以 60 岁以上人口比重越高，医疗卫生费用支出在 GDP 中所占的份额越高。相关研究发现，我国老年人全年的人均医药费为总人口平均医疗费的 2.5 倍，18% 的老年人却占用医疗费的 80%。目前我国医疗费用支出占 GDP 的比重接近 2%，之后将持续上升，到 2050 年将超过 5%，医疗费用支出压力进一步加大。

伴随着老龄化、高龄化现象逐步加重，失能化也是老龄社会的重要特征之一。特别是在传统的家庭养老功能逐步弱化的情况下，失能老年人的生活照料和护理服务需求将逐步扩大，亟须专业机构和专业的人员进行护理，从而导致护理服务及相关的费用开始上涨。目前我国老年人生活照料和服务设施建设支出仅占 GDP 的 0.6%，预测到 2050 年将上升到 1.6% 左右，老年人照护服务设施建设压力进一步加大。

（二）基层医疗卫生体系仍面临着多方面的问题

近年来，我国的基层医疗卫生体系改革成效明显，基层医生数量年均增长 5%，但仍存在多方面的问题。首先，存在基层医生区域分布不均衡、收入和社保尚不足社会平均水平、工作满意度低、职业倦怠及离职倾向高，村医中的老龄化、缺乏技术支持和适当的经济激励等问题；其次，虽然基本公共卫生服务的信息网络建设已覆盖全国，但信息技术在基层临床服务中的应用依然零散，仍在发展阶段；再次，尽管各地医保对基层诊疗的报销比例普遍高于二、三级医院，鼓励病人选择基层机构，但是基层医疗机构较低的报销限额（封顶线）却客观上诱导了到上级医院就诊的行为和不必要的住院需求，而病人倾向于绕过初级卫生保健系统而前往医院进行更专业的咨询和寻求更高的保险报销；最后，尽管政府补助每年增加近 30%，但仍不足以抵消收支两条线和药品零差率对基层临床收入的影响，一些基层机构转而增加住院诊疗或注射药物使用，或直接削减临床服务，对诊疗的可及性和效率造成影响。

（三）医疗卫生体制改革与发展带来机遇和挑战

自 2009 年启动新一轮医改以来，中国对卫生基础设施进行了大量投资，基本实现了医疗保险全覆盖，推进基本公共卫生服务均等化，建立基本药物制度，这些提升了医疗卫生服务的可及性和公平性，显著提高了中国居民的健康水平。目前，以分级诊疗、现代医院管理、全民医保、药品供应保障、综合监管等五项制度建设为重点的中国特色基本医疗卫生制度体系政策框架已经基本确立。我国不断健全完善分级诊疗政策体系，着力推进家庭医生签约服务和医疗联合体建设，推动形成"基层首诊、双向转诊、急慢分治、上下联动"的分级诊疗模式；县级公立医院改革全面推开，城市公立医院综合试点不断扩大，取消了实行 60 多年的药品加成政策；实施药品生产、流通、使用全流程改革，调整利益驱动机制，促进医药产业结构调整和转型升级，保障药品安全有效、价格合理、供应充分。尽管如此，随着经济增长的放缓，我国保持当前卫生支出水平的持续增长将会面临更大的挑战，其医疗卫生体系需要通过深化改革来应对新的挑战，推进医疗卫生体系战略实现转变。

（四）卫生事业发展与人民群众期望仍有较大差距

原国家卫生计生委第五次卫生服务调查显示，76.5% 的门诊病人和 67% 的住院病人对他们的就医体验表示满意。但是，高速发展的经济和快速的城镇化，以及人民对卫生服务需求不断增加的背景下，使得中国百姓对医改寄予厚望，但是改革的效果离人民群众的期盼还有一定的差距。许多居民对当前的卫生服务提供体系不尽满意，甚至很多公众认为医生行为并没有从维护病人的最佳利益出发，怀疑过度医疗和开大处方成为对医生不满意的主要原因。对卫生服务体系的不满在某些时候已导致了袭医事件的发生。近年来医疗纠纷有明显增加的趋势，约有三分之一的医疗纠纷事件导致医务人员受伤。当前医药卫生领域还存在发展不平衡不充分的问题，改革的综合性、系统性、协同性有待于进一步完善。

（五）防病治病形势依然严峻

重大传染病防控形势依然严峻，慢性病导致的死亡已经占到我国总死亡的 85%，导致的疾病负担已占总疾病负担的 70%，慢性病成为主要疾病负担。健康危险因素增多，吸烟、饮食结构不合理、久坐不动的生活方式、酗酒等高风险行为以及空气污染等环境因素，交通安全的挑战也日益突出。重大公共卫生安全事件时有发生，如食品安全、疫苗安全等问题。此外，气候变化、空气污染、水污染、土壤污染、抗生素的滥用等也成为当前我国面临的重要公共卫生挑战，对我国的医疗卫生体系提出更高的要求。

五、中国健康问题的对策

（一）积极参与全球健康治理，加强国际交流和合作

扩大国际医疗卫生交流合作，特别是在传染病控制和突发事件卫生应急方面的协调和合作。积极参与医疗卫生国际规则体系建设、参与制订全球卫生议程、向发达国家借鉴经验和教训；分享中国医改的经验教训、为其他国家建设疾病预防控制体系提供技术和资金援助、在发生突发事件时提供支持。

（二）加强卫生体系建设，努力实现全民健康覆盖

不断提升医疗服务质量，强化领导和系统支持；建立与国际接轨、体现中国特色的医疗质量管理与控制体系，建立质量评估和反馈机制；加强医疗服务人文关怀，构建和谐医患关系，从而不断增强群众健康获得感，提升对医疗服务的满意度。

以农村和基层为重点，推动健康领域基本公共服务均等化，着力提高基本医疗卫生服务能力，维护基本医疗卫生服务的公益性，实现分级诊疗和功能优化，公平地将医疗资源配置到落后及不发达地区，逐步缩小城乡、地区、人群间基本健康服务和健康水平的差异，努力实现全民健康覆盖，促进社会公平。

（三）落实预防为主，防治重大疾病

加强重大传染病防控，完善传染病监测预警机制，实施慢性病综合防控战略，加强国家慢性病综合防控示范区建设，统筹各方资源，健全政府主导、部门协作、动员社会、全民参与的慢性病综合防治机制，将健康融入所有政策，调动社会和个人参与防治的积极性，营造有利于慢性病防治的社会环境。

支持健康老龄化战略及行动计划的制订和实施，针对缺乏运动、不健康饮食习惯和烟草使用等疾病危险因素，加大健康促进力度，倡导"每个人是自己健康第一责任人"的理念，促进群众形成健康的行为和生活方式，积极普及健康生活，帮助公众提升健康素养。

视窗 9-4　　　　加强公众参与改善医疗服务：主要措施领域及相关实施战略

健康素养

1. 通过平面媒体、计算机或网络提供健康信息和视频。
2. 具有针对性的大众传媒活动。
3. 针对劣势群体健康知识缺乏的特点，采取针对措施提高其健康素养。

病人健康的自我管理

1. 为医务工作者提供有关沟通技巧的培训，为病人、团队合作及协作关系的建立能力提供支持。
2. 对病人进行自我管理的教育、支持病人自我监测、自己管理的治疗及远程医疗。
3. 自助小组及同伴支持。

医患共同决策

1. 共同确定治疗目标。
2. 协助病人决策。
3. 病人的辅导与引导。

为公众创造支持的环境

1. 创建健康城市。
2. 改变环境，促进健康选择。

（四）建设健康环境，完善公共安全体系

大力建设健康环境,综合整治城乡环境卫生,治理大气、水、土壤污染,建立健全环境与健康监测、调查和风险评估制度,持续推进城乡环境卫生综合整治,拓展健康城市、健康村镇建设。完善公共安全体系,强化安全生产和职业健康,促进道路交通安全,预防和减少伤害,提高突发事件应急能力,健全口岸公共卫生体系。

视窗 9-5　　　　　　　　健康城市

健康城市是供人健康地生活和工作的地方。健康城市工作是要创造物质环境和社会环境,支持居民做出有利健康的选择、培养健康的生活方式,从而促进居民健康。

人们的健康与之生活和工作的环境息息相关,中国的迅速城镇化激发了一系列新的健康问题——空气污染、供水、卫生设施等,以及不利于身体活动的城镇环境。城镇化引发的这些复杂的健康新问题,单靠卫生部门是无法解决的,必须建立多部门合作的方式,协同开展卫生及健康相关工作,并不断吸纳更多伙伴参与。

1989 年,中国启动了全国卫生城市项目,着力改善城市的基础设施和现实环境。健康城市在现有卫生城市项目的基础之上进行拓展,更广泛地关注影响健康的多种因素。自 2007 年开始,中国已在 10 个城市进行健康城市试点,主要集中在较发达的东部地区。这些城市通过多部门合作的方式,针对烟草使用、健康生活方式、道路安全、健康市场等方面,实施了一系列干预措施。

上海是我国第一个开展健康城市运动的特大型城市,对于我国其他特大型、大型城市的项目开展将提供经验和实践基础。上海市于 2018 年下发了《上海市建设健康城市三年行动计划（2018—2020 年）》,确定了建设健康环境、构建健康社会、优化健康服务、培育健康人群、倡导健康文化五大项目。

Summary

1. Social health status is mainly about the health status of population health and its social determinants. Social health status is the basic evidence for the macro management of health service, and also the important health information on evaluating the development of health service.

2. According to the analysis on social health status, a scientific and efficient health care measures can be taken to promote people's health condition after major social health problems could be identified by decision makers.

3. The procedure of evaluating social health status is, to clarify the concept of evaluating social health status; to materialize the concept of social health status to form a number of categories; to search for the proper targeted indexes based on the above categories, and to make plans for collecting relevant data according to the designated indexes. Finally, the conclusion can be drawn by analysing the indexes and concluding the results.

4. Population health condition indexes can be divided into unique type and comprehensive type. The former mainly includes birth rate, death rate, infant mortality, neonatal mortality rate, maternal mortality rate, morbidity, prevalence rate and average life expectancy, etc. The latter mainly includes potential years of life lost, life expectancy free of disability, active life expectancy life, disability adjusted life years and health life expectancy, etc.

5. The major problems of social health status the whole world facing include, health inequities, challenges between old health problems and new ones, challenges of the status of city health, and the long way to achieve universal health coverage.

6. The major problems of health condition faced by China include, a severe aging trend, severe problems of primary health services system, advantages and disadvantages brought about by health care reform.

【思考题】

1. 简述社会卫生状况的评价步骤。
2. 简述社会卫生状况的评价指标。
3. 简述我国的卫生状况。
4. 试述我国当前在全球卫生工作中发挥的作用。

（周成超）

第十章　卫生政策与卫生策略

【学习目标】

通过本章学习，重点掌握卫生政策的制定与实施的基本步骤，卫生与健康工作方针；熟悉卫生政策的概念、基本特点与功能，初级卫生保健策略的基本内容；了解社会卫生策略的概念及特点，推进健康中国建设《中国医药卫生改革联合研究报告》八项建议。

案例 10-1　　北爱尔兰卫生体系的重新设计

同中国一样，北爱尔兰的卫生资本投资曾经也是以医院为中心，而且投资主要集中于急症治疗。从 2007 年开始，北爱尔兰开始将投资转向社区层面的卫生机构。新模式试图建立一个由各种服务机构形成的一体化服务体系，从家庭护理到基层服务、社区服务、亚急性 / 观察病房和急症治疗设施，而这一切都由结构清晰的医疗服务网络提供支持。

北爱尔兰卫生体系物理位置的重新设计体现了 5 个特点：

（1）根据卫生服务的空间需求，将"卫生和社会照料信托组织"（供方组织）从 17 个减少到 5 个，每个组织都面向当地人口提供全面的医疗卫生和社会照料服务。

（2）指定或建设区域性中心，将其作为那些适于集中提供的三级医疗服务的唯一供方。

（3）将提供全面急症服务的综合性医院从 18 个减少为 10 个。

（4）将其他 9 家医院中的 7 家重新建设为新的非急症观察治疗机构，以服务本地社区为重点，增强其提供多种中级医疗服务的能力。

（5）新建 42 家一站式社区卫生中心（无病床），主要目的是避免不必要的住院治疗。

北爱尔兰的例子表明，卫生体系完全有可能实现这种实体性的转型，改变原来那种以医院为中心的体系。北爱居民现在可以更好地获得社区和急症医疗机构的服务，而这两种机构的设计都是以改善人的健康为宗旨的。

问题：

1. 什么是卫生政策？北爱尔兰卫生体系物理位置的重新设计有何特点？

2. 如何评价北爱尔兰这种以改善人口健康为宗旨的一体化服务体系？

第一节　卫生政策与卫生策略的概述

一、政策与公共政策

▰（一）政策的概念、特征及要素

1. 政策的概念　政策（policy）是现代社会政治生活中非常广泛使用的名词。比较有代表性的中外学者对政策给予了不同的定义。

美籍加拿大学者戴维伊·斯顿（David Easton）认为：政策是对全社会的价值做权威性的分配。美国学者伍德罗·威尔逊（Woodrow Wilson）认为：政策是由政治家即具有立法权者制定而由行政人员执行的法律和法规。现代政策科学的创始人哈罗德·D·拉斯韦尔（Harold D. Lasswell）和另一位学者亚伯拉罕·卡普兰（Abraham Kaplan）认为：政策是一种具有目标、价值和策略的大型计划。我国学者王福生认为：政策就是治党治国的规则和方略。张金马认为：政策是党和政府用以规范、引导有关机构、团体或个人行为的准则或指南，其表现形式有法律、规章、行政命令、政府首脑的书面或口头声明以及行动计划与策略等。

综合以上研究我们认为政策是指国家机关、政党以及其他各种组织（包括国际、国内组织、社会团体等）在特定时期内，为实现或服务于一定社会政治、经济、文化目标，用以规范或指导人们

行动的一系列法律、法规、规章、战略、策略、路线、方针、决定、意见、规划、计划和措施等的总称。

2. 政策的特征 主要包括：①政治性：政策的制定是政党和政府（政治组织）的政治行为，它带有鲜明的政治倾向性；②目标性：政策是政府为实现特定时期的经济社会目标而采取的政治行为；③价值选择性：任何政策，均要涉及目标是什么，采取什么行动，怎样行动，赞成哪些行为，反对哪些行为等；④强制性：政策作为社会公共权威所选择或制定的一种行为规范和行为准则，有其合法性基础并且具有权威性，它对于社会成员特别是目标团体具有约束性和强制力；⑤普遍性：每一公共政策所制定的行为规则，在其所框定的范围内具有普遍的适用性，其规定的行为标准和设定的行为限度具有普遍的约束力；⑥相对稳定性：任何政策都必须保持一定的稳定性、权威性和严肃性。同时，政策的稳定性又是相对的。

3. 政策的要素 政策的要素主要包括政策主体、政策客体、政策内容、政策形式和政策价值。①政策主体是指参与或影响政策的制定执行过程的人或者组织，它主要解决谁来制定、实施、监督和评估政策的问题，在政策运行过程中起主导作用；②政策客体包括事和人两种类型：事是指社会问题，是一种客观的存在和被人们感知、察觉到的状况，而人是指政策的目标群体，即受到政策规范和制约的社会成员；③政策内容是指政策内部系统，包括政策目标、政策原则、政策的适用范围、政策方法、政策措施、手段与办法、激励与控制以及政策评价等；④政策形式是指政策内部各种要素的总和及不同表现方式的综合，是政策存在和发展的外部表现方式。常见的表现形式有法律、法规、规章、规划、计划、方案、决定和意见等；⑤政策价值主要是指政策的效果。政策价值分为正价值、零价值和负价值，还可以划分为自身价值和创造价值。

知识拓展 10-1 **国民营养计划（2017—2030 年）**

《国民营养计划（2017—2030 年）》是为贯彻落实《"健康中国 2030"规划纲要》，提高国民营养健康水平而制定，由国务院办公厅于 2017 年 7 月 13 日发布。《国民营养计划（2017—2030 年）》提出：到 2030 年，营养法规标准体系更加健全，营养工作体系更加完善，食物营养健康产业持续健康发展，传统食养服务更加丰富，"互联网＋营养健康"的智能化应用普遍推广，居民营养健康素养进一步提高，营养健康状况显著改善。实现以下 6 个目标：

（1）进一步降低重点人群贫血率。5 岁以下儿童贫血率和孕妇贫血率控制在 10% 以下。

（2）5 岁以下儿童生长迟缓率下降至 5% 以下；0～6 个月婴儿纯母乳喂养率在 2020 年的基础上提高 10%。

（3）进一步缩小城乡学生身高差别；学生肥胖率上升趋势得到有效控制。

（4）进一步提高住院病人营养筛查率和营养不良住院病人的营养治疗比例。

（5）居民营养健康知识知晓率在 2020 年的基础上继续提高 10%。

（6）全国人均每日食盐摄入量降低 20%，居民超重、肥胖的增长速度明显放缓。

（二）公共政策的概念、特征及类型

1. 公共政策的概念 公共政策是公共权力机关经由政治过程所选择和制定的为解决公共问题、达成公共目标、已实现公共利益的方案，用于规范和指导有关机构、团体或个人行动，主要以政府的法律、法规、决策和行动为表现形式。公共政策是对社会的公私行为、价值和规范所做出的有选择性的约束与指引，它通常是通过法令、条例、规划、计划、方案、措施、项目等形式表达出来的。由此可见，"政策"与"公共政策"基本一致，二者并无本质区别。

2. 公共政策的特征 公共政策的特征与政策的特征基本一致，主要包括：政治性与公共性、稳定性与变动性、强制性与合法性、公平性与效率性。

3. 公共政策的类型

（1）从政策层次的角度，可以将公共政策分为元政策、总政策、基本政策和具体政策。①元政策是制定政策的政策，基本功能是指导人们正确地制定、执行、评估、分析政策。②总政策是政策体系中处于统帅地位的，对国家的社会经济发展产生决定性作用的政策，有时称为"总路线"、"基本路线"或"根本路线"，也常称为"战略决策"。总政策是一种宏观性的政策，是具有原则性与指导性的政策，它是一定时期人们的行为准则和处理一切问题的总方针，是制定其他政策的依据。③基本政策是党和政府为维护和协调事关国家和整体利益，而对社会某一领域、某一方面发展所规定的主要目标、任务和行动准则，通常是政府涉及各个部门的政策，是连接总政策与具体政策的中间环节。④具体政策亦即部门政策或某方面的政策，属于操作层面上政策，主要针对特定而具体的公共政策问题做出的政策规定。具体政策是在基本政策的指导下制定出来的，它是基本政策的具体化，是为解决特定问题规定的行动目标、任务和准则。

（2）从社会生活领域的角度，可以将公共政策分为政治政策、经济政策、社会政策和文化政策。①政治政策是政府在政治领域中为处理政治问题、协调政治关系而制定的行动准则，如政治体制政策、政党政策、外交政策、民族政策、国防政策等。②经济政策是政府在经济领域中为处理经济问题、协调经济利益关系而制定的行动准则。如财政政策、货币政策、产业政策、贸易政策等。③社会政策是政府在社会领域中为处理社会问题、协调社会关系而制定的行动准则，如就业政策、人口政策、卫生政策、社会保障政策等。④文化政策是政府在文化领域中为处理各种文化问题、发展文化事业而制定的行动准则，如科技政策、教育政策、体育政策等。

二、卫生政策的概念、特点与功能

（一）卫生政策的概念与基本特点

卫生政策（health policy）是社会政策的一个重要领域，体现国家保障公民健康的目标、策略与行动，是最受人们关注的公共政策之一。

1. 卫生政策的概念　卫生政策是政策制定者为解决特定的卫生问题、实现一定的卫生工作目标而制定的各种法令、法规、规章、规划、计划、制度等的总称。世界卫生组织对卫生政策的定义是指在一个社会中为实现特定的卫生保健目标而采取的决定、计划与行动。从政策主题角度看，卫生政策是指政府为保障人民健康而制定并实施的以规范政府、卫生服务机构、公民等组织和个人的目标、行为指南、策略与措施的总和；从权利和过程角度看，卫生政策又可以看作是影响相关的卫生决策者与决策方式的总和。卫生政策能够为卫生事业发展指明方向、为卫生领域的活动提供指南、为卫生资源配置提供指导、为直接或间接利益相关群体的利益调节提供杠杆，以达到最大限度利用现有资源水平、提高资源利用效率、最快速度推动卫生事业发展、最大可能提高国民健康水平的目的。

2. 卫生政策的基本特点　卫生政策作为公共政策的具体范畴之一，除具有公共政策的特征之外，还具有其自身的特点：①利益倾向性：卫生政策与公民利益密切相关，对保障增进人民健康、维护社会公平正义、促进社会和谐与政治稳定等具有重要意义。②公益性：卫生政策是以保障人民健康为根本目的，卫生服务体系建设、医疗保险筹资、政府的主导作用等方面都应充分体现公益性。③系统性：卫生政策的系统性体现在政策层级和执行体系两方面。政策层级的系统性表现为，卫生政策层级通常是在统一框架内从总体政策到具体政策发展形成的，而维护政策的执行体系包括中央政府及其相关部门和机构、各级地方政府及其相关部门和机构，构成了政策执行的完整体系。④阶段性：卫生政策的生命周期可以分成两个主要阶段，即政策的制定和政策的执行。卫生政策的阶段性体现在政策的效力通常具有阶段性，没有永远有效的政策。⑤复杂性：卫生政策的制定实施涉及卫生体制、卫生筹资和服务提供等复杂的因素，还隐含着政治导向、价值观念与文化习俗等深层次因素的影响。

（二）卫生政策的功能

1. 卫生政策的功能定位　卫生政策是各层次的执政中心或决策中心，为了优化卫生政策功能，必须对新形势下卫生政策研究的地位和角色有一个合理的定位。首先，要转变观念，将健康融入所有政策，人民共建共享。把人民群众关注的基本医疗需求，改善服务态度，提高服务质量，降低医疗费用，方便群众就医作为出发点。其次，要遵循市场经济规律。卫生政策研究必须以市场经济的发展规律作为自己行为的前提，以政策功能的发挥去弥补市场机制的缺陷，强化市场机制的积极效果，促进市场经济体制的提高和完善。最后，卫生政策功能本身必须不断改进、完善与发展。对卫

笔记栏

生政策的制定来说，决策科学化、民主化、法制化是其必然要求。

2. 卫生政策的主要功能　政策功能是政策自身所具有的和政策在其运行过程中所表现出来的功用、效力、性能、效能、用途和目的的集合体。卫生政策作为公共政策具体体现在如下功能：①导向功能：卫生政策的制定和实施会引导卫生人力、物力、财力等资源的变动，这些变动影响人们的预期和行为，进而影响卫生政策目标的最终实现。②规制功能：卫生政策的规制功能就是通过各种规范化的手段，将卫生相关的各种行为规范制约在法律、法规以及道德伦理允许的范围内，最大限度地保证各种服务供给与分配的公平性、可及性与效率，最终保证目标有效实现。③协调功能：卫生政策对于卫生事业内部的协调功能，主要表现为以卫生政策为行为准则，对卫生事业单位、卫生工作人员以及卫生服务对象的相互关系进行协调和平衡，以达到卫生事业健康、有序发展。还表现为对卫生事业与社会各个部门、各个方面的相互关系起着协调一致的作用。④分配功能：政府制定和实施卫生政策的目的就是要将社会卫生资源合理有效地在它所服务的对象中加以分配。卫生资源有限但人们健康需求不断提高，如何实现卫生资源的公平合理分配，对卫生政策的制定和实施提出了很高的要求。

三、卫生策略与社会卫生策略

1. 卫生策略　策略（strategy）是政策的一种，是行为主体在一定时期为实现特定目标所采取的一系列方针政策、条例办法、目标体系、评价指标和具体措施的总称。卫生策略（health strategy）是指为实现既定卫生目标采取的手段与方法，是执行政策所要采取的行动要点和选择合适的行动路线。

2. 社会卫生策略的概念　社会卫生策略（social health strategy）是指根据健康状况评价和健康影响因素的研究，找出优先解决的健康问题，通过政治、法律、规章制度等途径，采取卫生立法、卫生规划等手段，改善社会卫生状况，找出影响人群健康问题的原因，实现保护人群健康、提高人群健康水平的目标。包括卫生发展的战略、政策、目标和指标、对策和措施，也包括一系列相互联系的医学、公共卫生学和改善人群健康有关的措施和技术，是维护和促进人群健康的行动方针和方法。

3. 社会卫生策略的特点　社会卫生策略解决的问题主要是社会卫生问题，提出社会医学的"处方"；社会卫生策略以提高健康为目标，干预的重点是影响健康的社会危险因素；社会卫生策略的目标是整个人群，强调群体策略，如妇女、儿童、老年人、残疾人等群体；在制定社会卫生策略时，采取综合性的措施；社会卫生策略的实施，是面向所有的人群，是以维护健康为中心，而不仅仅是预防或治疗已经发生的疾病。

第二节　卫生政策分析和评价方法

政策分析是将科学的知识和方法应用于政策的选择和实施问题的解决，是在公共政策领域内创造和应用知识的复杂的社会过程。

一、卫生政策分析和评价的一般性方法

卫生政策分析的一般性方法主要是指在卫生政策研究与分析的过程中，在各个环节都可以使用的方法。

（一）系统分析方法

系统分析作为一种一般的科学方法论，已被各国所认可和采用，并广泛用于研究领域之中，特别是在有风险和不确定性的政策制定以及公共政策系统的改进上。这一分析方法的特征是把政策问题看成一个动态系统，并将其放在整个社会的大系统中去考察，确定其位置、所起的作用、独有的特征以及和其他社会系统的相互关系。它将分析与综合有机地结合，并努力运用最新的科学技术，定量、准确地描述对象的运动状态与规律，为解决如政策系统这一类复杂问题，提供研究的新途径。

（二）个人判断法

个人判断法是指依靠专家个人对政策问题及其所处环境的现状和发展趋势、政策方案及其可能结果等做出自己的判断的一种创造性政策分析方法。这种方法先征求专家个人的意见、看法和建议，然后对这些意见、看法和建议加以归纳、整理而得出一般的结论。

（三）头脑风暴法

头脑风暴法是一种常用的专家会议法，不仅被用于界定问题，而且可用于查明解决问题的思想、目标和策略。它可以用来产生大量关于解决问题的潜在解决方法的建议。头脑风暴法侧重于集体的智慧而非个人的特长。

（四）德尔菲法

20 世纪 60 年代之后，一些政策分析者在传统的德尔菲技术基础上加入价值分析等因素，发展出政策德尔菲，突破了传统德尔菲法的局限，以便分析更复杂的政策问题。

（五）情景分析法

情景分析法又称脚本法或者前景描述法。情景分析是以一系列假设为依据，对政策环境的未来情况进行描述并做出预测，是对所要分析、设计和评估的系统或政策环境的未来情况所做的描述或预言。它是一种定量与定性分析相结合的方法，是在预测基础上，考察方案随其影响因素变化而变化的方向和程度。

（六）运筹博弈法

运筹博弈是由人参与的模拟活动，博弈的局中人（参与者）通过扮演各种角色来相互影响，从而模拟个人、团体或社会经济部门的行为。

二、卫生政策分析和评价的特殊性方法

（一）政策问题分析的主要方法

政策问题分析的主要方法有历史分析法、因素分析法和假设分析法。历史分析法是对政策问题进行细致的纵向分析的方法。它是一种带有明确的目的性，从档案、报表、书刊、报纸和其他有关历史文献中搜集资料，用于分析研究政策问题的方法。因素分析法是指政策研究和制定人员运用科学的方法和技术，从纷繁复杂的调查资料中寻找出若干对政策问题的产生、发展起作用的因素，进行系统而周密的归纳和剖析，探索对政策问题起重要或关键作用的因素，掌握影响政策问题发展变化的症结，了解政策问题运动规律的方法。假设分析法是政策研究人员，根据政策问题的事实资料，依据科学原理和推理，对政策问题某些不确定性方面进行创造性的假设，然后对政策问题作进一步分析和研究的方法。

（二）政策目标分析的主要方法

政策目标分析法主要包括政策目标可行性的分析、政策目标间关系的分析、预估政策目标的可能效果及根据政策目标分析提出建议。政策目标的可行性分析多采用定性分析方法，如专家咨询法等。政策目标间关系的分析常用的方法有层次分析法、相关树技术、聚类分析法、大系统分解法、相关分析法、专家综合评分法、多目标分析的综合方法等。除上述方法外，还有许多定性方法，如头脑风暴法、帕登法、德尔菲法等，都可用于政策目标间关系的确认。预估政策目标的可能效果主要应用预测类方法，如专家预测法、德尔菲法、头脑风暴法、趋势外推法等。

（三）政策方案设计的主要方法

政策方案设计的方法主要是政策方案如何设计、如何形成的方法。政策方案设计的方法主要以创造类方法、智囊方法为核心，如德尔菲法、专家预测法、头脑风暴法、相关树技术法等都是设计方案的重要方法。除此之外，还有偶然联想链法、哥顿法、对演法、类比启发法、稽核问题表法等。

（四）政策方案优选的方法

政策方案优选的方法大体可以分为两大类：一类是依靠民主评议、专家主观打分的方法，来确定最优备选方案；另一类是运用数量化处理手段，进行方案的比较优选。常见的定量优选方法有直接比较法、综合比较法、价值分析法、多重标准决策方法等。

（五）政策试验的实施方法

政策试验是一项很复杂的直接调查活动，也是一项开拓性的工作。为了寻求事物发展的规律性，制定出科学的方针政策。在政策试验过程中，一些具有开拓性、创造性的方法有假想构成创造法、悖逆方法等。

（六）政策评估的方法

政策评估是对政策方案所做的分析。政策评估活动实质上是一种价值判断。政策评估的方法有前后对比法、对象评定法、专家判断法、自评法等。

第三节　卫生政策的制定与实施

卫生政策制定与实施过程分为卫生政策问题的提出、卫生政策的制定、卫生政策的实施、卫生政策的评估、卫生政策的调整与终止等几个环节。

一、卫生政策问题的确认

（一）与政策问题有关的基本概念

问题（issues）是指社会现状与社会期望之间的差距，以及对这种差距的主观认定。按问题涉及的范围可以将问题分为私人问题、个别组织问题和社会问题。

社会问题（social issues）是指由社会内部矛盾引起的人与人之间的关系或人与环境间关系的失调，对社会造成了广泛的影响，由此产生的现实状态与期望状态的差距。

政策问题（policy issues）是指经过政府或其他公共权威机构认定，应该而且可以通过特定的公共政策加以解决的社会问题。因为政策问题具有公共性质，也被称为公共政策问题，卫生政策问题归于公共政策的概念，属于该范畴的特定领域之一。

（二）卫生政策问题的确认

公众关注的问题成为政治性社会问题，国家权力机构或政府部门将问题的梳理和解决纳入政策制定过程，称之为政策问题的确认（confirmation of policy issues）。政策问题确认的目的在于"找准问题"，是政策制定过程的逻辑起点，也是政策制定的一个十分重要的环节。影响政策问题确认的因素有大众传媒的力量、问题解决的可能性、政策的倡导者、组织中个人特别是领导人的经历、自然灾害、政治时机、新的政治角色进入、社会文化和重要人物的影响等。

（三）政策议程的建立

政策议程，通常是指有关公共问题受到国家权力机构或政府部门的高度重视并被正式纳入其政策讨论和被确定为予以解决的政策问题的过程。在"公共政策问题"到"公共政策决策"之间，离不开一个环节，即把问题列入政府的政策议程。就是政府或社会已经注意到的问题，政府也无法全部采取适当的政策加以解决，只有那些被决策者所关注并感受到必须加以解决的问题才被提上议事日程。

二、卫生政策方案的制定

政策制定是指提出解决问题的可接受方案或计划，并进而拟定出相应政策的过程。目标和方案是政策制定所必须具备的两个基本要素。确定目标是前提，拟订方案是基础，选择优化方案是关键。

（一）确定卫生政策目标

1. 政策目标具体明确　政策目标必须具有针对性，而且是具体明确的，否则制定政策方案就没有依据。目标要力求达到的状态、概念、时间、条件与数量等方面都要清晰界定。

2. 政策目标协调一致　一项政策往往是多目标的，这些目标有主要和次要、近期和远期、相互补充和相互对立之分。根据实际情况合理地确定目标结构，使之相互配合、协调一致。

3. 政策目标与手段要统一　政策目标往往是由总目标和子目标构成的多层次目标体系。子目标是总目标实现的手段，下一级目标是上一级目标的手段。

4. 政策目标切实可行　政策目标的制定应该高于现实水平，又必须是在现有条件下经过一定的努力可以达到的，即具有可行性。

（二）卫生政策方案的设计

政策方案的设计是政策制定的中心环节，直接影响到政策的实施及其后果。设计卫生政策方案（policy alternatives），提出备选方案，即在明确政策目标的前提下，拟定和构建实现政策目标的各种可能途径。

（三）卫生政策方案的评估和选择

卫生政策方案评估（health policy evaluation），就是对备选方案的科学性、可行性及实施可能收到的预期效果的综合评定，为方案选择提供科学依据。卫生政策方案的选择是在评估方案的基础上，对各种备选方案进行比较分析，最后决定出最佳政策方案。

（四）卫生政策方案的可行性论证

多种政策备选方案经评估择优后，为确保政策的顺利实施，还要对所选政策方案进行可行性论证，即围绕政策目标，运用定性和定量相结合的方法，对政策方案是否可行进行系统分析和研究。政策方案的可行性评价内容一般包括政策在政治、经济、技术、社会文化、法律、伦理等领域的可行性。

（五）政策的合法采纳

政策方案被选出来之后，未必立即付诸实施，它需要依照一定的法律程序予以审定，即合法化，才具有约束力。

三、卫生政策的实施

（一）卫生政策实施的基本内涵

卫生政策实施（policy implementation）也称政策执行，就是卫生政策方案被采纳后，政策执行者通过一定的组织形式，运用各种政策资源，以实施和宣传等行动方式将政策规定的内容转变为现实的过程，即把观念形态的政策转变为现实形态的政策的过程。美国学者艾利斯认为："在实现政策目标的过程中，方案确定的功能只占10%，而其余的90%取决于有效的执行"。

（二）政策实施的基本环节

1. 政策宣传　政策宣传是政策实施过程的起始环节和一项重要的功能活动。要使政策得到有效执行，必须首先统一人们的思想认识。政策宣传就是统一人们思想认识的一个有效手段。

2. 政策分解　政策分解就是根据政策内容的要求和实际情况，把政策转化为具体的行动细节，使得政策实施活动有组织、有步骤地进行。

3. 物质准备　物质准备主要是指必需的财力（经费）和必要的物力（设备）两方面的准备。

4. 组织准备　组织准备工作是政策具体贯彻落实的保障机制，组织功能的发挥情况直接决定着政策目标的实现程度。组织准备包括确定政策执行机构、选人用人和制定必要的管理法规制度。

5. 政策实验　政策实验既可以验证政策，又可以从中取得带有普遍指导意义的东西，为政策的全面实施取得经验。政策实验步骤大致包括选择实验对象、设计实验方案和总结实验结果三个阶段。

6. 全面实施　政策的全面实施是政策实施过程中操作性、程序性最强，涉及面最具体、最广泛的一个环节。全面实施政策要求严格遵循政策执行的基本原则，充分发挥政策执行的功能要素，以保证政策目标的圆满实现。

四、卫生政策的评价

（一）卫生政策评价的基本内涵

卫生政策评价（health policy evaluation）是指依据一定的标准和程序，对卫生政策的效益、效率、效果及价值进行判断的一种政治行为，目的在于取得有关这些方面的信息，作为决定政策变化、政策改进和制定新政策的依据。

（二）卫生政策评价的标准

国内外学者一般认为，公共政策评价标准大致有八方面内容：①资源投入：各类资源投入的数量和质量、分配状况；②绩效：包括客观结果和主观满意度；③效率：政策效率指达到政策目标的程度；④充分性：满足人们需求、价值或者机会的有效程度，反映绩效的高低；⑤公平性：资源分配和绩效在不同社会群体间分布的公平程度；⑥适当性：是否体现社会价值期望；⑦执行力：衡量政策执行机构的组织、功能和能力；⑧社会发展总指标：对社会发展总的影响，通过一系列指标描述。

（三）政策评价的过程及步骤

1. 评价准备阶段 包括确定评价对象、明确评价目的、选择评价标准和规定评价手段四项工作。
2. 评价实施阶段 包括采集整理政策信息、统计分析政策信息、运用评估方法获取评估结论三项工作。
3. 评价总结阶段 包括撰写对政策的总体评估报告和对政策评估活动做出总结两项工作。

五、卫生政策的调整与终止

（一）卫生政策的调整

卫生政策调整指卫生政策主体依据政策评估的结果，对原有政策中不适应政策对象和政策环境变化的部分，采取渐进的方式，进行增删、修正和更新，以便达成预期政策效果的一种政策行为。卫生政策的调整主要有以下几种形式：

1. 政策的修正 是指在保持现行政策基本框架不变的前提下，对其具体内容和目标、适用范围和时间所做的修改和订正。
2. 政策的增删 是指在保持现行政策基本框架不变的前提下，对其具体内容和目标、适用范围和时间等进行增补和删减。
3. 政策的更新 是指对实施中的现行政策所做的变革。政策更新通常是在一个国家的政治、经济生活出现重大变革的时期发生的政策调整形式，或者撤旧换新，或者从无到有。
4. 政策的撤换 是指对实施中的已经失去了合理性和科学性的政策所采取的调整形式。

卫生政策调整通常被看作是政策方案的重新制定和执行的过程，因此政策调整的一般程序是：重新界定问题、拟定调整方案、选择调整方案和实施调整方案。

（二）卫生政策的终止

卫生政策终止是政策决策者通过对政策或计划进行慎重的评估后，采取必要的措施，以终止那些过时的、多余的、不必要的或无效的政策或计划的一种行为。由于政策终止涉及一系列的人员、机构和制度等复杂因素，因此，这就要求政策决策者运用高度的智慧和技巧，采取灵活的策略，加以妥善处理。一般而言，政策中止的主要形式有如下几种：

1. 政策废止 是指终止政策的执行。这是我国政府用来终止那些过时或失效的政策最常见的方式。
2. 政策替代 是指新政策代替旧政策，但所面对的问题不变，所要满足的要求不变。在这里，新政策是对旧政策的补充、修正，目的是更好地解决旧政策所没有解决好的问题，以充分实现政策的目标。

3. 政策合并　是指将所终止的政策内容并入到其他已有的政策中，或是将两项或多项被终止的政策合并成一项新的政策。

4. 政策分解　是指当原有的政策由于内容繁杂、目标众多而影响到政策绩效时，将原有政策的内容按照一定的原则分解成几个部分，每一部分形成一项新政策。

5. 政策缩减　是指采用渐进的方式对政策进行终结，为了缓冲政策终结所带来的巨大冲击，通过逐步减少对政策的投入，缩小政策实施的范围，放松对政策实施的控制等，最终达到终止政策实施的目的。

6. 政策的法律化　一项经过长期实行，确实有效的政策，为了提高其权威性和强制力，经过立法机关或授权立法的行政机关的审议通过，上升为法律或行政法规。这是另一种意义上的政策终结。

第四节　全球健康策略

一、从《阿拉木图宣言》到《阿斯塔纳宣言》

（一）《阿拉木图宣言》

20 世纪 70 年代初，WHO 确定了九个国家作为"寻求发展中国家满足基本卫生服务需求的可行性方法"研究的对象并形成报告，在此次报告中第一次运用了初级卫生保健"Primary Health Care"（PHC）术语。1976 年，在第 29 届世界卫生大会上决定两年之后召开一次国际会议，重点讨论发展中国家开展初级卫生保健的方法。1977 年第 30 届世界卫生大会决定，各国政府和 WHO 的主要卫生目标应该是：到 2000 年使世界所有的人民在社会和经济方面达到有成效的那种健康水平，即"2000 年人人健康"的战略目标。我国学者更确切地将其译为"2000 年人人享有卫生保健"（Health for all by the year 2000，HFA/2000）。1978 年 9 月 6 日至 12 日，来自 134 个国家的代表来到哈萨克斯坦共和国首府阿拉木图，参加由 WHO 和联合国儿童基金会（UNICEF）联合主持的国际初级卫生保健会议，会议形成了按照条约形式分为十项条款的《阿拉木图宣言》，明确提出：PHC 是实现 HFA/2000 的基本策略和途径。1988 年第 41 届世界卫生大会再次声明："人人享有卫生保健"将作为 2000 年以前及以后年代的一项永久性目标。

（二）初级卫生保健策略

1. PHC 的基本含义　《阿拉木图宣言》指出，初级卫生保健是一种基本的卫生保健，它依靠切实可行、学术上可靠而又为社会所接受的方法和技术，通过个人及家庭的充分参与而达到普及，其费用是国家和社会依靠自力更生和自觉精神在各个发展阶段上能够负担得起的基本卫生保健服务。它既是国家卫生系统的一个组成部分、功能的中心和活动的焦点，又是社会整个经济发展的一个组成部分。它是个人、家庭、群众与国家卫生系统接触的第一环，能使卫生保健尽可能接近于人民生活及工作场所，它还是卫生保健持续进程的起始一级。

2. PHC 的基本原则、任务和要素　PHC 的基本原则包括社会公正、社区参与、部门协同、成本效果与效率。PHC 的基本任务包括增进健康、预防疾病、医治病伤和康复服务四个方面。PHC 的基本要素即具体内容，因不同的国家和居民团体可有所不同，但至少包括以下八项：①针对当前主要卫生问题及其预防和控制方法的宣传教育；②增进必要的营养和供应充足的安全饮用水；③提供基本的清洁卫生环境；④开展妇幼保健工作，包括计划生育；⑤对主要传染病的预防接种；⑥对地方病的预防和控制；⑦常见病和外伤的恰当处理；⑧基本药物的提供。1981 年在第 34 届世界卫生大会上，除上述八项内容外，又增加了"使用一切可能的方法，通过影响生活方式，控制自然、社会心理环境来预防和控制非传染性疾病和促进精神卫生"一项内容。

（三）21 世纪人人享有卫生保健

1998 年第 51 届世界卫生大会上，WHO 各成员国发表了题为"21 世纪人人享有卫生保健（health-for-all policy for the twenty-first century）"的宣言。

1. "21 世纪人人健康"的三个总体目标　它们是：①提高平均期望寿命的同时提高生活质量；

②在国家内部和国家之间改善健康的公平程度；③卫生系统可持续发展，保证人民利用这一系统所提供的服务。21世纪人人享有卫生保健包括两个方面：健康是人类发展的中心和卫生系统的可持续发展。

2. "21世纪人人健康"的实施策略　WHO建议的四项重大行动为：与贫困做斗争；在所有的环境中促进健康；部门间的协调、协商和互利；将卫生列入可持续发展规划。

（四）《阿斯塔纳宣言》

2018年10月25日，全球初级卫生保健会议在哈萨克斯坦新首都阿斯塔纳（2019年3月更名为努尔苏丹）举行。共有来自146个国家的医疗领域领导人和专业人员参加此次为期两天的国际会议。此次国际会议由WHO、UNICEF以及哈萨克斯坦政府旨在纪念《阿拉木图宣言》发表40周年框架下联合举行。《阿斯塔纳宣言》得到WHO所有会员国一致批准，在四个关键领域做出了承诺：①在所有部门为增进健康做出大胆的政治选择；②建立可持续的初级卫生保健服务；③增强个人和社区权能；④使利益攸关方的支持与国家政策、战略和计划保持一致。

《阿斯塔纳宣言》提出推动PHC取得的成功因素将包括：①知识和能力建设：将运用知识，包括科学知识和传统知识，来加强初级卫生保健，改善健康结果；②卫生人力资源：将继续投资于初级卫生保健人力资源的教育、培训、招聘、发展、激励和留用措施，使这支队伍具备适当的技能组合；③技术：支持使用优质、安全、有效和负担得起的药物（适当时包括传统药物）、疫苗、诊断和其他技术，从而推广和扩大对一系列卫生保健服务的获取；④融资：呼吁所有国家继续投资于初级卫生保健以改善健康结果。我们将努力使国家卫生系统具备可持续的资金、效率和抵御能力，根据具体国情适当为初级卫生保健分配资源；⑤增强个人和社区权能：支持个人、家庭、社区和民间社会的参与，鼓励其参与制定和实施对健康有影响的政策和计划。我们将促进健康素养的提高，努力满足个人和社区对可靠健康信息的期望。

二、从《渥太华宪章》到《上海宣言》

全球健康促进大会是由WHO发起的健康促进领域最高级别的官方会议，旨在通过发展健康促进理论和实践，改善各国人民的健康和健康公平。大会每隔3～4年召开一次，从1986年到2016年，WHO组织召开了九次世界（全球）健康促进大会，每次大会都标志着相应时期健康促进的发展。

（一）《渥太华宪章》

1986年，第一届全球健康促进大会在加拿大渥太华举行。大会旨在将健康促进作为第一要素，推动实现"2000年人人享有卫生保健"的目标。大会诞生了健康促进里程碑式的文件《渥太华宪章》，明确了健康促进的定义和制定健康的公共政策、创造支持性环境、强化社区行动、发展个人技能、调整卫生服务方向五大行动领域，奠定了全球健康促进发展的理论基础和核心策略。

（二）《阿德莱德宣言》

1988年，第二届全球健康促进大会在澳大利亚阿德莱德举行。大会以"制定健康的公共政策"为主题，发表了《阿德莱德宣言》。健康公共政策的主要目的是创造支持性环境以使人们能够健康地生活。健康公共政策应使民众对健康有选择权和较容易达到，并创造增进健康的社会环境和自然环境。

（三）《松滋瓦尔宣言》

1991年，第三届全球健康促进大会在瑞典松滋瓦尔举行。大会以"创造健康的支持性环境"为主题，发表了《松滋瓦尔宣言》，倡导建立有助于健康的物质环境、社会经济环境和政治环境。

（四）《雅加达宣言》

1997年，第四届全球健康促进大会在印度尼西亚雅加达举行。大会临近"2000年人人享有初级卫生保健"的最后时限，以"健康促进迈进21世纪"为主题，重申了健康促进的意义和行动策略，发表了《雅加达宣言》。确定在21世纪为达到促进健康这个目标所需的策略和指导方向：①提高社会对健康的责任感；②增加健康发展的投入；③巩固和发展有利于健康的合作关系；④增强社区能力建设；⑤保证健康促进的基础设施；⑥行动起来，建立全球健康促进联盟。

（五）《墨西哥健康促进部长声明》

2000 年，第五届全球健康促进大会在墨西哥的墨西哥城举行，主题为"架起公平的桥梁"。大会通过发表了《墨西哥健康促进部长声明》，要求在全球卫生政策及项目中，将健康促进放在首要位置，呼吁政府和其他部门重视健康问题。

（六）《曼谷宪章》

2005 年，第六届全球健康促进大会在泰国曼谷举行，聚焦全球化进程中的健康促进。为有效应对全球化挑战，《曼谷宪章》倡导将健康促进列入全球发展中心议程，视为政府一项核心责任、社区和民间社会的主要重点和公司规范的一项要求。

（七）《内罗毕号召》

2009 年，第七届全球健康促进大会在肯尼亚内罗毕举行，旨在通过健康促进缩小健康和发展间的差距。《内罗毕号召》呼吁从健康促进能力建设、强化卫生系统、伙伴关系和跨部门合作、社区赋权和健康素养与健康行为五个方面加强健康促进。

（八）《赫尔辛基宣言》

2013 年，第八届全球健康促进大会在芬兰赫尔辛基举行。大会发表了《赫尔辛基宣言》，呼吁"将健康融入所有政策"，并将其作为实现《联合国千年发展目标》的重要策略。

（九）《2030 可持续发展中的健康促进上海宣言》

2016 年，第九届全球健康促进大会首次在中国上海召开。全球健康促进大会来到中国，千余名来自 WHO 和联合国其他机构的首脑、中国政府及上海市政府的高层领导、多个国家的部长和市长以及国际组织、市民社会、国际金融机构及基金的受邀者，与中国共同推动和促进全球健康事业的发展。健康促进，全球在行动，中国在行动。上海全球健康促进大会重申了健康促进在增进健康和健康公平方面的重要性，讨论并且通过了《2030 可持续发展中的健康促进上海宣言》（简称《上海宣言》）和《健康城市上海共识》。《上海宣言》共分七个部分：我们认识到健康和福祉对可持续发展是不可或缺的、我们将对所有可持续发展目标采取行动来促进健康、我们将为健康做出大胆的政治选择、良好治理对健康至关重要、城市和社区是实现健康的关键场所、健康素养促进赋权和公平以及行动呼吁。全球 100 多个城市的市长在中国上海达成《健康城市上海共识》，为健康福祉努力的城市是可持续发展的关键、我们承诺实现良好的健康治理、健康城市治理五大原则，包括：①将健康作为所有政策的优先考虑；②改善社会、经济、环境等所有健康决定因素；③促进社区积极参与；④推动卫生和社会服务公平化；⑤开展城市生活、疾病负担和健康决定因素的监测和评估。

视窗 10-1　　　　　《上海宣言》十大健康城市优先行动领域

我们优先致力于以下 10 个健康城市建设行动领域，并将其全面融入 2030 可持续发展议程：

（1）保障居民在教育、住房、就业、安全等方面的基本需求，建立更加公平更可持续的社会保障制度。

（2）采取措施消除城市大气、水和土壤污染，应对环境变化，建设绿色城市和企业，保证清洁的能源和空气。

（3）投资于我们的儿童，优先考虑儿童早期发展，并确保在健康、教育和社会服务方面的城市政策和项目覆盖每个孩子。

（4）确保妇女和女童的环境安全，尤其是保护她们免受骚扰和性别暴力。

（5）提高城市贫困人口、贫民窟及非正式住房居民、移民和难民的健康与生活质量，并确保他们获得负担得起的住房和医疗保健。

（6）消除各种歧视，如对残疾人士、艾滋病感染者、老年人等的歧视。

（7）消除城市中的传染性疾病，确保免疫接种、清洁水、卫生设施、废物管理和病媒控制等服务。

（8）通过城市规划促进可持续的城市交通，建设适宜步行、运动的绿色社区，完善公共交通系统，实施道路安全法律，增加更多的体育、娱乐、休闲设施。

（9）实施可持续和安全的食品政策，使更多人获得可负担得起的健康食品和安全饮用水，通过监管、定价、教育和税收等措施，减少糖和盐的摄入量，减少酒精的有害使用。

（10）建立无烟环境，通过立法保证室内公共场所和公共交通工具无烟，并在城市中禁止各种形式的烟草广告、促销和赞助。我们怀着坚定的信念，将为健康做出积极的政治决策。许多城市已经确定了新的城市发展议程，并通过基于城市的网络为可持续发展目标的实现做出贡献。我们将通过健康城市网络为这项运动贡献力量。我们呼吁，世界上所有的城市，不论大小、贫富，积极参与健康城市建设。

第五节 中国主要健康策略

一、我国卫生方针政策的创建与发展

（一）建国初期的卫生工作原则

1. 第一届全国卫生行政会议 1949 年 9 月，中央人民政府卫生部和中国人民解放军军事委员会卫生部在北京召开了有各大军区部长参加的第一届全国卫生行政会议，初步确立了全国卫生建设以"预防为主，卫生工作的重点放在保证生产建设和国防建设方面，面向农村、工矿、依靠群众，开展卫生保健工作"的工作方针。

2. 第一届全国卫生会议 1950 年 8 月，中央人民政府卫生部和中央军委卫生部联合召开了第一届全国卫生会议，讨论确定全国卫生工作的总方针和总任务。毛泽东主席为会议题词："团结新老中西各部分医药卫生人员，组织巩固的统一战线，为开展伟大的人民卫生工作而奋斗"。中央人民政府副主席、中国人民解放军总司令朱德亲临大会，会议确定了中国卫生工作三大原则为"面向工农兵，预防为主，团结中西医"。1950 年 9 月，中央人民政务院第 49 次政务会议正式批准了卫生工作三大原则。

3. 第二届全国卫生会议 1952 年 12 月，第二届全国卫生会议讨论并总结了当时开展爱国卫生运动的经验，毛泽东同志为大会作了"动员起来，讲究卫生，减少疾病，提高健康水平，粉碎敌人的细菌战争"的题词，周恩来总理做了重要报告并提议将"卫生工作与群众运动相结合"列入中国卫生工作原则，经 167 次政务会议正式批准，形成"面向工农兵，预防为主，团结中西医，卫生工作与群众运动相结合"的四大原则。这四大原则日后也被称为卫生工作的四大方针。

（二）新时期卫生方针与健康策略

1.《国民经济和社会发展十年规划和第八个五年计划纲要》 1991 年 3 月，全国人大七届四次会议通过的《国民经济和社会发展十年规划和第八个五年计划纲要》，将卫生工作基本方针修改为"贯彻预防为主，依靠科技进步，动员全社会参与，中西医并重，为人民健康服务"，从而确定了新时期中国卫生工作方针的基本框架。

2. 第一次全国卫生工作会议 1996 年 3 月 17 日，全国人大八届四次会议批准的《中华人民共和国国民经济和社会发展"九五"计划和 2010 年远景目标纲要》将中国卫生工作方针修改为："坚持以农村为重点，预防为主，中西医并重，依靠科技进步，为人民健康和经济建设服务。"1996 年 12 月 9 日至 12 日全国卫生工作会议在北京举行。这是新中国成立以来由中共中央、国务院召开的第一次全国卫生工作会议。会议总结新中国成立以来特别是改革开放以来卫生工作的成绩和经验，明确新时期卫生工作的奋斗目标和工作方针，讨论《中共中央、国务院关于卫生改革与发展的决定》。

3.《中共中央、国务院关于卫生改革与发展的决定》 1997 年 1 月 15 日，《中共中央、国务院关于卫生改革与发展的决定》（中发〔1997〕3号）提出新时期中国卫生工作方针是"以农村为重点，预防为主，中西医并重，依靠科技和教育，动员全社会参与，为人民健康服务，为社会主义现代化建设服务"。

4. 新一轮深化医药卫生体制改革的总体目标和基本框架　2009年中共中央、国务院下发了《关于深化医药卫生体制改革的意见》（以下简称《意见》），随后下发了《关于印发医药卫生体制改革近期重点实施方案（2009—2011年）》，要求2009～2011年重点抓好五项改革二十三项措施。深化医药卫生体制改革遵循的基本原则是：坚持以人为本，把维护人民健康权益放在第一位；坚持立足国情，建立中国特色的医药卫生体制；坚持公平效率统一，政府主导与发挥市场机制作用相结合；坚持统筹兼顾，把完善制度体系与解决当前突出问题结合起来。

总体目标和基本框架可概括为"一个目标、四大体系、八项支撑"。一个目标，即建立健全覆盖城乡居民的基本医疗卫生制度，为群众提供安全、有效、方便、价廉的医疗卫生服务。四大体系，即建设覆盖城乡居民的公共卫生服务体系、医疗服务体系、医疗保障体系和药品供应保障体系。八项支撑，即建立协调统一的医药卫生管理体制、高效规范的医药卫生机构运行机制、政府主导的多元卫生投入机制、科学合理的医药价格形成机制、严格有效的医药卫生监管体制、可持续发展的医药卫生科技创新机制和人才保障机制、实用共享的医药卫生信息系统、建立健全医药卫生法律制度。

视窗 10-2　　　　　　　　　《"4+7城市"药品集中采购文件》

2018年11月14日召开的中央全面深化改革委员会第五次会议审议通过了《国家组织药品集中采购试点方案》。11月15日《"4+7城市"药品集中采购文件》正式出炉，标志着全国性的药品集中采购试点正式开始。试点地区为北京、天津、上海、重庆和沈阳、大连、厦门、广州、深圳、成都、西安共11个城市（以下简称"4+7城市"）。本次"4+7城市"带量采购方案共涉及阿托伐他汀口服常释剂型等31个品种。文件明确，约定采购量由各试点地区上报确定，各试点地区统一执行集中采购结果。集中采购结果执行周期中，医疗机构须优先使用集中采购中选品种，并确保完成约定采购量。各试点地区医疗机构在优先使用集中采购中选品种的基础上，剩余用量可按所在地区药品集中采购管理有关规定，适量采购同品种价格适宜的非中选药品。本次集中采购以结果执行日起12个月为一个采购周期。若在采购周期内提前完成约定采购量的，超过部分仍按中选价进行采购，直至采购周期届满。12月7日，国务院召开国家组织药品集中采购和使用试点启动部署会；同日，经过依法合规、公开透明的程序，经公证确认了拟中选结果，正式对外进行为期一周的公示，这标志着此项工作进入实施阶段。

2019年1月，国务院发布《国务院办公厅关于印发国家组织药品集中采购和使用试点方案的通知》（国办发〔2019〕2号），同时，《国家组织药品集中采购和使用试点方案》正式公布。相关企业与试点地区之间进行对接，2019年3月中下旬开始实施，以1年为期。

5.《"健康中国2030"规划纲要》　2015年10月，党的十八届五中全会提出"推进健康中国建设"的战略决策。在国务院医改领导小组的领导下，2016年3月成立了以原国家卫生计生委、国家发展改革委、财政部、人力资源社会保障部、体育总局等部门为主，原国家环境保护部、食品药品监管总局等20多个部门参加的《"健康中国2030"规划纲要》（以下简称《纲要》）起草工作组及专家组。借鉴国内其他领域和国际国民健康中长期发展规划经验，广泛听取地方、企事业单位和社会团体等多方面意见，并向社会公开征集意见。

6. 国民经济和社会发展第十三个五年规划及建设健康中国的建议　2016年3月《中华人民共和国国民经济和社会发展第十三个五年规划纲要》提出建设健康中国的建议，即推进健康中国建设。主要包括以下四个方面：①深化医药卫生体制改革，实行医疗、医保、医药联动，推进医药分开，实行分级诊疗，建立覆盖城乡的基本医疗卫生制度和现代医院管理制度。②优化医疗卫生机构布局，健全上下联动、衔接互补的医疗服务体系，完善基层医疗服务模式，发展远程医疗。促进医疗资源向基层、农村流动，推进全科医生、家庭医生、急需领域医疗服务能力提高、电子健康档案等工作。

鼓励社会力量兴办健康服务业，推进非营利性民营医院和公立医院同等待遇。加强医疗质量监管，完善纠纷调解机制，构建和谐医患关系。③坚持中西医并重，促进中医药、民族医药发展。提高药品质量，确保用药安全。加强传染病、慢性病、地方病等重大疾病综合防治和职业病危害防治，通过多种方式降低大病慢性病医疗费用。倡导健康生活方式，加强心理健康服务。④实施食品安全战略，形成严密高效、社会共治的食品安全治理体系，让人民群众吃得放心。

7. 全国卫生与健康大会　2016 年 8 月 19～20 日，全国卫生与健康大会在北京举行。大会上强调把人民健康放在优先发展战略地位，努力全方位全周期保障人民健康。在推进健康中国建设的过程中，要坚持中国特色卫生与健康发展道路，把握好一些重大问题。要坚持正确的卫生与健康工作方针，以基层为重点，以改革创新为动力，预防为主，中西医并重，将健康融入所有政策，人民共建共享。习近平总书记在全国卫生与健康大会上的重要讲话，从战略和全局的高度对建设健康中国作了深刻阐述，要求加快把党的十八届三中全会确定的医药卫生体制改革任务落到实处。同时，要求着力推动中医药振兴发展，坚持中西医并重，推动中医药和西医药相互补充、协调发展，努力实现中医药健康养生文化的创造性转化、创新性发展。《纲要》在全国卫生与健康大会上征求了全体与会代表意见，反复修改。同年 8 月 26 日，中共中央政治局会议审议通过了《纲要》。

二、《中国医药卫生改革联合研究报告》

2016 年 7 月 22 日，由世界银行集团（WB）、世界卫生组织（WHO）和中国财政部、国家卫生和计划生育委员会、人力资源和社会保障部共同完成的中国医改联合研究报告发布，为中国医改提出战略性改革方向。报告肯定了中国医改成就，并提出还需要采取一系列关键举措进一步深化卫生服务体系改革，满足人民不断增长的健康需求，进一步控制不合理费用的增长。

这项题为《深化中国医药卫生体制改革——建设基于价值的优质服务提供体系》的研究报告指出，"几十年前，中国在卫生领域推行赤脚医生和合作医疗等创新措施，向世界展示提高数亿人的健康水平和大幅延长预期寿命是可能的。今天，中国可以再次率先推行前沿的基层卫生服务改革，实现病人优先，转变对昂贵的医院服务的依赖。"世界银行相信这些改革将会改善服务于所有中国居民，约占世界六分之一人口的卫生体系。

报告指出，测算表明，如果不进一步深化改革，中国的实际卫生支出预计会从 2014 年的 3.531 万亿元增加至 2035 年的 15.805 万亿元；卫生支出占 GDP 的比重将从 2014 年的 5.6% 上升至 2035 年的 9% 以上。

报告提出了八项改革建议：①建立"以人为本的优质的一体化服务"新模式，加强基层卫生服务的核心地位；②持续改进医疗服务质量；③让病人熟悉并了解医疗卫生服务，增加对卫生体系的信任度，鼓励病人积极参与有关其自身健康服务的决策过程；④改革公立医院，使其不再成为一站式卫生服务的提供者，而是更加侧重疑难重症的治疗，将常规性服务转向基层卫生服务机构；⑤改变服务提供者的激励机制，以病人健康结果而不是提供治疗的数量或开药量作为支付的基础；⑥提高医务人员的地位；⑦允许合格的民营医疗机构提供经济有效的卫生服务，与公立机构进行公平竞争，协同发展，并建立适当的市场监管机制；⑧根据疾病负担、人口分布状况及日常卫生服务需求，确定卫生领域公共资本投资的优先顺序。同时，世界银行行长在世界银行北京驻华代表处接受了《财新时间》的专访时指出：中国应吸取美国和欧盟医改的教训，减少不必要的医疗支出；要处理好医患关系，就需要改变当前医疗行业以经济利益为导向的激励机制，建立病人治疗效果优先的医疗体系；公立医院改革要改变医院营利方式，对医疗行业各层级进行统筹协调，并确保病人的治疗效果和透明度。

Summary

1.Health policy is the general term of various laws, regulations, plans, systems and so on, which is made by policy makers to solve specific health problems and achieve certain health work goals.Health strategy refers to the means and methods to achieve the established goals, it is the action points to be taken and the appropriate course of action to implement the policies. Health policy has the function of guidance, regulation, coordination and distribution.Health policy analysis and evaluation methods include general and specific approaches. The process of health policy formulation and implementation is divided into the following steps: putting forward policy problem, making policy, implementing policy, evaluating policy, adjusting and terminating policy, etc.

2.The development of the global health strategy has gone through more than 40 years. From the 1978 Alma-Ata Declaration, it was clearly stated that PHC is the basic strategy and way to realize HFA/2000. By 2018, the Astana Declaration identified the success factors of the PHC, and health care for all has become a permanent goal of global health.From the Ottawa Charter of 1986 to the 2016 Shanghai Declaration, the Global Conference on Health Promotion formally put forward the central position of health and well-being in the 2030 development agenda of the United Nations and its sustainable development goals.The four principles of health work in the early years of the founding of the people's Republic of China, the decision on Health Reform and Development, the overall objectives and basic Framework of the New Round of deepening the Reform of the Medical and Health system, and the outline of the "healthy China 2030" Program have been recorded. By October 2016, the National Conference on Health has clearly put forward the policy of health and health work: focusing on the grassroots, taking reform and innovation as the driving force, giving priority to prevention, paying equal attention to both traditional Chinese and western medicine, integrating health into all policies, and building and sharing among the people.

【思考题】

1. 政策的概念、特征及构成要素有哪些?
2. 简述卫生政策的基本特点和主要功能。
3. 简述卫生政策的制定与实施的基本环节。
4. 简述初级卫生保健的基本原则、任务和要素。
5. 论述《2030可持续发展中的健康促进上海宣言》主要内容。

（周　令）

第十一章　医疗保障制度

【学习目标】

通过本章的学习，重点掌握医疗保险的定义、基本特征；熟悉医疗保险的基本内容、医疗保险基金筹集、支付方式和费用分担方式；了解当前国际主要医疗保险模式及其改革趋势，当前我国多层次医疗保障体系的特点、分类、作用，产生发展的历史过程，以及面临的机遇和挑战。

案例 11-1　　　　镇江医疗保险支付方式对医疗保险费用的影响

背景

医疗费用结算办法是医疗保险制度中的一项重要内容，对医疗保险的平稳运行、医疗保险制度的建立和发展有着至关重要的作用。镇江市实行"总额预算、弹性结算和部分疾病按病种付费相结合"的支付方式，即综合了"按服务单元付费""按人头付费""按病种付费""按总额预付制"做法的优点，并针对各种方式的弊端，采取了防范措施。

做法与效果

镇江市医疗保险经历了 7 年的改革，医疗费用结算办法也经历了从"按服务单元付费""总额控制""个人账户按实支付、统筹基金总额控制"，直至目前的"总额预算、弹性结算和部分疾病按病种付费相结合"四个阶段：

第一阶段（1995～1996 年）：按服务单元付费。1995 年，镇江作为首批试点城市，制定了"质量控制、定额结算、超支不补、结余归院、超收上缴"为内容的"按服务单元付费"的医疗费用结算办法。该办法实施第一年效果较好，但到了 1996 年就暴露出"只能控制单元费用个量、不能控制医疗费用总量"的弊端。

第二阶段（1997～1998 年）：总额控制。从 1997 年开始对定点医疗机构实行了"总额控制、超支不补"的结算办法。"总额控制"办法对控制医保费用支出起到了刚性作用，有效地保证了市医保基金收支平衡。但同时也出现了定点医疗机构超"总控"、为防止超"总控"不同程度地减少对参保职工的服务、有些医院病人越多超"总控"越多的问题。

第三阶段（1999～2000 年）：个人账户按实支付、统筹资金总额控制。对二级以上医疗机构实行这种办法，弱化总额控制，个人账户可以按实支付，只对统筹基金的支付部分进行"总控"。由于完善了结算办法，减少了费用的流失，取得了明显成效。但由于各定点医疗机构普遍抢占个人账户，导致医疗费用大幅度上涨，医院超"总控"严重的现象。

第四阶段（2001～2002 年）：总额预算、弹性结算和部分疾病按病种付费相结合的办法。医疗保险经办机构根据各定点医疗机构上年的参保病人门诊人次、出院人次、就诊人头、均次费用和当年可使用的医保资金，确定下达各工作量指标（参照值）。

问题：

1. 结算办法与医保费用的支出是否密切相关？实施医疗费用结算办法的关键是什么？

2. 医疗费用结算办法的发展方向如何？

医疗保障制度（health security system）是现代社会保障制度的重要组成部分，是国家筹集、分配和支付医疗卫生费用以及提供卫生服务的综合性制度，是政府对卫生事业实行公共管理的实现方式。医疗保障制度有利于保证人民能够得到公平的卫生服务，直接影响卫生服务的质量、公平和效率，是使人们获得健康这一人类基本权力的有效方式。医疗保健制度反映一个国家的政治、经济、文化及卫生服务体系的总体特征，是政府管理卫生事业和保障人民健康等公共职责的具体体现。

第一节 医疗保障制度的概述

疾病是人类社会面临的主要风险，是一种致病因素复杂、危害严重并且直接关系到人类健康的特殊风险。疾病危害具有不可避免性、广泛性和普遍性等特点，人类无法避免各种疾病的发生，新的疾病种类随着人类社会的发展还在不断增加。由于疾病不仅直接损害人的身体与精神健康，还可导致贫困以及其他不良后果。因此，医疗保障制度已成为各国社会保障体系中的重要组成部分。

一、基本概念

（一）保险与医疗保险

1. 保险 是指通过风险分摊的办法，对被保险人因风险造成意外损失的一种经济补偿制度或办法。通过这种办法，把风险转移给保险机构，由保险机构来承担风险发生所造成的损失。保险的本质特征是经济补偿，补偿的基础是合理预测及合同关系，补偿的费用由被保险人共同缴纳的保险费所组成的保险基金提供，补偿的结果是风险的转移及损失的共同分担。

保险的主要功能：

（1）融资功能：通过收取保险费，集中大多数人的资金，用于补偿少数人的风险损失。

（2）经济保障：通过建立保险基金，在投保人遭受风险损失时，给予相应的经济补偿。

（3）分配功能：通过保险费的收取和保险基金的使用等措施，实现国民收入的再分配。

（4）社会功能：保险为社会和个人提供安全保证，在促进经济发展、维护社会公平与稳定等方面发挥着"社会的稳定器"的作用。

2. 医疗保险 疾病是人类社会面临的主要风险，是一种致病因素复杂、危害严重并且直接关系到人类健康的特殊风险。疾病危害具有不可避免性、广泛性和普遍性等特点，人类无法避免各种疾病的发生，新的疾病种类随着人类社会的发展还在不断增加。由于疾病不仅直接损害人的身体与精神健康，还可导致贫困以及其他不良后果。医疗保险是为了分担和补偿因疾病风险带来的经济损失而设立的一种保险。医疗保险按保险的范围分可分为广义的医疗保险和狭义的医疗保险。广义的医疗保险也称为健康保险（health insurance），它不仅补偿因病伤等发生的医疗费用，还补偿因病伤或其他意外事故所导致的收入损失，而且对分娩、残疾、死亡也予以经济补偿，甚至一些发达国家的健康保险还补偿疾病控制、健康促进等费用；狭义的医疗保险只补偿实际发生的医疗费用。

医疗保险与其他保险相比，共同具有社会保险制度的基本特征，同这些制度一起对劳动者的生老病死以及意外事故承担保障责任。由于疾病风险和卫生服务需求的特殊性，医疗保险在实践中表现出本身具有的特征：

（1）非定额的费用补偿：待遇支付形式为非定额的费用补偿。养老保险的费用补偿方式是发放现金，工伤保险是既发放现金又提供医疗服务，失业保险也是既发放现金还提供服务如各种培训等，这三类保险实行的是标准的定额支付机制；而医疗保险是通过为参保人提供相应的卫生服务来达到恢复其健康的目的。

（2）补偿期短，受益时间长：疾病的发生具有随机性和不可预测性，医疗保险提供的补偿也具有不确定性，一旦发生疾病，每次的补偿期也比较短，由于人的一生中不可避免地要发生疾患，医疗保险惠及所有参加保险的人，与参加保险的人自其参加保险之日起受益于该保险项目。

（3）涉及关系复杂：医疗保险涉及政府、用人单位、卫生服务机构、社会保险机构、医药相关企业以及参加保险者等多方之间复杂的权利义务关系，必须要兼顾各方的权益并对各利益主体形成一种制衡机制。

（4）服务消费具有不确定性和被动性：与养老、失业等其他社会保险相比，医疗保险的费用控制是一个世界性难题。由于涉及关系复杂，参加保险人在患病时的实际医疗费用无法预先确定。在医疗服务消费中，由于服务提供方与病人之间的信息不对称，医疗服务的提供者始终处于主动地位，其提供的服务供给也是相对垄断的地位，而病人的医疗消费却是被动的，病人很难通过市场手段来选择服务的内容和数量，更没有办法去主动控制医疗费用的支出，医疗处置手段、医药服务提供者的行为（特别是可能存在的道德风险）等对医疗费用产生影响。

（二）社会保障与医疗保障制度

1. 社会保障　风险的存在是社会保障产生的逻辑起点，人类社会面临着自然灾害风险、经济风险以及社会风险，社会保障是化解人类风险的主要措施之一。

社会保障是以国家或政府为主体，依据法律，通过国民收入的再分配，对公民在暂时或永久丧失劳动能力以及由于各种原因而导致生活困难时给予物质帮助，以保障其基本生活的制度。本质是追求公平，责任主体是国家或政府，目标是满足公民基本生活水平的需要，同时必须以立法或法律为依据。世界各国由于政治、经济、社会、历史文化传统以及伦理道德等因素的差异，特别是各国社会保障实践的差异，对社会保障概念有不同的理解和解释。社会保障具有社会性、强制性、福利性、互济性、保障性和公平性等特征，实现公平分配是社会保障的终极目标。

社会保障制度（social security system）是以国家或政府为主体，依据法律规定，通过国民收入再分配，在公民暂时或者永久失去劳动能力以及由于各种原因生活发生困难时给予物质帮助，并保障其基本社会生活的制度。

2. 医疗保障　医疗保障（health security）是指国家通过法律法规，积极动员全社会的医疗卫生资源，不仅要保障广大劳动者在患病时能得到基本的卫生服务，还要特别保证无收入、低收入的公民，以及因各种突发事故造成病伤的公民能够得到基本医疗服务并给予经济补偿与帮助，根据社会和经济的不断发展，逐步增进公民的健康保障水平，提高国民健康素质。医疗保障作为一项公共政策，是以国家或政府为主体，是政府和社会主体的一种公共职责和行为活动，属于社会保障政策的有机组成部分。医疗保障的核心部分是社会医疗保险制度。

医疗保障制度（medical security system）是国家和社会团体对广大劳动者或公民因病伤与健康损害时，对其提供医疗服务或对其发生的医疗费用给予经济补偿所实施的各种制度的总称，主要包括实施医疗救助、医疗保险及免费医疗等方式。而医疗保险是医疗资金筹集的一种渠道，是国民收入分配与再分配的一种方式，也是世界范围内广泛实施的一种医疗保障制度。

二、医疗保障制度的分类

目前，医疗保险已逐步从社会保险中分离出来，成为相对独立的保险制度。满足不同的社会群体和阶层多元化的医疗需求，建立和完善以基本医疗保险为基础，补充医疗保险、商业医疗保险、社会医疗救助等为补充的多层次的医疗保障体系，是社会进步的重要体现。

（一）基本医疗保险

基本医疗保险也称为社会医疗保险，是医疗保险的主体形式，具有社会保险的性质。我国的基本医疗保险包括城镇职工基本医疗保险和城乡居民基本医疗保险。城镇职工基本医疗保险的保险基金是由用人单位和职工分别按照职工工资总额和个人工资的一定比例共同缴纳组成，实施的是个人账户与社会统筹相结合的筹资模式。城乡居民基本医疗保险是整合城镇居民基本医疗保险和新型农村合作医疗两项制度，覆盖除职工基本医疗保险应参保人员以外的其他所有城乡居民。基本医疗保险制度立足于满足城镇职工和居民的基本医疗需求。

（二）补充医疗保险

补充医疗保险包括广义和狭义补充医疗保险。广义的补充医疗保险，是指在国家和社会建立的基本医疗保险制度之外存在发展，并对某一部分社会成员起补充作用的各种医疗保险措施的综合。例如，职工个人在参加基本医疗保险之后，再交费投保商业性医疗保险；企业在参加基本医疗保险之外又为本单位职工建立的其他医疗保险形式等；狭义的补充医疗保险实质是用人单位为本单位职工谋取基本医疗保险之外的各种医疗条件和待遇。

补充医疗保险是减少疾病后的收入替代率风险的一种福利保障措施。补充医疗保险在一定程度上属于政策性保险范畴，主要是为完善国家的多层次医疗保障体系直接服务的。因此，能够享受到国家财政、税收等方面的优惠，并直接接受国家宏观社会政策的规范。

笔记栏

（三）商业医疗保险

在市场经济条件下，商业性医疗保险是一种较为规范、较为成熟的以盈利为目的的医疗保险，被世界各国普遍采用。商业医疗保险是被保险人在向商业保险公司投保后，在保险期内因疾病或身体受到伤害时，由商业保险公司负责给付保险金的一种保障方式。

（四）医疗救助

社会医疗救助是国家和社会向因患重病而无力支付昂贵的医疗费用，陷入困境的社会弱势群体提供费用资助的经济行为。社会医疗救助既是医疗保障体系中的一个重要组成部分，又是一种特殊的社会救助行为。通过提供经济资助和其他支持，帮助其获得必要的卫生服务、改善其健康状况、维持基本生存能力。资金筹集来源于两个方面，一是各级财政通过民政部门主办的救助体系，给予的资助；二是通过社会慈善机构进行募集和捐赠的资金。

三、医疗保障制度的形成与发展

社会保障制度是一种公共福利计划，其目的在于保护个人及其家庭免除因失业、年老、疾病或死亡而在收入上所受的损失，并通过公益服务（如免疫计划）和家庭生活补助以提高其福利。1883 年，德国颁布《疾病社会保险法》，这是在全世界第一个以法律形式确立的社会医疗保险制度。在此之前，国家既无法律规范，政府、企业主也不参与其中，人们要获得疾病医疗保障主要以一些民间保险形式的基金会、互助组织等，通过职工个人共同集资来偿付医疗费用。《疾病社会保险法》中规定某些行业中工资少于规定限额的工人应强制加入疾病保险基金会，基金会强制征收工人及其雇主应缴纳的医疗保险基金并用于工人的疾病医疗。同时，这一医疗保险计划体现了共同承担风险的原则，也体现了先缴纳，后受益，劳动与福利相结合的原则。

在欧洲，奥地利在 1887 年、挪威在 1902 年、英国在 1910 年、法国在 1921 年也相继通过立法实施了本国的医疗保险制度。随后，大多数这种具有社会保障性质、强制性医疗保险制度在欧洲发达国家相继以各种形式推广。从 20 世纪 30 年代开始，以美国的《社会保障法案》的颁布为标志，社会政策取得了重大进展。

在亚洲，日本是最早实施社会医疗保险的国家。1922 年，日本颁布《健康保险法》，先在部分工人中实行强制性雇员健康保险；1938 年，颁布《国民医疗保险法》；1958 年，又通过《国民健康保险法》；1961 年，修改了《国民医疗保险法》，通过立法，强制所有居民参加健康保险，主要有针对工薪阶层的健康保险和针对非工薪阶层的国民健康保险两种形式。日本现行的医疗保障体系基本覆盖了全体国民。许多亚洲国家也在二战后纷纷建立自己的医疗保健制度，如中国的公费医疗、劳保医疗和农村合作医疗的建立和发展，使亿万民众受益。特别是中国的合作医疗制度，作为中国农村卫生事业的创举和特色，曾受到国际社会的广泛关注，在全球基本卫生保健和许多发展中国家农村卫生发展进程中，发挥过重要的示范作用。

在美洲，加拿大较早建立了惠及全民的医疗保障制度。美国是在 20 世纪 50、60 年代后才开始建立自己的医疗保障制度。此前，美国于 1929 年建立了当时称为"合作卫生协会"的私人健康维护组织和由医生主办的医疗保险计划；1935 年，美国国会颁布社会保障法案，但仅包含伤残等五项收入补偿计划；1950～1960 年，美国迎来了社会保障制度发展的黄金时代，政府加强了对社会保障的干预，联邦和州建立了医疗救济制度和老年医疗保健制度；1973 年，美国国会通过《健康维护组织法》，通过健康维护组织来举办医院和雇佣开业医生为参保人员提供医疗和预防服务。此外，美国还有发达的非营利性的医疗保障和商业保险。

第二次世界大战结束后，强制性的社会医疗保险制度开始在发展中国家实施。印度自 1947 年独立后，为改善国民健康状况，建立了几乎免费的公共医疗卫生体系，国民健康花费的绝大部分都来自于政府支出。阿尔及利亚于 1949 年、黎巴嫩于 1963 年、古巴于 1979 年、利比亚于 1980 年、尼加拉瓜于 1982 年先后颁布法案，实施社会医疗保险制度。

发达国家改革的主要措施概括起来主要有：采用费用负担机制，提高个人的付费比例，提高个人费用意识；改革医疗卫生体制和保险机构对卫生服务机构的付费方式，提高成本控制意识；积极发展基层卫生和预防保健服务等。发展中国家医疗制度的改革内容与发达国家有所不同，发展中国家主要是以扩大医疗保障覆盖面为主要方向。

四、医疗保险的基本内容

（一）医疗保险的关系主体

医疗保险的关系主体是指包括各级政府（各级国家行政机关）、医疗保险机构（买单人）、卫生服务机构（服务的提供者）、被保险人或病人（医疗服务的需求者）和雇主（投保人）。

1. 政府 大多数国家政府虽已不再包办医疗保险，但却承担着医疗保险的主导责任。在医疗保险中，政府负有的责任主要包括：推动医疗保险立法；规划和构建医疗保险体系，如改善公共卫生资源配置、推进医疗卫生与医药体制改革等；监督医疗保险的运行；发展公共卫生事业，提供社会医疗救助；必要时对医疗保险给予相应的财政支持等。2009 年 1 月我国出台的《中华人民共和国社会保险法（草案）》明确提出，国家建立基本养老保险、基本医疗保险、工伤保险、失业保险、生育保险等社会保险制度，保障公民在年老、患病、工伤、失业、生育等情况下依法获得物质帮助的权利。

2. 医疗保险机构 是具体经办医疗保险事务并管理医疗保险基金的机构，它通常依法代表国家专门负责医疗保险费（税）的预算、征缴、分配、管理和监督检查。医疗保险机构具有一定的独立自主的经营权，在性质上属于非营利性（非商业性）机构，它的基本任务就是按照国家的相关法律、法规有效地开展医疗保险业务，保证医疗保险制度的正常运转。

3. 医疗服务供给者 包括提供医疗服务的机构和人员。医疗机构通过资源配置和合同方式与病人建立医疗服务关系，与医疗保险机构建立付费关系。在我国，只有医疗保险机构确认的医疗机构（通常称为定点医院）才是医疗保险服务的供给者；医生掌握病人病情，决定医治手段、费用支出；定点药店通过医疗保险服务合同的方式与病人建立药品购销关系。

4. 医疗服务需求者 亦称为被保险人。在医疗保险中，被保险人既是享受医疗服务的权利主体，也是承担缴纳医疗保险费的义务主体。也有一些特殊情况，如在实行雇主医疗保险责任制或者具有最低工资限制的国家，就由雇主承担全部缴费义务。

5. 雇主 是医疗保险缴费方之一，是医疗保险关系中单纯的义务主体。在不同国家和地区，一般的做法是雇主、劳动者个人双方分担医疗保险的供款责任，而政府则视情形加入其中（图 11-1）。

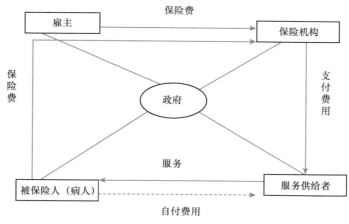

图 11-1 医疗保险关系示意

（二）医疗保险的对象

医疗保险的对象是指医疗保险制度中依法必须参与医疗保险并享受医疗保险待遇的自然人。医疗保险覆盖范围的大小，通常是衡量一个国家或地区社会保障水平与社会发展程度的重要指标。北欧、西欧各国，以及日本、加拿大等国的法定医疗保险范围最为广泛。法定医疗保险覆盖率一般与经济发展水平有关，覆盖率高的国家和地区通常有较高的经济发展水平作为支撑，但也与一个国家或地区国民的价值取向与政策选择直接相关。

为防止逆向选择的风险，保证不同收入和不同健康状况的人员能够在同等条件下参加保险，各国的社会医疗保险制度都是通过法律强制实施的。根据大数法则，参加医疗保险的人越多，医疗保险基金也越是具有足够的抵抗风险和互济的能力，因此，医疗保险发展的理想状态其实是覆盖全民的医疗保险。

从各国医疗保险的政策实践来看，参保人群的范围大致可以分为以下几种：①医疗保险适用于全国居民，如英国、瑞典等；②医疗保险仅覆盖符合一定条件的从业人员；③一定条件的从业人员及其直系亲属即连带保险。

在立法确定参保人员范围时，一般还需要考虑如下人员的特殊性：①自我雇佣人员和高收入群体；②无收入或低收入的贫困人群；③政府雇员和其他特殊职业人群。这些人群是纳入统一的医疗保险制度还是另立专门制度，应慎重考虑并对其做出相应的社会政策。

医疗保险一般适用于一定规模或一定地区的工商企业的职工。许多发达国家和发展中国家法律规定，收入低于一定水平的大多数工人必须强制参加保险，而独立劳动者、自我雇佣劳动者通常允许自愿参加。农村居民、农业劳动者一般是最后纳入医疗保险体系的群体。

（三）医疗保险资金的筹集

医疗保险经办机构依法通过对法定范围内的单位和人群征收医疗保险费（税）来筹集基金，在筹集过程中，体现出强制性、费用共担及收支平衡的原则。

1. 筹资渠道 医疗保险基金的筹集渠道主要有政府专门税收、雇主与雇员缴费、公共财政补贴以及如利息、滞纳金等其他方面的收入。大多数国家采取由雇主与雇员分担缴费责任或者政府、雇主与雇员三方分担缴费责任的做法。

2. 筹资模式 医疗保险的筹资模式也可以分为现收现付制、积累制和混合制三种情况。现收现付制以"横向平衡"原则为依据，按照年度收支平衡、略有结余的原则筹集资金；积累制以"纵向平衡"原则为依据，将被保险人在享受保险待遇期间的费用分摊在整个保险期内，并由此决定缴费率；还有一种混合制，如我国现行的社会统筹和个人账户相结合的医疗保险筹资模式。

3. 缴费方式 世界各国医疗保险金的缴纳方式主要有以下几种：①固定保险费金额，即确定一个固定的额度向承担缴费义务者征缴保费；②与工资或收入挂钩，即按照被保险人的工资或收入的一定比率征缴保费；③还有按区域或职业缴费的做法。较为普遍的做法是采取与工资或收入挂钩的缴费方式。

（四）医疗服务的提供

社会医疗保险与其他不同，是通过医药机构（供方）提供医药服务来实现其保证参保人员基本医疗需求、控制医疗费用个人负担、达到医疗保险收支平衡的目标。因此，医药服务管理为社会医疗保险的核心，包括定点管理和目录管理。

定点管理是指对定点医疗机构和定点零售药店的管理。社会医疗保险对医疗服务机构和零售药店进行定点管理，即参保人原则上只有在定点医药机构就医发生的医疗费用才能纳入医疗保险的支付范围。医疗保险定点管理遵循标准化和规范化原则，通过建立健全定点医药机构的相关管理制度，实现对定点医药机构的准入、监管、考核和退出等管理。

社会医疗保险的医疗服务目录管理是对医疗服务供方提供的疾病诊治服务内容进行规范管理，而目录管理是指对基本保险用药范围、基本医疗保险诊疗项目、基本医疗保险服务设施进行管理。

（五）医疗保险费的支付

医疗保险费用支付是医疗保险最基本的职能，是被保险人在获得医疗服务后，医疗保险机构和被保险人向医疗服务提供者支付医疗费用的行为。医疗保险支付主要反映在被保险人的法定待遇和对医疗服务机构的补偿方式上。通过医疗费用支付实现医疗保险提供经济补偿、抵御疾病风险的功能。费用支付的方式是医疗保险各方利益最敏感的环节，也是影响各方行为的主要因素。

最初的社会医疗保险所保障的范围是补偿被保险人因病伤造成的收入损失，其后逐步扩展到承担因治疗病伤所发生的医疗费用。一些福利国家逐渐将预防保健、计划免疫、疾病的早期诊断、老

笔记栏

年护理和康复服务等项目也纳入到社会医疗保险的范围。随着医疗费用的增加和医疗保险基金不足之间的矛盾日益突出，各国为保障医疗待遇水平，减少医疗费用浪费，一直在探索确定更加经济有效的医疗保险机制。

作为医疗保险服务的付费人，医疗保险机构对医疗服务机构的补偿方式是医疗保险制度运行中的重要环节。医疗保险费的支付方式一般分为后付制（post-payment）和预付制（pre-payment）。前者是指按服务项目付费；后者有总额预算、按人头付费、按病种付费和工资制等方式。

1. 按服务项目付费（fee for service, FFS） 这是医疗保险应用最广、最传统的费用支付方式，属于后付制。医疗保险机构根据医疗机构上报的医疗服务项目和服务量向医疗机构支付费用。病人在接受医疗服务时，可先由医疗单位付费后再与医疗保险机构结算，或先由病人垫付，再从医疗保险机构报销部分或全部按服务项目（如诊断、治疗、检查、护理、药品等）核算费用，然后由医疗保险机构向病人或医疗服务提供者支付费用。这种付费方式具有实际操作方便、适用范围广泛、服务要求容易得到满足等优点，但由于医疗机构的收入同所提供的医疗服务的项目、数量直接相关，容易促使医疗机构提供过渡医疗服务，诱导和刺激医疗消费。

2. 按人头付费（capitation） 是指医疗保险机构按合同规定的时间（如一年），定期向医院支付一笔固定的费用，医院提供合同规定的一切医疗服务，不再另行收费。保险机构根据医院提供服务的被保险人的人数和规定的收费标准，预先支付医疗服务费用的支付方式。按人头付费实际上就是一定时期、一定人数的医疗费用包干制。由于医疗机构的收入与被保险者的人数成正比，与提供的服务成反比，超支自付，节余归自己，这就产生了内在的成本制约机制，有利于医疗费用控制和卫生资源的合理利用。但是，这种付费方式也可能产生鼓励医疗机构以较低的医疗费用支出来减少服务提供或降低服务质量的问题。

3. 总额预算制（global budget） 是由保险机构在对服务地区的人口密度、人口死亡率、医疗机构的规模、服务数量和质量、设备设施情况等因素进行综合考察和测算后，按协商确定的年度预算总额进行支付。这种付费方式要求医疗机构必须为前来就诊的被保险人提供合同规定的服务，自负盈亏，所以也称为总额预算包干制。英国、澳大利亚、加拿大等国采用这种付费方式。

4. 按病种付费（diagnosis related groups，DRGs） 也称按疾病诊断分类定额支付。这种方式是根据国际疾病分类法，按诊断的住院病人的病种进行定额支付。该方式的优点是可以激励医院为获得利润而主动控制成本，选择最佳治疗方案，缩短平均住院日。DRGs也有一些不足，例如，当诊断界限不确定时，服务的提供者往往使诊断升级，容易诱导病人手术和住院或者让其增加住院次数，为降低成本，减少使用高新技术。

5. 工资制（salary） 指社会保险机构根据定点（合同）医疗服务机构医务人员所提供的服务，向他们发工资，用以补偿医疗机构人力资源等消耗。这种方式的优点是医疗保险机构能够较好地控制医院的总成本和人员开支，医务人员的收入也有保障。

6. 按绩效支付（pay for performance, P4P） 是指卫生服务购买者按照服务提供者是否达到预定的绩效目标或者完成预定绩效目标的程度对其进行支付。

（六）医疗保险的监督与管理

社会医疗保险监督与管理是指在社会医疗保险管理工作中，按照有关的法律规定、协议、合同，通过一定的方式、程序和方法对社会医疗保险系统中各方的行为进行规范、控制和管理的过程。

1. 对社会医疗保险需方的监督 是指对参保单位和参保人的监督管理，包括参保人选择就医机构的监督、医疗保险或卡的使用监督、诊断和治疗监督以及医疗费用结算监督。

2. 对社会医疗保险定点医院的监督 主要是指针对医疗机构在服务过程中的违规行为进行监督，监督的依据是定点服务协议和疾病诊疗规范要求，包括医保管理情况监督、就诊过程监督和医疗收费监督。

3. 对社会医疗保险定点药店的监督 定点零售药店给参保人员提供药品服务，医疗保险个人账户支付相应的费用。个人账户的资金虽然属于参保个人，但仍然是医保资金，其使用要符合基本医疗保险的相关规定，这就需要对定点药店提供的药品服务实施监督，主要包括提供购药服务监督和药品费用监督。

笔记栏

第二节 医疗保险制度的基本模式

世界各国实施的医疗保险模式各具特色，没有两个国家是完全相同的。按照被保险人实施形式可分为自愿保险和强制保险。前者可称为商业保险或私人保险，后者又称为社会医疗保险或法定保险。按费用负担的方式可分为扣除保险、共付保险和限额保险等。按保险基金筹集的方式分为国家医疗保险、社会医疗保险、储蓄医疗保险、私人医疗保险和社会合作医疗保险五种模式。

一、国家医疗保险模式

（一）国家医疗保险

国家医疗保险也称政府医疗保险或全民医疗保险或全民健康保险，或称英国模式又称为国家卫生服务制度（national health service，NHS），是由政府直接举办医疗保险事业，政府以税收的形式筹措国家医疗保险基金，基金通过中央或地方政府直接拨给医疗服务提供者，全体公民基本不需要支付医疗费用。实行这种模式的国家，均由公立医疗机构向全体国民提供各种免费或低收费医疗服务，然后通过预算拨款给有关部门或直接拨给公立医疗机构，在公立医疗机构里工作的医务人员的工资由国家财政承担。

国家医疗保险的特点是：①保险基金主要来自国家财政拨款，社会共济能力强；②卫生服务机构主要为国家所有，政府直接调控卫生资源配置和医疗服务价格；③覆盖面广，公民普遍享有免费的卫生服务，社会公平性高；④卫生服务的过程主要是政府行为。但由于筹资范围相对有限，政府财政负担较重。这种模式在实践中也存在着医疗机构微观运行缺乏活力、服务效率低下和缺乏制约机制而导致卫生资源、配置效率与服务质量低下等问题。

目前采用这种模式的代表国家是英国、瑞典、丹麦、挪威、芬兰、爱尔兰、西班牙等北欧国家和加拿大、澳大利亚、新西兰等英联邦国家，苏联、东欧国家以及我国20世纪50～90年代末实行的传统的公费医疗制度。

（二）英国经验

英国是最早实行全民医疗保健制度的国家。1944年，英国政府就提出了"国家卫生服务"的口号，并明确提出医疗保险服务的三项基本原则：①国家对每个英国国民提供广泛的医疗服务；②卫生服务的经费全部或大部分从国家税收中支付；③卫生服务由初级服务、地段服务和医院服务三部分组成。1948年，英国政府通过并颁布了《国家卫生服务法》，医疗保险范围扩大到全体公民，实施全体公民医疗保险制。这一制度集国家卫生服务制度于一身，其医疗保障的服务对象为全体国民，特点就是从"摇篮到坟墓"，不论个人收入如何，只要有需求，就为人们提供全面的、免费的医疗服务。医疗保险基金和卫生服务经费来源于中央财政支出，所有非营利性医院收归国有，为全民提供免费的卫生服务。

在英国，卫生服务主要分为基础保健和医院服务两个部分。基础保健又包括全科医生服务和社区医疗，主要负责健康教育、儿童免疫、计划生育、常见病多发病的防治、家庭护理等卫生服务；医院服务主要包括门诊、急诊、临时、短期或长期住院和公共卫生服务。大部分的卫生服务都在基础保健中进行，医院服务只在急诊或全科医生转来的病例中被使用，只有10%的门诊服务在医院进行。财政税收总体上负担国民保健服务所需费用的90%，政府将这些财源分配给各地方保健局，再由各地方保健局按各地区的实际需要分配给各地区保健局。到20世纪80年代，经过几十年运行的国家福利型医疗保障制度出现了三个难以解决的问题：即医院运行效率低下、医疗费用上涨、政府财政负担沉重。

为解决上述问题，英国从1948年至今不断地对其医疗制度进行改革。特别是1991年，英国政府对全民医保体制进行了有效变革。引入内部市场机制，加强了医疗机构之间的相互竞争。坚持"以一般税收为基础，政府分配预算，在全社会为国民免费提供医疗服务"的原则下，加强对卫生服务质量、效率、成本、效益的研究和评价。1993年，英国政府又对医疗卫生服务体系进行了重组，将地区卫生局和家庭医疗服务机构合并。至1996年，取得了一定的成效：首先是效率得到显著提高；其次，治疗信息得到及时准确披露；再次，病人平均候诊时间明显缩短、满意度提高。

二、社会医疗保险模式

（一）社会医疗保险

社会医疗保险是通过立法的形式强制实施的一种社会保障制度。它是社会保险的一个组成部分。

社会医疗保险的主要特点是：①立法先行强制实施，国家法律规定保险的范围、权力及给付标准；②政府机构除了立法和宏观监督外，经常直接参与保险计划，实施及组织管理；③强调权利与义务对等，全面的覆盖和平等的享有；④筹资渠道多元化、法制化，基金来源稳定，政府负担较轻。

目前采取这种模式的有德国、日本、法国、意大利、西班牙、比利时、奥地利、韩国、荷兰、哥斯达黎加等国家及我国的台湾省。我国实行的城镇职工基本医疗保险制度属于社会医疗保险，我国国有企业实行的传统劳保医疗制度也属这类保险模式。

（二）德国经验

社会保障制度最早始于19世纪80年代的德国，从1883年德国颁布《疾病社会保险法》至1889年间，德国先后实行了疾病、工伤和老年三项社会保障制度。德国是世界上最早实施社会保险的国家。其医疗保险现已达到相当普及和比较完善的程度。德国采用国家立法强制推行的社会医疗保险制，由雇主和雇员按一定比例共同缴纳医疗保险金，用于雇员及家属看病就医。法定社会医疗保险覆盖了德国90%以上的人口，政府通过社会医疗保险为参保者提供基本卫生服务，医疗保险基金独立预算，专户使用，社会公开。

社会医疗保险这一模式存在的主要问题是：由于是第三方付费，使得医患双方缺乏费用意识，医疗费用难以有效控制，容易出现供需双方的道德风险。自1984年以来，德国法定医疗保险连年亏损。另外，医疗保险费用负担的代际转移问题突出，特别是在人口老龄化较高的国家或地区，这个问题更为突出。近年来，实行这一模式的国家大都进行了不同程度的改革，例如，实行总额预算封顶，控制医疗机构及卫生人员总收入的增长，对医疗费用实行分担制，以增强被保险人的费用意识。

三、储蓄医疗保险

（一）储蓄医疗保险

储蓄医疗保险是依据法律规定，强制性地要求以家庭为单位储蓄医疗保险基金，以家庭为单位"纵向"筹资，用以支付个人及家庭成员患病就医时所需医疗费用的一种医疗保障制度。这种模式下的医疗保障，所筹集的基金既不是强制性纳税，也不是强制性缴纳保险费，是基于自我负责精神建立的一种制度。强制储蓄医疗保险不能体现社会保险互助共济的基本特征，不能在不同身体状况的人之间（从健康者转向患病者）进行交换，属于"非保险型筹资制度"，属于公积金制度的一个部分。政府的主要责任是组织建立个人储蓄医疗保障制度，保证储蓄基金保值增值，并对医疗机构给予适当补贴。这种模式以新加坡为典型代表，马来西亚、印度尼西亚等发展中国家也采用了这种制度。

储蓄医疗保险的主要特点是：①以法律强制"储蓄"的筹资方式；②以个人责任为基础，政府负担部分费用，费用约束意识强；③医疗保险基金筹集强调纵向积累，以"自保为主"，能较好解决医疗费用负担的代际转移问题；④在强制性储蓄的基础上，社会成员可以参加"横向"共济性补充医疗保险。

储蓄医疗保险模式仅依靠个人账户的积累难以支付高额医疗费用，投保者之间没有基金横向流动，社会共济性差。

（二）新加坡经验

新加坡的医疗保障制度是在以政府补贴形式负担部分医疗费用的前提下，主要由医疗储蓄计划、健保双全计划和保健基金计划三个层次构成。它们共同筑成新加坡人的医疗保险体系，保证了每个国民都能获得基本医疗服务。

1. 医疗储蓄计划（the medisave scheme） 是一项全国性、强制性、以帮助个人储蓄和支付医疗保险费用的保健储蓄计划，具有强制性。根据法律规定，每一个有工作的人（包括个体业主），

笔记栏

都必须依法参加保健储蓄。医保账户的存款可用作支付本人及其家庭成员的住院和部分门诊检查治疗项目的费用。鼓励个人保持健康以减少不必要的卫生服务利用。

2. 健保双全计划（the medishield scheme）　是一项非强制性的、对大病进行保险的低成本的保健基金计划。主要是为了帮助那些需要长期治疗的慢性病或重大病的人拨款建立。保健储蓄和大、重病保险相结合，在强调个人责任的同时，发挥社会共济、风险分担的作用。

3. 保健基金计划（the medifund）　始建于 1993 年，是由政府拨款设立基金。凡无力支付医疗费用的人，均可以向保健基金委员会申请帮助，这在一定程度上解决了那些低收入或无收入居民因个人账户资金储蓄不足而无力支付医疗费用的问题。

四、商业医疗保险模式

（一）商业医疗保险

商业医疗保险是按照市场法则由私人机构自由经营的医疗保障模式。商业性医疗保险与社会医疗保险制度不同，是按商品等价交换原则进行的保险。它把保险作为一种商品在市场上自由买卖，并按商业管理自由经营。卖方指民间或个人的保险公司，买方为企业、民间、团体，也可以是政府或个人。私人医疗保险的资金主要来源于投保人及其雇主所缴纳的保险费，政府财政不负责补贴，缴费水平通常取决于参保时年龄、性别以及个人的健康状况。私人医疗保险能够满足中、高收入者高层次的医疗服务需求，但不适用于低收入群体、老年人、体弱多病者。私人医疗保险模式突出的问题是其社会公平性差和费用上涨过快，还容易出现各种逆选择（adverse selection）和道德损害（moral hazard）。

商业性医疗保险的特点是：①公民自愿投保，多投多保，缴费一般较高；②其保险行为是一种契约行为；③由市场机制调节，保险机构之间竞争激烈；④保险机构多数以营利为目的，对不以利润为目的可以得到政府减免赋税的优惠。

（二）美国经验

美国是实施商业医疗保险模式的典型国家，但这种模式并不是美国医疗保险制度的唯一安排。美国是西方主要发达国家中唯一一个非福利国家。美国有着多元化的医疗保障体系，现行的医疗保障体系大体由三个部分构成：

1. 公共医疗保险计划（也称"政府医疗保险计划"）　主要由社会医疗保险（Medicare）与社会医疗救助（Medicaid）两部分构成。社会医疗保险由联邦政府掌管、全国统筹，而社会医疗救助则由各州政府掌管、地方统筹。社会医疗保险要求只要是有工作收入的人必须强制性参加社会医疗保险，并按时缴费，参保者必须缴费积累到 65 岁以后才能应付年老时的医疗支付风险，而社会医疗救助则主要是针对医疗保险缴费不足的 65 岁以上的老年人、穷人、伤残人给予的一种公共医疗救济和帮助。社会医疗保险和社会医疗救助的主要任务是集中力量解决老年人及穷人的医疗与健康问题。

2. 雇主团体健康保险计划（也称"企业补充医疗保险计划"）　主要是有能力的雇主提供的一种"雇员福利"，是美国 65 岁以下人群的主要医疗保障来源，因为在职期间（或 65 岁以前），他们享受不到社会医疗保险给付待遇。由雇主提供的团体健康保险福利已成为 65 岁以下的在职者及其家属医疗保障的重要支柱。

3. 商业医疗保险计划　美国人购买商业保险的意识十分普及，除公共医疗保险及企业团体健康险外，人们还购买商业保险，以确保未来医疗保障的重大支出。商业医疗保险的卫生服务机构主要是以私立医疗机构为主。美国有 80% 以上的国家公务员和 70% 以上的私人企业雇员，参加营利与非营利性的商业医疗保险。其中蓝盾（Blue Shield）和蓝十字（Blue Cross）是美国最大的两家非营利性私人医疗保险机构，分别由医生和医院联合会发起，承担门诊和住院医疗服务，覆盖人口 1.7 亿人。

美国的保健组织主要包括健康维持组织（Health Maintenance Organization, HMO）和优先提供者组织（Preferred Provider Organization，PPO）。HMO 通过雇佣或合同关系将提供医疗保险和医疗服务结合为一体，按人头收费，强化供方的自我控制，为投保人提供门诊、住院以及预防保健等全面的免费服务。PPO是建立在价格竞争和占领医疗市场的基础上，通过保险公司与医生、医院签订的合同，向投保者提供费用优惠的医疗服务。

美国的卫生费用占国内生产总值的15%以上，位居全球之首，但到2009年，全美3亿多国民中，仍有4600多万人（约占美国总人的15%）未被任何医疗保障体系所覆盖。1912～2006年，包括罗斯福、杜鲁门和卡特在内的共七名美国总统在任期内曾试图推动医疗改革，但大都以失败告终。2010年3月，美国参众两院终于通过由总统奥巴马和民主党强行推进的医改法案。这项法案的通过，意味着自1965年以来美国历史上力度最大的医疗改革即将启动。医改法案的实施，将涵盖无医疗保险人口中的3200万人，医保覆盖率将由此提高到95%，使美国接近全民医保。

第三节 中国医疗保障制度

我国坚持广覆盖、保基本、多层次、可持续的方针来加快建立覆盖城乡居民的社会保障体系，主要以社会保险、社会救助、社会福利为基础，以基本养老、基本医疗、最低生活保障制度为重点，以慈善事业、商业保险为补充。

一、传统医疗保障制度概述

（一）公费医疗制度

最早的公费医疗制度始于1927年以后建立的工农红军医院、后方医院以及基层卫生队（所），实行费用定额包干，经费由保健委员会核发，患病公费医疗。1952年6月中央政府（政务院）发布的《关于全国各级人民政府、党派、团体及所属事业单位的国家工作人员实行公费医疗预防的指示》，规定自1952年7月起分期推广，实行公费医疗制度。

享受对象：包括各级国家机关、党派、人民团体及文化、教育、科研、卫生、体育、经济建设等事业单位的工作人员和离退休人员，实行全额预算管理的事业单位在编工作人员，二等乙级以上革命残废军人、享受公费医疗单位的离退休人员、在军队工作过没有军籍的退休职工、高等院校在校学生等。1952年，享受公费医疗的国家工作人员为400万人，1990年达2486万人，1990年享受公费医疗的离退休人员为1693万人。

经费来源及报销范围：应由国家负担的公费医疗经费在国家预算中单列，各级财政拨款，差额预算管理及自收自支预算管理的事业单位所提取的医疗基金。享受公费医疗的人员在指定的医疗机构就诊、住院，除挂号费、营养滋补药品以及整容、矫形等少数项目由个人自付费用外，其他医药费用的全部或大部分按服务项目由公费医疗经费开支。

但实践中也出现了一些新的问题：①自20世纪80年代后，公费医疗的总经费、人均经费等迅猛增加，超过了同期的国内生产总值和财政的收入速度，需求的无限性与资源的有限性的矛盾更加突出；②覆盖面窄但享受人数急剧增加，缺乏费用意识；③药品和卫生耗材涨价、新技术、高精尖仪器设备的广泛投入使用，缺乏节约意识；④管理和监管体系不健全等。

（二）劳动医疗保险制度

1951年2月政务院颁布的《中华人民共和国劳动保险条例》确立了劳保医疗制度。1953年1月劳动部公布《劳动保险条例实施细则修正草案（试行）》开始实行。

覆盖范围和保险对象：包括全民所有制企业和城镇集体所有制企业的职工、离退休人员等，对企业的职工供养的直系亲属实行收费减半的"企业保障型"。

经费来源及报销范围：根据国家制定的劳保医疗政策，按照企业职工工资总额和国家规定的比例在生产成本项目中列支；职工及其家属可以在本企业自办的医疗机构或指定的社会医疗机构就医；费用支付的范围与公费医疗基本相同，采用按服务项目付费方式。至1995年，全国享受劳保医疗达1.14亿人。劳保医疗也存在着与公费医疗制度相同的问题。

（三）合作医疗保健制度

合作医疗保健制度是一种集资医疗制度，是在集体经济支持下，以农民互助合作为基础，按照自愿、受益和适度的原则，筹集医疗预防保健费用的各种形式的医疗保健制度。我国农村的合作医疗保健制度，其产生有自身的发展轨迹，也是我国特殊国情下的必然选择。

这一保障制度创建于 20 世纪 30 年代、发展于 50 年代、兴盛于 60 至 70 年代、萎缩于 80 年代、改革于 90 年代、发展于 21 世纪。国内有的学者把它归纳为五个发展阶段：

第一阶段：从 20 世纪 30 年代到新中国成立，合作医疗的萌芽与诞生阶段　我国农村的健康保障制度最早起源于陕甘宁边区 1938 年创办的"保健药社"和 1939 年创办的"卫生合作社"，这是我国农村健康保健制度的萌芽。因伤寒、回归热等传染病的流行，边区政府应群众的要求，委托当时的商业机构——大众合作社办理合作医疗。资金由大众合作社和保健药社投资入股，并吸收团队和私人股金，以"合作制"的形式举办医药卫生事业，政府也赠送一些药材，医疗机构也是一种民办公助的医疗机构。

第二阶段：新中国成立后至改革开放前，农村医疗制度的建立和发展

（1）合作医疗制度的建立：新中国成立初期，由于经济发展水平低，工业基础薄弱，在有限资源分配的情况下，为保护工业部门的劳动力，当时选取了城乡有别的福利提供原则，使绝大多数农村居民基本处于国家的社会福利体系之外。农民只有采取自发的互助形式来解决农村医疗保健问题。1950 年前后，东北各省为了解决广大农村缺医少药问题，积极提倡采用合作制和群众集资的办法举办卫生机构。随着农村合作制的发展，山西高平等地办起了集体保健医疗制度即"合作医疗"，同一时期的湖北麻城、河南登封和正阳、山东商河、河北交县、湖南零陵、贵州兴义等地都办起了合作医疗。在国家经济困难时期，由于集体经济难以承担，合作医疗制度曾一度出现低潮。

（2）合作医疗的发展：1965 年 6 月 26 日，毛泽东同志发表了著名的"6·26"的指示，中共中央批转卫生部党委《关于把卫生工作的重点放到农村的报告》，中央肯定了这一办医形式，合作医疗成为农村卫生工作的一项基本制度，在全国范围迅速推广。到 1976 年，全国已有 90% 以上的农民参加了合作医疗，基本解决了农村居民基本医疗问题。1978 年我国《宪法》将"合作医疗"列为国家为保证劳动者健康权利需要逐步发展的一项事业。20 世纪 80 年代初，世界银行和世界卫生组织在考察报告中指出，中国的合作医疗费用大约只占全国卫生费用的 20%，却初步解决了占当时 80% 的农村人口的医疗保健问题，并高度评价中国的合作医疗制度是发展中国家全面解决卫生经费的唯一范例。合作医疗为新中国农村医疗保障事业的发展写下了光辉的一页。

第三阶段：农村合作医疗制度的衰退和解体　随着 20 世纪 80 年代初期由于实行农村家庭联产承包责任制，集体经济的弱化，这种被世界卫生组织誉为发展中国家成功模式的医疗保健制度，进入了衰退和解体阶段。1985 年，全国实行合作医疗的村由 1980 年的 90% 急剧下降到 5%，到 1989 年，卫生部统计表明，农村实行合作医疗的行政村仅占全国的 4.8%。农民就医几乎全部自费，求医看病出现了很大困难。合作医疗的解体，给农业生产和农民生活带来了许多不利的影响，对农村预防保健工作也造成很大的冲击，农村家庭"因病致贫"和"因病返贫"问题突出，有的农民说"辛辛苦苦几十年，一病回到改革前"。出现经济落后—居民收入低—生活艰难—健康状况差—影响经济发展这样一种恶性循环。

第四阶段：合作医疗的恢复与重建　进入 20 世纪 90 年代以来，党和政府多次提出在农村要稳步推行合作医疗制度，《中华人民共和国农业法》也明确规定："国家鼓励、支持农民巩固和发展农村合作医疗和其他医疗保障形式，提高农民健康水平"。合作医疗又进入了一个恢复和重建时期，但由于政策上没有大的突破，农村合作医疗的重建仍然比较困难。到 2000 年，全国农村合作人口覆盖率不足 10%。究其原因，一是政府责任不明确，筹资和保障能力有限，很多地区实际上只是农民自己筹资，影响了合作医疗的吸引力；二是管理和监督机制上，缺乏长期规划与有效的监督管理机制，挪用、浪费基金、拖欠农民医疗费用等现象时有发生，挫伤了农民参加合作医疗的积极性。

2002 年后，农村合作医疗才又引起政府的高度重视。根据国家确定的计划，到 2010 年时，新

型合作医疗制度覆盖全体农村居民。

第五阶段：农村新型合作医疗制度融合到基本医疗保险制度 2016年1月《国务院关于整合城乡居民基本医疗保险制度的意见》发布。《意见》指出整合城镇居民基本医疗保险和新型农村合作医疗两项制度，建立统一的城乡居民基本医疗保险制度。

（四）城镇居民医疗保险

为实现基本建立覆盖城乡全体居民的医疗保障体系的目标，我国从2007年起开展城镇居民基本医疗保险试点（以下简称试点），要求2009年试点城市达到80%以上，2010年在全国全面推开，逐步覆盖全体城镇非从业居民。通过试点，探索和完善城镇居民基本医疗保险的政策体系，形成合理的筹资机制、健全的管理体制和规范的运行机制，逐步建立以大病统筹为主的城镇居民基本医疗保险制度。经过两年的努力，通过全面实施城镇居民基本医疗保险制度，到2009年底，这项工作取得重大进展，中国提前一年从制度上实现了对城镇居民的全面覆盖。

1. 参保范围 不属于城镇职工基本医疗保险制度覆盖范围的中小学阶段的学生（包括职业高中、中专、技校学生）、少年儿童和其他非从业城镇居民都可自愿参加城镇居民基本医疗保险。

2. 筹资水平、缴费和补助 据当地的经济发展水平以及成年人和未成年人等不同人群的基本医疗消费需求，并考虑当地居民家庭和财政的负担能力，确定筹资水平。城镇居民基本医疗保险以家庭缴费为主，政府给予适当补助。参保居民按规定缴纳基本医疗保险费，享受相应的医疗保险待遇，有条件的用人单位可以对职工家属参保缴费给予补助。国家对个人缴费和单位补助资金制定税收鼓励政策。

3. 费用支付 城镇居民基本医疗保险基金重点用于参保居民的住院和门诊大病医疗支出，有条件的地区可以逐步试行门诊医疗费用统筹。

对城镇居民基本医疗保险的管理，原则上参照城镇职工基本医疗保险的有关规定执行。

二、当前我国的医疗保障制度

医疗保障制度是我国社会保障体系的重要组成部分。随着我国经济的全面发展，城乡居民收入水平明显提高，传统的医疗保障制度已经不能适应经济社会发展的需要。因此，建立和完善社会医疗保险制度已成为我国改革医疗保障体系的重要内容。

（一）城镇职工基本医疗保险制度

1994年，由国务院选择在江苏省镇江市和江西省九江市两个中等城市进行医疗保险试点（简称"两江"试点）。1996年初，国务院在总结"两江"试点经验的基础上进一步扩大试点范围，决定在每个省、自治区选择两个大中城市进行医疗保障制度改革试点。1998年，国务院发布《关于建立城镇职工基本医疗保险制度的决定》（国发〔1998〕44号），要求在全国范围内建立覆盖全体城镇职工的基本医疗保险制度，并明确了改革目标、基本框架与基本原则，标志着城镇职工医疗保险制度改革进入了一个全面发展的新阶段。

1. 基本原则 城镇所有用人单位，包括企业（国有企业、集体企业、外商投资企业、私营企业等）、机关、事业单位、社会团体、民办非企业单位及其职工，都要参加基本医疗保险，实行属地管理，坚持"低水平、广覆盖"，保障职工基本医疗需求。

2. 覆盖范围和缴费办法 基本医疗保险费由用人单位和职工双方共同负担，用人单位缴费率应控制在职工工资总额的6%左右，职工缴费率一般为本人工资收入的2%。随着经济发展，用人单位和职工缴费率可作相应调整。

3. 建立"统账结合"的用资机制 基本医疗保险基金实行社会统筹和个人账户相结合，职工个人缴纳的基本医疗保险费，全部计入个人账户。用人单位缴纳的基本医疗保险费分为两部分，一部分用于建立统筹基金，一部分划入个人账户。

4. 健全基本医疗保险基金的管理和监督机制 社会保险经办机构负责基本医疗保险基金的筹集、管理和支付，并要建立健全预决算制度、财务会计制度和内部审计制度。基本医疗保险基金纳入财政专户管理，专款专用，不得挤占挪用。强化医疗服务管理，提高质量和水平，妥善解决特殊

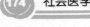
人员的医疗待遇。

（二）城乡居民基本医疗保险制度

2003年与2007年，我国针对农村人口、城镇非就业人口分别建立了新型农村合作医疗（以下简称新农合）、城镇居民基本医疗保险（以下简称城镇居民医保）制度。制度建立以来，覆盖范围不断扩大，保障水平稳步提高，制度运行持续平稳，对于健全全民基本医保体系、满足群众基本医疗保障需求、提高人民群众健康水平发挥了重要作用。

近年来，随着经济社会快速发展，两项制度城乡分割的负面作用开始显现，存在着重复参保、重复投入等问题。2016年1月，国务院以国发〔2016〕3号印发《关于整合城乡居民基本医疗保险制度的意见》。在总结城镇居民医保和新农合运行情况以及地方探索实践经验的基础上，中共中央、国务院明确提出整合城镇居民医保和新农合两项制度，建立统一的城乡居民基本医疗保险（以下简称城乡居民医保）制度。整合基本制度政策：

1. 统一覆盖范围 城乡居民医保制度覆盖范围包括现有城镇居民医保和新农合所有应参保（合）人员，即覆盖除职工基本医疗保险应参保人员以外的其他所有城乡居民。农民工和灵活就业人员依法参加职工基本医疗保险，有困难的可按照当地规定参加城乡居民医保。各地要完善参保方式，促进应保尽保，避免重复参保。

2. 统一筹资政策 坚持多渠道筹资，继续实行个人缴费与政府补助相结合为主的筹资方式，鼓励集体、单位或其他社会经济组织给予扶持或资助。各地要统筹考虑城乡居民医保与大病保险保障需求，按照基金收支平衡的原则，合理确定城乡统一的筹资标准。现有城镇居民医保和新农合个人缴费标准差距较大的地区，可采取差别缴费的办法，利用2～3年时间逐步过渡。整合后的实际人均筹资和个人缴费不得低于现有水平。

完善筹资动态调整机制。在精算平衡的基础上，逐步建立与经济社会发展水平、各方承受能力相适应的稳定筹资机制。逐步建立个人缴费标准与城乡居民人均可支配收入相衔接的机制。合理划分政府与个人的筹资责任，在提高政府补助标准的同时，适当提高个人缴费比重。

3. 统一保障待遇 遵循保障适度、收支平衡的原则，均衡城乡保障待遇，逐步统一保障范围和支付标准，为参保人员提供公平的基本医疗保障。妥善处理整合前的特殊保障政策，做好过渡与衔接。

城乡居民医保基金主要用于支付参保人员发生的住院和门诊医药费用。稳定住院保障水平，政策范围内住院费用支付比例保持在75%左右。进一步完善门诊统筹，逐步提高门诊保障水平。逐步缩小政策范围内支付比例与实际支付比例间的差距。

4. 统一医保目录 统一城乡居民医保药品目录和医疗服务项目目录，明确药品和医疗服务支付范围。各省（区、市）要按照国家基本医保用药管理和基本药物制度有关规定，遵循临床必需、安全有效、价格合理、技术适宜、基金可承受的原则，在现有城镇居民医保和新农合目录的基础上，适当考虑参保人员需求变化进行调整，有增有减、有控有扩，做到种类基本齐全、结构总体合理。完善医保目录管理办法，实行分级管理、动态调整。

5. 统一定点管理 统一城乡居民医保定点机构管理办法，强化定点服务协议管理，建立健全考核评价机制和动态的准入退出机制。对非公立医疗机构与公立医疗机构实行同等的定点管理政策。原则上由统筹地区管理机构负责定点机构的准入、退出和监管，省级管理机构负责制订定点机构的准入原则和管理办法，并重点加强对统筹区域外的省、市级定点医疗机构的指导与监督。

6. 统一基金管理 城乡居民医保执行国家统一的基金财务制度、会计制度和基金预决算管理制度。城乡居民医保基金纳入财政专户，实行"收支两条线"管理。基金独立核算、专户管理，任何单位和个人不得挤占挪用。

结合基金预算管理全面推进付费总额控制。基金使用遵循以收定支、收支平衡、略有结余的原则，确保应支付费用及时足额拨付，合理控制基金当年结余率和累计结余率。建立健全基金运行风险预警机制，防范基金风险，提高使用效率。

强化基金内部审计和外部监督，坚持基金收支运行情况信息公开和参保人员就医结算信息公示制度，加强社会监督、民主监督和舆论监督。

（三）城乡医疗救助制度

2009年4月，中共中央、国务院颁发《关于深化医药卫生体制改革的意见》（中发〔2009〕6号）（以下简称《意见》），随后国务院出台《医药卫生体制改革近期重点实施方案（2009—2011年）》（国发[2009]12号）（以下简称《实施方案》）。为贯彻落实《意见》和《实施方案》的精神，进一步完善城乡医疗救助制度，保障困难群众能够享受到基本医疗卫生服务，民政部于2009年6月发布《关于进一步完善城乡医疗救助制度的意见》（民发〔2009〕81号）。

1. 救助范围与救助方式 在城乡低保家庭成员和五保户纳入医疗救助范围的基础上，其他经济困难家庭人员也纳入医疗救助范围。其他经济困难家庭人员主要包括低收入家庭重病病人以及当地政府规定的其他特殊困难人员，资助其参加城镇居民基本医疗保险或新型农村合作医疗并对其难以负担的基本医疗自付费用给予补助。

2. 救助服务内容 根据救助对象的不同医疗需求，开展救助服务。坚持以住院救助为主，同时兼顾门诊救助。住院救助主要用于帮助解决因病住院救助对象个人负担的医疗费用；门诊救助主要帮助解决符合条件的救助对象患有常见病、慢性病、需要长期药物维持治疗以及急诊、急救的个人负担的医疗费用。

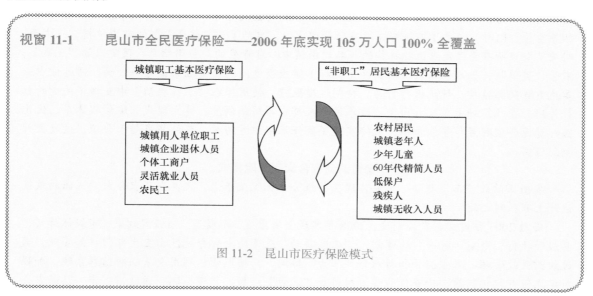

视窗 11-1 昆山市全民医疗保险——2006年底实现105万人口100%全覆盖

图 11-2 昆山市医疗保险模式

（四）城乡居民大病保险

城乡居民大病保险（以下简称大病保险）是基本医疗保障制度的拓展和延伸，是对大病病人发生的高额医疗费用给予进一步保障的一项新的制度性安排。

从2012年开始，我国31个省份已经开始了"大病保险"的试点工作，其中北京等16个省份已经全面推开，覆盖约7亿人口。大病病人实际报销比例在基本医保支付的基础上提高了10～15个百分点，有效解决了群众因大病致贫、返贫问题。2015年国务院办公厅印发《关于全面实施城乡居民大病保险的意见》，部署加快推进城乡居民大病保险制度建设，筑牢全民基本医疗保障网底，让更多的人民群众受益。

三、我国医疗保障制度面临的机遇、问题与挑战

我国现行的医疗保险体系主要包括城镇职工基本医疗保险制度、城乡居民基本医疗保险制度以及城乡医疗救助制度等，同时，发展了多种形式的补充医疗保险。2018年3月，十三届全国人大一次会议表决通过了关于国务院机构改革方案的决定，组建中华人民共和国国家医疗保障局，作为国务院直属机构。

视窗 11-2　　　　　　　　"三医联动"及医改模式

2015 年 4 月 29 日，深化医药卫生体制改革工作电视电话会议在京召开，会上指出：医药卫生体制改革是维护人民群众健康福祉的重大民生、民心工程。2015 年，面对艰巨繁重的改革任务，要牢牢把握保基本、强基层、建机制的基本原则，以公平可及、群众受益为出发点和立足点，坚持医保、医药、医疗'三医联动'，用改革的办法在破除以药养医、完善医保支付制度、发展社会办医、开展分级诊疗等方面迈出更大步伐，在县级公立医院综合改革、实施城乡居民大病保险制度等方面实现更大突破，在方便群众就医、减轻看病用药负担上取得更大实效，不断提高医疗卫生水平，满足人民群众的健康需求。

福建三明的综合改革模式

三明医改是"三医联动"综合改革的典型代表。三明医改起因是城镇职工医保基金面临入不敷出的崩盘风险。财政无力兜底，基金欠付全市 22 家公立医院医药费达 1748.64 万元。在此背景下，三明市委、市政府领导同志意识到，建立集医疗服务、医疗保障、医药供给于一身的体制势在必行，部门分治格局已难担当引领深化医改的重任。市委、市政府领导集体拿出了打破部门利益藩篱的勇气与魄力，将三医职责整合到市医改领导小组，党委充分授权，由一位市领导主管。同时，成立了市医疗保障基金管理中心，启动了"三保合一"的有力举措。一方面，明确了全市所有医保定点医疗机构的药品均由该中心负责采购与费用结算，医院只管"点菜"，不管"买单"，彻底切断医院与药品（耗材）供应商之间的资金往来；另一方面，通过该中心实施重点药品监控，规范医疗行为，抑制过度医疗，使医保在"三医联动"中发挥了关键的杠杆作用。在此基础上，又打出了"改革医务人员人事薪酬制度、建立现代医院管理体系、优化医疗资源合理配置"等组合拳，最终实现了医保基金扭亏为盈，药品招采趋于合理，过度医疗受到遏制。

安徽的新农合大病保险模式

安徽医改的"三医联动"主要体现在县级公立医院改革上，尤其在新农合大病医保的政策设计上有独到之处。

安徽 2003 年建立新农合制度，2008 年实现全省覆盖，形成了"省级定政策、市级抓落实、县级管执行、全省六统一"的体制。"三医联动"改革的大部分地区由卫生部门统筹管理，通过组织医政管理、卫生监督和新农合"三力"协同，严格监管；利用全省联网信息系统，加强对定点医疗机构药费、检查化验费、材料费"三费"通报，严密监测；通过省、市、县新农合中心"三级"督查，严厉处罚，达到了基金使用效率最大化和医疗服务质量最优化的目的。

与此同时，全省 26 个县实现了新农合与城镇居民医保的两保合一。完成了 180 余种常见病的病种付费改革，并将住院即时结报扩大到了省外，与医疗救助有机衔接。"县域医疗共同体"和分级诊疗亦得以实施。专家普遍认为，安徽农村居民医改获得感实实在在，关键还在于大卫生体制对医保和医疗统一负责。

上海的家庭医生签约模式

上海家庭医生签约模式在更微观层面加强了"三医联动"改革。以建立家庭医生签约服务制度为突破口，着力构建科学合理的分级诊疗秩序，是合理配置医疗资源，并提高资源使用效能的有效手段。然而，在实践中基层医疗服务能力不足、上下级医疗机构间药品不匹配，医保政策衔接不够等问题也同时制约着家庭医生制度的实施。为此，上海加强顶层设计，从整体上创新家庭医生签约服务制度。目前所启动的"1+1+1"签约模式（病人每年自愿选取社区卫生服务中心、区医疗中心和三甲医院各一家），优先满足老年人与慢性病居民的签约需求，签约居民在"1+1+1"组合内可任意就诊，对到组合外就诊的，则需由其家庭医生（或签约医疗机构）转诊。同时，逐步开展医保支付制度改革试点，形成支持家庭医生制度的基本医疗保险机制，夯实稳定的签约服务关系。病人签约后，可享有预约优先就诊、转诊绿色通道、慢性病长处方以及延续上级医院用药、优先入住老年护理机构等优惠。

（一）机遇

2006 年，党的十六届六中全会通过《中共中央关于构建社会主义和谐社会若干重大问题的决定》提出了建立全民医疗保障制度的战略目标，同年 10 月 23 日，中共中央政治局进行第三十五次集体学习，中共中央总书记胡锦涛主持会议并指出，人人享有基本卫生保健服务，人民群众健康水平不断提高，是人民生活质量改善的重要标志，是全面建设小康社会、推进社会主义现代化建设的重要目标。2007 年党的十七大报告中提出了要实现"人人享有基本医疗保障"的目标。2008 年，党的十七届三中全会报告中明确提出建立起真正意义上的城乡一体的医疗保险战略方针。2009 年 3 月，国务院《深化医药卫生体制改革意见》，把基本医疗保障作为医药卫生体制改革"四大体系"的首要支柱。随后出台的《实施方案》，也把扩大医保覆盖面与提高保障水平，列为三年内"五项改革"的首要任务和目标。2009 年 5 月 22 日，中共中央政治局进行第十三次集体学习，胡锦涛主持会议并强调，要加快健全社会保障制度体系，把人人享有基本生活保障作为优先目标，坚持效率与公平、统一性与灵活性相结合。对城镇职工基本养老保险、基本医疗保险、新型农村合作医疗、城乡最低生活保障、医疗救助以及失业、工伤、生育保险等已有的各项保障制度，要不断完善政策，扩大覆盖面。同时，提出到 2020 年要实现建立比较健全的医疗保障体系的目标。这一系列政策的出台标志着建设覆盖城乡全体居民的基本医疗保障体系的理论构想开始迈出了实践的步伐，全民医保的时代正向我们走来。在 2013 年全国卫生工作会议上的工作报告中，卫生部部长陈竺指出，新型农村合作医疗制度的保障水平和监管能力进一步提高。新农合覆盖率保持在 95% 以上，人均筹资 290 元。2012 年 1 ～ 3 季度，20 种重大疾病实际报销比达到 66%，全年受益病人预计至少达到 80 万人。按病种、人头和床日付费、总额预付等支付方式改革继续推进。全国普遍建立新农合信息网络，89% 的统筹地区实现省内互联互通、即时结报，国家级信息平台与 9 省（区、市）联通，实现跨省监管。

2019 年 1 月 7 日，全国卫生健康工作会议在北京召开。提出要强化"三医联动"改革破解"看病贵"问题，健全国家基本药物制度，进一步完善药品集中采购和使用等政策，提高公立医院管理水平，统筹推进医疗价格调整和公立医院绩效考核，配合开展医保支付方式改革，推进异地就医直接结算。

（二）问题

虽然在过去十余年我国医疗保障制度建设取得了显著的成绩，但是当前的体制在治理结构、管理水平、统筹层次、保障水平、健康促进等方面依然存在较多的问题。这些问题也将成为下一步改革的重点内容。

首先，治理结构有待明晰。医疗保障制度包括筹资、支付、定价、招标等各项功能。但是在 2018 年国务院机构改革之前，这些功能分设在不同的部门。例如，新型农村合作医疗的筹资和支付由卫生计生委负责；城镇职工和城镇居民医疗保险由人社部负责；医疗服务的定价由发改委（物价局）负责；药品招标采购由卫生计生委负责。不同行政部门存在着不同的诉求，不同政策发生冲突的情况时有发生，治理效率和水平都较低。

其次，管理水平有待提高，战略性买方尚没有形成。理论上，社会医疗保险要成为战略性买方，应该在"买什么""怎么买""为谁买""从谁买"等问题上思路清晰，在防范重大财务风险、引导医疗行为、控制医疗费用、促进医疗质量等方面目标明确、效果显著。但是，由于治理结构、激励机制等多方面原因，我国医疗保险在这些方面的进展比较缓慢。

再次，保险基金统筹层次较低。目前医疗保险普遍采用县级统筹或者市级统筹。统筹基金的分割导致"风险池子"规模小，影响医疗保险的风险分担作用。并且，同一保险项目在不同地区的报销范围和保障水平也存在着较大的差异，造成较大的不公平性，也造成异地就医的手续繁杂、报销难的问题。

最后，保障水平仍需提高。我国社会医疗保险的保障内容还比较有限，特别是一些社会经济价值高的药品和服务尚没有纳入到医保目录中。虽然我国医疗保险政策范围内报销比例达到 70%，但是加上起付线、封顶线、报销目录等因素，我国医疗保险的实际报销率只有 50% 左右。

（三）挑战

党的十九大提出，我国现阶段的主要矛盾是人民日益增长的美好生活需要与不平衡不充分的发展之间的矛盾。最近20多年，我国在医疗保障领域进行了一系列重大改革，并取得了重要进展，基本医疗保险制度几乎覆盖全民，医疗救助制度普遍实施，保障水平显著提高，其成绩有目共睹。在进入新时代之后，我们应该更加清醒地看到，随着人民生活水平提高和对美好生活的向往，人们对医疗保障的需求将继续增加，但目前医疗保障和服务资源不足且配置不合理。这是新时代主要矛盾在医疗保障领域的表现。为此，要按照"兜底线、织密网、建机制"的要求，深化改革，建设"覆盖全民、城乡统筹、权责清晰、保障适度、可持续"的多层次医疗保障体系。其中重要的一项任务是，加快建设统一的城乡居民基本医疗保险制度。

2002年10月，中央提出为农民建立基本医疗保险制度。2003年开始，各地陆续试行新型合作医疗制度（简称新农合），有的地区当时就将城镇居民纳入其中。此后一些地区探索实行城镇居民基本医疗保险，2007年国务院决定试点，以后各地陆续实施城镇居民基本医疗保险（简称城居医保）。不久，一些地区将城居医保与新农合两项制度整合为一个制度，由一个部门管理。中共十八大和十八届三中全会均肯定这一做法。根据学界的积极建议和有关地区的实践经验，2016年，国务院正式提出关于城乡居民基本医疗保险制度整合的具体意见。经过各方努力，目前全国已经有23个省份的城居医保与新农合两项制度实现整合，并统一由人力资源和社会保障部门管理。毫无疑问，这两项制度的整合，有益于增强基本医疗保险制度的公平性和制度运行效率，并有益于加快城市化进程。

在制度整合完成之后，还有一项重要工作需要尽快落实，即加快建立统一的城乡居民基本医疗保险制度及其运行规则。事实上，虽然大部分地区已经实现了制度整合，而且这两项制度的技术原理相同，但由于长期分属两个部门管理、两类机构经办，这两项制度在待遇设定、筹资机制和经办服务等方面存在差异，这种差异存在于同一地区之间的两个制度，也存在于不同地区的同一制度和不同制度。由于全国统一的城乡居民基本医疗保险制度尚未形成，在已经实现制度整合的地区，往往根据自己的理解，设计本地的城乡居民基本医疗保险制度，有的依然是两套制度并行，有的地区则在观望等待。长此以往，制度整合的效果将大打折扣。因此，迫切需要建立一套全国统一的城乡居民基本医疗保险制度，包括筹资规则、待遇计算规则（含基本医疗保险目录规则，医药服务机构定点规则，起付线、封顶线和报销比率确定规则等）、信息系统建设规则等。只有这样，才能为中共十九大提出的"建立全国统一的社会保险公共服务平台"奠定基础。据此，建议中央尽快明确主管部门并责成有关方面加快设计统一的城乡居民基本医疗保险制度，相应地整合经办服务机构并统一其运行规则。

与此同时，要为基本医疗保险制度进一步整合创造条件。在城乡居民基本医疗保险制度整合之后，我国基本医疗保险实现了"工薪劳动者一个制度、其他社会成员一个制度"的局面。但需要注意的是，疾病风险是每一个人面临的基本风险，且这两个人群的疾病并没有很大的差异，因而关于医疗费用的基本保障权益设置必须重视均等性，也就是说享有基本医疗保险作为每一个社会成员的基本权益，这种权益不因身份和职业不同而有差异。所以，要稳步提高城乡居民基本医疗保险的保障待遇，控制并缩小职工基本医疗保险与城乡居民基本医疗保险的待遇差距，为建立全民基本医疗保险制度创造条件。

Summary

1. Disease risks are an uncertain risk status of people's suffering from the loss due to illnesses and health problems. The basic features of the risk are as followings: objectivity and universality, uncertainty and loss. While medical insurance is for risk-sharing and compensation for economic losses caused by diseases. The main functions of the insurance include social function, economic security function, distribution function, and financing function. And the medical security system can be classified into basic medical insurance, supplementary medical insurance system, commercial health insurance and social medical assistance.

笔记栏

2. In accordance with the insured, the health insurance model can be classified into voluntary insurance and compulsory insurance. The former is usually called commercial insurance or private insurance; the later is also known as social health insurance or statutory insurance. In accordance with the cost way, the health insurance model can be classified into deduction insurance, co-payment insurance, limit insurance etc. And in accordance with the way of insurance funds raising, the health insurance model can be classified into national health insurance, social health insurance, savings insurance and private medical insurance.

3. Chinese traditional medical care system mainly includes public medical care system, cooperative medical care system and labor health insurance system.

4. Medical care system in China recently includes basic medical insurance for urban employees, basic medical insurance for urban and rural residents and medical assistance system for urban and rural.

【思考题】

1. 简述医疗保险的含义、基本特征。

2. 简述医疗保障制度的分类。

3. 试述医疗保险模式及典型国家。

4. 试述我国当前多层次医疗保障制度的构成。

（贾莉英）

第十二章　社区卫生服务

【学习目标】

通过本章的学习，重点掌握社区卫生服务的概念、特点、功能、服务对象、服务内容和方式；熟悉社区的构成要素和功能，发展社区卫生服务的意义以及社区卫生服务的运行机制；了解国内外社区卫生服务的发展历程。

案例 12-1　　　　　　　　一家乡镇卫生院的转型

某乡镇卫生院地处县城郊区，原是一家以提供医疗服务为主的卫生机构，运营状况良好。近些年来，该乡镇卫生院却陷入了发展困境，就诊的居民越来越少，有时候一上午也见不到几个病号。

对此，院长回忆道："卫生院地处城郊，周边有县人民医院和中医院两家县级医院，还有几十家私人诊所。我们这样的情况，可以说是夹缝中求生存。论设备和技术，比不过周边的县级医院，论服务的灵活性和价格优势，又比不过私人诊所。如果不进行服务转型，我们可能就关门了。"

痛定思痛，领导力排众议，决定进行大刀阔斧的科室调整和服务转型。将所有科室进行了优化调整，归为四大部门：基本医疗科、公共卫生科、康复科和老年病科。同时，构建全面覆盖周边社区的卫生服务网络，服务类型由原来的医疗服务为主转变为多位一体的社区卫生服务。

转型后，卫生院对周边社区居民进行了入户调查，了解他们的卫生服务需求，并根据他们的实际情况和需求对卫生服务进行优化调整。例如，辖区内老年人居多，以慢性非传染性疾病（高血压、糖尿病等）为主要病种，因此，卫生院对辖区居民进行了相应的健康教育和健康管理。而心脑血管疾病后遗症病人往往有很大的康复治疗需求，针对这种情况，卫生院通过人才培养和引进，逐步形成了以中医康复为特色的康复科，影响逐渐扩大，其他县市的病人都慕名而来。

通过对自身定位的调整和服务转型，该乡镇卫生院成为社区卫生服务改革发展的典型代表，也成功地走出困境，焕发了新生。

问题：

1. 该乡镇卫生院为什么要进行服务转型？
2. 什么是社区卫生服务？与医院服务有什么不同？

第一节　社区卫生服务的概述

1978 年，第一届国际初级卫生保健会议在哈萨克斯坦共和国的阿拉木图召开，会议发表的《阿拉木图宣言》重申了世界卫生组织（WHO）对于健康的定义，明确了初级卫生保健的概念和实现途径，并指出初级卫生保健是实现"2000 年人人享有卫生保健"的关键。该宣言首次提到：卫生服务要坚持"社区化"原则，发展以社区为基础的卫生服务体系，适应全社会的需求。

2018 年，《阿拉木图宣言》发表 40 年后，全球初级卫生保健会议在哈萨克斯坦共和国的阿斯塔纳召开。会议发表的《阿斯塔纳宣言》为实现全民健康覆盖指明了行动方向，指出国家、居民、社区、卫生服务体系以及合作伙伴均有义务通过可持续的初级卫生保健来实现更健康的生活，从而为初级卫生保健的发展确定了新的方向。

一、社区和社区卫生服务

（一）社区（community）

1. 社区的概念内涵 社区的概念最早由德国社会学家斐迪南·滕尼斯（Ferdinand Tönnies）提出。滕尼斯在其 1887 年出版的《共同体与社会》中提出，社区是由具有共同的价值观念和习俗的同质人口组成、关系密切的社会团体或共同体，这些人关系亲密、守望相助、疾病相抚并富有人情味。20 世纪 30 年代，我国著名社会学家费孝通将"社区"的概念引入我国。他认为，社区是由若干个社会群体（如家族、氏族等）或社会组织（如机关、团体等）聚集在某一地域里所形成的一个生活上相互关联的大集体。20 世纪 80 年代，在国家民政部推进的城市社会福利改革工作中，以基层政权和群众自治组织为依托的基层社区开始为人熟知。

社区的内涵随历史时期、发展阶段、应用领域以及研究的不同而有所差异。通常来说，社区的内涵包括政治、经济、社会、文化、地域、血缘等多重含义，核心是在一定地域内共同生活的人们具有某种内在的关系。社区卫生服务一般采用 WHO1978 年在国际初级卫生保健会议上提出的社区定义：社区是通过某种经济的、文化的、种族的社会凝聚力而使人们生活在一起的社会组织或团体。

2. 社区的构成要素 通常来说，要构成社区，至少要具备以下要素：

（1）一定数量的人群：这是社区的主体，他们以社会关系为纽带共同生活。

（2）一定范围的地域条件和空间：地域条件包括地理位置、气候、资源等方面，是社区活动的自然基础，对社区活动的性质和特点具有重要影响。

（3）相对完备的社区服务设施：服务设施可提供社区生存和发展的物质基础，用于满足社区人群物质需要和精神需要，也可反映社区发展程度。

（4）特有的文化背景、社区认同与归属感：社区在发展过程中会形成其特有的文化氛围和生活方式，而社区人群也会在情感和心理上产生对社区的认同感与归属感。

（5）相应的管理机构和制度：社区都有一定的制度和相应的管理机构，可协调社区内外的各种社会关系。

3. 社区的主要功能 社区是多种功能的集合体，其功能主要有：

（1）政治功能：社区是人群进行自我教育、自我管理、自我服务的有效载体，可实现民主自治、化解社会矛盾、保障生命财产安全。

（2）经济功能：社区具有一定的经济功能，满足社区人群的生活需要，如生产、分配和消费功能等。

（3）管理功能：社区可管理社区人群的相关社会生活事务。

（4）服务功能：社区可利用相应的服务设施为居民提供便利的社会化服务，满足社区人群的物质和精神需要。

（5）文化教育功能：社区可通过组织开展文化娱乐、体育、宣传教育以及精神文明创建等活动，提高社区居民的文化修养和素质。

4. 社区的常见类型 一般将社区分为地域型社区和功能型社区。

地域型社区是以地理范围为基础的，由不同的个体或家庭生活在彼此相邻的区域空间，共享资源、相互合作及彼此依存而形成，如市、县、街道、乡镇、居委会和村等。值得注意的是，地域型社区并不完全等同于行政区域，其边界有时并不像行政区域那样明确，又被称为生活型社区。

功能型社区是指不同的个体因为某种共同特征，如利益、职业、兴趣或价值观等，形成的相互联系的组织或机构，如学校、医院、企业、非政府组织等。功能型社区可以嵌套于地域型社区内。

（二）社区卫生服务（community health service, CHS）

1. 社区卫生服务的概念 1999 年国务院出台的《关于发展城市社区卫生服务的若干意见》中指出，社区卫生服务是社区建设的重要组成部分，是在政府领导、社区参与、上级卫生机构指导下，以基层卫生机构为主体，全科医师为骨干，合理使用社区资源和适宜技术，以人的健康为中心、家庭为单位、社区为范围、需求为导向，以妇女、儿童、老年人、慢性病病人、残疾人等为重点，以解决社区主要卫生问题、满足基本卫生服务需求为目的，融合预防、保健、医疗、康复、健康教育和计划生育技术指导等服务为一体的，有效、经济、方便、综合、连续的基层卫生服务。

视窗 12-1　　　　　　　社区卫生服务机构标识

2007 年，卫生部启用社区卫生服务机构标识，以规范社区卫生服务机构管理，方便居民识别。

该标识以人、房屋和医疗卫生机构标识形状为构成元素——三口之家代表健康家庭，家庭和房屋组成和谐社区，与医疗卫生机构的四心十字组合表示社区卫生服务机构，体现了社区卫生服务以人的健康为中心、家庭为单位、社区为范围的服务内涵及以人为本的服务理念。标识图形中还含有两个向上的箭头，一个代表社区居民健康水平不断提高，一个代表社区卫生服务质量不断改善，展示社区卫生服务永远追求健康的目标。标识的整体颜色为绿色，体现社区的健康与和谐。

为规范标识的使用和管理，卫生部制定了《社区卫生服务机构标识使用规定》，要求只有经政府卫生行政部门登记注册并取得《医疗机构执业许可证》的社区卫生服务机构才能使用该标识，其他任何机构不得使用。标识使用范围包括：社区卫生服务机构牌匾、灯箱、标牌、旗帜、文件、服饰、宣传栏、宣传材料、办公用品、网页等。

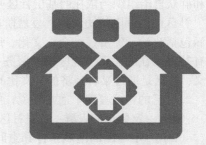

图 12-1　我国社区卫生服务机构标识

2. 社区卫生服务的特点

（1）以健康为中心：健康是人最基本的权利。社区卫生服务必须以健康为中心，这要求社区卫生服务的提供者不仅要识别、治疗疾病，还要根据社区居民的实际情况为健康人群、亚健康人群、高危人群以及重点保健人群等制订相应的健康管理计划，预防疾病和残疾，实现健康促进。

（2）以需求为导向：社区卫生服务要坚持以社区人群的卫生需求为导向，有的放矢地进行提供。其内容和形式要适应社区居民的卫生需求，合理利用社区资源，为人群提供基本卫生服务。如果社区以老年居民为主，则应重点提供老年性疾病和慢性非传染性疾病相关的预防保健、医疗康复等服务。

（3）预防为主：以健康为中心，要求社区卫生服务必须坚持预防为主的理念，开展以预防为主的卫生服务。社区卫生服务针对社区居民的不同生理时期以及疾病发展不同阶段可能出现的健康危险因素和健康问题，提供相应的一级、二级以及三级预防服务，实现服务对象的全生命周期保健。

（4）系统性：社区卫生服务涵盖预防、医疗、保健、康复等多项内容，服务对象涉及健康人群、亚健康人群、高危人群、重点保健人群以及病人等，是一项非常复杂的系统性工程。因此，必须用系统性思维和方法来处理社区内的卫生问题，全方位提高社区居民健康水平。

（5）综合性：健康是身体、心理和社会适应的完好状态，其内涵是多维的。因此，社区卫生服务必须是综合的、全面的。就其服务对象而言，不分性别、年龄、种族、社会经济状况、疾病类型以及健康状态等；就其服务内容来说，包括预防、医疗、保健、康复等；就其涉及学科而言，涵盖传统医学、现代医学以及全科医学等多学科的理论和方法。

（6）连续性：社区卫生服务提供的是全过程服务，主要体现在：①贯穿人的全生命周期，从围产期保健开始，包括分娩、婴幼儿保健、儿童保健、青少年保健、中老年保健直至最后的临终关怀；②针对健康状态的不同阶段，提供连续的一级、二级、三级预防以及诊疗、康复、保健等服务，实现健康危险因素监控以及疾病的早、中、晚各期的健康管理；③在不同的时间和地点，为社区居民提供力所能及、适当的卫生服务。连续性是社区卫生服务区别于医院服务的重要特征，也是构建居民终身健康服务体系的基础和重要内容。

（7）协调性：要保证社区卫生服务的系统性、综合性和连续性，社区卫生服务提供者必须能够动员和协调各级各类健康相关资源，成为社区居民的健康协调人，发挥枢纽作用。针对社区居民的不同健康需求，社区卫生服务提供者协调和利用社区卫生资源及社会力量，组织多学科的卫生团队，为服务对象提供预防、医疗、康复和保健等全方位的综合服务。此外，社区卫生服务提供者还可通过面谈、会诊以及转诊等多种手段，与病人家属、专科医生以及上级医疗卫生机构等多方面协调解决病人的健康问题，保证其获得综合、有效、全方位的卫生服务。

（8）可及性：社区卫生服务是以社区为基础的卫生服务，其可及性表现在：地理接近、服务便利、心理信任、关系紧密、结果有效以及经济合理可接受等。这决定了社区卫生服务是可及的、便利的基层卫生服务，可更好地服务于社区居民的健康。

（9）人性化：社区卫生服务要以人为本，要将服务对象视作有感情、有个性、完整的人，全面考虑其生理、心理和社会需求并加以满足。其目标不仅限于治疗疾病，更重要的是维持服务对象的整体健康。社区卫生服务者要充分了解服务对象的相关情况，将其视作合作伙伴，利用人性化的卫生服务合理调动服务对象的主动性和依从性，使其积极参与自身的疾病控制和健康促进，有效提高社区卫生服务的效果。

（10）以家庭为单位：家庭是社区构成的基本单位，也是社区卫生服务提供的重要场所和有效资源。以家庭为单位，可以更有效地发挥社区卫生服务的功能。家庭成员之间有着密切的血缘和经济关系，他们的居住环境、行为生活方式、膳食习惯以及卫生习惯等也非常相似。一个家庭内的成员往往具有相同或相似的健康危险因素和保护因素。因此，社区卫生服务提供者应全面了解服务对象的家庭结构、功能以及生活周期等健康背景，及时发现可能威胁家庭成员健康的危险因素，并通过合适的健康干预措施进行预防保健。另外，社区卫生服务者还应充分利用家庭资源，协助家庭成员的疾病诊治和健康管理。

（11）以社区为范围：社区是社区卫生服务的基本服务范围，社区卫生服务提供者应充分利用社区内的各种资源，紧密结合服务对象个体和群体的服务需求，为其提供全方位的综合服务。社区卫生服务提供者不仅需要处理服务对象个体的健康相关问题，还应对服务对象个体所反映的群体健康问题足够敏感。

（12）首诊医疗服务：社区卫生服务属于第一线卫生服务，往往也是社区居民首先接触、最常利用的基层卫生保健服务。社区卫生服务机构是我国基层卫生服务重要的首诊机构，扮演着居民"健康守门人"的角色。当社区居民出现健康问题时，首先应到社区卫生服务机构就诊。如果社区卫生服务提供机构不能解决居民的健康问题，则由社区卫生服务提供者安排相应的会诊或转诊，由专科医生或上级医疗卫生机构进行处理。

3. 社区卫生服务的功能　根据卫生部等十部委 2006 年发布的《关于发展城市社区卫生服务的若干意见》，社区卫生服务应具备"六位一体"功能。"六位"是指社区预防、社区医疗、社区保健、社区康复、健康教育和计划生育技术指导；"一体"指的是社区卫生服务是系统性、综合性、连续性服务。

（1）社区预防：主要包括社区诊断和疾病预防两部分内容。

社区诊断是社区卫生服务提供者利用社区的调查资料，分析判断社区卫生状况、社区居民的健康危险因素及其对卫生服务的需求和利用情况等，找出社区居民主要的健康问题，明确社区内可利用的资源，提供以社区为范围的卫生服务。其步骤包括：①发现社区主要的健康问题；②确定需优先解决的社区健康问题；③掌握目标人群的相关特征；④明确社区可利用的资源。

疾病预防主要是对常见病、多发病、传染病、寄生虫病、地方性疾病、职业病以及慢性非传染性疾病等进行预防。

（2）社区医疗：是指全科医生向本社区内的居民及家庭提供基本医疗服务，服务形式以门诊和出诊为主。它是社区卫生服务功能的重要体现，也是其他工作的基础。社区医疗主要包括：①实行社区首诊制，提供社区常见病、多发病以及诊断明确的慢性病的医疗服务；②恰当处理疑难病症，对于不能处理的健康问题应及时做好会诊和转诊工作；③做好危急重症病人的现场救护工作；④提供家庭医疗服务，如家庭出诊、家庭护理和家庭病床等；⑤开展医疗照顾服务，如临终关怀等。

（3）社区保健：覆盖全生命周期，即婴幼儿、青少年、成人及老年保健等，其重点是儿童保健、妇女保健和老年保健。①儿童保健：包括新生儿保健、婴幼儿保健、学龄前期保健和学龄期保健等；②妇女保健：应根据其个体及群体特征，在不同时期采取不同的保健策略和方式方法，如系统教育、专题讲座和咨询服务等；③老年保健：是从老年人的生理特点出发，明确老年人生理、心理及社会因素对其健康的影响，并采取相应措施改善其健康状况，提高老年人的生命质量，延长寿命。主要包括：了解老年人健康状况，定期对其进行家庭访视，指导疾病预防和自我保健，防止意外伤害和自杀等。

（4）社区康复：是指病人或残疾者经临床治疗后，为促进其身心进一步康复，由社区继续提供康复保健服务。社区康复不同于医疗康复，它是医疗与预防保健相结合、身心兼顾、连续、协调的服务。

（5）健康教育：是指通过有组织、有计划的信息传播和行为干预，促使居民自觉采纳有利于健康的行为生活方式，消除或减少健康危险因素，实现预防疾病、促进健康和提高生活质量的目的。

（6）计划生育技术指导：虽然我国已实施全面"二孩"政策，但计划生育仍是基本国策。社区计划生育技术指导包括：①婚前检查；②在夫妻双方知情和选择前提下，指导其避孕、节育；③提供避孕药具及相关咨询。

（三）社区卫生服务与全科医学

1. 全科医学　全科医学（general practice），形成于 20 世纪 60 年代，面向社区与家庭，整合临床医学、预防医学、康复医学以及人文社会学科等相关内容于一体，是一门综合性医学专业学科，其范围涵盖不同性别、年龄、器官系统以及各类疾病等。该学科在西方国家通科医生长期医疗实践经验基础上，整合吸收了现代生物医学、行为科学和社会科学的有关成果，形成了一套指导全科医生（general practitioner，GP）从事基层卫生保健服务的知识和技能体系，重点解决社区居民常见的健康问题。

2. 全科医学与社区卫生服务的关系　全科医疗是在全科医学指导下进行的基本医疗服务，也是社区卫生服务的主要医疗服务形式，提供面向居民个体的基本医疗服务。而社区卫生服务内容比全科医疗服务更为宽泛，除基本医疗服务外，更重视和强调面向群体的公共卫生服务。

3. 家庭医生签约服务　家庭医生是指对服务对象实行全面、连续、有效、及时和个性化医疗保健服务和照顾的新型医生。美国家庭医疗学会（AAFP）将其定义为"家庭医生是经过家庭医疗这种范围宽广的医学专业教育训练的医生。家庭医生具有独特的态度、技能和知识，有资格向家庭的每个成员提供连续性和综合性的医疗照顾、健康维持和预防服务，无论其性别、年龄或健康问题。这些家庭医生由于其背景和家庭的相互作用，最有资格服务于每一个病人，并且作为所有健康相关事务的组织者，包括适当地利用顾问医生、卫生服务以及社区资源。"2016 年 6 月 6 日，《关于推进家庭医生签约服务的指导意见》由国务院医改办等七部委联合发布。《意见》中指出，到 2020 年，力争将签约服务扩大到全人群，形成长期稳定的契约服务关系，基本实现家庭医生签约服务制度的全覆盖。

家庭医生是为社区居民提供签约服务的第一责任人。现阶段家庭医生主要由以下人员承担：一是基层医疗卫生机构注册全科医生（含助理全科医生和中医类别全科医生）；二是具备能力的乡镇卫生院医师和乡村医生；三是符合条件的公立医院医师和中级以上职称的退休临床医师，特别是内科、妇科、儿科和中医医师。同时，还鼓励符合条件的非政府办医疗卫生机构（含个体诊所）提供签约服务，并享受同样的收付费政策。未来随着全科医生人才队伍的发展，逐步形成以全科医生为核心的签约服务队伍。

（四）社区卫生服务与三级卫生服务体系

1. 三级卫生服务体系　是指以县级医疗卫生机构为龙头、乡镇卫生院为枢纽、村卫生室为网底的卫生服务网络。三级卫生服务体系主要承担预防保健、基本医疗、康复保健、健康教育和计划生育技术指导等任务，为居民利用基本卫生服务提供保障。

2. 社区卫生服务与三级卫生服务体系的关系　社区卫生服务是三级卫生服务体系的重要组成部分，承担预防、医疗、保健、康复、健康教育以及计划生育技术指导等任务。若居民的健康问题无法在社区解决，则可由社区全科医生转诊至上级医疗卫生机构进行处理。新时期卫生工作方针中提出"以基层为重点"的要求，势必会促进社区卫生服务的快速发展。

3. 社区卫生服务与乡镇卫生院 社区卫生服务的关键是服务模式的转变。新形势下，乡镇卫生院转变服务模式（由以往的医疗服务为主转变为预防、医疗、康复、保健等"六位一体"服务），既可以满足农村居民基本卫生保健服务的需求，更是其自身生存与发展的需要。在三级卫生服务体系中，乡镇卫生院是农村地区社区卫生服务提供的主力军。

4. 社区卫生服务与药物政策 药物政策与社区卫生服务息息相关，对社区卫生服务具有重要影响。2009 年 8 月，国家发改委、卫生部等九部委联合发布了《关于建立国家基本药物制度的实施意见》，这标志着我国建立国家基本药物制度的工作正式开始推进。2018 年 9 月，国务院办公厅发布《关于完善国家基本药物制度的意见》，进一步完善了国家基本药物制度。国家基本药物制度的实施和完善，保证了社区卫生服务机构的药品供应和安全用药，也有效降低了药品价格，减轻了社区居民的用药负担，使社区卫生服务机构逐步回归公益性。同时，基本药物制度也对社区卫生服务机构合理用药产生了积极影响。

二、发展社区卫生服务的指导思想、基本原则和工作目标

（一）指导思想

以邓小平理论和"三个代表"重要思想为指导，全面落实科学发展观，深入贯彻习近平新时代中国特色社会主义思想，坚持为人民健康服务的方向，将发展社区卫生服务作为深化城市医疗卫生体制改革、有效解决城市居民看病难、看病贵问题的重要举措，作为构建新型城市卫生服务体系的基础，着力推进体制、机制创新，为居民提供安全、有效、便捷、经济的公共卫生服务和基本医疗服务。

（二）基本原则

（1）坚持社区卫生服务的公益性质，注重卫生服务的公平、效率和可及性。

（2）坚持以政府为主导，鼓励社会参与，多渠道发展社区卫生服务。

（3）坚持实行区域卫生规划，立足于调整现有卫生资源、辅以改建、扩建和新建，不断健全社区卫生服务网络。

（4）坚持公共卫生服务和基本医疗服务并重，中西医并重，防治结合的原则。

（5）坚持以地方为主，因地制宜，探索创新，积极推进的原则。

（三）工作目标

（1）规范社区卫生服务机构设置与管理。

（2）加强社区基本医疗和公共卫生服务能力建设。

（3）加强社区卫生服务保障与监督管理。

三、发展社区卫生服务的意义

（一）发展社区卫生服务是提供基本卫生服务，提高居民健康水平的重要保障

社区卫生服务内容丰富、便利可及，不仅能使社区居民获得基本卫生服务，还有利于满足居民日益增长的卫生服务需求。社区卫生服务坚持预防为主、防治结合，有利于将预防保健充分落实到社区、家庭和个人，提高社区人群的健康水平。

（二）发展社区卫生服务是深化医药卫生体制改革，建立与社会主义市场经济相适应的卫生服务体系的重要基础

积极发展社区卫生服务，有利于调整卫生服务体系的结构、功能和布局，提高服务提供效率，适应我国社会主义初级阶段的基本国情和社会主义市场经济体制下的卫生服务体系新格局。社区卫生服务可将居民大多数健康问题解决在基层，贯彻"以基层为重点"的新时期卫生工作方针。

（三）发展社区卫生服务有利于加强社会主义精神文明建设，维护社会和谐稳定

社区卫生服务可通过预防、医疗、康复和保健等多种形式解决社区居民的基本健康问题，在社区卫生服务提供者与社区居民之间建立新型医患关系，有利于加强社会主义精神文明建设与和谐社会建设。

四、社区卫生服务的发展历程

自20世纪60年代起，世界上许多国家逐渐认识到社区卫生服务在促进居民健康中的重要作用。进入21世纪后，面对人口老龄化、医疗费用过快增长、疾病谱和死亡谱改变以及居民日益增长的卫生服务需求等问题，开展社区卫生服务并促进其可持续发展已成为新时期全球卫生服务体系改革的大势所趋。

（一）国际社区卫生服务发展

经过几十年的实践和发展，社区卫生服务已成为世界上许多发达国家（英国、美国、日本等）和部分发展中国家（墨西哥、古巴等）较成熟的基层卫生服务模式。

英国是社区卫生服务的发源地之一，社区卫生服务的概念最早于1945年在英国被正式提出，英国议会批准通过的《国家卫生服务法》中规定，由政府税收统一支付全科医疗服务、社区卫生服务和医院专科医疗服务。英国的社区卫生服务主要有两种组织形式：一是由全科医生合伙举办社区卫生中心；二是由全科医生个人执业的全科诊所。英国推行严格的社区首诊制度，居民除急诊外，必须要经过注册的全科医生转诊后方可到医院就诊。

从20世纪70年代开始，美国卫生服务的重点逐渐转移到社区。其社区卫生服务组织形式主要有三种：一是综合性社区卫生服务机构；二是以社区护理和照顾为重点的社区卫生服务机构；三是专科社区卫生服务机构。美国社区卫生服务是市场经济体制下的产物，家庭保健和长期护理是其主要服务内容。

社区卫生服务是日本国家卫生和福利体系的重要组成部分。20世纪80年代以后，随着疾病谱变化和人口老龄化加剧，其服务对象转向老年居民为主，服务重点针对慢性非传染性疾病，服务形式也从原来的医疗为主转为综合性卫生服务。发展家庭和社区的护理保健，已成为日本社区卫生服务的重要特征。

社区卫生服务在一些发展中国家得到了很好的推广，如古巴、墨西哥等。此外，社区卫生服务在中东以及非洲的部分国家也得到了较快的发展。

（二）国内社区卫生服务发展

1. 我国社区卫生服务的发展历程　我国社区卫生服务的探索和实践早在20世纪50年代便已出现。经过几十年的发展，我国社区卫生服务取得了显著的成效。

20世纪50年代，在全国多个省份建立了以县（区）级医院为龙头、乡镇（街道）卫生院为枢纽、村卫生室为网底的三级卫生服务网络，向广大居民提供基本医疗卫生服务，为保障居民健康做出了重要贡献。

1997年，中共中央、国务院《关于卫生改革与发展的决定》中明确指出："改革城市卫生服务体系，积极发展社区卫生服务，逐步形成功能合理、方便群众的卫生服务网络。"这标志着我国社区卫生服务被正式确认并开始积极建设。

1999年，卫生部等十部委联合印发了《关于发展城市社区卫生服务的若干意见》，该文件进一步明确了社区卫生服务的基本原则、总体目标、功能定位、服务内容以及相应配套措施等。

2000年，卫生部印发了《城市社区卫生服务机构设置原则》《城市社区卫生服务中心（站）设置指导标准》，作为社区卫生服务发展的配套文件。

2006年，国务院出台了《关于发展城市社区卫生服务的指导意见》，进一步强调了社区卫生服务在我国卫生服务体系中的重要地位，明确了包括社区卫生服务的指导思想、工作目标、基本原则和组织领导等重要问题。

2009年，中共中央、国务院《关于深化医药卫生体制改革的意见》中指出："完善以社区卫生

服务为基础的新型城市医疗卫生服务体系。"加快建设以社区卫生服务中心为主体的城市社区卫生服务网络，完善服务功能，以维护社区居民健康为中心，提供疾病预防控制等公共卫生服务、一般常见病及多发病的初级诊疗服务、慢性病管理和康复服务。

2011年，国务院《关于建立全科医生制度的指导意见》中提出，建立全科医生制度是促进医疗卫生服务模式转变的重要举措。建立分级诊疗模式，实行全科医生签约服务，将医疗卫生服务责任落实到医生个人，是我国医疗卫生服务的发展方向。

2015年，国务院办公厅印发《关于推进分级诊疗制度建设的指导意见》，部署加快推进分级诊疗制度建设，形成科学有序就医格局，提高人民健康水平，进一步保障和改善民生。

2016年，国务院医改办等七部委联合发布《关于推进家庭医生签约服务的指导意见》。当年即在200个公立医院综合改革试点城市开展家庭医生签约服务，鼓励其他有条件的地区积极开展试点。

2018年，国务院办公厅印发《关于改革完善全科医生培养与使用激励机制的意见》。《意见》中指出：到2020年，适应行业特点的全科医生培养制度基本建立，适应全科医学人才发展的激励机制基本健全，全科医生职业吸引力显著提高，城乡每万名居民拥有2～3名合格的全科医生。到2030年，城乡每万名居民拥有5名合格的全科医生，全科医生队伍基本满足健康中国建设需求。

截至2017年末，我国的社区卫生服务中心（站）数量为3.5万个，乡镇卫生院为3.7万个，门诊部（所）为22.9万个，村卫生室为63.2万个。2017年，社区卫生服务中心（站）诊疗人次为7.7亿人次，乡镇卫生院诊疗人次达11.2亿人次，二者占我国诊疗人次总量的23.1%。

2. 新时期我国社区卫生服务面临的挑战与机遇 主要有：

（1）人口老龄化加剧带来的挑战：第五次全国人口普查数据显示，2000年我国60岁以上人口占总人口比重为10%，这标志着我国正式进入老龄化社会。2017年末，60岁以上人口占总人口17.3%，而65岁以上人口高达11.4%。同时，我国老龄化又具有三个显著特点：①老年人绝对数量大，老龄化加剧态势迅猛；②地区间发展不均衡，城乡倒置；③高龄化趋势加剧。这些特点对我国的社区卫生服务提出了更高的要求。

（2）疾病谱和死亡谱改变带来的挑战：随着我国经济社会发展和医疗卫生事业进步，疾病谱和死亡谱发生重大变化，慢性非传染性疾病、退行性疾病以及意外伤害取代传染性疾病和寄生虫病成为我国居民健康的主要威胁。社区卫生服务必须重视社区预防和基层卫生保健。

（3）医疗费用过快增长带来的挑战：《中国社会保险发展年度报告》显示，2009～2014年，我国医疗费用年均增长幅度高达19.9%，远高于国内生产总值和城乡居民收入的增长速度。社区卫生服务是控制医疗费用过快增长的重要手段，必须予以高度重视。

（4）社区卫生服务发展也面临诸多机遇：表现为：①社区卫生服务的发展与深化医改方向一致，符合健康中国建设的根本要求；②政策对社区卫生服务发展大力支持，如全科医生制度、分级诊疗制度和家庭医生签约服务制度等；③老龄化和疾病谱死亡谱的改变，居民健康需求的不断释放及多样化，都促使社区卫生服务"六位一体"的快速发展。

第二节 社区卫生服务的内容、服务方式与机构设置

一、社区卫生服务的提供者和服务对象

（一）社区卫生服务的提供者

社区卫生服务主要由全科医生服务团队向社区居民提供。全科医生服务团队一般包括临床医师（如全科医生、社区专科医师、社区中医师等），社区公共卫生人员，社区护士，卫生技术人员（如检验师、药剂师、康复理疗师等），管理者，医学社会工作者以及志愿者等。根据服务任务与功能的不同，可以组成不同性质的全科医生服务团队，如以促进社区居民健康和实施健康干预为导向的公共卫生服务团队、以解决居民健康问题为主的全科医生工作团队等。

（二）社区卫生服务的对象

社区卫生服务机构以社区全体人群为服务对象，既包括辖区内的常住居民，也包括暂住居民及其他相关人员。根据健康状况和服务特点的不同，社区卫生服务的对象主要可分为以下五类人群：

1. 健康人群（healthy population） 是躯体、心理和社会适应方面都呈完好状态的人群。面向健康人群的社区卫生服务主要是健康教育、健康维护以及健康促进等内容，充分体现了预防为主的理念。

2. 亚健康人群（sub-healthy population） 亚健康是一种介于健康和疾病之间的中间状态。这类人群尽管尚未表现出明显的疾病症状，但已出现反应迟缓、体力衰弱、适应能力下降等亚健康状态。

3. 高危人群（high risk population） 即明显暴露于健康危险因素下的社区人群，其发生相应疾病的可能性往往显著高于其他人群。高危人群可以分为两类：①自身带有健康危险因素的人群，如家族遗传、不良行为生活方式（吸烟、酗酒等）、职业危险因素等；②高危家庭的成员，高危家庭具有如下一个或多个特征：单亲家庭；吸毒、酗酒、家暴者家庭；受社会歧视的家庭；残疾人、精神病病人、长期重病病人家庭；功能失调濒临崩溃的家庭。

4. 重点保健人群（priority population） 社区内需要得到系统保健的人群，如妇女、儿童、老年人、残疾人、慢性病病人以及低收入者等。

5. 病人（patients） 患有各种疾病的人，一般为社区常见病、多发病的门诊病人，需要家庭照顾、院前急救或临终关怀的病人，以及其他不需住院治疗的病人等。

二、社区卫生服务的内容

社区卫生服务机构是不以营利为目的的公益性基层卫生服务机构，具体来说，社区卫生服务的内容可分为基本公共卫生服务和基本医疗服务两大类。

（一）基本公共卫生服务

由社区卫生服务中心、乡镇卫生院等城乡基本医疗卫生机构向社区居民提供公益性的基本公共卫生服务，起到疾病预防、健康维护和健康促进等作用。

（1）建立居民健康档案。

（2）健康教育。

（3）预防接种。

（4）儿童保健。

（5）孕产妇健康管理。

（6）老年人健康管理。

（7）慢性病病人健康管理。

（8）重性精神疾病（严重精神障碍）病人管理。

（9）结核病病人健康管理。

（10）中医药健康管理。

（11）传染病及突发公共卫生事件报告和处理。

（12）卫生监督协管。

（13）提供避孕药具。

（14）健康素养促进行动。

视窗 12-2　　　　　　　　　中国公民健康素养 66 条（2015 版）

1. 健康不仅仅是没有疾病或虚弱，而是身体、心理和社会适应的完好状态。

2. 每个人都有维护自身和他人健康的责任，健康的生活方式能够维护和促进自身健康。

3. 环境与健康息息相关，保护环境，促进健康。

4. 无偿献血，助人利己。

5. 每个人都应当关爱、帮助、不歧视病残人员。

6. 定期进行健康体检。

7. 成年人的正常血压为：$90\,mmHg \leqslant$ 收缩压 $< 140\,mmHg$，$60\,mmHg \leqslant$ 舒张压 $< 90\,mmHg$；腋下体温 $36 \sim 37℃$；平静呼吸 $16 \sim 20$ 次/分；心率 $60 \sim 100$ 次/分。

8. 接种疫苗是预防一些传染病最有效、最经济的措施，儿童出生后应当按照免疫程序接种疫苗。

9. 在流感流行季节前接种流感疫苗可减少患流感的机会或减轻患流感后的症状。

10. 艾滋病、乙肝和丙肝通过血液、性接触和母婴三种途径传播，日常生活和工作接触不会传播。

11. 肺结核主要通过病人咳嗽、打喷嚏、大声说话等产生的飞沫传播；出现咳嗽、咳痰2周以上，或痰中带血，应当及时检查是否得了肺结核。

12. 坚持规范治疗，大部分肺结核病人能够治愈，并能有效预防耐药结核的产生。

13. 在血吸虫病流行区，应当尽量避免接触疫水；接触疫水后，应当及时进行检查或接受预防性治疗。

14. 家养犬、猫应当接种兽用狂犬病疫苗；人被犬、猫抓伤、咬伤后，应当立即冲洗伤口，并尽快注射抗狂犬病免疫球蛋白（或血清）和人用狂犬病疫苗。

15. 蚊子、苍蝇、老鼠、蟑螂等会传播疾病。

16. 发现病死禽畜要报告，不加工、不食用病死禽畜，不食用野生动物。

17. 关注血压变化，控制高血压危险因素，高血压病人要学会自我健康管理。

18. 关注血糖变化，控制糖尿病危险因素，糖尿病病人应当加强自我健康管理。

19. 积极参加癌症筛查，及早发现癌症和癌前病变。

20. 每个人都可能出现抑郁和焦虑情绪，正确认识抑郁症和焦虑症。

21. 关爱老年人，预防老年人跌倒，识别老年期痴呆。

22. 选择安全、高效的避孕措施，减少人工流产，关爱妇女生殖健康。

23. 保健食品不是药品，正确选用保健食品。

24. 劳动者要了解工作岗位和工作环境中存在的危害因素，遵守操作规程，注意个人防护，避免职业伤害。

25. 从事有毒有害工种的劳动者享有职业保护的权利。

26. 健康生活方式主要包括合理膳食、适量运动、戒烟限酒、心理平衡四个方面。

27. 保持正常体重，避免超重与肥胖。

28. 膳食应当以谷类为主，多吃蔬菜、水果和薯类，注意荤素、粗细搭配。

29. 提倡每天食用奶类、豆类及其制品。

30. 膳食要清淡，要少油、少盐、少糖，食用合格碘盐。

31. 讲究饮水卫生，每天适量饮水。

32. 生、熟食品要分开存放和加工，生吃蔬菜水果要洗净，不吃变质、超过保质期的食品。

33. 成年人每日应当进行6000～10000当量的身体活动，动则有益，贵在坚持。

34. 吸烟和二手烟暴露会导致癌症、心血管疾病、呼吸系统疾病等多种疾病。

35. "低焦油卷烟""中草药卷烟"不能降低吸烟带来的危害。

36. 任何年龄戒烟均可获益，戒烟越早越好，戒烟门诊可提供专业戒烟服务。

37. 少饮酒，不酗酒。

38. 遵医嘱使用镇静催眠药和镇痛药等成瘾性药物，预防药物依赖。

39. 拒绝毒品。

40. 劳逸结合，每天保证7～8小时睡眠。

41. 重视和维护心理健康，遇到心理问题时应当主动寻求帮助。

42. 勤洗手、常洗澡、早晚刷牙、饭后漱口，不共用毛巾和洗漱用品。

43. 根据天气变化和空气质量，适时开窗通风，保持室内空气流通。

44. 不在公共场所吸烟、吐痰，咳嗽、打喷嚏时遮掩口鼻。

45. 农村使用卫生厕所，管理好人畜粪便。

46. 科学就医，及时就诊，遵医嘱治疗，理性对待诊疗结果。

47. 合理用药，能口服不肌注，能肌注不输液，在医生指导下使用抗生素。

48. 戴头盔、系安全带，不超速、不酒驾、不疲劳驾驶，减少道路交通伤害。

49. 加强看护和教育，避免儿童接近危险水域，预防溺水。

50. 冬季取暖注意通风，谨防煤气中毒。

51. 主动接受婚前和孕前保健，孕期应当至少接受 5 次产前检查并住院分娩。

52. 孩子出生后应当尽早开始母乳喂养，满 6 个月时合理添加辅食。

53. 通过亲子交流、玩耍促进儿童早期发展，发现心理行为发育问题要尽早干预。

54. 青少年处于身心发展的关键时期，要培养健康的行为生活方式，预防近视、超重与肥胖，避免网络成瘾和过早性行为。

55. 关注健康信息，能够获取、理解、甄别、应用健康信息。

56. 能看懂食品、药品、保健品的标签和说明书。

57. 会识别常见的危险标识，如高压、易燃、易爆、剧毒、放射性、生物安全等，远离危险物。

58. 会测量脉搏和腋下体温。

59. 会正确使用安全套，减少感染艾滋病、性病的危险，防止意外怀孕。

60. 妥善存放和正确使用农药等有毒物品，谨防儿童接触。

61. 寻求紧急医疗救助时拨打 120，寻求健康咨询服务时拨打 12320。

62. 发生创伤出血量较多时，应当立即止血、包扎；对怀疑骨折的伤员不要轻易搬动。

63. 遇到呼吸、心搏骤停的伤病员，会进行心肺复苏。

64. 抢救触电者时，要首先切断电源，不要直接接触触电者。

65. 发生火灾时，用湿毛巾捂住口鼻、低姿逃生；拨打火警电话 119。

66. 发生地震时，选择正确避震方式，震后立即开展自救互救。

（二）基本医疗服务

基本医疗服务是指通过采用基本药物、使用适宜卫生技术、按照规范诊疗程序等提供社区常见病多发病的诊断、治疗和康复等服务，对社区居民进行最基本的医疗照护，保障社区居民最基本的生命健康权利，使其在防病治病过程中按照防治要求得到基本的治疗服务。包括：

（1）一般常见病和多发病的诊疗、护理以及诊断明确的慢性病治疗服务。

（2）家庭出诊、家庭护理、家庭病床等家庭医疗服务。

（3）社区现场应急救护。

（4）转诊服务。

（5）定期的体检和疾病筛检服务。

（6）康复医疗服务。

（7）中医药（民族医药）服务。

（8）其他适宜医疗服务。

三、社区卫生服务的服务方式

社区卫生服务的服务方式因地域环境、服务需求以及服务对象特征的不同而不同。通常可以分为两种：以病人为中心的个体化服务和以社区为导向的群体性服务。

（一）以病人为中心的个体化服务

1. 门诊服务　是最主要的社区卫生服务方式，主要提供基本卫生服务，包括常见病和多发病的门诊、留诊观察、急诊急救、会诊和转诊服务等。

2. 出诊和家庭病床服务　是最具特色的社区卫生服务方式。出诊服务针对的大多是老年人、行动不便的病人或病情危急的病人，而家庭病床服务主要针对的是晚期肿瘤、慢性病行动不便、心脑血管疾病后遗症者、手术及疾病康复期病人等社区人群。

3. 社区现场应急救护服务 在社区范围内，提供全天候的急诊、院前急救等服务，及时帮助需要的病人利用当地的急救网络。

4. 会诊和转诊服务 社区全科医生对于不能处理解决的健康问题应及时与上级医疗卫生机构做好会诊和转诊工作。

5. 长期看护 主要是针对患有各种疾病需要长期照顾的老年人提供医疗护理、康复促进等服务。

6. 电话或网络咨询服务 随着科技的发展和信息化建设的完善，社区全科医生可以通过电话、短信、网络（微信、QQ 等）等多种新型服务方式，为社区居民提供健康咨询、健康教育、预约服务以及随访督导等服务。

7. 临终关怀及姑息医学照顾 对生命终末期的病人提供人文关怀、减轻身心痛苦的照顾等服务，帮助其获得最好的生存质量。

8. 医疗器具租赁服务与便民服务 社区卫生服务机构还可为社区居民家庭照顾中短期使用的某些医疗器具提供租赁服务，如氧气袋（瓶）等，并指导病人及其家属正确使用。

（二）以社区为导向的群体性服务

1. 社区诊断 是社区卫生服务的重要内容，指运用流行病学、社会学等定性定量调查研究，明确社区居民主要的健康问题和需求，分析影响社区居民健康的关键问题及其根源，从而针对性地制订社区的卫生计划和措施。

2. 社区干预 在流行病学理论指导下，以社区人群为对象，重视环境、社区、居民行为生活方式等因素与人群健康之间的关系，评价社区卫生状况和影响人群健康的危险因素，针对健康危险因素进行科学合理的社区干预，从而促进社区居民健康水平的提高。

四、社区卫生服务的机构设置

（一）社区卫生服务的机构设置基本原则

社区卫生服务的机构设置取决于人群健康需求和社区发展目标，应遵循以下原则：

（1）要符合事业单位改革、医药卫生体制改革的方向及区域卫生规划的要求。

（2）要立足于现有卫生资源，辅之以改扩建和新建，避免重复建设。

（3）要统筹考虑地区之间的经济发展差异，保障居民最基本的社区卫生服务。

（4）机构的设置要方便社区居民利用服务。

（5）政府举办的社区卫生服务机构为公益性事业单位，其编制为财政补助事业编制。

（6）人员编制的核定要符合精干、高效的要求，保证社区卫生服务机构最基本的工作需要。

（二）城市社区卫生服务中心基本标准

根据卫生部 2006 年《关于印发城市社区卫生服务中心、站基本标准的通知》，社区卫生服务中心设置的基本标准如下：

（1）城市社区卫生服务中心应按照国家有关规定提供社区基本公共卫生服务和社区基本医疗服务。

（2）床位：根据服务范围和人口合理配置。至少设日间观察床 5 张，根据当地医疗机构设置规划，可设一定数量的以护理康复为主要功能的病床，但不得超过 50 张。

（3）科室设置：至少设有以下科室：

1）临床科室：全科诊室、中医诊室、康复治疗室、抢救室、预检分诊室（台）。

2）预防保健科室：预防接种室、儿童保健室、妇女保健与计划生育指导室、健康教育室。

3）医技及其他科室：检验室、B 超室、心电图室、药房、治疗室、处置室、观察室、健康信息管理室、消毒间。

（4）人员

1）至少有 6 名执业范围为全科医学专业的临床类别、中医类别执业医师，9 名注册护士。

2）至少有 1 名副高级以上任职资格的执业医师；至少有 1 名中级以上任职资格的中医类别执业医师；至少有 1 名公共卫生执业医师。

3）每名执业医师至少配备 1 名注册护士，其中至少具有 1 名中级以上任职资格的注册护士。

4）设病床的，每5张病床至少增加配备1名执业医师，1名注册护士。

5）其他人员按需配备。

（5）房屋

1）建筑面积不少于1000平方米，布局合理，充分体现保护病人隐私、无障碍设计要求，并符合国家卫生学标准。

2）设病床的，每设一床位至少增加30平方米建筑面积。

（6）设备

1）诊疗设备：诊断床、听诊器、血压计、体温计、观片灯、体重身高计、出诊箱、治疗推车、供氧设备、电动吸引器、简易手术设备、可调式输液椅、手推式抢救车及抢救设备、脉枕、针灸器具、火罐。

2）辅助检查设备：心电图机、B超、显微镜、离心机、血球计数仪、尿常规分析仪、生化分析仪、血糖仪、电冰箱、恒温箱、药品柜、中药饮片调剂设备、高压蒸汽消毒器等必要的消毒灭菌设施。

3）预防保健设备：妇科检查床、妇科常规检查设备、身长（高）和体重测查设备、听（视）力测查工具、电冰箱、疫苗标牌、紫外线灯、冷藏包、运动治疗和功能测评仪器等基本康复训练和理疗设备。

4）健康教育及其他设备：健康教育影像设备、计算机及打印设备、电话等通信设备，健康档案、医疗保险信息管理与费用结算有关设备等；设病床的，配备与之相应的病床单元设施。

（7）规章制度：制定人员岗位责任制、在职教育培训制度，有国家制定或认可的各项卫生技术操作规程，并成册可用。

（8）各省、自治区、直辖市卫生行政部门可以此为基础，根据实际情况适当提高部分指标，作为地方标准，报卫生部核准备案后施行。由医院转型的社区卫生服务中心，可根据当地实际和原医院规模等情况，给予一定过渡期，逐步调整功能和规模，达到本标准要求。

（三）城市社区卫生服务站基本标准

根据卫生部2006年《关于印发城市社区卫生服务中心、站基本标准的通知》，社区卫生服务站设置的基本标准如下：

（1）城市社区卫生服务站应按照国家有关规定提供社区基本公共卫生服务和社区基本医疗服务。

（2）床位：至少设日间观察床1张，不设病床。

（3）科室：至少设有以下科室：全科诊室、治疗室、处置室、预防保健室、健康信息管理室。

（4）人员

1）至少配备2名执业范围为全科医学专业的临床类别、中医类别执业医师。

2）至少有1名中级以上任职资格的执业医师；至少有1名能够提供中医药服务的执业医师。

3）每名执业医师至少配备1名注册护士。

4）其他人员按需配备。

（5）房屋：建筑面积不少于150平方米，布局合理，充分体现保护病人隐私、无障碍设计要求，并符合国家卫生学标准。

（6）设备

1）基本设备：诊断床、听诊器、血压计、体温计、心电图机、观片灯、体重身高计、血糖仪、出诊箱、治疗推车、急救箱、供氧设备、电冰箱、脉枕、针灸器具、火罐、必要的消毒灭菌设施、药品柜、档案柜、电脑及打印设备、电话等通信设备、健康教育影像设备。

2）有与开展的工作相应的其他设备。

（7）规章制度：制定人员岗位责任制、在职教育培训制度，有国家制定或认可的各项卫生技术操作规程，并成册可用。

（8）各省、自治区、直辖市卫生行政部门可以此为基础，根据实际情况适当提高部分指标，作为地方标准，报卫生部核准备案后施行。

第三节 社区卫生服务的运行机制

一、社区卫生服务的运作

社区卫生服务的运作是指由一系列用于社区卫生服务的管理机制和制度规范相互联系、相互作用而共同形成的体系，主要包括外部环境条件和内部运作机制。外部环境条件是指社区卫生服务机构正常运作所需的经济、政治、政策、法规等社会条件；内部运作机制包括管理制度、组织制度、人事制度、经济运行和补偿制度等。

社区卫生服务的运作是一个非常复杂的系统性过程，需多部门共同配合，以实现其功能。通常包括以下步骤：

（一）评价社区居民卫生服务需求

社区卫生服务是以需求为导向的，社区居民卫生服务需求评价既是社区卫生服务运作的前提条件，也是合理配置卫生资源的科学依据。一般来说，社区居民卫生服务需求评价包括：①了解社区居民健康状况；②了解社区居民卫生需要和需求；③明确社区主要健康问题及影响健康的主要危险因素等。

社区居民卫生服务需求评价通常采用现场调查的方法来收集资料，通过调查问卷的形式可以收集到丰富可靠的数据资料。近年来，也有很多学者利用人类学、社会学等学科的定性研究方法（如观察法、访谈法等）评价社区卫生服务需求，取得了较好的效果。

（二）根据评价结果，配置相应卫生资源

根据现场调查评价的社区居民卫生服务需求情况，合理地配置相应的卫生资源，如资金的筹集、社区卫生服务人员和医疗设备的配备等。

（三）根据卫生需求，利用卫生资源，对居民进行服务

社区卫生服务机构应根据社区居民主要的健康问题和卫生服务需求，充分利用社区配置的卫生资源，通过多种形式（如门诊、出诊等）为社区居民提供连续性、协调性、综合性的社区卫生服务。

（四）开展社区卫生服务评价

服务提供不是社区卫生服务的终点，社区卫生服务人员还应对服务对象开展随访工作，对其所提供的服务进行评价，总结经验教训，从而更好地服务于社区居民，提高社区人群的健康水平。

二、社区卫生服务的筹资机制

社区卫生服务的筹资是指通过一定的渠道，社区卫生服务采取合适的方式从机构外部或内部筹集资金的过程。

（一）社区卫生服务的筹资原则

社区卫生服务机构是非营利性的公益性基层卫生单位，各级政府对其负有主要的筹资责任。因此，发展社区卫生服务，必须坚持政府主导、筹资渠道多元化的基本原则。具体来说，主要包括：筹资规模适度、筹资时机适宜、依法筹资。

（二）社区卫生服务的筹资渠道

1. 政府投入 是社区卫生服务最主要的筹资渠道，包括：中央或地方各级政府以及国有企事业单位通过直接或间接的方式对社区卫生服务机构进行财政投入，主要有预算拨款和专项经费投入。

2. 使用者缴费 社区卫生服务机构可以通过为社区居民提供医疗、康复、保健等服务而向其收取一定的费用来筹集资金。

3. 医疗保险 社区卫生服务机构可通过向社区居民提供医疗保险报销范围内的医疗服务项目而从医疗保险基金中筹集资金。

4. 项目基金和捐赠 政府或科研机构设立的项目或基金可以对社区卫生服务机构进行投入，基金会或个人也可以向其捐献资金或物资等。

5. 社会筹资 社区内的企事业单位、有关社会团体或社区居民等自发出资，保障日常基本的卫生服务需求。

三、社区卫生服务的管理机制

（一）社区卫生服务的人力资源管理

1. 社区卫生人才培养模式 主要包括以下 4 种：

（1）高等医学院校教育：包括理论教学和社区实践。高等医学院校开设全科医学和社区医学相关的课程，安排医学生到相应的社区卫生服务实习基地进行见习和实习，使其了解熟悉社区卫生服务相关理念、内容、服务方式及工作任务等，为他们将来从事社区卫生服务打好基础。

（2）全科医生规范化培养：全科医生规范化培养主要包括理论学习、医院轮转和社区实践三部分内容，重点是提高全科医生的临床和公共卫生实践能力。为解决当前我国基层全科医生短缺与全科医生规范化培养周期长之间的矛盾，近期采取的是基层在岗医生转岗培训以及"3+2"模式培养全科医生作为过渡。未来我国将逐步规范全科医生培养为"5+3"模式，即医学生先接受五年的临床医学（含中医学）本科教育，再接受三年的全科医生规范化培训。

（3）社区卫生服务人员岗位培训：根据社区卫生服务机构不同岗位的职责和要求，对已从事社区卫生服务工作的人员和由其他医疗卫生机构转入社区工作的相关专业人员，采用脱产或半脱产的方式对其进行相应的岗位培训，从而提高他们的各项技能和服务能力。

（4）社区卫生服务人员在职继续教育：在职继续教育应坚持"分类指导、按需施教、讲求实效"的基本原则，重点教授现代医学科学技术发展过程中的新知识、新理论、新技能和新方法等内容，教育形式可分现代远程教育、研讨会以及培训班等多种形式。

2. 社区卫生人力绩效考核 是指社区卫生服务机构的各级管理者对社区卫生服务人员设定工作目标，根据一定的标准在特定的时间周期内对社区卫生服务人员的行为状态和行为结果进行工作绩效的考核和评价，从而激励和帮助社区卫生服务人员提高工作绩效，进而实现社区卫生服务目标。

绩效考核的一般程序为：①确定考核人员；②制订考核计划；③做好考核的技术准备；④收集考核所需的资料；⑤综合评价；⑥评价反馈；⑦绩效改善。

（二）社区卫生服务的财务管理

社区卫生服务机构实行的是收支两条线管理，具体是指社区卫生服务机构的所有收入上缴政府，纳入内部预算管理，而其支出则全部纳入财政预算。

社区卫生服务机构的收入包括医疗、预防、保健、康复等业务收入、政府财政投入以及来自其他渠道的收入等，支出则是指社区卫生服务机构运行所需的经费，包括人员经费、常规工作经费以及其他经费等。

收支两条线管理的重点在于社区卫生服务机构的收入和支出均纳入全面预算管理，且收入和支出实现完全脱钩。这样可以切断社区卫生服务人员个人收入与机构业务收入之间的直接联系，从而保证社区卫生服务机构的公益性。

四、双向转诊机制

中共中央、国务院《关于卫生改革与发展的决定》中明确指出"把社区卫生服务纳入职工医疗保险，建立双向转诊制度"。经过二十多年的发展，社区卫生服务机构已经建立了较为成熟的双向转诊（two-way referral）机制。

（一）双向转诊的概念内涵

双向转诊是指根据病人的疾病情况进行的上下级医疗机构间、专科医院之间或综合医院与专科医院间的转院诊治过程。

双向转诊包括纵向转诊与横向转诊两种方式。纵向转诊是指在不同级别医疗卫生机构之间的转诊，即下级医疗卫生机构的全科医生将超出其诊治范围的病人转到上一级医疗卫生机构就医，而上一级医疗卫生机构对于病情得到控制后相对稳定的病人也可视情况将其转入下一级医院进行后续治疗或康复。横向转诊是指在同等级别医疗卫生机构之间的转诊，即综合医院的医生可视病人病情将其转至同等级别的专科医院，同理，专科医院可将出现其他症状的病人转至同级的综合医院，而不同的专科医院之间也可以进行转诊。

（二）建立双向转诊制度的基本条件

建立双向转诊制度的基本条件是：①科学合理的区域卫生规划和卫生机构设置规划；②对不同级别、种类的卫生机构进行功能定位、合理分工，完善卫生服务体系；③完善的诊治标准和转诊程序。

（三）双向转诊的障碍因素

目前，社区卫生服务中心（站）或乡镇卫生院等基层卫生机构在遇到不能处理的危急重症病人时都会向相应的上级医疗卫生机构转诊。然而，大医院在接受常见病、多发病病人或收住的危急重症病人进入康复期后，却一般不会考虑向下一级医疗卫生机构转诊。

造成双向转诊不通畅的障碍因素主要有：①大医院为追求经济利益而留住病人；②医疗保险制度报销对上级医疗卫生机构和基层医疗卫生机构的区分度不够；③转诊程序烦琐复杂；④全科医生水平偏低，社区卫生服务不够完善，导致居民信任度不高。

针对上述障碍因素，应采取如下措施：①设计科学合理可操作的转诊标准，尤其是上级医疗卫生机构向基层医疗卫生机构转诊的"下转"标准，并严格执行；②完善医疗保险制度，不同级别的医疗卫生机构报销比例之间拉开差距；③进一步优化、简化现有的双向转诊程序；④加强社区卫生服务机构能力建设，通过多种方式促进优质医疗卫生资源下沉，大力培养全科医生，提高其服务能力和水平，提升居民对社区卫生服务机构的信任感。

Summary

1.Community is composed of several main factors: the crowd that live together, certain district and space, relatively complete living service facilities, special culture background, community identity and sense of belonging and certain corresponding administrative institutions and system.

2.The community health service has many characteristics, such as systematic, comprehensive, successive, coordinated and accessible. The community health service is an important part of the community construction. With the government leading, the community participating and the high-ranking health institute guiding, the community health services, which use grass-roots unit as main body, general practitioner as main force, and the rational use of community resources and appropriate technology, and which put people's health as center, family as unit, community as scope, demand as guidance, and women, children, the aged, chronic patients and the disabled as the key part, with the purpose of solving the major health problem of the community and meeting the basic needs of community health service. It has such six functions as prevention, medicine, health care, rehabilitation, health education, technological service for family planning, and provides effective, economical, convenient, comprehensive and successive service.

3.The community health service institutions mainly provide basic public health service and basic medical service. The service includes two main modes: patient-centered individualized service and community-oriented group service.

4.The operating mechanism of community health service includes financing, managing and two-way referral mechanism. The two-way referral includes longitudinal and lateral referral.

【思考题】

1. 我国为什么要大力发展社区卫生服务？

2. 你身边的社区卫生服务包括哪些内容？

（尹文强）

第十三章　弱势群体的卫生保健服务

【学习目标】
　　通过本章的学习，掌握弱势群体的概念、社会影响因素以及社会卫生保健措施；熟悉妇女、儿童青少年、老年人、残疾人、流动人口五类弱势群体的生理、心理状况及其健康问题，相关健康保健措施及卫生政策；了解残疾的概念和分类。

案例 13-1　　　　　　　　农村留守儿童健康状况调查

　　2016 年 11 月至 2017 年 1 月，国家卫生计生委流动人口司与联合国儿童基金会合作，在全国 12 个省（区、市）的 27 个县（区）组织开展贫困地区农村留守儿童健康服务需求评估调查。调查发现，祖父母辈是留守儿童的主要看护人，占 90% 以上，平均年龄为 59 岁，小学及以下学历者占 70% 以上。由于文化程度低、年龄大，祖父母往往更多关注孩子的生理需求，忽视其情感需求。另外，多数学龄期留守儿童基本要靠自己料理日常生活，同时，还要承担一部分家务和农活。

　　与农村非留守儿童相比，心理行为问题是当前留守儿童面临的突出健康问题，并且随着年龄增长问题更加突显。在 3 岁以下和 3～6 岁阶段，留守儿童与非留守儿童心理行为几乎没有差异，但在小学四年级和初中一年级阶段，相对非留守儿童，留守儿童在情绪控制、注意力、社会适应能力、自伤行为风险等方面表现出更多问题。

　　从意外伤害看，留守儿童安全防护知识和技能均比较缺乏，较易发生伤害。调查地区农村儿童伤害发生（人次）率为 10.0%，其中留守儿童为 12.6%，高于非留守儿童，且留守儿童男童伤害发生率高于女童，二者均高于非留守儿童。学龄阶段，年龄越大伤害发生率越高。

问题：
　　1. 影响儿童健康的社会因素有哪些？
　　2. 应采取哪些社会卫生措施？

　　社会弱势群体（social vulnerable group），也称社会弱势人群。学界一般认为弱势群体由两种原因产生：一是生理原因，如老年人、残疾人、儿童青少年、孕产妇，二是社会原因，如流动人口、下岗职工、失业人员、低收入人群等。前者被称为生理性弱势群体，后者则为社会性弱势群体。也有学者补充提出了自然性社会弱势群体，主要包括自然灾害的灾民、生态脆弱地区的人口。本章阐述妇女、儿童青少年、老年人、残疾人及流动人口等社会弱势群体的健康状况、影响健康的社会因素，提出具有针对性的社会卫生措施。

第一节　妇幼卫生保健服务

一、妇女、儿童青少年的概念

　　妇女是指 15 岁及以上的女性人口，约占人口总数的 50%。在生命的不同时期有着特殊的卫生保健需要，而且妇女健康状况及其受教育程度等也是影响下一代健康的重要决定因素，关系到民族素质的提高和社会的发展进步。

　　儿童青少年（children and adolescents）是处于生长发育时期的一组特殊人群，儿童期（≤14周岁）是个体成年后身心是否健康的关键阶段，青少年指 14～20 周岁的人群。儿童青少年占总人口的 30%。

　　妇女和儿童青少年是两个不同的特殊弱势群体，而这两个群体的健康和卫生状况往往是不可分割的。妇女、儿童青少年既有与一般群体相同的卫生需要，也有社会个体成员的特殊需要；既有最基本的保健需要，也有高层次的特殊的保健需要。20 世纪 90 年代以来，妇女、儿童问题已经成为国际社会特别关注的重要议题和优先领域，"母亲安全""儿童优先"正在成为全球性的道德观念和维护人类健康与发展的行动准则。妇幼健康及其卫生工作是关系到促进民族健康、增强民族素质的基础工作。

二、妇女、儿童青少年的生理、心理特点

（一）妇女的生理、心理特点

妇女在一生中要经历青春期、性成熟期（生育期）、围绝经期（更年期）和老年期等几个阶段：

1. 青春期（puberty）　女性青春期一般为10～18岁，是个体从童年向性成熟期逐渐过渡的时期。此时期女性的生理特点表现为月经初潮、乳房增大、卵巢和子宫逐渐发育至成年人水平。青春期也是个体最叛逆的时期，可能产生一系列生理、心理以及社会问题，如月经不调、痛经、闭经、肥胖、早恋、意外妊娠、感染性病或艾滋病、抑郁、自杀、吸烟、吸毒、酗酒等。

2. 性成熟期（latency period）　也称生育期，女性从18岁开始到绝经前均属于此时期。生育期的女性生理特点表现为月经及生育能力，从恋爱到步入婚姻生活。此时期的女性生理和心理均已成熟，知道如何保护自己，但仍然存在一些生理和心理问题，甚至是社会问题，如妇科疾病、性生活不和谐、焦虑、婚姻不幸福、家庭内部矛盾等。

3. 更年期（climacteric）　也称围绝经期，女性年龄一般在45～55岁之间进入更年期。此时期出现的主要原因是卵巢功能衰退，生理特点表现为生殖器官功能衰退、月经周期长且不规则直至绝经、气血亏虚、浑身乏力、失眠、盗汗等；心理特点则表现为神经衰弱、忧郁、健忘、烦躁、易怒、情绪不稳定等，这些症状统称为更年期综合征。此时期的女性需要关怀和理解，否则很容易患上抑郁症、被害妄想、精神分裂症等精神疾病，甚至自杀，危及生命。

4. 老年期（senility）　年龄段一般为60岁以上。此时期的女性在生理上表现为生殖器官萎缩、雌激素和孕激素水平不断下降。心理上最突出的特点就是孤独感，由于家庭结构的变化和生活节奏的加快，老年女性容易被忽视而产生不安全感，渴望被关注和照顾。

（二）儿童青少年的生理、心理特点

儿童青少年（children and adolescents）包括婴儿期（0～1周岁）、幼儿期（1～3周岁）、学龄前期（3～6周岁）、学龄期（6～13周岁）和青春期（10～20周岁）。其中，儿童青少年的心理发展主要指从不成熟到成熟的过程，即指反应活动不断得到改善、日趋完善和复杂的过程。儿童青少年正处于生长发育的旺盛阶段，不同年龄段生理特点不同以及学习、生活条件上存在差异，对外界环境的适应能力以及对某些疾病的免疫能力较差。因此，易患一些疾病，并且在不同年龄段所患疾病的种类、特点均不相同。

1. 婴儿期　婴儿出生后一段时间内仍处于大脑的迅速发育期，脑神经细胞数目还在继续增加，需要充足均衡合理的营养素（特别是优质蛋白）的支持，所以对热量、蛋白质及其他营养素的需求特别旺盛，若缺乏，则容易发生营养不良和发育迟缓。

2. 幼儿期　体格生长速度减慢但仍稳定增长：体重每年稳定增长2kg左右，身高每年稳定增长5～7cm。比婴儿时期旺盛的食欲相对略为下降。从会走、会跳、会跑开始，接触外界环境相对增多。神经心理发展迅速：语言、记忆及思维想象力、精细运动等发展增快，对外界环境产生好奇心，好模仿，趋向智能发展过渡。以患感染性疾病为主，如呼吸道疾病（急性呼吸道感染、肺炎等）、消化道疾病（腹泻等）、寄生虫病（蛲虫病等），另外小儿佝偻病、营养不良也较为常见。

3. 学龄前期　体格生长发育处于稳步增长状态，智能发育较幼儿期更加迅速，与同龄儿童和社会事物有了广泛的接触，知识面能够得以扩大，自理能力和初步社交能力能够得到锻炼。仍以感染性疾病为主，急性呼吸道传染病、上呼吸道感染仍多见，消化道疾病有所减少，而与生活习惯有关的疾病，如龋齿、沙眼等发病有所增加。

4. 学龄期　又称儿童期或童年期，是介于幼儿期和青春期之间的一个重要的发展时期。这一时期正值进入小学，开始正规的学习，学习逐步取代游戏而成为儿童的主要活动形式，并对儿童的心理产生重大影响。主要表现为：①学龄期开始，注意力、观察力、记忆力全面发展，有意注意开始延长，

观察力提高，具有强烈的好奇心。此期是儿童思维发展的一个重大转折时期，思维逐步过渡到以抽象逻辑思维为主要形式，但仍带有很大的具体性；②模仿性想象仍占主导地位，但在绘画、手工、游戏中都有大量创造性想象力的发展；③社会化的丰富性促使儿童进一步加深对自我、对他人的认识和了解，使其个性和社会性有了新的发展，对自己表面行为的认识开始转向对自己内部品质更深入的评价；④在情绪发展方面，高年级小学生的一些高级情感，如责任感、正义感、集体荣誉感、社会道德感等开始落实在行为表现上，而且远比低年级时深化；⑤性心理发育开始萌发，开始注意自己的性别。

5. **青春期**　是生理和心理发生巨变的时期，是由儿童期转向成年期的过渡阶段，是独立性和依赖性、自觉性和幼稚性错综复杂的矛盾时期。因此，人们也常称这个时期为"多事之秋"。此期的心理特点主要表现为：①自我意识增强：青春期是自我意识发生突变的时期，特点是成熟感和独立意向的发展、自我的分化、自我意识的强度和深度不断增加、自我评价趋于成熟；②心理发展的矛盾性：青春期青少年的生理发育十分迅速，但心理发展相对缓慢，使得身心处在非平衡状态，引起种种心理发展上的矛盾，常见的心理问题主要表现为学业问题、情绪问题和不良习惯等；③青少年好奇心及模仿性强：这种心理使他们很容易受别人的影响，如吸烟、饮酒等；④人际关系出现变化：随着观察力及批判力的增强，对周围事物有了自己独到的见解，但往往显得片面偏激，因此，也就影响到了人际关系；⑤情感发展日益丰富、稳定，独立意向显著，具有闭锁性；⑥性意识的逐渐成熟，促使青少年的性意识急剧发展：他们开始意识到两性的差别，从对异性的好奇逐渐转化到一种朦胧的对异性的眷恋、向往。性意识有力地影响着青少年的心理内容和结构，但同时又受社会生活条件及环境的制约和影响。

三、影响妇女、儿童青少年健康的社会因素

（一）影响妇女健康的社会因素

1. **社会地位**　由于长期的历史原因和传统文化陋习的影响，妇女在社会、家庭、经济、就业、受教育、文化等方面一直处于受歧视的地位，这些因素均对妇女一生的健康产生巨大的影响。

2. **经济因素**　经济状况与妇女的健康有着密切的联系。发达国家和发展中国家的孕产妇死亡率和发病率相差极为悬殊。在家庭经济方面的研究显示，家庭年收入低者孕产妇死亡的危险随之增高。

3. **教育与就业**　据统计资料，全世界文盲男女之比为 1∶2。这说明女性受教育程度明显低于男性。教育水平低又影响到女性的就业和经济收入，以及她们接受保健知识的能力，进而影响妇女一生的健康。

4. **文化习俗**　在当今的社会，尤其是发展中国家，重男轻女现象仍然普遍存在，遗弃女婴现象屡见不鲜。女性一出生就受到各方面的歧视，这对她们的身心健康产生了巨大影响，这种影响可能会伴随她们的一生。

5. **地域因素**　居住在不同地理区域的人群，其健康状况有着极大的差异。我国许多研究资料显示，农村及偏远地区妇女的健康状况较差。与妊娠分娩有关的疾病如贫血、产后出血、产褥感染及产伤等均在农村尤其偏远地区发病率较高。

6. **行为生活方式因素**　不良的行为生活方式如吸烟、酗酒、吸毒、性乱，以及婚姻、家庭、手术和意外伤害等也是影响妇女健康的重要因素。

7. **卫生服务因素**　与妇女健康有着重要的关系。完善的妇女保健卫生服务体系能够提供妇女在各个生理时期所需的卫生服务，在很大程度上影响着妇女的健康。

（二）影响儿童青少年健康的社会因素

儿童青少年是人一生中生长、发育的重要阶段，此过程既受遗传因素影响，又与外界环境密切相关。遗传决定了个体生长发育的可能性，但是遗传素质不能单一地决定其发展，只有与社会环境等因素互相作用时，才能实现对儿童青少年发展的影响。

1. **社会经济因素**　世界各国研究表明，儿童健康状况与其社会经济发展密切相关。随着全球经济迅速发展，大多数国家儿童生长速度加快，生长水平提高以及性发育提前。但生长的变化是有一

定限度的，达到最大限度的生长与经济、卫生以及教育文化水平等因素密切相关。

2. 家庭因素　家庭是社会的重要组成部分，也是儿童青少年生长发育的单元。从生物学角度看，家庭为儿童青少年提供遗传基础；从社会学角度看，儿童青少年的心理发育和学习过程取决于家庭父母的技能、经济状况和家庭成员之间的关系。

3. 生活作息方式　合理安排儿童青少年的生活作息方式，使其有规律、有节奏地进行，保证足够的户外活动和适当的学习时间，定时就餐，合理营养，膳食平衡，睡眠充足，可以促进儿童青少年健康。

4. 体育锻炼　对于处在生长发育期的儿童青少年来说，体育锻炼可以全面加强各器官、系统的功能，改善大脑的控制和指挥能力，促进生长发育，使儿童青少年长得更健壮。同时，锻炼又能对紧张的学习生活进行调节，它有助于消除疲劳，改善注意力和记忆力，大大提高学习效率，而且能够促进新陈代谢，消化、吸收功能，呼吸、循环功能，神经－体液调节功能以及肌肉、关节和骨骼的发育。

5. 环境因素　不仅影响儿童健康，还会阻碍其生长发育。WHO 报告称影响人类健康导致疾病的因素中，30% 由环境因素导致，这些疾病 40% 会发生于儿童，每年 500 万以上儿童死于跟他们生活、学习、游戏等环境相关的疾病。

6. 卫生服务因素　合理的卫生服务工作能够对于处在生长发育期的儿童有实质性的帮助，构建完善的儿童青少年保健服务体系能够为成年期的身心健康奠定良好基础。

四、妇女、儿童青少年的社会卫生保健措施

妇女、儿童健康是人类持续发展的前提和基础，也是我们社会和谐、家庭幸福的基础。妇女、儿童健康指标是国际上公认的最基础的健康指标，也是衡量经济社会发展和人类发展的综合性指标。

（一）妇女的社会卫生保健措施

妇女占全国人口的半数，妇女保健工作是我国卫生保健事业的重要组成部分。做好妇女保健工作，保障妇女的身心健康和权益，关系到优生优育工作的贯彻落实，关系到中华民族素质的提高，对促进国家经济社会发展和社会文明进步具有重要意义。

1. 重视妇女保健体系的建设　明确妇女保健卫生服务体系的功能定位，应坚持以保健为中心、保健与临床相结合的发展方向，以群体保健工作为基础，面向基层、预防为主，依法为妇女提供健康教育、婚前保健、围生保健、常见病筛查、卫生信息管理等卫生服务。在现阶段，妇女保健工作需进行下列部署：①提高产科质量，普及科学接生并开展围产期保健；②定期进行妇女常见病、多发病的普查普治，留守妇女心理疏导，及时发现问题并解决，制订防治措施；③开展妇女保健心理咨询工作，以达到宣教的目的，同时，也帮助妇女正确认识和对待本身的生理性或病理性问题，促进身心健康发展。

2. 加大力度，提倡全社会参与　强化政治承诺，保障妇女卫生事业持续健康发展。各级妇女保健机构是由政府举办、不以营利为目的、具有公共卫生性质的公益性单位，是为妇女提供公共卫生和基本医疗服务的专业机构。坚持妇女保健机构的公益性质，不得以各种形式改变保健机构所有权性质，保持妇幼保健机构的稳定。

3. 加强妇女人才培养和队伍建设　充分发挥高等学校学科建设和人才培养方面的优势，加强妇女卫生师资队伍建设和学科建设，加强妇幼保健管理人员的培养，不断提高妇女卫生管理水平。

4. 建立健全妇女卫生信息系统　加强对妇女卫生信息的监督管理，逐步建立健全各级妇女卫生信息网络。要积极利用现代信息技术创新妇女卫生信息管理，充分发挥信息资源的作用，了解妇女对健康资讯、卫生服务等需求，科学建立妇女健康信息库，评估健康状况，为出台相应政策提供依据。

5. 提高妇女的地位和权利　妇女地位的改善与健康水平的提高有着密切的联系。妇女地位的体现包括：受教育权、政治地位、经济地位、法律权利和婚姻地位等方面。社会应采取更多措施，给予妇女应有的权利，提高妇女地位，如建立社会救助机构，设立妇女庇护中心，反家庭暴力维权机构，构建社会支持网络，鼓励和支持妇女走出家庭，参与社会，实现经济独立。

笔记栏

（二）儿童青少年的社会卫生保健措施

儿童时期是人生发展的关键时期。为儿童提供必要的生存、发展、受保护和参与的机会和条件，全社会儿童优先意识有待进一步加强，最大限度地满足儿童的发展需要，开发、发挥儿童潜能，将为儿童一生的发展奠定重要基础。

青少年时期又是迈向成年期的关键时期。良好的卫生保健措施是塑造青少年健康的身体、健康的心灵、健全的人格的重要途径，是步入成年期的基石。

1. 儿童青少年社会卫生保健　通过采取儿童青少年社会卫生保健措施，关爱农村留守儿童，关心孤儿成长，预防和避免儿童营养性疾病、儿童意外伤害、网瘾、儿童虐待等问题的发生，加强对儿童的健康指导和干预，主要采取三级预防：一级预防为设法从根本上消除社会问题的原因，防病于未然。具体做法包括社会性宣教、优生优育、学校心理卫生教育与咨询、举办家长学校、专业人员培训等；二级预防为早期发现、早期干预、祛病于萌芽，包括建立筛查技术方法和规程、问题儿童的指导等；三级预防为治疗疾病，减轻损害，促进康复。通过专门治疗机构治疗儿童疾病，改善所处环境。

2. 儿童青少年心理卫生保健　儿童青少年心理卫生工作是运用医学、心理学、社会学、教育学等多学科的理论方法，根据儿童青少年的身心发育规律及特点，有针对性地进行教育和训练，达到为培养他们具有健康的心理和良好的社会适应能力的目的，为成年期的身心健康奠定良好基础。因此，心理卫生保健的内容主要包括以下几方面：

（1）营造安定而愉快的家庭和学校环境：提高儿童身心健康素养水平，帮助儿童养成健康行为和生活方式。普及心理卫生知识，为教师、家长提供心理咨询，早期发现儿童青少年中的心理卫生问题，查明原因，及时采取干预措施，以获得最佳效果。

（2）改变对儿童有害的教育方式：尊重儿童、培养儿童自己解决问题的能力。使家长充分认识到溺爱、放纵、强制教育等对孩子带来的危害。

（3）开展心理行为指导：构建儿童心理健康公共服务网络。建立相应的心理咨询机构，培训学校专职心理指导教师，建立基层心理卫生服务队伍，使学校、家庭、社区密切协作，做好心理保健工作。

3. 学校健康教育　儿童青少年是学校健康教育的重点人群，应重视提高儿童青少年身体素质，全面实施国家学生体质健康标准。合理安排学生学习、休息和娱乐时间，保证学生睡眠时间和每天一小时校园体育活动。鼓励和支持学校体育场馆设施在课余和节假日向学生开放。完善并落实学生健康体检制度和体质监测制度，并建立学生体质健康档案。

学校健康教育包括：①养成良好的生活习惯，建立健康的生活方式，为终身的健康奠定良好基础；②预防各种心理卫生问题，促进心理健康发展；③开展青春期教育；④提高学生卫生科学知识水平，提高生长发育水平，使儿童青少年生长发育水平随着经济和生活条件的改善而逐年提高；⑤改变学生对待个人和公共卫生的态度；⑥培养学生的自我保健意识和能力；⑦降低常见病的患病率及各种危险因素。

我们要深入贯彻男女平等基本国策，重视妇女、儿童的健康，发展妇女、儿童事业，以保护妇女、儿童健康权益、提高妇女、儿童健康水平为目标，以贯彻实施《母婴保健法》《人口与计划生育法》和中国妇女、儿童发展纲要为核心，实现《中国妇女发展纲要（2011—2020年）》目标，促进妇女全面发展，实现男女平等。逐步完善妇幼健康法律法规，不断健全妇幼健康服务体系，持续提高妇幼健康服务质量，着力解决妇女、儿童健康突出问题，努力促进公平性和可及性。

第二节　老年人卫生保健服务

一、人口老龄化的概念与特点

目前，全球60岁以上人口约9.01亿，占世界人口的12.3%，预计到2030年，这一比例将达到16.5%。在全球范围内，60岁以上人口现已超过5岁以下儿童的人口数，到2050年，60岁以上人口数将超过15岁以下人口数。预计今后50年，全球老年人口总数将上升到20亿，占总人口的21.3%。

（一）人口老龄化的概念

老化（aging）有个体老化和群体老化双重含义。个体老化又称衰老，而群体老化又称人口老龄化。人口老龄化是指年龄结构中老年人口在总人口中所占的比重的变化。联合国规定：一个国家或地区，年满65岁及以上人口占总人口的7%以上或年满60岁及以上人口占总人口数的10%以上，则标志这个国家或地区的人口进入老年型。我国于1999年即进入了老龄化社会。根据国民经济和社会发展统计公报显示，2018年末我国60岁及以上人口占总人口的比例达17.9%，65岁及以上人口占11.9%。我国人口老龄化的趋势日益严峻，可谓是"跑步进入老龄化社会"。

（二）我国人口老龄化的特点

1. 老龄化发展迅速　65岁以上老年人占总人口的比例从7%提升到14%，发达国家大多用了45年以上的时间，其中法国130年，瑞典85年，澳大利亚和美国79年左右。中国只用了27年就完成了这个历程，并且在今后很长的一个时期内都保持着很高的递增速度，位居老龄化速度最快国家之列。

2. 老年人口规模巨大　据统计，2017年末中国60岁及以上老年人口为24090万人，其中65岁及以上老年人口为15831万人，预计2050年将达到最大值为4.37亿，之后将一直维持在3亿～4亿人的规模。

3. 地区发展不平衡　中国人口老龄化发展具有明显的由东向西的区域梯次特征，东部沿海经济发达地区明显快于西部经济欠发达地区，以最早进入人口老龄化行列的上海（1979年）和最迟进入人口老龄化行列的宁夏（2012年）比较，时间跨度长达33年。

4. 城乡倒置显著　发达国家人口老龄化的历程表明，城市人口老龄化水平一般高于农村，中国的情况则不同。目前，农村的老龄化水平高于城镇1.24个百分点，这种城乡倒置的状况预计将一直持续到2040年。到21世纪后半叶，城镇的老龄化水平才将超过农村，并逐渐拉开差距。这是中国人口老龄化不同于发达国家的重要特征之一。

5. 女性老年人口数量多于男性　目前，老年人口中女性比男性多464万人，2049年预计将达到峰值，多2645万人。21世纪下半叶，预计多出的女性老年人口将基本稳定在1700万～1900万人。

6. 老年人口呈现高龄化趋势　伴随着人口老龄化过程的是老年人口的高龄化，老年人口中80岁以上的高龄老年人所占比重将会逐步提高。到2023年，预计中国高龄老年人口将增长到3000万人，到2053年预计将超过1亿人，占中国全部老年人总数的23%。

7. 老龄化超前于经济发展水平　发达国家是在基本实现现代化的条件下进入老龄化社会的，属于"先富后老"或"富老同步"，而中国则是在尚未实现现代化、经济尚不发达的情况下提前进入老龄化社会，属于"未富先老"。

二、老年人的生理、心理特点及其健康问题

衡量老年人的健康状况应从多方面综合考虑，公认的综合健康状况应包括躯体健康、日常生活能力、心理和社会健康等。

（一）老年人的生理、心理特点

1. 老年人的生理特点　随着年龄的增长，老年人生理功能出现衰退，呈现体表外形改变，器官功能下降，机体调节控制作用降低。主要表现为全身各系统如皮肤感官、呼吸系统、循环系统、消化系统、泌尿系统、内分泌系统、生殖系统、神经系统、免疫系统、运动系统等全面生理性老化，免疫功能逐渐下降，出现诸多障碍和病变。因此，患病率及疾病的严重程度也日益增高。

2. 老年人的心理特点　进入老年期后，包括大脑在内的诸器官的功能逐渐下降，这是自然规律，所以，老年人的认知功能减退是难以逆转的。若在现实生活中遇到了"消极事件"，如配偶去世、子女分离、晚辈对自己不孝顺，儿孙在外地谋生不能和自己朝夕相处，退休后昔日的同事、下属对自己日渐疏远等，疏于对老年人的陪伴，心理健康关心往往不够，老年人找不到自己的价值所在，认为自己对社会已经没有贡献，被社会抛弃了，导致很多老年人容易出现失落、孤僻、怀旧、自卑、焦虑和抑郁等心理。

（二）老年人的健康问题

1. 两周患病率、慢性病患病率 衰老是百病之源，老年人是各种慢性病的高罹患群体。2013 年第五次全国卫生服务调查显示，全国 65 岁及以上人口两周患病率达到 62.2%，约为青少年的 13 倍。65 岁及以上老年人口慢性病患病率城市和农村分别为 89.4% 和 65.6%。

2. 老年人患病模式 老年人易患的疾病叫作"老年病"，是指人在老年期所患的与衰老有关的，并且有自身特点的疾病。通常包括以下三类：

（1）老年人特有的疾病：这类疾病只有老年人才得，并带有老年人的特征。 在老年人变老过程中，机能衰退和障碍发生，如老年性痴呆、老年性精神病、老年性耳聋、脑动脉硬化以及由此引致的卒中等。这类与衰老退化变性有关的疾病随着年龄的增加而增多。

（2）老年人常见的疾病：这类疾病既可在中老年期（老年前期）发生，也可能在老年期发生，但以老年期更为常见，或变得更为严重。它与老年人的病理性老化，机体免疫功能下降，长期劳损或青中年期患病使体质下降有关，如高血压、恶性肿瘤、老年性变性骨关节病、老年性慢性支气管炎、老年性白内障和前列腺肥大等。

（3）青中老年皆可发生的疾病：这类疾病在各年龄层都有发生，但因老年人机能衰退，同样的病变，在老年人则有其特殊性。例如，各个年龄段的人都可能发生肺炎，而在老年人则具有症状不典型、病情较严重的特点。

3. 日常生活能力 老年人在听力、语言、行走、视力等日常生活能力方面随着年龄的增长呈日益下降的趋势。其中，所患慢性病是影响老年人日常生活能力的重要因素，白内障、脑血管意外及骨关节肌肉运动系统等疾病对日常生活能力的损害尤为严重。

4. 心理、社会健康状况 心理、社会健康是全面衡量老年人健康状况的一个不可忽视的方面。随着年龄的增长，躯体健康的弱化，收入的减少，家庭、社会关系的改变，生活圈的缩小以及社会支持的减少，老年人的心理、社会健康问题日益突出。有的家庭子女在外无法满足老年人日常生活照料与精神慰藉，出现许多"空巢老人"。因此，提高老年人心理、社会健康水平应注意到其躯体健康状况、生活自理能力、家庭和社会支持等各层面的因素，家庭、社会应给予老年人更多的尊重、关心和良好的生活照顾，尤其是高龄、女性及丧偶的老年人。

三、影响老年人健康的社会因素

1. 社会支持 传统观念认为老年期是"丧失期"，被视为家庭的包袱、社会的累赘。新观念则认为老年期是生长与衰老同时发生变化的时期。到了晚年，老年人在体力上虽然减退，智力和性格也发生改变，但在学识、经验和技术等方面却更加成熟，有专长的老年人能发挥一般年轻人不能发挥的作用。老年人在退休后有相当一段时间可以从事一些力所能及的劳动。因此，要改变对老年人的消极态度（如年龄歧视、角色偏见）和老年人自己对老化的态度，积极开发、支持、鼓励和利用老年人力资源，使他们老有所为，老有所乐，增强自信，发挥潜力，再做贡献，从而提高身心健康水平。

2. 社会交往 老年人的社会交往直接影响到他们的身心健康。劳动职业活动和社会政治活动明显减少，相应的是与社会接触减少，人际交往的频率显著降低，严重的甚至可能产生与社会的脱离，于是容易产生孤独感和失落感。积极的社交活动能帮助或诱导参加者满足自己的兴趣和爱好，丰富精神文化生活，并使之保持愉悦的心理状态及较为广泛的人际关系，减少患病的机会。

3. 生活方式 随着老年人生理、心理的老化，逐渐从劳动职业生活活动中退出，这是老年生活方式最突出、最根本的特点。必然导致产生各种不同于其他年龄群体的特殊需求，满足其需求的生活活动模式随之发生变化，生活方式与健康的关系极为密切。许多老年慢性疾病都是由不良的生活方式造成的，这些疾病导致老年人死亡占老年人致死病因的 50% 以上。因此，倡导和鼓励健康的生活方式，如不吸烟、不饮酒、平衡膳食、锻炼身体等，有助于消除由不良生活方式引起的致病因素。

4. 经济收入 对经济收入的满意度是影响老年人生活幸福感的最直接因素。劳动收入的丧失或减少，从而需要依靠年金、保险、社会救济或个人资产等作为自己的收入保障。其数额一般都比以前有所降低，因而，将使消费受到一定的限制。经济满足程度低下，使老年人的经济独立性减少，而对家庭和社会的依赖性增强，对生活失去信心，增加其孤独感和对生活不幸福的感受。

5. 家庭生活 完整的家庭结构、和睦的家庭气氛有利于老年人的身心健康。家庭成为老年人生活活动的主要空间，家庭成员成了老年人人际交往的主要对象。因此，家庭生活活动的好坏，直接影响着老年人生活的质量。老年人的婚姻状况、夫妻关系与健康状况关系密切。进入老年期后会发生一些人生大事，如退休、丧偶、父母好友去世、严重病伤等。生活中的负性事件常导致老年人强烈的情绪反应。

6. 卫生服务因素 卫生保健服务在老龄工作中占有重要地位，应从微观、宏观、纵向、横向等不同层次解决老年人保健问题，使老年人不脱离社会生活，做到老有所养、老有所医，达到健康长寿的目的。

视窗 13-1   **国际老年人日**

为引起各国对人口老龄化问题的重视，1990 年 12 月 14 日，联合国大会通过决议，决定从 1991 年起将每年的 10 月 1 日设为"国际老年人日"。联合国大会还于 1991 年通过《联合国老年人原则》，确立了老年人地位的五个标准：独立、参与、照顾、自我充实和尊严。1992 年，第 47 届联合国大会通过《世界老龄问题宣言》，并决定将 1999 年定为"国际老年人年"。2002 年，第二届老龄化问题世界大会通过了《马德里老龄问题国际行动计划》，期望全世界所有人都能够有保障、有尊严地步入老年，并作为享有充分权利的公民参与社会，以回应 21 世纪人口老龄化带来的机遇和挑战，促进多年龄社会的发展。

2010 年 10 月 1 日国际老年人日的主题是"老年人和实现千年发展目标"。

2014 年 10 月 1 日国际老年人日的主题是"不丢下一个人：促进一个人人共享的社会"。

2018 年 10 月 1 日国际老年人日的主题是"礼赞老年人权卫士"。

四、老年人的社会卫生保健措施

2015 年 10 月，《中共中央关于制定国民经济和社会发展第十三个五年规划的建议》指出，"十三五"时期应对人口老龄化危机将从两方面发力：一是放松计划生育政策，提高人口出生率，降低底部老龄化压力；二是增加与养老相关的服务业供给，满足老龄人生活与精神层面的需求。全面建成以居家为基础、社区为依托、机构为补充的多层次养老服务体系。完善养老信息服务网络，建设居家养老服务信息平台。

1. 提高对健康老龄化的认识 加强舆论宣传和引导，强调中国人口老龄化趋势加快的严峻性，对社会经济发展影响的紧迫性，以及实施健康老龄化战略的重要性，将实施健康老龄化战略纳入国民经济和社会发展中的长期规划。提出主要包括"老有所养、老有所医、老有所为、老有所学、老有所教、老有所乐"健康老龄化战略内涵，这是促使经济社会可持续发展的重要内容，是解决好中国人口老龄化问题的主体思路。

2. 完善城乡老年人医疗保障制度 建立和完善老年社会福利保障体系，养老保险、医疗保险、老年社会福利和老年社会救济。健全完善农村养老服务体系，探索建立长期护理保险制度。培育发展为老年人服务的社会组织，加大困难老年人社会救助力度。针对老年常见病、多发病、慢性病等大额医疗费用纳入社会统筹基金支付范围，提供更有效的保障，进而提高老年人的健康状况。

3. 发展老年医疗卫生服务 国家鼓励有条件的大中型医疗机构开设老年病专科或老年病门诊，积极为老年人提供专项服务。根据区域卫生规划，建立能够提供老年病防治、老年康复和临终关怀等服务的医疗卫生服务机构。各地医疗机构普遍为 70 岁以上老年人提供了挂号、就诊、取药以及住院等方面的优先优惠服务。把实施爱心护理工程，加快发展面向高龄病残老年人的护理服务设施纳入规划重点。

4. 开展老年社区卫生服务 老年社区卫生服务的战略重点应该是倡导健康行为，加大慢性病防控。推动各地把老年医疗保健纳入社区卫生工作重点，建立健全老年保健网络，建立以家庭养老为基础，社区养老服务网络为辅助，公共福利设施养老手段为补充，社会保险制度为保障的居家养老体系，推进医疗卫生与养老服务相结合，开展老年保健、医疗护理和康复等养老健康服务，努力为老年人提供安全、有效、便捷、经济的卫生服务。

5. 开展老年健康教育　老年健康教育的内容包括卫生常识、食品卫生、中毒抢救、外伤护理、自身保健和性知识等，促使老年人自觉地采取有益于健康的行为和生活方式，增强老年人自我保健意识，提高心理调适能力，消除或减轻影响健康的危险因素，预防疾病、促进健康，改善老年群体的预期寿命，从精神、身体、社会交往等方面保持健康良好的状态，从而实现健康老龄化。

第三节　残疾人卫生保健服务

目前全世界残疾人口总数约为 6.5 亿人，占世界人口的 1/10，其中 1/3 为儿童，4/5 在发展中国家。根据 2017 年中国残疾人事业发展统计公报，我国有各类残疾人口达 8500 多万，其中持证残疾人近 3000 万。

一、残疾的概念、分类及残疾人特点

（一）残疾的概念及分类

1. 残疾（disability）　指人的身心功能缺陷，包括不同程度的肢体残缺、活动障碍、体内器官功能不全、精神和行为异常以及智能缺陷等。

2. 残疾的分类　WHO 将残疾分为三类：

（1）缺损（impairment）：是指由于损伤、疾病或发育上的缺陷，造成身体组织或功能不同程度的缺陷，身体、精神和智力活动受到不同程度的限制，对独立生活有不同程度的影响，但生活上仍能自理。

（2）残疾（disabilities）：当缺损严重至不能独立进行日常生活的主要活动（如穿衣、洗漱、进食、行动、语言交流）时，称为残疾。残疾是以功能为导向的概念，根据活动的完成情况反映缺损的后果，被认为是一种在个体水平上的障碍。

（3）残障（handicaps）：由于残疾程度严重，心身功能严重障碍，不但个人生活不能自理，而且影响到参加社会活动和工作，称为残障。

（二）残疾人的概念和生理、心理特点

1. 概念　残疾人（the disabled persons）是指在心理、生理、人体结构上，某种组织、功能丧失或者不正常，全部或者部分丧失以正常方式从事某种活动能力的人（《中华人民共和国残疾人保障法》第二条的规定）。包括视力残疾、听力残疾、言语残疾、肢体残疾、智力残疾、精神残疾、多重残疾和其他残疾的人。

2. 残疾人的生理特点　残疾人生理功能特点有两种假说：①缺陷假说，即残疾人由于存在某一方面的形态或功能障碍，会影响整个身体的全面发育，使之迟缓而不及健全人；②补偿假说，即由于存在某一形态或功能障碍，而使身体其他部分的生理功能发生补偿性发达。

3. 残疾人的心理特点　主要有：①自卑感：由于身体缺陷使他们遭遇歧视，产生自闭心理，久而久之使他们与世界形成"隔离墙"；②情绪不稳定，敏感多疑：对于称呼过度敏感，造成多疑的性格；③固执己见：其思维方式呈明显的片面性，往往表现出固执偏见的性格特征；④孤独感：残疾人普遍存在的情感体验，由于活动场所少，交流对象有限，随年龄增长孤独的体验会日益增强。

视窗 13-2　　　　　解读《国家残疾预防行动计划（2016—2020 年）》

2016 年 9 月，国务院办公厅印发《国家残疾预防行动计划（2016—2020 年）》，对加强残疾预防，有效减少、控制残疾的发生、发展做出部署。

《行动计划》指出，残疾预防与个人健康、家庭幸福、经济社会健康发展息息相关。要以维护人民群众健康、保障经济社会健康发展为根本出发点和落脚点，坚持关口前移、预防为主、重心下沉、全民动员、依法推进、科学施策，努力提高全社会残疾风险综合防控能力，有效控

制和减少残疾发生。到 2020 年，残疾预防工作体系和防控网络更加完善，全社会残疾预防意识和能力显著增强，可比口径残疾发生率在同等收入国家中处于较低水平。

1. 有效控制出生缺陷和发育障碍致残　孕前健康检查率达 80% 以上；逐步实现怀孕妇女孕 28 周前在自愿情况下至少接受 1 次出生缺陷产前筛查；产前筛查率达 60% 以上；普遍开展新生儿疾病筛查，逐步扩大疾病筛查病种和范围。广泛开展新生儿访视、营养与喂养指导、生长发育监测、健康咨询与指导，建立新生儿及儿童致残性疾病和出生缺陷筛查、诊断、干预一体化工作机制，提高筛查覆盖率及转诊率、随访率和干预率。新生儿及儿童残疾筛查率达 85% 以上，干预率达 80% 以上。

2. 着力防控疾病致残　有效控制传染性疾病、地方性疾病致残，加强慢性病和精神疾病防治，适龄儿童国家免疫规划疫苗接种率达 90% 以上，控制和消除重大地方病的县（市、区）达 95% 以上。

3. 努力减少伤害致残　加强安全生产监管，生产安全事故发生起数、伤亡人数均下降 10%；加强道路交通安全管理，道路交通万车死亡率下降 6%；加强农产品和食品药品安全监管，加强饮用水和空气污染治理干预，增强防灾减灾能力，减少儿童意外伤害和老年人跌倒致残。

4. 显著改善康复服务　建立残疾儿童康复救助制度，制订残疾人基本康复服务目录，实施精准康复服务行动，开展残疾人辅助器具个性化适配，残疾人基本康复服务覆盖率和基本型辅助器具适配率达 80% 以上。

《行动计划》强调，要加强组织领导，将残疾预防工作纳入经济社会发展总体规划及相关政府部门工作职责；要健全法规政策，加强相关领域立法，完善相关技术规范和标准；要完善服务体系，形成综合性、社会化的残疾预防服务网络；要优化支持政策，引导社会力量参与；要加强科研工作，提升残疾预防大数据利用能力，建立统一的残疾报告制度，推进残疾预防综合试验区试点；要加强宣传教育，推动设立"全国残疾预防日"，提高残疾预防意识。

二、影响残疾人健康的社会因素

1. 经济来源及就业情况　一方面生产力水平和受教育程度限制了残疾人的职业范围；另一方面残疾人对福利和保障的要求高于常人，这些因素都影响着残疾人的就业。就业困难，势必影响其经济来源，从而进一步影响其健康状况。

2. 家庭与婚姻　家庭的幸福和谐是社会安定团结和繁荣发展的基石。由于残疾人的特殊性，他们的婚恋、生育、家庭生活，都较健全人更为困难。一方面他们的配偶、父母和子女，都不同程度地承担着残疾人所造成的精神和经济压力；另一方面残疾人作为家庭中的一员，在完成其家庭职能（如生育子女、抚养孩子、赡养老人）等方面存在一些客观的困难，导致他们在家庭中的地位低下，这些都在一定程度上影响了残疾人群的健康状况和生活质量。

3. 社会环境　影响残疾人健康状况的社会环境因素主要是指无障碍环境。无障碍环境是残疾人参与社会生活的基本条件，包括物质环境、信息和交流的无障碍。现实生活中，生活环境的障碍，尤其是物理性障碍，给各类残疾人造成了极大的困难。同时，在一定程度上也影响了残疾人的健康状况。

4. 法律保障　联合国和其他国际组织长期以来都十分重视残疾人的权利问题，先后制定了《关于残疾人的世界行动纲领》《残疾人权利国际公约》，该公约保护全世界 6.5 亿残疾人的人权。

我国有关残疾人的专门立法有《中华人民共和国残疾人保障法》（1990 年颁发、1991 年实施）、《残疾人教育条例》（1994 年颁布并实施）。此外，在宪法、选举法、民法、劳动法等三十五部法律法规中都有对于残疾人给予特殊保护的规定。

国务院决定自 2017 年起，将每年 8 月 25 日设立为"残疾预防日"。我国"十三五"时期全面推进《加快推进残疾人小康进程规划纲要（2016—2020 年）》，已于 2016 年 1 月 1 日起全面实施困难残疾人生活补贴和重度残疾人护理补贴制度。两项补贴制度将成为首个全国性残疾人专项福利补贴制度，预计可以使 2000 万人次的困难和重度残疾人受益，有效改善 5000 多万残疾家庭的生活质量。这项制度的实施对加快推进残疾人同步进入小康社会具有重要意义。

5. 行为生活方式因素　日常行为生活方式对残疾人健康具有重要影响。

6. 卫生服务因素　残疾不但给病人本人及家庭带来较大痛苦，而且也增加了家庭和社会的负担。残疾人作为一个特殊的群体，其卫生服务需要明显高于普通人。

三、残疾人的社会卫生保健措施

为了实现残疾人享有平等机会和重返社会的目标，必须采取多种康复和社会保健服务，促进残疾人群健康，实现残疾人"平等、参与、共享"的崇高目标。

（一）残疾人保健的目标和策略

1. WHO 对残疾问题的主要策略方针　在卫生部门内外，通过采取减少缺损发生的各种措施来预防残疾。如果出现缺损，应采取措施减轻缺损的严重程度，或推迟伤残和残障的发生；根据初级卫生保健的原则，积极开展康复治疗。以基层医疗卫生机构为基础的康复服务，能为残疾人提供最基本的保健，要成为国家社会经济发展规划的一个组成部分。

2. 我国残疾人工作的目标　创造良好的物质和精神条件，使残疾人成为社会平等的一员，享有全面参与社会生活的权利，履行公民义务，共享经济发展所带来的物质文化成果。

为了实现这一目标，首先，必须发挥残疾人的潜能，采取必要的社会措施，通过医疗、教育、心理、社会的以及其他手段，使残疾人的功能和能力得到补偿，以健康的心态和良好的素质适应社会的需求；其次，社会必须在医疗领域、教育领域、职业领域或社会领域通过具体的政策、法规和措施，向残疾人提供帮助，使残疾人能平等地参与社会活动。

（二）残疾的预防措施

实施《国家残疾预防行动计划（2016—2020 年）》，建立、完善残疾预防工作机制，卫生计生、民政、残联等部门协调配合，分工落实残疾预防工作任务。各级政府残疾人工作委员会负责做好《国家残疾预防行动计划（2016—2020 年）》执行情况的考核监督。

建立残疾预防综合试验区，开展残疾预防综合试点工作，探索完善残疾筛查、评定、报告及干预一体化工作机制，开展残疾预防方法技术评价，研究完善相关工作规范。

利用"爱耳日""爱眼日""精神卫生日""助残日"等宣传节点，针对遗传、疾病、环境、意外伤害等主要致残因素，广泛开展残疾预防宣传教育活动。

（三）残疾人康复服务

制定残疾人基本康复服务目录，以残疾儿童、持证残疾人为重点，实施精准康复服务，确保残疾人"人人享有基本康复服务"。完善多层次的残疾人康复保障政策，将残疾人健康管理和社区康复纳入国家基本公共服务清单，将社区医疗康复纳入社区卫生服务，建立 0 ～ 6 岁儿童残疾筛查工作机制。健全多元化的残疾人康复服务体系，实施残疾人精准康复服务，提升残疾人康复服务专业化水平，不断加强残疾预防，普遍满足城乡残疾人的基本康复服务需求。

1. 专业康复（institute based rehabilitation，IBR）　是指集中专门的康复专业人才和利用较复杂、先进的设备，通过临床治疗和康复功能评估及各种康复方法，在康复医学研究所、康复医学中心、综合医院中的康复医学科、大型职业康复中心、特殊教育部门等机构进行的康复工作。通过医学专业康复可以使功能障碍者最大限度地改善并补偿其功能，获得最大限度的自理能力，为入学、就业、参与社会生活打下良好的基础。

2. 家庭康复（family based rehabilitation，FBR）　残疾人经常需要别人帮助其施行日常行为功能，加之许多残疾人多是独居或大部分时间被单独留在家中，因此，进行家庭功能训练是十分重要的。有证据表明，在专业人员的监督下，由家属或其他非专业人员在家训练残疾人的自我保健及康复，其身体效果与专业人员直接训练一样，而心理效果则更佳。

3. 社区康复（community based rehabilitation，CBR）　是一种在一定社区范围内对各类残疾人提供服务的新途径，是包括医疗、社会、职业、教育和心理的综合服务。社区康复能调动社会各个方面（包括残疾人家属的积极参与）来共同关爱、帮助残疾人，是残疾人社会保健的重要组成部分，是实现残疾人基本康复的重要途径。

第四节　流动人口卫生保健服务

> 视窗 13-3　　　　　　　《中国流动人口发展报告 2018》内容概要节选
>
> 　　国家卫生健康委员会于 2018 年 12 月发布了《中国流动人口发展报告 2018》（以下简称《报告》）。《报告》回顾了改革开放 40 年来我国人口流动迁移的历程，对流动人口在新时代的新特征、新趋势进行了分析。同时，《报告》基于近年来国家卫生计生委组织的全国流动人口动态监测调查数据，围绕主要城市群流动人口发展状况，流动人口及留守儿童卫生健康、稳定居留与返迁状况等方面，形成了相关研究成果。
>
> 　　《报告》包括改革开放 40 年人口流动迁移、人口流动迁移和城镇化、区域人口流动迁移、流动人口重点人群、流动人口医疗卫生服务、农村留守儿童健康关爱等六个专题，流动人口共享改革发展成果的理念越发深入人心。
>
> 一、改革开放 40 年来我国流动人口政策调整经历了三个阶段
>
> 　　第一阶段：1984 ～ 2002 年，逐步放开阶段。
>
> 　　第二阶段：2003 ～ 2012 年，公平理念的提出及贯彻阶段。
>
> 　　第三阶段：党的十八大以来，全面推进市民化阶段。
>
> 二、我国流动人口规模在经历长期快速增长后开始进入调整期
>
> 　　20 世纪 80 年代以来，我国流动人口规模的变动过程大致可以分为三个时期：
>
> 　　第一个时期是 20 世纪 80 年代初期至 90 年代初期，随着《关于农民进入集镇落户问题的通知》的发布，国家放宽了对农村人口进入中小城镇就业生活的限制，促进了农村人口的乡城转移；第二个时期是 1990 ～ 2010 年，流动人口规模以更快的速度增长；第三个时期是 2010 年以来至今，这段时期相对缓慢。
>
> 三、人口流动促进了人口红利的实现
>
> 　　在改革开放的过程中，大量农村剩余劳动力进入城市，人口从低效率产业向高效率产业、从低工资就业岗位向更高工资就业岗位转移，在微观上增进了抚养家庭的能力，在宏观上促进了社会财富的积累。
>
> 　　从产业配置的角度来看，人口从农业向制造业和服务业的转移有利于产业结构的优化，促进产业结构升级，从而有利于释放人口红利；从资源区域配置的角度看，人口从劳动密集型产业为主的地区向资本和技术密集型产业为主的地区流动有利于区域产业协同发展，从而促进经济增长。
>
> 四、老年流动人口数量持续增长，儿童流动人口规模近年来有所下降
>
> 　　老年流动人口规模在 2000 年以后增长较快，从 2000 年的 503 万人增加至 2015 年的 1304 万人，年均增长 6.6%。老年流动人口的比例由 2000 年的 4.9%，增长到 2015 年的 5.3%，期间增幅较小。
>
> 　　流动儿童的快速增长始于 20 世纪 90 年代，从 1990 年的 459 万人增加至 2000 年的 1982 万人，增加了 3 倍以上；2000 ～ 2010 年继续快速增加，2010 年增加至 3581 万人，增幅高达 40% 以上，全国儿童中流动儿童的占比上升至 12.8%。2015 年的人口抽样调查结果表明，流动儿童规模较 2010 年下降了 155 万人，降幅为 4%，但全国儿童中流动儿童的占比基本保持不变。与此同时，留守儿童健康问题值得关注。

一、流动人口的概念与特征

（一）流动人口的概念

流动人口（floating population）是指人们在没有改变原居住地户口的情况下，到户口所在地以外的地方从事务工、经商、社会服务等各种经济活动，但排除了旅游、上学、访友、探亲、从军等情形。至于在多大的空间、时间范围的人户分离才算流动人口，则要根据实际工作来确定标准。是在中国户籍制度条件下的一个概念，随着工业化、城镇化的快速发展，中国已经进入了人口流动迁移最为活跃的时期。

国际上，类似的群体被称为"国内移民"（internal migration），国外一般称为人口流动。流动人口根据流动性可以分为常住流动人口和短期流动人口，常住流动人口一般指在该地区居住较长的一段时间（如 5 年）。最近几年，我国劳动力，尤其是农民工有从东部沿海地区向中西部地区回流的现象，劳动密集型产业和资源密集型产业向中西部地区转移，劳动力伴随产业流动的过程也将会再次优化人力资本在区域间的配置。

（二）流动人口的特征

1. 规模　从 2015 年开始，流动人口规模发展出现新的变化。全国流动人口规模从此前的持续上升转为缓慢下降，2018 年末国家统计局公布全国流动人口总量为 2.41 亿人。

2. 年龄结构　流动人口的平均年龄在不断上升，老年流动人口数量持续增长，儿童流动人口规模近年来有所下降。

3. 性别结构　性别构成与城市产业结构有关，男性（特别是中青壮年男性）多于女性。在工矿业城市中，流动人口以青壮年男性为主，而在轻型化的产业城市中，男女比例基本平衡。女性则多是由联姻、升学等方式流入城市，所占比例较小。

4. 文化结构　在流动人口中其中的一小部分是大学毕业后进入大城市，但绝大多数外来人口文化层次较低，流动人口文化程度以初中毕业为主，约占流动人口的 1/2 以上，相对于流入地文化层次较低，但远远高于流出地农村人口的文化水平。

5. 就业结构　流动人口一般是在城市非正规部门就业，以务工、经商和社会服务为主要职业。流动男性大部分工作在建筑工地或工厂；流动女性（更多的单身女性）大部分工作在私营企业的娱乐场所或商业部门。高中及以上学历失业比例高，小学及以下学历失业时间长，就业技能培训针对性不强，两者在城市产业升级过程中，难以找到合适的工作。

6. 家庭结构　调查表明，近九成已婚新生代流动人口是夫妻双方一起流动，而且是配偶、子女共同流动占 60%，越来越多的流动家庭开始携带老人流动。相应地，在户籍地出生的比例明显下降。全面"二孩"政策实施后，采取更加简便易行的登记制，流动人口在现居住地生育的数量会大幅度上升。

7. 经济基础　与流入地劳动力收入相比，流动人口以低收入人群为主。此外，流动人口收入存在明显的区域差异。经济发达地区流动人口月均收入略高于中西部欠发达省份流动人口收入。因工资较低，限制其社会保险参保率，约束其在城市消费。

8. 权益保障　户籍与教育、医疗、社会保障等挂钩。

9. 居留稳定　根据最新的调查，流动人口的居留稳定性增强，融入城市的愿望强烈。2014 年，流动人口在现居住地居住的平均时间超过 3 年以上的占 55%，5 年以上的占 37%，半数以上流动人口有今后在现居地长期居留的意愿，打算在现居住地继续居住 5 年及以上的占 56%。

二、流动人口的健康问题

（一）妇幼健康

由于受经济状况及医疗保障制度的制约，流动人口卫生保健服务利用低于常住人口，孕产妇死亡率及围生儿死亡率都明显高于常住人口，流动儿童计划免疫率低，大部分在 85% 以下，"单苗"及"四苗"覆盖率不足 50%，易造成传染病的流行。

（二）精神健康

流动人口常面临生存环境恶劣、工作压力大、流水线单调紧张的节奏、就业难、子女入学难、精神生活匮乏、恋爱婚姻等诸多难题，缺乏社会支持，导致各种负面心理情绪，可能成为精神疾患诱发的原因，在流动人口中出现心理障碍、犯罪事件等问题越来越多。

（三）传染病

目前，人类的疾病谱已由传染病转向慢性非传染性疾病为主，但近年来，城市中诸如结核、性病、疟疾等传染病死灰复燃，流动人口作为一个特殊人群，是传染病暴发流行的高危人群。因人口流动与传染病传播因素相结合，导致了传染病的加速传播。通常传染病的流行从外来人员中开始，然后导致当地居民的发病，并波及市区、郊县，加重流行强度。

1. 肠道传染病 流动人口缺乏基本的卫生设施，容易导致各类肠道传染病的发生和流行。特别是部分流动人口未达到健康体检合格的标准，用十分简陋的设备在不符合卫生条件的场所中加工、销售食品，使肠道传染病通过不洁食物传播。病种以细菌性痢疾、病毒性肝炎为主。

2. 呼吸道传染病 流动人口居住工作环境通风不良，是造成或加剧肺结核、麻疹、流感、水痘等呼吸道疾病传播的重要因素。特别是流动人口卡介苗接种率较低，机体对结核病缺乏特异性免疫力，使肺结核的发病率和患病率长时间处于较高水平。另外，流动人口结核病人不规则治疗，导致继发耐药比例增高，也成为结核病控制效果趋缓的重要因素。

3. 虫媒传染病 流动人口的居住场所蚊虫滋生地多，加上有些外来民工本身来自疫区，又缺乏自我保护意识，不备蚊帐等防蚊用品，容易引起疟疾暴发。

4. 性传播疾病 流动人口是性传播疾病的主要传媒。男性流动人口，大多正值青壮年性活跃期，因处于独身或夫妻两地分居状态，精神文化生活单调，导致不安全性行为较为活跃，成为性传播疾病的重要群体。女性流动人口经济来源不稳定，容易在经济利益驱动下，间接成为性传播疾病的高危人群。此外，流动人口文化程度较低，缺乏相关性传播疾病的防治知识，使经性途径传播性病和艾滋病处于较高危险的水平。

三、影响流动人口健康的社会因素

1. 社会经济状况 社会经济水平直接影响到其他因素，如健康知识水平、卫生服务的可及性等，这些因素与健康密切相关。此外，文化程度也是影响流动人口健康的因素，可能的原因是较高的文化程度和收入者更注重自己的健康，有能力投资自己的健康，可以获得更多的卫生资源。

2. 社会环境 社区的治安、噪声、体育设施以及图书馆等社区环境与流动人口自评健康有很大的相关性。

3. 社会支持 与健康尤其是心理健康之间存在着很大的联系。流动人口作为一个特殊的群体具有高度流动性这一特征，一旦从一个地方到另一个地方，就会失去其原有的社会支持与网络，在适应新环境中可能会出现一系列的心理问题。

4. 社会歧视 歧视是流动人口的健康危险因素，他们在找工作、住房、教育和医疗卫生方面得到歧视，可影响其生活质量，容易引发一系列心理问题，甚至导致酗酒、吸烟等不良健康行为。

5. 社会政策 社会政策在维护人群健康及其公平性方面发挥重要作用。然而，目前的卫生健康政策大多数是针对户籍人群，没有把流动人口纳入，造成流动人口政策保护方面出现真空地带。

四、流动人口的社会卫生保健措施

（一）政府重视，政策支持

目前，中国没有制定流动人口管理的法规，流动人口管理的法规主要是省市。提高流动人口的健康水平，需要全社会参与，并采取有效的社会卫生措施，包括立法、提高流动人口经济、政治地位，改善流动人口生活条件，特别是流动人口中的妇女、儿童应给予特别关注。

近年来，国家站在了解决三农问题的高度上对待流动人口问题，提出了合理引导农民工流动；

强调公平合理对待务工经商人员，一视同仁；强调人权意识，对流动人口的管理要尊重人权。国务院颁布的《中国妇女发展纲要（2011—2020 年）》中针对流动人口妇女提出的主要措施是："加强流动妇女卫生保健服务。完善流动妇女管理机制和保障制度，逐步实现流动妇女享有与流入地妇女同等的卫生保健服务。加大对流动妇女卫生保健知识的宣传力度。"《中国儿童发展纲要（2011—2020 年）》中针对流动人口儿童提出的主要措施为："采取有效措施，努力解决流动儿童入园问题。确保受人口流动影响儿童平等接受义务教育。"政府工作报告中提出，要加快推进户籍制度改革，有序推进农业转移人口市民化，逐步实现城镇基本公共服务覆盖常住人口，为人们自由迁徙、安居乐业创造公平的制度环境。

（二）提供相应的保健服务

将流动人口纳入社区卫生服务范围，一方面为流动人口提供和城镇居民相同的卫生待遇；另一方面结合流动人口的特征和健康状况，提供有针对性的保健服务。服务的主要内容应该包括以下几个方面：

1. 健康教育　流入地的社区卫生服务中心（站）应有计划、有针对地开展宣传教育工作。把传染病与职业病防治的宣传和普及作为科普知识宣传的重要内容。通过教育，使流动人口掌握基本的预防保健常识和适合自己的保健方法。

2. 传染病的健康保健　为流动人口建立健康档案，严格执行《传染病防治法》，发现法定病例及时上报，防止疾病的扩散，特别要注意性传播疾病。社区卫生服务中心（站）协助流动人口做好传染病的防护，尤其要做好高危人群（特殊服务从行业者以及药瘾者等）的健康保健。

3. 职业病的健康保健　督促用人单位为劳动者建立职业健康监护档案，定期进行职业病相关检查。做到早发现、早诊断、早治疗。如督促粉尘工人定期进行胸片检查，指导职业病病人的康复治疗。

4. 妇幼健康与计划生育　社区卫生服务中心（站）应平等地对待流动人口中的妇女、儿童，做好妇女的生殖健康保健以及外来儿童的免疫规划工作。同时，为流动人口育龄群众提供基本的生殖保健服务和避孕节育措施的"知情选择"。

（三）完善流动人口的社会保障制度

现阶段国家公共卫生服务提供不足，流动人口预防保健需求无法得到满足。需要将流动人口的预防保健需求纳入社会保障制度中。同时，完善流动人口的大病保障，有助于提高流动人口抵抗大病风险的能力，避免流动人口因病致贫以及因贫不治的现象。

（四）开展疾病监测、加大卫生监督力度

辖区卫生部门定期在流动人口中开展流行病学调查研究，掌握流动人口卫生防疫管理中的薄弱环节和影响疾病流行的危险因素，及时采取切实可行的措施。在流动人口集中的地方增设传染病监测点，及时掌握疫情动态。建立流动人口疫情报告系统，及时开展疫点处理。掌握流动人口中的儿童计划免疫基本情况，及时给予补种或常规接种。按照《传染病防治法》《食品卫生法》《职业病防治法》开展经常性的监督执法工作，有效控制和消除传染病以及职业病发生和流行的隐患。

Summary

1. This chapter elaborates the relevant contents of the social vulnerable groups, focusing on the physiological and mental health status of some vulnerable groups, such as women, children and adolescents, the aged, the disabled and the floating population, as well as the social factors affecting their health, and puts forward pertinent social health care measures and health policies, so as to promote the improvement of the health level of the people.

2. Women have special health care needs in different life cycle. Children and adolescents are in a vigorous stage of growth and development. Psychological development is a process from immaturity to maturity. The health status of women, children and adolescents and their education level are related

笔记栏

to the improvement of national quality and social development and progress. We should gradually improve laws and regulations on maternal and child health, constantly improve the maternal and child health service system, continuously improve the quality of maternal and child health service, focus on solving outstanding problems of women and children health, and strive to promote fairness and accessibility.

3. The implementation of healthy aging strategy will be incorporated into the long-term planning of national economic and social development to meet the needs of the elderly people at the life and spiritual level. A multi-level old-age services system based on home, community and institution will be built in an all-round way. This paper puts forward the strategic connotation of healthy aging, which mainly includes "providing for the aged, providing medical services for the aged, doing for the aged, learning for the aged, teaching for the aged and enjoying the aged".

4. Disability prevention is closely related to personal health, family happiness and healthy economic and social development. In order to make the disabled become equal members of society and realize the goal of equal opportunities and social reintegration for the disabled, we must adopt various rehabilitation and social health services to promote the health of the disabled and realize the lofty goal of "equality, participation and sharing" for the disabled.

5. Improving the health level of the floating population requires not only the attention and support of the government, but also the participation in the whole society, taking effective social health measures, improving the social security system, including legislation, improving the economic and political status of the floating population, improving the living conditions of the floating population, carrying out monitoring and intensifying supervision. In particular, migrant women and children should be given special attention.

【思考题】

1. 一般学术界是如何界定社会弱势群体及其分类的？
2. 影响儿童青少年健康的社会因素主要有哪些？
3. 简述保护妇女健康的主要社会卫生措施。
4. 简述针对我国人口老龄化的社会卫生保健措施。
5. 流动人口的社会医学问题有哪些？

（金　喆）

第十四章 慢性病的社会医学防治

【学习目标】

通过本章的学习，掌握慢性病三级预防策略以及慢性病管理基本措施；熟悉慢性病管理框架，慢性病防控全球行动计划以及我国慢性病防治基本策略；了解慢性病的流行情况、社会危害以及几种主要慢性病的防治措施。

> **案例 14-1   多方协作推进我国慢性病防治**
>
> 近年来，人民群众慢性病疾病负担日益沉重，成为影响国家经济社会发展的重大公共卫生问题。慢性非传染性疾病是我国居民的最重要死因，死亡构成比从 1973 年的 53% 上升到了 2012 年的 86.6%，重大疾病病人均医疗费用支出普遍超出了家庭收入的 40%，重大疾病防控与慢性病管理的压力加大。一份来自世界银行的中国慢性病流行趋势调研报告显示，2005～2015 年心血管疾病、中风和糖尿病给中国造成 5500 亿美元的经济损失，如果不改善慢性病应对策略，慢性病带来总体经济损失将非常巨大。反之，中国如果能够在 2010～2040 年间将心血管疾病死亡率每年降低 1%，其产生的经济价值相当于 2010 年国内经济生产总值的 68%，或多达 10.7 万亿美元。
>
> 慢性病防治工作引起社会各界的高度关注。国务院办公厅 2017 年 1 月发布的《中国防治慢性病中长期规划（2017—2025 年）》对慢性病防治工作进行了部署，将改善医疗质量、提高居民健康期望寿命、提升慢性病规范管理率与达标率、降低重大慢性病过早死亡率等作为核心目标。对此，我国将进一步推进"三医联动"政策的实施，强化医保的引领作用和对慢性病防治的促进作用。加强慢性病治疗药物使用管理和实施合理用药，对于改善高血压等基础慢性病的防治状况意义重大。借助健康保险，可促使慢性病管理得以持续而高效的开展，也能促进健康保险服务提质又控费。加快形成"三甲指导、基层实施、远程会诊、双向转诊"的联动机制，通过合作确保慢性病病人临床管理的连续性和有效性，真正实现慢性病服务下基层的社区卫生服务功能。
>
> 问题：
>
> 1. 为什么慢性病会成为影响国家经济社会发展的重大公共卫生问题？
>
> 2. 慢性病有哪些防治途径？

随着人类社会经济的发展，人民生活水平的提高和人口老龄化进程的加快，慢性非传染性疾病（non-communicable diseases，NCDs）简称"慢性病"已经成为 21 世纪全球最紧迫的公共卫生问题之一，给世界范围内人们的健康和生活带来了巨大的影响。随着我国工业化、城镇化、人口老龄化进程的不断加快，居民生活方式、生态环境、食品安全状况等对健康的影响逐步显现，慢性病发病、患病和死亡人数不断增多，群众慢性病疾病负担日益沉重，慢性病已成为严重威胁我国居民健康的重大公共卫生问题。若不及时有效控制，将会严重影响国家经济社会的发展。

第一节 慢性病的概述

一、慢性病的概念

慢性病是一类病因复杂，缺乏确切传染性生物病因证据，起病隐匿，病程较长且病情迁延不愈的疾病的总称。WHO 对慢性病的表述为是指不构成在人与人之间的传播，病情持续时间长、发展缓慢的疾病，主要包括心脑血管疾病、癌症、慢性呼吸系统疾病、糖尿病。我国学者对慢性病的定义陈述为是一类起病隐匿，病程长且病情迁延不愈，缺乏确切的传染性生物病因证据，病因复杂，且有些尚未完全被确认的疾病的概括性总称。慢性病通常是指上述具有高发病率、高死亡率和高致残率的慢性非传染性流行病。对带传染性的慢性病，如慢性病毒性肝炎、肺结核等，对人群的危害也很大，防治形势也很严峻，也是社会医学研究的重要内容之一。

按发病过程及其预后，疾病可分为"急性病"和"慢性病"。急性病发病过程通常是迅速且短暂的，如大多数急性传染病、急性感染，经及时、适当的治疗后，身体能较快恢复正常，但也可能因病情恶化而死亡。慢性病的病程缓慢、逐渐加重，其病理变化常具有退行性、不可逆性，严重者可引起功能障碍而需要长期的治疗、保健和康复，也可能导致死亡（表14-1）。

表 14-1　慢性病与急性传染病的区别

区别点	慢性病	急性传染病
病因	病因不明确，与多种因素有关	有特异性的生物学病因
病因预防	必须采取综合性的预防干预措施，直接效果不明确，需要长时间评价、观察	特异性预防有效，直接效果明确，迅速、可测量
发病机制	复杂、不易阻断	相对单纯、容易阻断
病程及所需要的卫生服务	病程长，甚至终生带病，需要连续性的预防、保健、康复、健康管理服务	病程短，治愈或死亡，所需服务时间较短
传播	多无传染性，人群预防与个人预防结合，但效果尚不突出	具有传染性，人群预防的效果、效益极佳，预防手段以公共卫生人员和政府的行为为主
预后	多器官、多系统损害，需要连续性、综合性的康复服务	多数后遗症少，需要单一的躯体功能康复

1987年，美国慢性病委员会首先提出，具有以下一种或一种以上特征的疾病可视为慢性病：①患病时间是长期的；②病后常留下功能障碍；③疾病的原因常可引起不可逆的病理变化；④因病情不同，需要不同的医疗处置；⑤因病情差异需要不同的康复训练。

慢性病的发生与许多危险因素相关，多为几种危险因素综合作用的结果。目前，普遍认为吸烟、有害性饮酒、不健康饮食、脂肪摄入过多、蔬菜和水果摄入不足、长期静坐、体力活动少、超重/肥胖、高血压、家族遗传史、精神紧张、心理不适应、环境污染与职业危害等危险因素可导致慢性病的发生。慢性病的危险因素可概括为四类：①环境危险因素；②心理、行为危险因素；③生物遗传危险因素；④医疗卫生服务中的危险因素。根据危险因素的可控性可分为两类：一是可改变的危险因素，如吸烟、有害性饮酒、不健康饮食、缺乏体力活动、超重、不良心理状态等；二是不可改变的危险因素，如年龄、性别、遗传等。吸烟、有害性饮酒、不健康饮食和缺乏体力活动是全球范围内造成多种慢性病的四大行为危险因素，而血压升高、血糖升高、胆固醇升高、超重/肥胖是导致慢性病的四种主要生物危险因素。

慢性病防治远超出临床研究范围，需要应用公共卫生，尤其是社会医学的理论与方法，研究生物、心理、社会等因素与个体及群体在慢性病发生、发展中的相互关系及其防治规律，制定综合的社会卫生策略与措施以及健康管理方法，降低和控制慢性病对人群的身心健康和社会活动能力的危害，提高人群的健康水平和生命质量。

二、慢性病的流行病学

（一）慢性病的人群分布

我国的慢性病患病人数逐年增加，患病率呈持续上升趋势。2013年的国家卫生服务调查结果显示，男性患病率为31.0%（城市35.5%、农村26.6%），女性为35.0%（城市37.7%、农村32.3%）。各类地区女性慢性病患病率均高于男性，城市地区女性慢性病患病率比男性高12.9%，农村地区女性慢性病患病率比男性高21.4%。从年龄别慢性病患病情况看（表14-2），城市、农村慢性病年龄别变化基本相同，均呈现出慢性病患病率随年龄的上升而增高的趋势。农村年龄组之间的差距小于城市。45岁以下年龄组，城乡居民慢性病患病率差距较小；45岁及以上年龄组，城乡居民慢性病患病率的差距逐渐加大。高血压患病人群集中在55～64岁和65岁以上年龄组，糖尿病患病人群集中在65岁以上年龄组。

表 14-2　2013 年城乡居民 15 岁及以上人口年龄别慢性病患病率　　　（单位：%）

年龄组（岁）	城市	农村	合计
15～24	1.8	1.3	1.6
25～34	4.2	4.1	4.2
35～44	13.2	13.8	13.5
45～54	30.7	28.5	29.5
55～64	56.4	48.8	52.6
65～	89.4	65.6	78.4

（二）慢性病的时间分布

近 60 年来，我国慢性病引起的死亡占总死亡的比例不断增加，较大幅度超过了世界平均水平，与发达国家日益接近。由于慢性病病程长、治愈率低、复发率高，造成病人不断累积，患病率居高不下。1993 年、1998 年、2003 年、2008 年和 2013 年的 5 次国家卫生服务调查结果显示，我国 15 岁及以上人口慢性病呈现高患病率状况（表 14-3）。排除年龄因素的影响后，5 次国家卫生服务调查的居民慢性病患病率变化大体呈现"U"形趋势，2003 年的居民慢性病的患病率最低。

表 14-3　1993～2013 年间我国 15 岁及以上人口慢性病患病率　　　（单位：%）

	1993 年	1998 年	2003 年	2008 年	2013 年
按人数计算	17.0	16.2	15.3	18.9	24.5
按例数计算	20.7	20.1	18.8	24.1	33.1

（三）慢性病的地区分布

慢性病的发病与地理环境存在一定的关系。例如，脑血管病的发病与气温和湿度呈显著的负相关，出血性脑卒中与气压呈显著的正相关，缺血性脑卒中与气温、气压和湿度都呈负相关。从恶性肿瘤看，食管癌在我国北方发病率高，肝癌发病与地理环境有关，肺癌发病则与地区环境污染因素呈现一定的相关性。2013 年的国家卫生服务调查结果表明，按患病例数计算居民慢性病患病率为 23.1%，城市、农村分别为 36.7% 和 29.5%，城市比农村高 7.2%。农村居民慢性病患病率增长幅度大于城市，城市地区与农村地区慢性病的患病率差距日渐缩小。2013 年调查结果还显示，居民高血压患病率为 14.2%，其中，城市为 16.2% 高于农村约 4.0 个百分点，东部分别比中部、西部高出 2.7 个百分点和 5.8 个百分点；调查居民糖尿病患病率为 3.5%，其中，城市为 4.9%，农村为 2.1%，城市高于农村 2.8 个百分点，东部为 4.4%，分别比中部、西部高出 0.8 个百分点和 1.9 个百分点。

（四）慢性病的病种构成

我国慢性病按疾病类别患病率排序前五位的疾病分别是循环系统、内分泌、肌肉骨骼、消化系统和呼吸系统疾病（表 14-4）。慢性病按疾病类别患病率处于前五位的疾病分别是高血压、糖尿病、椎间盘疾病、脑血管疾病和胃肠炎。

表 14-4　不同年份城乡居民 15 岁及以上人口分疾病类别慢性病患病率　　　（单位：%）

疾病类别	2003 年	2008 年	2013 年
循环系统	62.8	103.8	62.8
内分泌	9.4	15.6	9.4
肌肉骨骼	29.0	37.6	29.0
消化系统	31.7	29.6	31.7

续表

疾病类别	2003 年	2008 年	2013 年
呼吸系统	18.9	17.5	18.9
泌尿系统	10.5	11.2	10.5
神经系统	4.8	4.9	4.8
恶性肿瘤	1.5	2.4	1.5

三、慢性病的社会危害

（一）危害社会人群健康

慢性病是威胁人类健康的首要疾病，不仅是发达国家，也是发展中国家的重要公共卫生问题，已成为 21 世纪危害人们健康的主要问题。从全球范围来看，2012 年全球约有 5600 万人死亡，其中，约有 3800 万人死于慢性病，占总死亡人数的 68%，是全球人口的主要死因。根据 WHO 预计，到 2030 年，将有 5300 万人死于慢性病，占总死亡人数的 75% 以上。心脑血管疾病、癌症、糖尿病和慢性肺病作为四种主要慢性病，其致死人数占慢性病总致死人数的 82%。WHO 发布的《全球非传染性疾病现状报告》显示，发展中国家慢性病流行的情况更为严重，2012 年因慢性病导致的死亡人数中近 75% 来自低收入和中等收入国家，而且在这些国家因慢性病而死亡人员较为年轻，约 48% 的死者在 70 岁以下，而高收入国家这一数字为 28%。据 WHO 的估计，2004 年，全球由慢性病所致的伤残调整寿命年（DALY）约占 DALY 总数的 48.0%，而 2012 年，全球由慢性病所致的 DALY 占总 DALY 的 55.1%。2013 年我国第 5 次国家卫生服务调查结果显示，居民慢性病患病率增速快，且城乡差距缩小，慢性病已成为我国居民死亡的主要原因，城市和农村慢性病死亡的比例高达 85.3% 和 79.5%，但农村的增长幅度近年来大于城市，两者差距逐渐缩小。无论是城市还是农村，女性慢性病患病率均高于男性。慢性病患病率主要集中在 65 岁以上人群，且随着年龄的增长而不断升高。慢性病病程长、预后差、并常伴有严重并发症和残疾。例如，糖尿病病人致盲率是一般人群的 25 倍，致肾衰竭的发生率比非糖尿病病人高 17 倍。慢性病还会造成病人的心理创伤和对家庭的压力。慢性病反复发作或出现严重功能障碍时，还会出现失望、抑郁、甚至自杀倾向。慢性病对家庭的影响是长期的，陪护和照顾长期卧床不起的慢性病病人会给家庭带来很大压力，严重影响家庭有关成员健康。

（二）加重社会经济负担

无论在中国还是世界范围内，个人、家庭、企业、政府和卫生保健系统因慢性病需支付的巨额费用对宏观经济所造成的严重影响，已经成为全世界范围内最主要的疾病负担，给社会经济发展带来了巨大的挑战。《2009 年全球风险报告》已有显示，在影响全球经济的众多因素中，因慢性病造成的疾病风险和经济负担高达 1 万亿美元，高于全球金融危机所造成的影响。就发展中国家来言，慢性病造成的经济负担阻碍甚至抵消经济的发展。经济资料分析显示，非传染性疾病每上升 10%，便会导致年均经济增长降低 0.5%。2005 ～ 2015 年，印度、巴基斯坦、巴西、坦桑尼亚和尼日利亚等国仅心脏病、卒中和糖尿病所导致的死亡就可使国内生产总值（GDP）降低约 1%。我国在短短几十年内，由于经济、社会的发展，人口老龄化不断加快，居民经济收入、饮食习惯、生活方式的改变，流行病学模式完成了从传染性疾病向慢性非传染性疾病的转变，且速度极大超越了其他很多国家，因慢性病导致的疾病负担比例高达 70%，所产生的医疗费用的增长速度已经极大超过我国居民的承受能力，造成了十分巨大的经济损失。2000 年，在 35 ～ 64 岁中国人群中，仅因心脑血管疾病一项，所造成的经济损失就高达 300 亿美元。据 WHO 估计，2005 ～ 2015 年，中国因慢性病所致的经济损失累计高达 5500 亿美元。随着人口的不断增长和老龄化程度的加深，以及吸烟、有害性饮酒、不健康饮食和缺乏体力活动等慢性病危险因素流行的日趋严重，慢性病在疾病负担和经济负担中所占的比例将呈上升趋势。

笔记栏

第二节 慢性病的防治策略

慢性病的防治不仅是阻止疾病的发生，还包括疾病发生后阻止或延缓其发展，最大限度地减少疾病造成的危害。为实现控制慢性病的发生和流行的目的，需在生物 - 心理 - 社会医学模式指引下制定实施有效的慢性病防治策略。

一、慢性病管理框架

在全世界应对慢性病的征程实践中，强调多种影响因素整合的防治策略。2002 年，WHO 提出了主要适用于中低收入国家的创新型慢性病管理框架（Innovative Care for Chronic Conditions Framework，ICCC），指出慢性病管理需要在一个积极的宏观政策环境下，通过相应的立法、领导、合作、政策整合、财务支持、人力分配等手段，促进中观维度上医疗服务组织和社区机构来帮助和服务微观层面的病人及其家人进行慢性病的有效管理。ICCC 致力于突出宏观、中观、微观三个层面的交互作用与配合（图 14-1）。

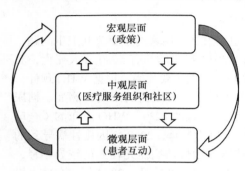

图 14-1 ICCC 框架的宏观、中观、微观层面互动图示

宏观层面致力于通过积极的政策环境构筑慢性病管理的顶层设计，主要涉及两方面的内容：一是提供领导和宣传，在影响政治领导和重要团体领袖对慢性病管理的战略主张的同时，也影响具体政策制定者、地方机构领导、医疗服务工作者、社区、病人和家庭等相关人员的实践动力；二是整合政策，强调慢性病政策的受众为全人群而非单个病人，侧重于预防控制、健康促进的手段与多种慢性病的综合及时管理的结合。

中观层面致力于大社区和大医疗服务组织的协作合作：一是突出非专业的社区群体力量，如充分发挥国际性组织、非营利性组织、社区支持小组、志愿者组织等的积极作用，促进人群日常行为习惯的改变；二是强调大医疗服务组织的各医学专业合力作用，主要致力于促进慢性病病人管理的持续协调性、通过领导和激励作用来鼓励注重质量的管理服务、组建和培训高合作性的负责团队、支持病人富有成本效果的自我管理和预防、使用高效率的信息系统进行及时的病情追踪和规划等。

微观层面致力于构建慢性病管理基石，强调病人和家属在慢性病管理中扮演着重要角色，由有准备的、知情的、受激励的病人和家庭、社区合作伙伴、医疗服务团队构成的慢性病管理系统的基石和砥柱。

二、慢性病防控全球行动计划

从国家层面采取行动，建立政府主导、多部门合作、全社会参与的慢性病防控体系，是减少慢性病危害的高效益措施。2011 年联合国召开慢性病峰会，达成了慢性病防控需要政府主导、多部门配合、全社会支持的共识，强调了政府和相关社会组织与部门的慢性病防控责任。2013 年，WHO 发布了《2013—2020 年预防控制非传染性疾病全球行动计划》，旨在使全球摆脱可避免的非传染性疾病负担，制定了预防控制目标与评价体系。

（一）全球行动计划目标

通过在国家、地区和全球层面开展多部门协作与合作，减少可预防和避免的疾病、死亡和疾病负担，从而使所有人都能达到与其年龄相适的最高健康和生产力水平，使非传染性疾病不再成为影响人类幸福和社会经济发展的障碍。

（二）全球行动计划工作目标

包括 6 项：①加强国际合作和倡导，在全球、区域和国家层面的发展目标中提高对非传染性疾病预防控制工作的重视；②加强国家能力、领导力、治理、多部门行动和合作伙伴关系，以加快国家对非传染性疾病预防控制的响应；③通过创建健康促进环境，减少可改变的非传染性疾病危险因素和潜在的社会决定因素；④通过以人为本的初级卫生保健服务和全民健康覆盖，加强和重新调整卫生系统，开展非传染性疾病预防和控制，处理潜在的社会决定因素；⑤推动和支持国家能力建设，开展高质量的非传染性疾病防控研究与开发工作；⑥监测非传染性疾病流行趋势和决定因素，评估防控效果。

（三）全球综合监测框架

全球非传染性疾病综合监测框架包括 3 个方面共 25 项指标。监测框架的 3 个方面：①死亡率和发病率：包括 30 ～ 70 岁人群心血管疾病、癌症、糖尿病和慢性呼吸系统疾病死亡的（无条件）概率，每 10 万人口癌症发病率（按癌症类别）等指标；②危险因素暴露：包括有害使用酒精、身体活动、盐 / 钠摄入、饱和脂肪酸摄入、血糖升高、血压升高、体重超重等指标；③国家系统的应对：包括心血管疾病药物预防和咨询、慢性病基本药物和技术等指标。

三、慢性病三级预防策略

根据慢性病的发病因素和疾病自然史的各个阶段，在生物 - 心理 - 社会医学模式指导下实施三级预防策略，可有效控制和降低慢性病发病率、残障率和死亡率，保护人群的健康，提高生命质量。

（一）一级预防

一级预防（primary prevention）又称病因预防，是在疾病尚未发生时针对病因采取的措施，也是预防、控制和消灭疾病的根本措施。在慢性病自然史中，处于接触危险因素或致病因素阶段，并无任何临床表现。慢性病一级预防的目的是消除疾病的危险因素，预防疾病的发生和促进健康。其具体内容为：①认识和收集慢性病危险因素；②针对慢性病危险因素进行健康行为的培养，不良行为（吸烟、酗酒等）的纠正；③中老年精神心理卫生辅导；④适度体育锻炼，控制体重；⑤普及科学合理膳食；⑥保护环境，改善居住条件；⑦开展中老年保健和妇幼保健。

开展慢性病一级预防通常采取双向策略（two pronged strategy），即全人群策略（population strategy）和高危策略（high risk strategy）。慢性病全人群策略是指针对整个人群的每一个个体进行干预，旨在降低整个人群暴露于危险因素的平均水平，预防和减少慢性病的发生与流行。慢性病高危策略是指采用一定的技术和方法筛选出某种慢性病的高危险个体，采取有效干预措施，消除高危个体的特殊暴露，从而提高慢性病的预防效率。

慢性病一级预防的主要手段是健康促进和健康保护。健康促进是通过创造促进健康的环境，使人群避免或减少慢性病危险因素的暴露，改变机体的易感性。具体措施有健康教育、自我保健、环境保护、优生优育以及卫生监督等。其中，健康教育是提高全体居民的自我保健意识和自我保健能力的重要措施。健康保护是对暴露于慢性病危险因素的高危易感人群实行特殊保护措施，以避免疾病的发生。其具体措施有劳动保护、戒烟限酒以及健康饮食等。面对慢性病带来的日趋严峻的危害和挑战，为改变人群不良生活习惯和行为，我国在全国范围内启动开展了"三减三健"专项行动，三减包括减盐、减油、减糖，三健包括健康口腔、健康体重、健康骨骼，以积极倡导和推进全民健康生活方式，减少慢性病的危险因素，提高国民健康素质和保护健康。

（二）二级预防

二级预防（secondary prevention）亦称临床前期预防，在慢性病的自然史中属临床前期（亚临床期），为了阻止或延缓疾病的发展而采取措施，以预防和控制疾病的发展，达到阻止疾病向临床阶段发展。此阶段无临床症状，但通过体检和实验室检查可以发现异常。

二级预防的措施是早期发现、早期诊断和早期治疗，即"三早"。目前，许多慢性病的病因不明，一级预防难以收到成效。慢性病发生、发展的时间较长，做到早期发现、早期诊断和早期治疗可以明显改善病人的预后。对于某些可能逆转、停止或延缓发展的疾病，积极开展二级预防具有重要意义。二级预防的核心是早期诊断，基础是早期发现。早期发现的措施包括疾病筛查、定期健康体检、设立专科门诊，还可通过居民的自我检查早期发现疾病。

提高慢性病的二级预防成效需要：①提升居民的慢性病防治知识和及早诊治意识；②提高医务

人员对慢性病"三早"的业务水平；③开发适宜慢性病筛查的检测技术。

（三）三级预防

三级预防（tertiary prevention）也称临床期预防，处于慢性病自然史的临床期（又称发病期），为了减少疾病的危害和恶化而采取措施，旨在防止伤残和促进功能恢复，提高生命质量，延长寿命，降低病死率。

慢性病三级预防一般由临床治疗和康复治疗两个阶段组成。临床治疗的目的在于积极治疗慢性病、阻止病情恶化，预防并发症，防止伤残，力争病人病而不残。康复治疗是在病情得到有效控制后，转入基层，在家庭病床或家庭保健后，促使病人躯体、心理、社会功能进一步康复，尽量恢复生活和劳动能力，争取病人残而不废。

慢性病的治疗必须与保健相结合，特别是与自我保健相结合。要让慢性病病人做好自我保健并显现出防治效果，还需要医疗卫生服务者提供保健服务，特别是对慢性病病人开展深入浅出、形式多样、生动活泼的自我保健教育。医疗卫生人员在临床场所提供临床预防服务已成医学发展的趋势，是在临床环境下的一级预防和二级预防的结合。

四、我国慢性病防治基本策略

随着慢性病患病率的逐年上升，我国也在积极探索慢性病防治政策措施，制定实施了适合本国国情的慢性病防治基本策略。该基本策略为：面向一般人群、高危人群和患病人群三类人群，注重运用健康促进、健康管理和疾病管理三个干预手段，重点关注危险因素控制、早诊早治和规范化管理三个环节（图 14-2）。

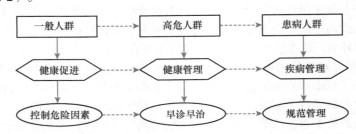

图 14-2　慢性病防治基本策略

2017 年，国务院办公厅印发了《中国防治慢性病中长期规划（2017—2025）》，旨在加强慢性病防治工作，降低疾病负担，提高居民健康期望寿命，全方位、全周期保障人民健康。《规划》提出，到 2020 年，显著改善慢性病防控环境，降低因慢性病导致的过早死亡率，力争 30 ～ 70 岁人群因心脑血管疾病、癌症、慢性呼吸系统疾病和糖尿病导致的过早死亡率较 2015 年降低 10%；到 2025年，慢性病危险因素得到有效控制，实现全人群全生命周期健康管理，力争 30 ～ 70 岁人群因心脑血管疾病、癌症、慢性呼吸系统疾病和糖尿病导致的过早死亡率较 2015 年降低 20%。《规划》强调，健全政府主导、部门协作、动员社会、全民参与的慢性病综合防治机制，将健康融入所有政策；倡导"每个人是自己健康第一责任人"的理念，促进群众形成健康的行为和生活方式，将健康教育与健康促进贯穿于全生命周期；加强行为和环境危险因素控制，强化慢性病早期筛查和早期发现，推动由疾病治疗向健康管理转变；加强医防协同，坚持中西医并重，为居民提供公平可及、系统连续的一体化的慢性病防治服务；根据不同地区、不同人群慢性病流行特征和防治需求，确定针对性的防治目标和策略，实施有效防控措施。

慢性病防治是一项综合系统工程，不仅需要政府主导构建慢性病防治结合工作机制，也需要基于社区层面建立的慢性病防治服务网络有效落实各项具体措施，分工协作、优势互补，才能为居民提供公平可及、系统连续的预防、治疗、康复及健康促进等一体化的慢性病防治服务。我国于 2015年起启动实施分级诊疗制度，优先将慢性病病人纳入家庭医生签约服务范围，推进高血压、糖尿病、心脑血管疾病、肿瘤、慢性呼吸系统疾病等病人的分级诊疗，逐步形成基层首诊、双向转诊、上下联动、急慢分治的合理就医秩序。

第三节 慢性病的防治措施

慢性病是可以有效预防和控制的疾病。实践证明，以人群为基础，以生物 - 心理 - 社会医学模式为出发点，按照三级预防策略，采取综合防治管理措施，加强慢性病的筛查、监测、干预、管理等工作，可以有效提高防治效果，延缓慢性病的发展，减少残障发生，提高生命质量。目前，针对心脑血管疾病、癌症、糖尿病等主要慢性病，我国主要采取综合干预措施进行防治。

一、慢性病防治的基本措施

（一）慢性病筛查

筛查（screening）是旨在通过快速的检验、检查或其他措施，将可能有病但表面上健康的人，同那些可能无病的人区分开来。对慢性病进行筛查是减少慢性病发生、发展的根本性措施。

1. 慢性病筛查的原则 主要有：①本地区危害较大的慢性病；②选择高危人群为重点进行筛查；③所筛查的疾病在无症状期诊治可有效降低发病率和死亡率；④所筛查的疾病在无症状期治疗可有更好的效果；⑤尽可能采用安全价廉的无创伤检查方法。

2. 慢性病筛查异常结果的处理原则 主要有：①提供包括生物、心理和社会适应能力方面的全面咨询和支持；②根据需要和可能选择进一步的筛查，特别是实验室或仪器检查；③列入随访，对已确诊的病人要按医嘱要求进行随访；④分发与筛查疾病有关的健康教育资料，使人群充分认识疾病筛查的意义及早期处理的重要性和必要性；⑤根据需要和可能对一些有共性的异常结果实施临床预防项目。

（二）慢性病监测

疾病监测是慢性病规范化管理的重要前提，长期系统地收集和动态掌握慢性病发病、患病、死亡及危险因素的流行状况和变化趋势，是评价人群健康水平、确定慢性病预防控制优先领域、制定政策和评价关于措施效果的重要基础。慢性病监测包括：慢性病危险因素监测、慢性病发病或患病监测以及死因监测。

1. 慢性病危险因素监测 监测内容主要包括：①行为危险因素：吸烟、饮酒、膳食、身体活动等；②身体测量和生化指标：身高、体重、腰围、血压、血糖、血脂等；③社会决定因素：社会、经济、文化等。

2. 慢性病发病或患病监测 监测内容主要包括：①发病登记：以肿瘤、脑卒中、心肌梗死等为主；②患病监测：以糖尿病、高血压等为主。

3. 死因监测 各级各类医院和基层医疗卫生机构均为死因监测工作的责任报告单位。院内死亡，由临床医生填写死亡医学证明书，并由专人通过网络直报系统填报死亡个案信息；院外死亡，由村医或社区卫生服务站医生向乡镇卫生院或社区卫生服务中心防保人员报告死亡数，防保人员和临床医生负责开展死因流行病学调查，填写死亡医学证明书，并通过网络直报系统填报死亡个案信息。

（三）慢性病高危人群管理

发现和管理慢性病高风险人群是防治慢性病的重要途径，早期干预慢性病高风险人群，要比慢性病形成后再去治疗效果更好。

1. 高风险个体发现 可通过日常诊疗、健康档案建立、单位职工和社区居民的定期体检、从业人员体检、大型人群研究项目等途径发现高风险人群。慢性病高风险人群为具有下列特征之一者：①血压水平为 $130 \sim 139/85 \sim 89$ mmHg；②现在吸烟者；③空腹血糖（FBG）水平为 $6.1 \leqslant FBG < 7.0$ mmol/L；④血清总胆固醇（TC）水平为 $5.2 \leqslant TC < 6.2$ mmol/L；⑤男性腰围 $\geqslant 90$ cm，女性腰围 $\geqslant 85$ cm。

2. 高风险人群的健康管理 包括：①动态监测危险因素指标变化。对于血压在 $130 \sim 139/85 \sim 89$ mmHg 之间者，每半年测量血压一次；男性腰围 $\geqslant 90$ cm，女性腰围 $\geqslant 85$ cm，每季度测量体重及腰围一次；空腹血糖水平为 $6.1 \leqslant FBG < 7.0$ mmol/L，每年测血糖一次；血清总胆固醇水平为 $5.2 \leqslant TC < 6.2$ mmol/L，每年测量一次。对具有 3 项及以上高风险人群特征者，应定期随访其指

标变化情况，增强同时伴有多种危险因素和其他慢性病的病人监测频率。②生活方式自我调整和强化干预。对具有任何 1 项高风险人群特征者通过健康教育，促进其对自身的生活方式进行自我调整；对具有 3 项及以上高风险人群特征者，应当对其开展强化干预。③控制其他并存的疾病或危险。高风险个体在监测危险因素、生活方式自我调整和强化干预的同时，尚需加强对体重、血糖和血脂等指标的控制。

3. 高危人群的危险因素干预　吸烟、不合理膳食、身体活动不足、有害使用酒精等是引起慢性病的主要共同行为危险因素，降低人群慢性病行为危险因素的水平，可以有效预防高危人群向慢性病病人的发展。针对行为危险因素的干预措施主要有培养健康生活方式、控制烟草使用、推行合理膳食、加强体育健身以及减少有害饮酒等。

（四）慢性病病人管理

疾病管理是目前广为认同的控制慢性病的手段之一。通过对慢性病病人提供个体化的疾病管理服务，可有效地减缓慢性病并发症的发生，降低高血压、糖尿病、恶性肿瘤等主要慢性病的发病率、致残率和死亡率，提高慢性病病人生命质量，延长寿命。

1. 早发现　通过多种形式宣传慢性病及其相关危险因素的知识，提高居民慢性病早发现意识，采取各种途径筛检和早期诊断慢性病病人。

2. 随访　慢性病随访形式可采用门诊随访、家庭随访和集体随访等多种方法。随访管理的主要内容有：①了解病人病情及危险因素信息、相关指标及治疗随访情况；②评价治疗情况；③开展非药物治疗，包括饮食治疗、运动治疗和心理治疗；④指导合理用药、定期复查；⑤健康教育和病人自我管理。

3. 自我管理支持　慢性病病人在卫生保健专业人员的协助下，个人承担一些预防性或治疗性的卫生保健活动，从而依靠自己来解决慢性病所带来的各种躯体和情绪方面的困难和挑战。病人往往缺乏进行自我管理所需的能力，需要系统的获得健康教育和支持性干预来增强处理自身健康问题的技能和自信。

4. 双向转诊　慢性病病人的双向转诊是指根据病人病情需要而进行的基层医疗卫生服务机构与上级综合医院或专科医院之间的相互转诊。转上级医院的慢性病病人主要为疑难重症病人、需进一步确诊病人、病情加重病人、条件限制不能诊治病人等；转回基层医疗卫生服务机构的慢性病病人主要为诊断明确并病情平稳病人、急性期后需继续管理和治疗病人。

二、几种主要慢性病的防治措施

心脑血管疾病、恶性肿瘤、糖尿病等为主的慢性病是影响人群健康的主要疾病，要减少或消除其对居民健康的影响，需综合采取有效措施。

（一）心脑血管疾病的防治

心脑血管疾病（cardiovascular and cerebrovascular disease，CCVD）是一种严重威胁人类生命健康的疾病，具有"四高一多"即发病率高、致残率高、死亡率高、复发率高及并发症多的特点，即使采用目前最先进、最完善的治疗手段，仍有近一半以上的心脑血管疾病幸存者的生活不能完全自理。2012 年全球有 1750 万人死于心脑血管疾病，占总死亡人数的 31%，占因慢性病总死亡人数的 46.2%。缺血性心脏病和卒中两者占心脑血管疾病总死亡人数的 80% 以上。因此，心脑血管疾病已经成为危害人类健康的重大威胁。按照慢性病三级预防策略，采取综合防治措施，是控制心脑血管疾病的最有效方式。

1. 心脑血管疾病危险因素干预　不良生活方式、肥胖、高血压、血糖异常、高血脂等是心脑血管疾病的主要危险因素，如果这些危险因素得不到有效控制，任其发展，则心脑血管疾病的发生在所难免。因此，需及早对心血管疾病危险因素进行预防和干预。

（1）适当运动及控制体重：适当的运动对心脑血管疾病的预防极为重要，应选择适合自己的运动方式，运动强度为运动时稍出汗，呼吸轻度加快，不影响对话。肥胖者患心脏病、高血压、2型糖尿病、动脉硬化的发病率是正常体重者的 2～3 倍。因此，控制体重对预防和减少冠心病、心肌梗死的发病率有重要意义。体重控制目标为 BMI 在 18.5 ～ 24.9 kg/m² 之间；腰围男 94cm 以下，女 80cm 以下。肥胖者饮食方面要求限制高热量、高脂肪类食品摄入。

（2）合理膳食：是防止心脑血管病的重要措施。提倡平衡膳食，素食为主，荤素搭配得当，多吃海鱼、鱼油、豆制品等富含维生素及蛋白质的食品，多吃洋葱、大蒜、香菇、木耳、芹菜等具有降脂功能的食品。每日饮食规律、不宜过饱。高盐饮食是导致高血压及其并发症的主要原因，应限制食盐摄入，世界卫生组织建议每天盐摄入量不超过 6 克。

（3）戒烟限酒：戒烟是预防心脑血管疾病最简单、最有效的方法。研究表明，吸烟者冠心病的发病率比不吸烟者高 3.5 倍，心肌梗死的发病率比不吸烟者高 2 ～ 6 倍，而终止吸烟 3 年内心血管疾病发生的危险可降至不吸烟水平，心肌梗死后戒烟，再次梗死和死亡的危险性可降低约 50%。长期饮酒对人体消化系统、神经系统、循环系统等会造成伤害。大量饮酒对心脏危害大，可促发脑出血和猝死。酒对身体的影响比较复杂，因此，应限制饮酒。

（4）心理调适：不良情绪、持续的精神压力对心脑血管系统有一定的危害，适时调节情绪、缓解压力可减轻对健康的损害。研究发现，性情急躁者易患心脑血管疾病。如果心理长期处于压抑、悲观、忧愁状态，会引起精神萎靡不振、郁郁寡欢和焦躁不安，久而久之，严重影响健康。因此，在心脑血管疾病防治中，要强调心理平衡对保护心血管健康的重要性。应广泛开展心理咨询和辅导，帮助人群学会调整自己的情绪，正确对待来自社会、家庭、学习和工作中的各种问题。

（5）其他：在存在高血压、高血糖、血脂异常等危险因素的前提下，可选择药物预防。他汀类药物是预防的首选药物，能减少冠心病事件、卒中病死率，并且能降低新发糖尿病的发生率。有研究显示，在糖尿病病人中，接受他汀类药物的病人，血清脂质相关指标明显降低，继发高血压和动脉粥样硬化的发生率明显减少，并且联合使用小剂量的拜阿司匹林效果优于单用他汀类的药物。另外，心血管疾病的发生与血栓形成关系密切，可以口服阿司匹林予以预防。此外，复合维生素也可在心血管疾病预防中起积极作用。

2. 心脑血管疾病高危人群筛查　通过筛查早期发现高危人群，采取针对性预防措施，是降低心脑血管疾病发病率、致残率、致死率的重要途径。

（1）筛查对象：为存在高血压、高血糖、血脂异常、明显超重或肥胖、吸烟、缺乏体育锻炼、心脑血管疾病家族史等危险因素的人群。

（2）筛查途径：健康体检、居民健康档案的登记信息、门诊接诊中发现的病人、经上级医院诊治后转回的病人等。

（3）筛查方法：可通过病史采集、量表评估、相应的辅助检查等筛查心脑血管疾病高危人群。

3. 心脑血管疾病病人管理　主要措施有：

（1）建立健康档案：收集病人的主观资料和客观资料，进行评估，制订处理计划。主观资料包括现病史、既往史、生活方式、家族史等；客观资料包括体格检查、实验室检查、心理行为测量等。评估包括疾病状况评估和健康问题评估。处理计划主要是依据病人存在的问题制订相应的处理计划，包括需进一步检查项目、非药物和药物治疗方式、治疗的目标、随访的时间和内容、是否需转诊等。

（2）随访：随访内容包括了解病人的目前症状、治疗、不良反应、生活方式、危险因素控制等情况，开展体格检查、辅助检查，评估病人目前状态和存在问题，制订完善相应的措施。

（3）其他：提供非药物治疗，包括健康教育、合理膳食、戒烟限酒、生活规律、规律体育锻炼、心理调适等；提供药物治疗，根据病人所患疾病及病情严重状况，合理使用药物；提供康复治疗，包括有处方的运动疗法、心理和营养咨询等；提供转诊服务，按照转诊的疾病指征，及时将病人转诊到上级医院。

（二）恶性肿瘤的防治

恶性肿瘤是人体在环境致癌因素的作用下，在机体自身遗传和免疫功能改变的基础上，由多种因素共同作用的一种慢性病。它严重威胁人类生命和健康，已成为严重威胁人类社会经济发展的重大疾病，是影响人民健康的主要公共卫生问题。随着经济的高速发展，人口结构的改变和生活方式的变化，恶性肿瘤患病率持续上升，因其伤残率和死亡率高，将给病人、家庭和社会带来不可估量的负担。据 WHO 估计，2012 年约有 820 万人死于癌症，占因慢性病而死亡人数的 21.7%，56% 的新发癌症人群以及 65% 因癌症死亡人群发生在欠发达地区，预计未来 20 年内，癌症新发病例数可能增长 70%。近 20 年来，我国癌症发病率呈逐年上升趋势，癌症已成为影响我国居民健康的主要慢性病之一，癌症防治形势十分严峻。从长远看，控制及消除危险因素是恶性肿瘤预防与控制的最根本措施。

1. 恶性肿瘤危险因素干预　恶性肿瘤的发生与不良行为生活方式、环境理化因素、病毒等生物因素、机体因素等有较高的相关性。

（1）普及健康生活方式：世界癌症研究基金会（WCRF）指出，部分常见肿瘤可通过控烟、调整饮食习惯、控制体重和加强运动来预防。控烟可减少大约 80% 以上的肺癌和 30% 的总癌死亡，其有效性已通过一些国家及地区的实践所证实。吸烟与 33.3% 的癌症有关，控烟不仅能减少癌症的发生，还可减少慢性肺病、卒中、缺血性心脏病等疾病的发生。人类癌症中约有 1/3 与膳食不当有关，饮食不合理是仅次于吸烟的第二个重要的、可避免的癌症发生原因。如超重和肥胖与乳腺癌、结直肠癌等有关，蔬菜和水果摄入不足与结直肠癌、胃癌、乳腺癌及食管癌等有关。因此，养成良好的饮食习惯，多运动和锻炼，保持健康体重，食物多样化，限制摄入高脂肪、高糖及低纤维素的食物，常吃蔬菜和水果，避免或尽量少吃加工的肉制品，对预防癌症的发生具有重要作用。酒精与口咽部癌症、食管癌、结直肠癌、乳腺癌的关系已经明确，吸烟又饮酒者患癌症的危险更高。长期饮酒可导致肝硬化，继而可能诱发肝癌。控制和避免过量饮酒，对减低癌症发生有积极作用。少熬夜，保证良好的睡眠。

（2）做好环境保护和职业防护：癌症与环境和职业中的化学因素密切相关，流行病学调查证实环境中对人类有致癌作用的化合物有 30 多种，至少 21 种职业性化合物被确定为致癌物。加强环境保护、鉴别环境中致癌和促癌剂，减少或消除环境中的致癌因素；避免接触化学致癌物和放射物，避免过度日晒，制定并严格执行大气、饮水的安全标准，尽量避免妊娠期妇女的诊断性照射，防止白血病、骨肉瘤、皮肤癌等的发生。随着经济的发展，职业危害因素所致癌症呈严重态势，需消除职业致癌因素的危害。应禁止和控制致癌性物质的生产和使用；尽力将致癌物质代之以非致癌物质或危害较少的物质；加强卫生监督和监测，使生产环境的暴露浓度控制在法定卫生标准以下，尤其应加强对已经确认可以引起肿瘤的物质的检测、控制与消除，以预防职业性肿瘤的发生。对经常接触致癌因素的职工，要定期检查，及时诊治。

（3）控制生物危险因素：约 15% ～ 20% 的恶性肿瘤与病毒等生物因素有关。乙肝病毒感染是造成我国慢性肝炎、肝硬化及肝癌的主要原因，EP 病毒与 Burkitt 淋巴瘤及鼻咽癌密切相关，单纯性疱疹病毒 II 型与宫颈癌有关，幽门螺旋杆菌感染与胃癌有关。接种疫苗是预防病毒感染所引发癌症的最有效措施。我国乙肝病毒的感染率达 60%，乙肝病毒的携带率大于 10%，最有效的预防措施就是新生儿接种乙肝病毒疫苗；注射 HPV16/18 疫苗可有效降低咽喉癌的风险。化学预防也在癌症防治中应用，如应用环氧化酶 2（COX-2）抑制剂对结直肠腺瘤进行化学预防等。

（4）减少机体因素危害：长期的持续紧张、绝望是导致癌症的重要精神心理因素，个体的性格特征如忧郁、内向、易怒、孤僻与恶性肿瘤的发生有一定联系。保持乐观积极的良好心态是预防癌症的有效方式。癌症的发生由环境暴露和个体遗传易感性两个重要方面决定，遗传因素或基因突变决定癌症的易感性，不同癌症遗传易感性的作用大小不同。良好的环境和心理状态有助于癌症遗传易感性朝好的方向表达，从而避免癌症的发生。

2. 恶性肿瘤的筛查　国际抗癌联盟认为，1/3 的癌症是可以预防的，1/3 的癌症如能早期诊断是可以治愈的，1/3 的癌症可以减轻痛苦、延长生命。早期阶段发现癌症并予以及时治疗是降低癌症死亡率及提高生存率的主要措施之一。癌症的普查需要耗费大量的人、财、物，较为现实的方法是选择癌症的高危人群进行筛查。癌症的筛查及早诊早治应根据不同癌种及不同社会经济发展水平因地制宜地进行。

（1）筛查对象：适合筛查的癌症应符合的条件：①有一定的发病率和死亡率，危害严重；②有较长的可被监测的临床前期；③有较高特异性和敏感性的筛检及诊断方法；④早期发现后经治疗能有效改善预后；⑤符合低成本高效益的原则。

（2）筛查方法：全面细致的病史收集、体检以及根据需要选择相应的筛查方法可早期发现和识别恶性肿瘤，是防治恶性肿瘤的重要措施。几种常见恶性肿瘤的筛检方法如下（表 14-5）：

表 14-5　常见恶性肿瘤的筛查方法

癌症	筛查对象	筛查方法
乳腺癌	20 岁以上女性人群	乳房体检、乳腺钼靶摄片、乳腺超声
宫颈癌	有性生活或 20 岁以上女性人群	妇科检查、宫颈刮片细胞学检查、阴道镜检查、碘检查
直肠癌	40 岁以上人群	直肠指检、大便潜血试验、乙状结肠镜检
原发性肝癌	普通人群	甲胎蛋白定量测定、肝脏 B 超检查
胃癌	普通人群	胃蛋白酶检查、幽门螺旋杆菌检查、大便潜血试验、内镜检查、气钡双重造影
肺癌	普通人群	痰细胞学检查、CT、纤维支气管镜检查

（3）筛查结果处理：癌症筛查结果阳性或筛查结果阴性但临床可疑病人应及时建议或安排转入上级医疗机构予以进一步诊断和治疗。

3. 恶性肿瘤病人的管理　主要措施包括：

（1）建立健康档案：收集病人的主观资料和客观资料，进行评估，制订计划。主观资料包括疾病情况、治疗情况、生活质量、心理状况、既往史、生活方式、家族史、家庭资源等；客观资料包括体格检查、实验室检查、生活质量和心理行为测量等。评估包括病人目前状态、疾病情况、家庭资源、心理状态、生活质量、危险因素等。处理计划主要是依据病人存在的问题制订，包括需进一步完善的检查项目、非药物和药物治疗方式、治疗的目标、观察及监测指标等。

（2）随访：对病人进行随访，指导病人康复，尽早发现疾病复发或转移征兆，转诊或疾病紧急处理。随访内容包括病人目前状况、危险因素控制情况、健康教育、心理康复指导、医疗照顾需求、生活质量评价等。

（3）临终关怀：是旨在通过为临终病人及家属提供生理、心理、社会、精神等方面的全力支持与照护，以提高病人的生命质量，通过消除或减轻病痛与其他生理症状，排解心理问题和精神烦恐，令病人内心宁静地面对死亡。临终关怀是一种特殊的卫生保健服务，主要服务内容包括提供基础性医疗服务、控制疼痛、心理护理、实施多元文化健康教育、向家属提供支持等。

视窗 14-1　　　　　世界癌症研究基金会（WCRF）十条防癌建议

1. 保持健康体重：将体重尽量控制在健康范围内的最低值。
2. 多运动：每天至少运动 30 分钟，少坐。
3. 少吃高热量食物和含糖饮料，尤其少吃高脂、高糖、低纤维的加工食品。
4. 多吃全谷物、蔬菜、水果和豆类。
5. 限制红肉摄入，避免吃加工肉类：每周吃红肉不超过 500 克，加工肉类越少吃越好。
6. 为了预防癌症，不要饮酒。
7. 少吃盐，避免吃发霉的谷物：每天吃盐不超过 6 克，少吃用盐加工的食品。
8. 为了预防癌症，不要吃各类补充剂：预防癌症要吃健康的饮食，而不是补充剂。
9. 如果可以，尽量母乳喂养孩子：哺乳至少 6 个月。
10. 癌症幸存者要遵从上述癌症预防建议。

（三）糖尿病的防治

糖尿病（diabetes mellitus，DM）是由遗传和环境因素引起的一组多病因的以慢性高血糖为特征的代谢性疾病。糖尿病是常见病，多发病，目前已成为继癌症、心血管疾病之后严重威胁人类健康的第三大慢性疾病，其中 90% 以上是 2 型糖尿病。随着人口老龄化、乡村城市化、生活水平提高、膳食结构等因素的改变，近年来全球糖尿病的患病率持续上升，已成为严重威胁人类健康的世界性公共卫生问题。WHO 估计，2012 年全球因糖尿病直接导致的死亡人数达到 150 万，2014 年 18 岁以上人群糖尿病患病率已达 9.0%，预计 2030 年糖尿病将成为全球第 7 大引起死亡的单病种疾病。中国居民糖尿病发病率增长迅速，已逐渐成为糖尿病病人数目最多的国家之一。

1. 糖尿病危险因素干预　糖尿病是由遗传因素、环境因素、生活方式和行为因素等多种因素共同作用而引发的疾病。遗传因素决定了个体糖尿病的易患性，多种环境因素及生活行为因素成为诱发糖尿病发生的外部因素，在具有遗传因素的前提下，外部因素可促使或加速糖尿病的发生和发展。

（1）合理膳食：高能饮食已明确为2型糖尿病的重要膳食危险因素。饮食干预以控制总能量的摄入和合理均衡各种营养物质为原则，避免进食过量甜食和动物油脂，增加高纤维食物，如蔬菜、水果、豆类、全麦谷物等的摄入。

（2）控制体重：肥胖是2型糖尿病最常见的危险因素，肥胖时间越长，2型糖尿病的发病危险越高。肥胖患2型糖尿病的危险是体重正常人的3.4倍。预防和控制肥胖，将体重保持在正常值范围内，可有效降低糖尿病的发生。

（3）适当运动：运动可消耗血糖，减少体内脂肪蓄积，增加全身肌肉组织和肝脏对胰岛素的敏感性，改善机体的代谢功能，且对控制血糖、血脂、血压及体质均有益处。运动强度和项目应与病人的年龄、病情和身体承受力相适应，以中等强度的运动为宜，如快走、打太极、骑车等，每天运动活动控制在 30 ～ 60 分钟。

（4）戒烟限酒：吸烟对糖尿病患病的影响较饮酒更大，且女性吸烟者患病危险性比男性大，对于糖耐量减低者及糖尿病病人应使其戒烟并且尽量减少被动吸烟。研究表明，适度饮酒对糖尿病具有保护作用，但仍需避免过量饮酒。

2. 糖尿病的筛查

（1）筛查对象：为35岁及以上健康人群、糖尿病高危人群。

（2）筛查方法：推荐优先采用 OGTT（空腹血糖和糖负荷2小时血糖），OGTT 有困难时可筛查空腹血糖。健康人群如筛查结果正常，3 年后复查；高危人群每年筛查 1 次。

（3）筛查途径：通过机会性筛查、定期或不定期的从业人员健康体检、有组织的单位体检、居民健康体检等检测血糖，发现糖代谢异常者；通过建立健康档案、基线调查等方式进行血糖检测，发现糖代谢异常者。

3. 糖尿病病人管理

（1）建立健康档案：收集病人的主观资料和客观资料，开展健康评估，制订处理计划。主观资料包括主诉、现病史、既往史、生活方式、家族史等；客观资料包括体格检查、实验室检查、心理行为测量等。健康评估包括诊断、鉴别诊断、目前存在的健康问题。处理计划主要是针对病人目前存在的问题而制订，包括诊疗计划、治疗策略、健康教育、膳食指导等。

（2）随访：对确诊的糖尿病病人，若血糖控制理想病人每月复诊 1 次，血糖控制不理想病人每周复诊 1 次。随访时，一般评估 5 方面内容：①测量空腹血糖和血压，并评估是否存在危急情况。如出现血糖 ≥ 16.7mmol/L 或血糖 ≤ 3.9mmol/L；收缩压 ≥ 180mmHg 和（或）舒张压 ≥ 110mmHg；意识或行为改变，呼气有烂苹果样丙酮味，心悸、出汗、食欲减退、恶心、呕吐、多饮、多尿、腹痛、有深大呼吸、皮肤潮红；持续性心动过速（心率超过 100 次 / 分）；体温超过 39℃ 或有其他的突发异常情况，如视力突然骤降、妊娠期及哺乳期血糖高于正常值等危险情况之一，或存在不能处理的其他疾病时，须在处理后紧急转诊；②对于紧急转诊者，乡镇卫生院、村卫生室、社区卫生服务中心（站）应在 2 周内主动随访转诊情况。若不需紧急转诊，询问上次随访到此次随访期间的症状；③测量体重，计算体质指数（BMI），检查足背动脉搏动；④询问病人疾病情况和生活方式，包括心脑血管疾病、吸烟、饮酒、运动、主食摄入情况等；⑤了解病人服药情况。

（3）其他：提供非药物治疗，包括自我管理教育、健康教育、医学营养治疗、运动治疗、戒烟限酒、心理问题干预等；在生活方式干预不能使血糖控制达标时应及时提供药物治疗，要严格掌握各类药物的适应证及禁忌证，若发现低血糖症状应给予及时处理；急症并发症处理，发现糖尿病酮症酸中毒、高渗性高血糖状态、乳酸酸中毒等急症，应尽早给予相应处理，并立即转诊至上级医院；慢性并发症处理，加强筛查和监管，早期发现微血管并发症、大血管病变、神经病变及其他并发症并给予及时治疗。

（4）糖尿病规范管理评价指标：主要有病人规范管理率和人群血糖控制率：

1）2 型糖尿病病人规范管理率 ＝ 2 型糖尿病病人健康管理的人数 / 年内已管理的 2 型糖尿病病人人数 × 100%。

2）管理人群血糖控制率＝年内最近一次随访空腹血糖达标人数／年内已管理的 2 型糖尿病病人人数 ×100%。

Summary

1. The occurrence of chronic diseases is associated with many risk factors，mostly the result of a combination of several risk factors. The risk factors can be summarized into four categories: environmental risk factors, psychological and behavioral risk factors, biological genetic risk factors, and risk factors in medical and health services.

2. Chronic diseases have become one of the most urgent public health problems in the world. They not only seriously endanger the health of the social population，but also continue to increase the social and economic burden.

3. The prevention and treatment of chronic diseases needs to emphasize the macro, mesoscopic and micro interactions and coordination of policies, medical service organizations and communities, and patients, and implement the three-level prevention strategy under the guidance of the bio-psycho-social medical model. Health promotion, health management and disease management interventions are applied to the general population, high-risk groups and patients.

4. Chronic diseases are diseases that can be effectively prevented and controlled. By implementing measures such as screening for chronic diseases, monitoring of chronic diseases, management of high-risk groups of chronic diseases, management of chronic diseases, etc. It can effectively improve the prevention and treatment of chronic diseases, delay the development of chronic diseases, reduce the occurrence of disability, and improve the quality of life.

【思考题】

1. 简述慢性病的危险因素以及慢性病的社会危害。

2. 试述慢性病的三级预防策略。

3. 简述我国慢性病防治的基本策略。

4. 试述慢性病病人的管理。

（李伟明）

第十五章　社会病防治

【学习目标】

通过本章的学习，重点掌握社会病的概念、特点，以及伤害性社会病、成瘾性社会病、与性行为相关社会病的防治措施；熟悉伤害性社会病和成瘾性社会病的定义与分类，车祸与自杀的流行特征及影响因素；了解各类社会病的发生原因及危害。

案例 15-1　　　　　　　　　一位女演员吸毒经历的自述

因为染上毒瘾，女电影演员小薇毁掉了自己的人生和大好前程。她讲述了那段不堪回首的经历：

我 24 岁，出生在上海一个演艺世家，从小很有表演天分。几年前，我考进上海某戏剧学院。在上海某电影厂实习期间，拍摄电视剧的导演只让我做群众演员，这与先前的一帆风顺形成了巨大的反差，我觉得难以接受。为此，我经常泡酒吧借酒浇愁，并在酒吧认识了一个女友。一次酒后，我去了女友家，痛哭流涕地向对方诉说自己的烦恼。期间，女友拿出一支注射器，给自己注射后显得十分惬意。我见状好奇，也想让女友给自己打一针，尝尝这种滋味，但还是忍住了，没有说出口。

1 个月后，一部电视剧中原本由我饰演的一个配角突然旁落他人，我的情绪又极其低落，找到女友哭诉。因久久不能平静下来，我想起上次女友那种惬意状，要求女友给自己打一针。注射后，我顿时感到飘飘欲仙，这才意识到是毒品。但我并不吃惊，因为在演艺圈中吸毒是很平常的事，也曾目睹几个颇有些名气的人吸毒，而我的经济能力又可以支撑毒资。

自从染上毒品后，我常常昏昏欲睡，把要成为明星的理想也抛到九霄云外。有一次，我到外地拍外景时，因毒瘾发作而偷偷跑回上海，害得外景组成员四处寻找。从此，演艺圈中很少有人再找我拍片，自己的经济也渐渐拮据起来。我也曾于当年年底戒毒，但仅坚持了半个月就半途而废。尽管如此，我还是重新振作起来，接拍了几部电视剧，毒瘾也有所减弱。去年，我毕业后分配到实习的电影厂工作，而此时自己的毒瘾也越来越厉害，成了演艺圈里公开的秘密，没人再找我拍片了。

痛定思痛，我决心再去戒毒。在戒毒所里，我与一名发誓不再碰毒品的男子一见钟情。半个多月后，我感到毒瘾已经戒除，即随男友来宁波同居。一天晚上，我被一种熟悉的气味熏醒，起床一看，原来是男友在吸毒！我既痛心男友的欺骗，又难以抵挡毒品的诱惑，开始自暴自弃。最后，我在一次吸毒时被宁波海曙警方抓获，被送去强制戒毒。直到这时，我才后悔莫及。

问题：

1. 从小薇的吸毒经历可以看出吸毒存在哪些社会根源？

2. 如何从社会医学的角度来看待吸毒现象？如何才能做好吸毒的预防和控制？

人类健康不仅受到生物学因素以及自然生态环境因素的影响，更重要的是受到社会因素的影响。生物因素及自然生态因素也常通过社会因素影响健康。现代社会进步和科学技术的发展，一方面给人类带来了多方面物质和精神财富，另一方面也使我们面临一系列影响健康的新问题。由社会因素起主导作用的社会病，已经成为当前人类生命和健康的严重威胁。如何从社会医学的角度分析社会病的病因和致病机制，提出社会病防治的原则和措施，以增强人们防治社会病的意识，提高全民的健康水平，成为社会医学的重要研究内容。

第一节　社会病的概述

一、社会病的概念

社会病（sociopathy）是指社会因素起主导作用，与现代生活方式与行为模式密切相关的社会病理现象。主要有意外事故（车祸）、自杀、性病、艾滋病、吸毒、吸烟、酗酒、少女妊娠、精神疾病及离婚等。

与社会病密切相关的一个词是"社会问题（social problem）"，两者既有联系又有区别。费孝通先生将其定义为："社会问题是由于社会关系或环境失调，致使社会全体成员或部分成员的正常生活乃至社会进步发生障碍，从而引起了人们的关注，并需要采取社会的力量加以解决的问题。"由此可见，社会问题涉及的范围很广，包括了社会构成要素（人口问题、环境问题、民族问题等）、社会关系（婚姻家庭问题、独生子女问题、社会养老问题等）、制度和体制（物价问题、教育问题、社会保障问题等）等众多方面。而社会医学讨论的"社会病"，属于社会问题的范畴，是在社会因素的作用下，与个人的生活方式、行为习惯密切相关，影响范围扩展到整个社会的公共卫生问题。

二、社会病的特点

1. 影响必须具有社会性　个人或者少数人的不良生活方式或行为，一般不会对社会发展和社会稳定造成重大影响，我们只需要分析个人的生理和心理状态，以及生活的局部环境，来了解其原因，因此，不能称之为社会病。而社会病往往是某个区域或者某个阶层的人群，广泛存在了这种不良生活方式或行为，并对社会有了较大影响，那就需要我们从该区域和阶层的政治、经济和社会体制等方面进行分析。

2. 产生根源的复杂性　社会病的产生有个人行为的原因，也有社会制度、社会文化等方面的原因，不是单一的因果关系。如性传播疾病，与个人的不良行为、社会的性开放、性道德观念、社会人口的流动等密不可分。

3. 对社会具有严重的危害性　社会病可以直接影响国民身体素质，阻碍社会经济发展，破坏社会稳定。如吸毒不仅导致吸毒者自身发生疾病，最终完全丧失了劳动力，更重要的是，他们的行为还造成了社会财富的巨大损失和浪费。同时，吸毒活动还造成了社会环境恶化，严重扰乱了社会治安。

4. 社会病防治需要全社会的共同努力　包括改变和完善不合适的社会公共政策，建立健康的社会文化，进行公民素质教育、法制教育、健康教育等。建国初期，我国采取一系列强有力的社会措施，较好地解决了卖淫、吸毒等问题，就很好地说明了这一点。

第二节　伤　　害

随着医学模式的转变以及社会和医学科学技术的发展，人类传染性疾病的发生与流行得到有效控制，而伤害却因其死亡发生率高、潜在寿命损失大、造成总体损失和社会代价高而逐渐成为影响居民健康的主要公共卫生问题，也是世界各国的主要死亡原因之一。

一、伤害的概述

（一）伤害的定义

由于运动、热量、化学、电或放射线的能量交换超过机体组织的耐受水平而造成的组织损伤或由于窒息而引起的缺氧，以及由此引起的心理损伤统称为伤害。

（二）伤害的分类

按照造成伤害的意图，伤害可分为三类：①意外伤害：是指无目的性、无意识地伤害，主要包括道路交通伤害、跌落、烧烫伤、中毒、溺水、切割伤、动物叮咬、医疗事故等；②自杀与自伤：是受伤者对自己的有意识伤害，包括自杀、自虐、自残等；③暴力与他杀：是由他人有意识地加害而造成的伤害，包括家庭暴力、虐待儿童、强奸、他杀、斗殴等。

笔记栏

（三）伤害的流行现状

据 WHO 统计，全球每年约有超过 500 万人死于各种伤害，是大多数国家居民的前 5 位死因之一，而青少年约占半数，是 1 ～ 14 岁儿童的首位死因。世界各地每年每 3 ～ 4 人中就有 1 人发生伤害，其中有 3% ～ 5% 遗留躯体功能损害，1% ～ 3% 致残。伤害发生率高，造成的经济损失和社会负担远远超过任何一种传染病或慢性非传染性疾病。在我国，每年有 7000 万人发生伤害，其中，死亡 80 万人，遗留功能障碍 200 万人，终生残疾 190 万人。伤害在死因顺位中居第 5 位，死亡率为 65.24/10 万，而且每年需急诊和入院治疗的伤害病人估计可能超过 2000 万人。

我国疾病监测系统数据分析显示，引起伤害死亡的前三位原因分别是自杀、交通事故和溺水。其中，城市人群中伤害的前三位原因是交通事故、自杀和跌落，而农村人群则以自杀、交通事故和溺水为主。溺水是儿童伤害的第一位死因。另外，在农村婴儿中，意外机械性窒息在伤害中也是主要死因之一，以女婴更为突出。伤害死亡率具有农村高于城市、西部高于中部、东部最低的特点。伤害总死亡率男性大于女性，农村人群高于城市人群。

常见伤害主要有车祸、自杀、溺水、跌落、烧烫伤、中毒等，本章重点介绍车祸、自杀、溺水、意外中毒四种伤害。

（四）伤害的防治策略和措施

近年来，全球 70% 的伤害和 85% 的伤害死亡发生在发展中国家，而且这个比重还将继续上升。许多国家的实践经验证明，伤害是可以预防和控制的。目前，国内外常用于伤害防治策略研究的理论与措施有：

1. Haddon 模型　Haddon 将伤害的发生分为伤害发生前、发生中和发生后三个阶段。在这三个不同的阶段分别针对宿主、致病因子和环境采取相应的预防措施，即"三阶段、三因素"的预防理论。例如，以交通事故为例，在伤害发生前，针对宿主的措施是选择合格的汽车司机，对致病因子的措施是上路前检查刹车、轮胎和灯光等安全设施，对环境的措施是检查道路的状况与维修。

2. Haddon 伤害预防的十大策略　它们是：①预防危险因素的形成，如禁止生产剧毒、致癌性杀虫剂；②减少危险因素的含量，如为了预防车祸，限制车速；③预防已有危险因素的释放或减少其释放的可能性，如浴盆不要太滑，以防跌倒；④改变危险因素的释放率及其空间分布，如儿童勿穿易燃衣料缝制的衣物，防止火灾烧伤；⑤将危险因素从时间、空间上与被保护者分开，如行人走人行道，戴安全帽；⑥用屏障将危险因素与受保护者分开，如用绝缘物把电缆与行人隔开；⑦改变危险因素的基本性质，如加固油箱防止撞车时油箱破裂，漏油引起火灾；⑧加强人体对危险因素的抵抗力；⑨对造成的损伤提出针对性控制与预防措施，如高速公路边设置报警求救电话；⑩使伤害病人保持稳定，采取有效治疗及康复措施。

3. 四"E"干预措施

（1）工程干预（engineering intervention）：是指通过影响媒介物和物理环境对伤害发生进行的干预。如加强娱乐场所的消防安全设施的改造和建设，以防止火灾的发生和蔓延。

（2）经济干预（economic intervention）：是指用经济鼓励手段或罚款来影响宿主（个人）的行为而减少伤害发生的措施。例如，对超载、超速车辆进行处罚来防止车祸的发生。

（3）强制干预（enforcement intervention）：用有关法律和法规制约与规范宿主的行为进而减少意外伤害发生的措施。如我国所颁布的《道路交通管理条例》规定摩托车驾驶员必须戴安全帽、汽车驾驶员必须使用安全带。

（4）教育干预（educational intervention）：通过宣传教育与普及安全知识影响人们的行为而减少意外伤害的干预措施。

针对伤害，一旦发生应尽早尽快地对伤员进行紧急救护（就地和院前救治）是减少死亡和伤残的关键，我国学者在四"E"基础上增加了一个"E"，即 Emergency care and first aid（即刻的紧急救护）。

二、车　祸

（一）车祸的概念

车祸（traffic accident）是指车辆在道路上发生的人身伤亡或者财产损失的事件。车祸不仅是由不特定的人员违反道路交通安全法规造成的，也可以是由于地震、台风、山洪、雷击等不可抗拒的自然灾害造成，是意外伤害的主要原因。

（二）车祸的危害

随着社会机动化程度的提高，人们的出行更加方便快捷，然而，由机动车引起的道路交通伤害却日益严重。根据联合国最新的统计数据，全球每年约有 125 万人因道路交通事故丧生，受伤人数则高达 5000 万人。车祸已经成为全球前十位死亡原因之一，全球每年因为道路交通事故而造成的经济损失约为 1.85 万亿美元。

中低收入国家拥有的机动车数目不及世界总数一半，但 90% 以上的车祸死亡发生在这些国家。我国的机动车数量仅占世界总量的 1.6%，但车祸所致死亡人数却占全球的 14.3%，每年死亡约 9 万人，平均每天死亡 250 多人。虽然《中华人民共和国道路交通安全法》的实施使交通安全综合治理工作逐渐显露成效，但 2016 年全国车祸仍造成 6.31 万人死亡，22.6 万人受伤，直接经济损失 12.1 亿元。由此可见，车祸已严重威胁着人民的健康与安全。

（三）车祸的影响因素

车祸的发生是由生物、心理、社会等多种因素综合作用的结果，其中，心理、社会因素对车祸的发生、发展起着决定性的作用。

1. 自然环境因素　自然环境因素包括气候、地理、地域等几方面，如雨、雾、雪等气候变化，高温、寒冷环境，路况、路线的急剧变化等。

2. 生物因素　主要包括：

（1）年龄与性别：资料显示，车祸发生的高发年龄在 15～44 岁年龄组，且男性车祸致死率是女性的 15 倍。男性驾驶员的车祸密度较女性稍低，但男性驾驶员发生致死性车祸的危险性是女性的 3 倍，这是由于男性暴露程度高的缘故。

（2）生理条件：驾驶员的健康状况对车祸的发生影响较大。驾驶员视力不好、应急和判断能力低，尤其是驾驶过程中急性疾病发作等与车祸的发生密切相关。有研究资料表明，患有癫痫、糖尿病和脑血管疾病的司机车祸发生率是其他司机的 2 倍。

（3）生物周期：Thonmen 对人类的生理与行为周期进行了大量研究，认为人体生物周期分为体力周期、情感周期和智力周期，不同的周期身体耐受性、应激能力、情绪态度、智力以及记忆力水平等都有所不同，周期间存在过渡期，一般为 1 天，被称为危险期。人类生物周期对车祸的发生有明显的影响。按照随机模型计算，如果不受生物周期的影响，只有 20.3% 的车祸发生在危险期，而实际上，发生在危险期的车祸占 37.7%，情感周期和智力周期的危险期发生的车祸显著增加，如果两个周期的危险期重合，则发生车祸的危险性进一步增大。

（4）驾驶技术：驾驶员技术水平低、经验不足，也是车祸发生的重要原因之一。许多研究都表明，驾龄与车祸发生率呈负相关。

3. 心理、行为因素　主要有：

（1）个性心理特征：是指个人带有倾向性的、本质的、比较稳定的心理特征（兴趣、爱好、能力、气质、性格等）。有研究发现，发生车祸的司机的性格特征、心理反应类型与其他司机存在显著性差异，车祸的发生与好胜、铤而走险的个性心理有很大的关系。

（2）生活事件：Holt 曾研究过应激性生活事件与车祸的关系。他将因车祸而住院的司机分为两组，一组是车祸的责任者，另一组是车祸的非责任者，然后进行生活事件量表测试。结果表明，责任组司机所发生的生活事件要多。

（3）不良行为的影响：酗酒对司机的操作能力有决定性的影响，主要表现为：①司机对信息的接受和感知能力下降；②司机的视野变窄，认识的准确性降低；③司机的自我控制和综合定向能力下降；④司机的反应时间延长，操作和判断能力下降。

药物滥用可能引起车祸，国外曾有很多报道，部分肇事驾驶员在车祸发生前使用过兴奋剂和麻醉剂。配对调查结果表明，疲劳驾驶和有吸烟习惯的司机，夜间车祸发生率明显高于对照组。

4. 社会经济因素 由于经济发展水平的不同，不同国家和地区车祸的发生率存在明显的差异。发达国家每千人汽车拥有量远高于发展中国家，但发展中国家因车祸导致的万车死亡率远高于发达国家，如我国的万车死亡率为 6.2，是发达国家的 4～8 倍。在发展中国家，随着人口的急剧增长、社会经济的发展以及车辆数的剧增，车祸发生率有明显增加的趋势。不同国家车祸发生水平的显著差异反映了公路条件、交通管理及社会经济状况对车祸的影响。

（四）车祸的预防与控制

1. 完善相关法规 主要措施包括建立健全交通安全管理机构、交通安全监督考核保障制约机制、加强对驾驶员的管理，以及认真执行国家交通法规等。如强制使用安全带和头盔，许多研究表明，使用安全带可以减少撞车事故中约 50% 的死亡，使用头盔被证明是保护骑车人免受伤害的最为有效的干预措施。

2. 教育培训 以教育的手段，促使人们认识车祸危害的严重性，加强对司机及公众的交通安全知识的学习和宣传。有效的预防车祸的方法之一是强化驾驶技术训练和交通安全知识教育，提高司机的操作能力，这有利于减少车祸的伤亡。

3. 改善交通条件 为了减少车祸，应在公路标志、信号以及汽车的设计制造方面进行大量研究。如安全气囊和儿童安全座椅能够有效增加乘员的安全。此外，科学利用道路、改善路况，都有助于减少车祸。如扩建、新建高质量的道路，增修地下通道或天桥，在城市繁华区用护栏把行人和行车道分开，能有效地减少行人的伤害。

4. 车祸的急救与康复 建立指挥灵敏、反应快捷高效的院前急救指挥系统，可以减少车祸的残疾率和死亡率。一般认为，车祸造成的死亡中约 20% 可以通过及时抢救而成活。

三、自　杀

（一）自杀的概念与分类

个人在意识清楚的情况下，自愿地采取手段伤害、结束自己生命的行为，称为自杀（suicide）。

自杀作为一种复杂的社会现象，学者们对其分类有不同的看法。国际上根据自杀的结果，一般分为自杀意念（idea suicide）、自杀未遂（attempted suicide）和自杀死亡（committed suicide）三种形态。美国国立精神卫生研究所自杀预防研究中心的分类是完全性自杀（complete suicide，CS）、自杀企图（suicide attempt，SA）和自杀观念（suicide idea，SI）。我国学者把自杀分为如下 5 类，这对指导自杀危险性评估和自杀预防具有一定的实际意义。

1. 自杀意识 基本特征是有了明确的伤害自己的意愿，但没有形成自杀的计划，没有行动准备，更没有实际的伤害自己的行动。

2. 自杀计划 基本特征是有了明确的伤害自己的计划，但没有进行任何实际的准备，更没有采取任何实际的行动。如一个人考虑用安眠药自杀，但还没有购买或积存安眠药。

3. 自杀准备 基本特征是做了自杀的准备，但没有采取导致伤害生命的行动。这一类包括实际准备了用于自我伤害的物质、工具、方法，如购买了用于自杀的毒物、药物，或者枪支、弹药，或者到自杀现场作了实际的考察。

4. 自杀未遂 基本特征是采取了伤害自己生命的行动，但该行动没有直接导致死亡的结局。自杀未遂者通常存在躯体损伤，但躯体损害不是自杀未遂的必备条件。必须将自杀未遂与蓄意自杀、类自杀等术语区别开来，因为一定强度的死亡愿望是自杀未遂的必备条件。

5. 自杀死亡 基本特征是采取了伤害自己生命的行动，该行动直接导致了死亡的结局。死者在采取行动时，必须有明确的死亡愿望，才能认为是自杀死亡，但死亡愿望的强烈程度不作为判断是否自杀的主要依据。

（二）自杀的危害

2014 年，WHO 发布首份预防自杀报告称，全球每年有 80 万人死于自杀，大约每 40 秒就有一人轻生，在死因排序中居于第 15 位，是全球 15 ~ 29 岁人群的第二大死因。在我国，每年约有 28.7 万人自杀死亡（死亡率是 23.0/10 万），占全球自杀死亡人数的 1/4，全国死亡总数的 3.6%，居伤害死因顺位的首位，占其全部死因的 19%。预防自杀已刻不容缓。

中国目前尚无确切的数字来说明自杀所造成的直接经济、社会和心理损失。但评估自杀和自杀未遂所造成损失的一个间接指标是根据自杀和自杀未遂所造成的伤残调整生命年（DALYs）的多少来评估其卫生负担。根据 WHO 的资料，中国自杀及自伤造成的 DALYs 损失，占全部疾病负担的 4.2%，成为仅次于慢性阻塞性肺部疾病（占全部 DALYs 的 8.1%）、重性抑郁（占 6.9%）和脑血管疾病（占 5.7%），位居全国疾病负担第四位的疾病。由此可见，自杀是一个非常重要的公共卫生问题。

另外，自杀会对自己、家人和朋友造成伤害，尤其给其亲友造成的负面心理影响可以持续很多年，对家庭的影响也可以持续数代，不仅精神上的打击，还有经济上的损失。多数国际专家发现：每出现 1 例自杀，平均至少对 6 个人产生严重的不良影响。

（三）自杀的流行特征

主要表现在以下 5 个方面：

1. 性别分布　在世界上大多数国家和地区，自杀死亡的男女比例一般为 3 ∶ 1 左右，男性高于女性，而自杀未遂，则是女性多于男性，男女性别比为 1 ∶ 3 左右。我国的最新研究显示，男女两性的自杀率非常接近。

2. 年龄分布　在世界上大多数国家和地区，自杀死亡率随着年龄的增加而升高。近二十年来，青少年自杀死亡率有上升的趋势，但在各年龄段中仍以 60 岁及以上老年人自杀死亡率为最高。有关统计数字表明，我国自杀死亡的年龄分布有两个高峰，一是与世界上大多数国家和地区一致，即老年人的自杀死亡率最高，另一个是其他国家少见的，即在 25 ~ 34 岁年龄组有一个小高峰，女性尤为突出。

3. 城乡分布　在发达国家，农村人口的自杀死亡率远低于城市人口。法国社会学创始人、著名的自杀研究者 Durkheim 认为，与城市居民相比，农村居民之间保持着密切的社会联系，这种社会联系有助于阻止个体自杀行为的产生。然而，Durkheim 的这个理论在现代中国遇到了挑战。国内研究一致地表明，农村居民的自杀死亡率比城市居民高 3 ~ 5 倍。实际上与世界上大多数国家相比，我国城市居民的自杀死亡率是很低的（10/10 万），而农村居民的自杀死亡率则相对较高，一般超过 25/10 万。

4. 精神障碍　是自杀死亡的重要原因之一。西方国家的研究大都表明在自杀者中，精神疾病的患病率达到 90% 以上，而在自杀未遂者中，患有精神障碍的比例在 30% ~ 50%。国内研究表明，63% 的自杀死亡者曾患有各种精神疾病，但接受过精神科医生诊治的不到 10%。在所有精神障碍中，情感障碍尤其是抑郁症与自杀行为的关系最为密切。

5. 自杀手段　在不同的社会和文化背景中，自杀手段有所差别。一般来说，自杀死亡者特别是男性多采用暴力性自杀手段，如枪击、炸药、刀伤、自焚、从高处跳下、投水等，而自杀未遂特别是女性自杀未遂者多采用非暴力性手段，如服毒、服药。在我国，约 2/3 的自杀死亡是服毒导致的，尤其在农村地区。

（四）自杀的影响因素

1. 自杀的生物学病因　自杀研究涉及的生物学因素可分为遗传因素和生化因素。不少学者根据大量的调查统计分析后发现，自杀及出现自杀倾向具有一定的家族性，这表明自杀倾向有一定的遗传性。此外，某些研究表明，大脑中的某些化学物质，即神经递质的变化可能对自杀要负一定的责任，更具体的是，大脑中的血清素受体的变化可能与自杀也有关联。

2. 自杀的心理学病因　近年来的心理学研究发现，认知偏差、认知僵化、极端的思维、问题解决缺陷、绝望、冲动性等人格变量被认为是自杀的心理病因。研究表明，一个人会因学业压力、情感因素、家庭氛围、人际交往、就业压力、人格特点、精神疾病等因素产生慢性心理压力，而慢性心理压力的积累会促使人们产生绝望感，使人们的情绪降低，感到没有生存的意义，同时，抑郁症的发病率增高，形成自杀的复合因素。当这些人的慢性心理压力长期得不到疏解，会处于心理严重失衡的氛围中，又没有人和组织帮助他拂去阴影，极可能造成心理崩溃，应激程度大，甚至选择自杀。

3. 自杀的社会学病因

（1）医疗保健水平较低，精神卫生服务力量薄弱：自杀者通常在冲动的情况下采取自杀行为，但一旦情绪稍有稳定，他们就会有强烈的求生欲望，希望得到救治。在医疗保健条件较好的地区，相当一部分自杀者经过有效的抢救重新获得生活的勇气，但在我国农村，大多数乡村医生、诊所、乡卫生院不具备抢救自杀者的物质和技术条件，加上交通不方便，很多地方要花 1～2 个小时才能将自杀者送至有能力进行救治的医疗机构，导致很多自杀者由于不能得到及时抢救而死亡。

此外，精神障碍是导致个人自杀的重要原因，精神障碍病人是自杀的高危人群。但在我国，完整的精神卫生服务网络尚未建立。绝大多数基层医生没有经过精神病学和精神卫生学培训，更没有接受过有关自杀预防知识的训练。对于所在地的自杀高危人群，他们既不能识别，也不知道该如何处置。

（2）有毒化学物质的可获得性：全世界所有的相关研究都表明，自杀的手段与该手段的可获得性有非常密切的联系。在我国，尤其是农村，剧毒化学品（如农药、鼠药）随手可得，而政府和农村社区对许多剧毒化学品缺乏完备的管理规定，已有的管理规定也没有得到严格的执行。

（3）社会转型的影响：随着经济社会的发展，家庭正经历由传统家庭向现代家庭转型的重大变迁，以个人为中心的价值观念正在取代以家庭为中心的价值观念，老年人地位下降、"孝道"观念淡化等问题突出，这都是导致老年人尤其是农村老年人自杀率居高不下的原因。另外，社会发展导致人们生活节奏的加快，就业压力、工作压力、家庭压力等社会压力也成了影响自杀率的重要原因。

（4）文化水平较低，心理健康教育不完备：受教育程度低的人通常较为贫穷，社会地位低，不能形成有效的心理应付方式，不能承受生活带来的种种打击，在困难的时候较少能够得到外界的社会支持，患上了抑郁症、精神分裂症、酒瘾等与自杀行为密切相关的疾病也得不到及时和有效的治疗。我国的心理健康教育机制尚不完善，在家庭、社区、学校以及其他社会群体中缺乏专业的心理健康教育或咨询组织机构，使得有心理健康问题的人群得不到及时有效的干预和治疗。

（五）自杀的预防与控制

1. 提高人们的心理健康素质

（1）普及心理卫生常识：采用广播、电视、报纸、科普小册子、墙报、公众讲座等形式，广泛地向社区人群宣传心理卫生知识。对于中小学生，开设针对性较强的心理卫生课，使学生初步了解自己的心理，学习各种生活技能，提高其分析和解决问题、应付挫折、表达思维和情绪的能力。

（2）建立社区心理咨询和心理保健系统：在每一个社区内均应设立相应的机构，配备相应的人员，开展心理咨询和心理保健工作，使有心理障碍的病人得到及时有效的治疗，使处于心理危机的个体及时得到专业性的支持和帮助。

2. 普及有关预防自杀的知识
目前社会上还对自杀存在许多危险的误解，要在社会开展关于预防自杀知识的宣传和教育，使人们了解自杀，懂得识别基本的自杀危险信号，对有自杀意识或自杀未遂史的病人，应采取同情而不是歧视的态度。

3. 减少自杀的机会
从自杀意念出现到实施自杀行为之间，还有一个准备自杀的阶段。因此，很多学者提出加强对常见自杀手段的管理，以达到减少自杀的目的。

（1）加强武器管理，特别是枪支管理：对个人持枪者进行严格的法律管理可以有效地减少以枪击为手段的自杀。

（2）加强有毒物质的管理：对工业生产必需的有毒化学物质和药品要进行严格的管理。

（3）加强对危险场所的防护和管理：对多发自杀行为的大桥、高楼、风景名胜地等进行针对性的管理。

4. 建立预防自杀的专门机构
世界上许多国家成立了各种专门的预防自杀机构，如自杀预防中心、危机干预中心、救难中心、生命线等，利用便利的电话、互联网络进行危机干预和自杀预防。

5. 对相关医务工作者和心理咨询工作者进行培训
大多数基层医务人员对自杀行为缺乏必要的

了解，甚至对自杀行为有关的精神疾病，如抑郁症等也缺乏认识，更谈不上危机干预和心理治疗。加强对相关医务工作者和心理咨询工作者的培训，已成为预防自杀的当务之急。

6. 控制自杀个案的媒体报道　部分新闻机构和新闻工作者为了满足社会公众的猎奇心理，大量详细报道自杀案例，特别是知名人物如影视明星、政界要人、社会名流、青少年偶像的自杀行为，结果导致一些青少年模仿。国家应制定法规或法律，严格限制这类报道，使其不过度渲染。

四、溺　水

（一）溺水的概念

溺水（drowning），俗称淹溺，是指人在游泳时或者失足落水，因大量的水、泥沙或杂物等经口、鼻灌入肺内，造成呼吸道阻塞，引起窒息、缺氧、昏迷、心跳或呼吸停止等现象的意外伤害。

（二）溺水的危害

全世界每年有超过37万人因溺水而死，其中，25岁以下的青年和儿童占据了一半的人数，且非致死性溺水的发生率至少比致死性溺水高出2倍。近年来，中国每年都约有5.7万人意外溺水死亡，相当于每天溺水死亡150余人，其中60%左右是0～14岁的儿童。溺水不只是身体伤害，还是一个严重的社会经济问题。例如，在我国独生子女的家庭模式中，失去一个孩子给家庭的心理打击是无法估计的。然而，我国对溺水的社会负担评价指标体系的研究尚不多见。

（三）溺水的影响因素

1. 个人健康状况与身体素质　疾病与健康状况对溺水情况的发生有一定的影响，例如，癫痫增加溺水危险度的作用已得到证实。

2. 酒精和药物　会降低一个人的判断力从而导致溺水发生，在对路易斯安那州溺死者的研究中发现，60%的溺死者被检出之前曾服用过药物或酒精。在美国华盛顿州某县长达21年的干预研究中发现，溺死率会随着水域周围酒类消费量的降低而下降。

3. 不安全水域　据相关统计数据表明，在我国，农村溺水主要发生在河、湖、塘等，而城市溺水主要发生在浴缸、储水池、游泳池等场所。游泳池、池塘等水体周围没有屏障、没有明显警示标识、娱乐场所缺少救生员和监视设备以及某些设计上的缺陷，都会增加危险发生的可能。

4. 社会安全保障监管力度　在世界范围内，溺水约57%发生在0～14岁的儿童，约80%发生在中低收入国家。在0～4岁儿童窒息、溺水原因分析中发现，大部分溺死都是由于没有家长看管或家长因事片刻离开而发生的，这说明对儿童看护不力是导致悲剧发生的主要原因之一。

（四）溺水的预防与控制

1. 加强立法监督与水域安全性管理　保障水域安全性是降低溺水发生率的一项重要举措。对极易发生溺水事故的危险水域实施隔离控制；在河、湖、塘、储水池、游泳池等场所应加强监管看护，低龄儿童应专人看护，水体周围设置屏障与明显警示标识，娱乐场所增设救生员和监视设备，以减少溺水发生。

2. 进行游泳安全教育　在家庭、学校和社会开展游泳安全教育以及增加溺水意外事故的报道，能提高居民对游泳潜在危险的认识。加拿大学者研究了家庭访视（home visits）计划对提高家庭的安全性以及降低儿童溺水发生率的影响，结果显示，家长开展健康教育是预防儿童溺水的有效干预措施。在成年人群中加强安全教育同样重要，如下水前做热身准备、服用酒精和药物后不下水、身体不舒适时不下水以及不会游泳不下水等。

五、意外中毒

（一）意外中毒的概念

意外中毒（accidental poisoning）是指人们在生产活动或生活中，因接触、误吸、误食等方式接触毒物，造成了伤害个体生命的中毒后果。意外中毒是常见的意外伤害之一。

笔记栏

（二）意外中毒的分类

常见的引起意外中毒的物质有：药品、煤气、洗涤剂、煤油、汽油、杀虫剂、灭鼠剂、有毒植物的根和果实等。常见的意外中毒类型有：①药物中毒；②农药中毒；③一氧化碳中毒；④食物中毒；⑤职业中毒。

（三）意外中毒的危害

中毒是世界范围内的一个重大公共卫生问题，尤其是在儿童群体中，中毒是引起儿童意外伤害、死亡的重要原因。根据 WHO 第 56 次世界卫生大会的报告，每年大约有 5 万名 0 ～ 14 岁儿童死于意外中毒，儿童承受着比成人更高的中毒风险。根据《2013 年中国卫生统计年鉴》，我国意外中毒死亡率为 4.77/10 万，居于我国全人群死因的前 5 位，是 1 ～ 4 岁儿童的首位死亡原因。尤其是我国农村地区，化学品、有毒物品的误服误用以及一氧化碳中毒是常见的致伤和致死原因。

意外中毒在各年龄段均可发生，不仅严重威胁着人们的生命健康，妨碍人们的正常生活和活动，使因伤住院率、因病缺课率大幅度上升，甚至导致儿童青少年过早死亡，造成期望寿命的严重损失。儿童中毒给我国社会和家庭不仅带来较大经济损失，而且潜在的精神、心理创伤是难以估量的，甚至将给受伤儿童及其家庭带来终身难以消除的影响。

（四）意外中毒的预防与控制

1. 建立健全毒物包装法规　毒物预防包装法能成功地减少中毒发生和死亡。美国 1970 年颁布毒物预防包装法，规定了药品、日用品的包装和瓶盖，必须使儿童无法开启。在许多发展中国家，很多药品依然使用纸袋进行分装，盛装液体药物的瓶子没有适当的瓶盖。因此，加强毒物包装立法，使药品、日用品生产厂家使用能减少儿童中毒的安全包装，是强有力的干预措施。

2. 加强毒物的存放和管理　家庭内毒物或潜在毒物的正确贮藏是干预的重要环节。毒物及潜在毒物应有明确标签，应放置在柜橱中并加锁，并且放于儿童不能拿到的地方。农药应要妥善保管，不准与粮食以及其他食品混放。搬运时，不应与食品混装，应贴上有毒标志以防误用误食。

3. 普及预防中毒知识　开展毒物预防和救助的健康教育，引起社会广泛关注。如在抢救一氧化碳中毒病人时，时间因素是非常关键的。应立即打开门窗，迅速将病人送往医院救治。

4. 建立中毒控制中心　中毒控制中心掌握区域内中毒发生的信息，能够对中毒采取第一时间援助和医疗处理。

5. 提高基层医师的应急处理能力　培训基层医务人员，向他们普及意外中毒的基本知识、技能和经验，特别是及时发现和确诊中毒病人的知识，以便及时抢救病人。

第三节　成瘾性社会病

人类的成瘾问题源远流长。自从有了人类社会以后，成瘾问题就一直与人类的生活相伴随。成瘾是与人类文明共生的一种现象，它的发生至少有 5000 年的历史，现已发展成为影响人类心身健康的全球性灾难。成瘾病人数量的高速增长，将成为 21 世纪的一种危机。

一、成瘾性社会病的概念与分类

（一）成瘾性社会病的概念

"成瘾"（addiction）的概念源自临床医学中的药物成瘾（substance addiction）现象，如成瘾者对吗啡、尼古丁或咖啡因等的依赖等。WHO 将"成瘾"定义为："由于对自然或人工合成的药物的重复使用所导致的一种周期性慢性的着迷状态，并引起无法控制想再度使用的欲望。同时会产生想要增加该药物用量的倾向、耐受性（tolerance）、戒断症状（withdrawal）等现象，因而对于药物所带来的效果产生心理与生理上的依赖。"

各类成瘾性药物通过多次作用于机体中枢神经系统，使机体对相应药物产生依赖。成瘾后，进行药物戒断，初期主要表现为以身体不适为主的戒断症状（withdrawal symptom），又称生理性成瘾（physiological addiction）。长期戒断（long-term abstinence）则主要激发对使用药物的心理渴望

笔记栏

或压力诱导下的复发，又称心理性成瘾（psychological addiction），表现为对相应成瘾物质所产生的渴求（craving）和在环境压力诱导下的复发（stress-induced relapse）。

对应于药物成瘾，行为科学提出了行为成瘾（behavioral addiction）的概念，常见的有：赌博成瘾、网络成瘾、过量饮食、性乱成瘾、过量运动等。这些成瘾行为，并不涉及任何具有直接生物效应的物质，而是以某些具有强烈心理和行为效应的现象为基础。我们把由于物质成瘾或行为成瘾导致人群健康以及正常工作、生活受到影响的社会病理现象称为成瘾性社会病。

（二）成瘾性社会病的分类

任何成瘾现象都有致瘾源。致瘾源是一种能使易成瘾者产生强烈的欣快感和满足感的物质或行为。物质致瘾源，如鸦片、酒精、尼古丁等；精神致瘾源，如黄色书刊、武打电影、电子游戏、网络、赌博等。根据致瘾源的不同，将成瘾分为物质性成瘾和精神性成瘾两类。

1. 物质性成瘾 是指某种物质与机体相互作用所造成的一种精神或身体状态，表现为一种强迫地连续或定期使用某种物质的要求和其他反应。引起成瘾的物质为成瘾性物质。物质性成瘾分为生理依赖性和精神依赖性两种。前者是由于反复使用同一物质而造成机体对该物质的适应状态，一旦停用该物质会产生一系列严重的"戒断症状"；后者也称为心理依赖性，是使用该物质后产生一种满意和愉快的感觉，为了再获得及保持这种感觉，需定期、连续地使用该物质。

成瘾性物质一般可以分为中枢神经系统抑制剂、中枢神经系统兴奋剂、大麻、致幻剂、阿片类、挥发性溶剂以及烟草七大类。

2. 精神性成瘾 它并不像物质性成瘾那样，在成瘾物质的作用下具有相应的生化机制和明显的生物学效应。精神性成瘾过程中并不存在任何成瘾物质的作用，它更多的是表现为对某一项活动或某些事物的精神依赖，常见的精神性成瘾有上网成瘾、赌博成瘾、购物成瘾、性成瘾等。人一旦染上精神性成瘾，就会表现为一系列的强迫行为或精神效应，由此导致意志力的失控，可能做出一些不利于自我、他人或社会的行为。

二、吸毒

（一）吸毒的概念

吸毒（drug addiction）是指成瘾性物质的非法滥用现象，主要包括阿片类、大麻、苯丙胺、可卡因等。

（二）吸毒的危害

吸毒是全球性的社会病，严重威胁人类的身体健康和社会进步。据 WHO 统计，当前全球有 130 多个国家和地区出现毒品消费问题，吸毒人数已达 2 亿，每年有 10 万人因吸毒死亡，1000 万人因吸毒丧失劳动力。从 20 世纪 50 年代开始，中国曾骄傲地被国际舆论界誉为"无毒国"。可是，随着国门的开放，在中国销声匿迹近 40 年的毒品又死灰复燃，吸毒之风已由边境、沿海地区逐渐向内地蔓延。截至 2017 年底，全国有吸毒人员 255.3 万名，主要集中在 18～35 岁，这一年龄段的吸毒人数达到 141.9 万，占 55.6%。青少年、社会闲散人员和流动人口已成为我国吸毒的主要高危人群。

视窗 15-1 "国际禁毒日"的由来

日趋严重的毒品问题已成为全球性的灾难，世界上没有哪一个国家和地区能够摆脱毒品之害。1987 年 6 月 12 日至 26 日，联合国在维也纳举行关于麻醉品滥用和非法贩运问题的部长级会议，会议提出"爱生命、不吸毒"的口号。为引起世界各国对毒品问题的重视，138 个与会国家的 3000 多名代表一致同意将 6 月 26 日定为"国际禁毒日"。同年 12 月，第 42 届联合国大会通过决议，把每年的 6 月 26 日定为"国际禁毒日"。

吸毒的危害主要表现在：

1. 严重损害吸毒者的健康 除了吸毒导致的依赖性和耐受性之外，吸毒直接和间接地损害吸毒者的健康，造成吸毒者的死亡率比同年龄组高近 20 倍。一个国家如果不能有效地遏制毒品问题，其国民的健康水平必将整体下滑，对国民综合素质的提高必然产生严重影响。

2. 成为艾滋病重要传播途径　由于注射毒品者常共用注射器和针头，导致艾滋病、乙肝等血液传播性疾病在吸毒者之间蔓延。同时，吸毒者的性行为比较混乱，甚至女性吸毒者以淫养吸，通过性传播途径将疾病传播到非吸毒人群。

3. 破坏社会稳定　吸毒者需要大量的金钱，吸毒者面对高额的费用和强烈的诱惑，会不择手段，甚至铤而走险，进行抢劫、盗窃、诈骗、贪污、卖淫甚至杀人等违法犯罪活动。大量事实证明，吸毒已成为诱发犯罪、危害社会治安的根源之一。美国政府调查表明，约 94% 的毒资来自刑事犯罪活动。据调查，我国 80% 的女吸毒人员靠卖淫维持吸毒消费。

4. 造成国家财富流失和经济衰退　毒品问题对社会经济造成严重的损失。据有关资料显示，每年用于治疗吸毒者、加强缉毒的费用达 600 亿美元。对于发展中国家来说，毒品造成的损失和扫毒所需的巨额经费更是沉重的负担。根据有关专家的估算，如果按每个吸毒者海洛因年消耗量约 100克计算，全国每年海洛因消耗量约在 100 吨以上，以最保守的价格来估算，海洛因滥用每年消费高达 200 亿元。目前，大量滥用"摇头丸"及其他麻醉药品、精神药品的交易费用尚无法统计，更不用说由于毒品问题所引发的违法犯罪案件造成的经济损失，以及对社会造成的其他严重危害和影响。

（三）吸毒的社会根源

1. 毒品的可获得性　在一个社会中，取得毒品的可能性越大，卷入吸毒行为的人数就越多，社会吸毒现象及其后果就越严重。从我国当前的毒品供应情况看，周边环境与内部环境均日渐严重。就周边环境而言，我国处于与多个毒品产地接壤的不利地理位置。

2. 成长环境和生活环境的影响　家庭存在缺陷的青少年容易走上吸毒的道路，如单亲家庭、家庭成员有吸毒者、家庭成员之间缺乏交流、父母文化水平低等。青少年往往受周围吸毒人群的影响，出于好奇、追求刺激等动机而吸毒成瘾。

3. 社会文化对毒品的容忍程度　并非所有的国家都以严厉的态度对待毒品和毒品犯罪。甚至有些国家为了谋取经济利益，纵容和鼓励鸦片的种植和生产。目前，有不少人认为应该将吸毒合法化，德国政府甚至准备在多个城市分设吸毒点，允许瘾君子们在那里公开吸毒。此举反映了部分欧洲国家试图让吸毒合法化的一种趋势。

（四）吸毒的控制与预防

由于毒品的严重危害性，国家必须不断完善禁毒政策和法律，加强国际合作，坚持禁吸、禁贩、禁种、禁制，严厉禁止和打击一切从事毒品违法犯罪活动，从根本上解决毒品问题。同时，由于毒品的迅速蔓延和脱毒后的高复吸率，在我国需要加强对吸毒的"三级预防"。

一级预防是指对引起吸毒的原因和危险因素，对广大人群进行干预，避免吸毒现象的发生而采取的措施。一级预防可采取"双向宣教策略"（即向全人群和高危人群宣教），以降低全人群和高危人群暴露于吸毒危险的平均水平。

二级预防是指对吸毒现象早发现、早诊断与早脱毒而采取的措施。宣传吸毒者常见的外部特征或迹象，树立全民的吸毒监测意识。二级预防采取尽早发现和诊断吸毒者、督促并帮助其顺利戒毒的"早期戒毒策略"，以促使吸毒者尽早脱离毒品。

三级预防是指在戒除对毒品的生理依赖性后，为进一步使戒毒者的身体与心理得以康复，并帮助其回归社会，自觉地抵御毒品，不再复吸而采取的措施。三级预防又称"新生工程"，采取"回归社会与家庭策略"，使戒毒者重新被社会与家庭接纳，并能稳定、较高质量地生活，不再吸毒。

三、网络成瘾

科技发展与价值变迁带动互联网以迅猛的速度和规模拓展，对现代人的工作、学习和生活方式产生了划时代的影响。一方面，网络科技使人们以更迅速、更广泛、更高效的形式获取和交换信息，打破了空间距离的限制，网络已成为人际交往的最新途径。另一方面，网络的这种便捷使用方式使得人们可以通过其虚拟的环境得到社会性需要的满足，从而大大减少面对面交往的时间，这就会让长期使用者陷于孤立、孤独的境地，降低他们的心理健康水平，造成一系列不良后果，也引发了大量严重的社会心理问题，如上网成瘾、网恋、网络犯罪等。有两个令人震惊的数字——在全中国，有 8000 万人沉迷于网络，250 万人成为网络成瘾者，这 250 万人中大部分都是正在接受教育的孩子。网络成瘾已经成为 21 世纪严重威胁青少年健康的重大问题，正在引起全社会的关注。

（一）网络成瘾的概念

美国纽约精神病学家 Goldberg 1994 年宣称自己在临床上发现了一种新的心理疾病，并把它命名为"internet addiction disorder，IAD"，指的是个体由于过度使用因特网而导致明显的社会、心理功能损害的一种现象，即网络成瘾。Goldberg 将其定义为：上网时间与频率超过自己预期并努力控制自己上网行为却失败，剥夺上网行为之后出现戒断症状。这一概念的提出迅速引起了临床心理学家的关注。Peter Mitchell 将其定义为：强迫性的过度使用网络和剥夺上网行为之后出现的焦虑和情绪行为。

（二）网络成瘾的类型

对网络成瘾类型的划分，国内外研究者的认识或结论是一致的。Armstrong 较早对它做出了划分，认为存在网络色情成瘾、网络交际成瘾、网络游戏成瘾、信息超载以及网络强迫行为五种类型。

（三）网络成瘾的诊断标准

目前，权威的网络成瘾诊断工具尚未出台，现被广泛使用的诊断依据是美国匹兹堡大学心理学家 K. S. Young 制订的标准。Young 作为最早研究网络成瘾的心理学家，认为在《美国精神疾病分类与诊断手册》上列出的所有诊断标准中，病态赌博的诊断标准最接近网络成瘾的病理特征。因而，他对赌博成瘾的 10 个诊断标准加以修订，形成网络成瘾的测量工具。该问卷涉及 8 个方面：①专心于网络；②上网的时间越来越长；③不断试图减少网络的使用；④当减少网络使用时会出现退缩症状；⑤时间管理问题；⑥面临着环境的压力（来自家庭、学校、工作）；⑦对周围的人隐瞒自己的上网行为；⑧由于网络使用而导致情绪的改变。如果被试者对其中的 5 个题项给予肯定回答，即可确诊为网络成瘾。

视窗 15-2　　　　　　　　**Young 的网络成瘾评分量表**

亲爱的同学，请根据你的实际情况如实填写：

1. 你觉得上网的时间比你预期的要长吗？

几乎没有 1　偶尔 2　有时 3　经常 4　总是 5

2. 你会因为上网忽略自己要做的事情吗？

几乎没有 1　偶尔 2　有时 3　经常 4　总是 5

3. 你更愿意上网而不是和亲密的朋友待在一起吗？

几乎没有 1　偶尔 2　有时 3　经常 4　总是 5

4. 你经常在网上结交新朋友吗？

几乎没有 1　偶尔 2　有时 3　经常 4　总是 5

5. 生活中朋友、家人会抱怨你上网时间太长吗？

几乎没有 1　偶尔 2　有时 3　经常 4　总是 5

6. 你因为上网影响学习了吗？

几乎没有 1　偶尔 2　有时 3　经常 4　总是 5

7. 你是否会不顾身边需要解决的一些问题而上网查 Email 或看留言？

几乎没有 1　偶尔 2　有时 3　经常 4　总是 5

8. 你因为上网影响到你的日常生活了吗？

几乎没有 1　偶尔 2　有时 3　经常 4　总是 5

9. 你是否担心网上的隐私被人知道？

几乎没有 1　偶尔 2　有时 3　经常 4　总是 5

10. 你会因为心情不好去上网吗？

几乎没有 1　偶尔 2　有时 3　经常 4　总是 5

11. 你在一次上网后会渴望下一次上网吗?

几乎没有 1　偶尔 2　有时 3　经常 4　总是 5

12. 如果无法上网你会觉得生活空虚无聊吗?

几乎没有 1　偶尔 2　有时 3　经常 4　总是 5

13. 你会因为别人打搅你上网发脾气吗?

几乎没有 1　偶尔 2　有时 3　经常 4　总是 5

14. 你会上网到深夜不去睡觉吗?

几乎没有 1　偶尔 2　有时 3　经常 4　总是 5

15. 你在离开网络后会想着网上的事情吗?

几乎没有 1　偶尔 2　有时 3　经常 4　总是 5

16. 你在上网时会对自己说:"就再玩一会吗?"

几乎没有 1　偶尔 2　有时 3　经常 4　总是 5

17. 你会想方法减少上网时间而最终失败吗?

几乎没有 1　偶尔 2　有时 3　经常 4　总是 5

18. 你会对人隐瞒你上网多长时间吗?

几乎没有 1　偶尔 2　有时 3　经常 4　总是 5

19. 你宁愿上网而不愿意和朋友们出去玩吗?

几乎没有 1　偶尔 2　有时 3　经常 4　总是 5

20. 你会因为不能上网变得烦躁不安,喜怒无常,而一旦能上网就不会这样吗?

几乎没有 1　偶尔 2　有时 3　经常 4　总是 5

判定标准: 40～60 分为轻度
60～80 分为中度
80～100 分为重度

(四)网络成瘾的特征

Young 将网络成瘾的主要特征概括为:

1. 突显性(salience)　网络成瘾者的思维、情感和行为都被上网这一活动控制,上网成为其主要活动,在无法上网时会体验到强烈的渴望。

2. 情绪改变(hood Modification)　如果停止使用可能会产生激怒、焦躁和紧张等情绪体验。

3. 耐受性(tolerance)　成瘾者必须逐渐增加上网时间和投入程度,才能获得以前曾有的满足感。

4. 戒断反应(withdrawal symptoms)　在不能上网的状况下,会产生烦躁不安等情绪体验。

5. 冲突(conflict)　网络成瘾行为会导致成瘾者与周围环境的冲突,如与家庭、朋友关系淡漠,工作、学习成绩下降等;与成瘾者其他活动的冲突,如影响学习、工作、社会活动和其他爱好等。成瘾者内心对成瘾行为的矛盾心态是意识到过度上网的危害又不愿放弃上网带来的各种精神满足。

6. 反复(relapse)　成瘾者为了满足自己的精神需要,会不断重复上网这一行为。

(五)网络成瘾的原因

Young 根据自己的研究提出了网络成瘾的 ACE 解释模型,认为是网络具有的匿名性、方便性和逃避现实性特点诱使个体沉溺于网络世界。Kiesler 和 Joinson 提出,"去抑制性"(disinhibiton)是网络导致用户沉溺的最根本特性,它是指个体在网络社会中因受某种外加因素的影响所出现的抑制作用的减弱,因而其行为比现实生活中更不受约束。

生理学分析认为人脑中有"快乐中枢",当网络成瘾者上网时会对大脑进行化学反应式的刺激,从而释放出多巴胺,进而使人产生快感。如果这种刺激是经常性的,大脑会强化自身的这种化学反应,从而产生成瘾行为。美国匹兹堡大学心理学教授基姆伯雷博士研究表明,网络成瘾的发生机理是由于沉溺者上网时间过长,使得大脑相关的高级神经中枢持续处于高度兴奋状态,并使血压升高,然后则令人更加颓废、消沉。这些劣性改变伴随着一系列复杂的生理和生物化学变化，尤其是自主神经功能紊乱、体内激素水平失衡，会使免疫功能降低，使肌体处于亚健康状态或疾病状态。

从心理学角度分析，英国大不列颠心理学会近期调查结果显示，年龄在 20 ～ 30 岁之间、受过良好教育的学生群体是网络成瘾的易感群体。为什么青少年会成为易感群体呢？这除了与他们具备丰富的网络知识有关外，还与他们的心理特点有关。青少年时期是个体生理不断发育和心理趋向成熟的特殊阶段，他们的身体发育出现了剧烈变化，并以一定的方式影响着心理发展，从而呈现一些显著的心理发展特点，正是这些特点在一定程度上推动了青少年陷入网络成瘾之中。但是，并非所有上网的青少年都会陷入网络沉溺，网络仅提供了成瘾的可能性。缺陷人格理论认为：网络成瘾与人格因素有关，是否沉溺，更取决于沉溺者自身的某些人格特质，一定的人格倾向使个体易于沉溺，网络只是沉溺的外界刺激之一。

（六）网络成瘾的危害

1. 对生理的影响　青少年长时间"泡"在网上，缺少必要的锻炼和休息，对其视力、成长中的骨骼等都有不同程度的危害。网络成瘾开始时出现精神上的依赖现象，到后来可能发展为躯体上的依赖，出现一系列的躯体症状。从生理上讲，这些症状的出现是由于上网时间过长，大脑中相关的神经中枢长时间处于亢奋状态，引起肾上腺素分泌异常，交感神经过度兴奋造成的，实际上是一种过度疲劳。除此之外，病人还会出现一些复杂的生理和生物化学变化，如神经功能紊乱、体内激素水平失衡等，可能导致免疫功能下降，引起其他的疾病。

2. 对心理的影响　首先，影响健康人格的塑造。上网者大多以假面具来伪装自己，可能使人失去自我感和现实感，形成软弱、虚幻的人格。其次，产生认知不协调。其突出表现是浏览信息数量增多，但接触信息种类却在减少；上网时间增加，感受信息阈值却在递减。再次，导致人际交往心理变异。主要包括信息选择失度，情感自我迷失，道德意志弱化，行为角色混淆等。

3. 对其他方面的影响　目前，在校生因迷恋网络游戏造成学习成绩下降，甚至旷课、逃学的现象日益普遍。许多网络成瘾者为享受网上乐趣而不惜支付巨额上网费用，宁可荒废学业或事业，甚至抛弃家庭。有的人则沉溺于网恋之中不能自拔。由于长期脱离现实生活，给社会增加了不安定因素，目前，网络成瘾引起的暴力事件已日趋增多。

（七）网络成瘾的防治

应坚持以预防为主，标本兼治的原则。

1. 预防为主　对网络使用者、家长、教师及网吧业者进行网络卫生及心理健康教育，家庭、学校以及网吧等各方协调一致，制约青少年的网上操作时间；开设"网络成瘾症"的心理咨询热线，建立"心理健康咨询与指导中心"，聘请专业心理工作者进行咨询指导；规范电子游戏市场，加强对网络的信息监控和信息过滤，组织开发内容健康而又情节生动的电子游戏产品，创建良好的社会文化环境；增加对未成年人的教育投入，大力开展青少年文化活动，吸引青少年对健康、科学、积极的社会生活和文化活动产生兴趣，培育青少年的健全人格和健康心理。

2. 标本兼治　首先，要加强思想教育，完善自身素质，树立正确的世界观、人生观、价值观，从而从根本上解决治本的问题。其次，评估网络成瘾综合征之潜在成因，并加以矫正，规范、约束青少年的上网行为，指导、帮助上网青少年学会用"自我管理"的方法来增强自律和自控能力。再次，治疗网络成瘾综合征必须采取从生物、心理、社会三方面着手的综合治疗。对于有 IAD 症状的青少年，要注意及时、有效地开展心理治疗，必要时辅以药物治疗，防止严重化。

第四节　与性行为相关社会病

一、与性行为相关社会病的概念与分类

（一）与性行为相关社会病的概念

与性行为相关社会病是指不符合社会道德和法律规范的性行为导致的健康和社会问题。

（二）与性行为相关社会病的分类

与性行为相关社会病主要分为以下 3 类：①各类与性行为相关的违法犯罪行为，如强奸、卖淫嫖娼；②不安全性行为导致的各类问题，如性传播疾病、艾滋病、青少年妊娠；③与性禁锢相关的各类问题，如对人性的摧残、性物质导致的种种问题。

本节主要介绍性传播性疾病、艾滋病和青少年妊娠。

二、性传播性疾病

（一）性传播性疾病的概念

性传播性疾病（sexually transmitted disease，STD）是一组主要以性行为接触或类似性行为接触为主要传播途径的传染性疾病，过去称为"性病"（venereal disease，VD），曾包括梅毒、淋病、软性下疳、腹股沟肉芽肿、性病性淋巴肉芽肿五种病，称经典性病。近 20 年来，国际上对性传播性疾病的概念有所改变，把与性行为有关的各种传染病都纳入性传播性疾病范畴，性病范围明显扩大，有学者建议用性传播性感染（sexually transmitted infections，STI）这一术语替代它。目前已经发现，能够通过性行为途径传播的疾病达 30 多种。性传播性疾病发病率高，危害大，已经称为当今危害人群健康的主要疾病。

（二）性传播性疾病的分类

WHO 将性传播性疾病分类为四级。一级性病：艾滋病；二级性病：梅毒、淋病、软下疳、性病性淋巴肉芽肿、腹股沟肉芽肿、非淋菌性尿道炎、性病性衣原体病、泌尿生殖道支原体病、滴虫性阴道道炎、细菌性阴炎、性病性阴道炎、性病性盆腔炎；三级性病：尖锐湿疣、生殖器疱疹、阴部念珠菌病、传染性软疣、阴部单纯疱疹、加特纳菌阴道炎、性病性肝周炎、瑞特综合征、B 群链球菌病、乙型肝炎、疥疮、阴虱病、人巨细胞病毒病；四级性病：梨形鞭毛虫病、弯曲杆菌病、阿米巴病、沙门氏菌病、志贺氏菌病。

（三）性传播性疾病的社会根源

性传播性疾病作为一类传染性疾病，它发病的直接原因是病原体的感染。但社会医学家认为，决定性传播性疾病传播和流行的主要因素是社会因素。

1. 性禁锢　现代社会中的性禁锢观念最初起源于原始社会中的种种禁忌，由于对自然知识认识的局限，原始人类对疾病、死亡、流血等现象极为恐惧，而这些现象又往往与性交、月经、分娩等有着紧密联系，于是逐渐形成了对某些性行为的恐惧。随后社会的发展，有权势者为了巩固自己在性行为方面的特权，利用各种性禁锢观念来对被统治者的性行为进行控制。这些因素的影响一直延续到今天。性禁锢更是与今天的性传播性疾病产生了一定的联系。一方面，性禁锢观念阻碍了人们获取必要的和正确的性知识及性传播性疾病的防治知识，导致当今很多人在不安全性行为时未能采取适当的措施进行自我保护。另一方面，性禁锢导致了对性功能障碍和性传播性疾病社会歧视的存在，以致得病后羞于到医院就诊，导致进一步传播。

2. 性放纵　西方社会在 20 世纪 30 年代和 60 年代兴起了两次大规模的"性解放"运动，这种运动有利于打破性禁锢，有积极的一面，但也导致很多人在"性解放"的旗帜下开始了群婚、未婚同居、试婚、夫妻交换、卖淫嫖娼等不正当性行为。我国在 20 世纪 80 年代以来，受西方思潮的影响，逐渐出现性解放趋势，如卖淫嫖娼、一夜情、多性伴行为等非婚性行为大幅度增加，为我国性传播性疾病的传播和流行提供了温床。

3. 人口流动　经济全球化和交通事业的飞速发展，导致了世界范围内人口的大规模流动，而我国受经济飞速发展、社会城镇化趋势等因素影响，处于社会转型期的人口流动更具规模。流动人口大多数为性活跃人群，人口大规模的流动，为性传播性疾病的蔓延提供了机会。

4. 医疗条件　在很多发展中国家，由于医疗条件的限制，性传播性疾病病人难以得到及时有效的治疗。另有部分病人担心身份暴露，选择医疗条件不佳的非正规医疗机构就诊，结果导致性传播性疾病长期不愈，甚至进一步传播。

（四）性传播性疾病的预防和控制

1. 倡导健康性观念和安全性行为　健康性观念和安全性行为基本可以概括为节制性欲、忠于配偶以及正确使用避孕套，概括为 ABC 三个方面。A（abstinence）：指节制性欲，即控制自己的性欲望。多个性伴、婚前和婚外性行为以及卖淫嫖娼是性传播性疾病的重要危险行为，而洁身自爱、遵守性道德是预防经性途径感染性传播性疾病的根本措施。B（be faithful）：忠实于自己的配偶。夫妻之间彼此忠诚，白头偕老，或性伴间相互忠诚，就可以保护双方免于感染性传播性疾病。C（condom）：正确使用避孕套。预防性传播性疾病的措施中，推广使用避孕套是最重要、最有效的方法，也是最为简洁、较易于实行的办法。泰国从 1991 年起在妓女中开展百分之百推广避孕套运动，到 1995 年，妓女中性传播性疾病的感染率已从原来的 30% 下降到 1%。

2. 宣传普及性传播性疾病防治知识　让人们了解各种常见性传播性疾病的传播途径和临床表现及其治疗方法，推进正规医疗机构为病人服务。通过宣传，消除各种错误认识，改变社会歧视，使病人能够正视疾病，不再讳疾忌医。

3. 加强性传播性疾病的监测　监测是性传播性疾病有效防治工作的前提，其目的在于及时掌握性传播性疾病的流行动态，考核防治效果，为制定相关策略提供依据。监测内容主要包括三个方面：重点人群的监测、重点疾病的监测和防治效果的监测。

4. 加强对高危人群的干预　对性传播性疾病的高危人群进行干预，如商业性工作者、同性恋、吸毒人员等群体。由于该群体与主流社会有一定的心理距离，常规方式难以介入，以致效果不佳。因此，需要采取特殊措施，使他们接受性传播性疾病防治知识，拒绝不安全性行为，加强自我保护，以达到防治性传播性疾病的目的。

三、艾滋病

（一）艾滋病的概念

艾滋病又称为获得性免疫缺陷综合征（acquired immune deficiency syndrome，AIDS），是由感染人类免疫缺陷病毒（HIV）引起的病死率很高的恶性传染病。感染免疫缺陷病毒后，会引发一种综合征，从而导致人体免疫系统遭到了损害，进而引发一系列并发症，临床上以淋巴结肿大、慢性腹泻、体重减轻、发热、乏力等全身症状起病，逐渐发展至各种机会性感染、继发性肿瘤、精神障碍而死亡。艾滋病具有传播迅速、传播形式特殊且死亡率极高的特点。

（二）艾滋病的危害

AIDS 是人类历史上第一种在十几年间就在全球范围内广泛流行的疾病。自 1981 年 6 月美国首先发现以来，全世界因 AIDS 死亡 3500 万人。在非洲，已有 7 个国家成人感染率超过 20%，艾滋病已使 10 个非洲国家的人均预期寿命减少了 20 多年。现阶段，我国艾滋病的发病率虽然较低，但由于人口基数较大，截至 2018 年 3 月 31 日，全国报告现存活艾滋病病毒（HIV）感染者 /AIDS 病人 79 万例，报告死亡 24.5 万例。我国艾滋病感染几乎波及所有人群，艾滋病疫情已由高危人群向一般人群扩散。目前，我国的艾滋病病人主要分布在云南、河南、广西、新疆、广东和四川 6 省（自治区），艾滋病疫情地区分布差异较大。

我国公布的另一项权威研究表明，一个人从 AIDS 发作到死亡，所造成的经济损失约为 77 万元。当一个国家 AIDS 一旦达到普遍流行时，能使一个国家人均 GDP 下降 0.5%，对我国来讲，GDP 将减少 411 亿元。北京工业大学经济管理专家李京文院士的研究组也做过有关计算，他们应用世界银行的"真实储蓄"来度量艾滋病的经济总影响，测算出艾滋病对我国 2006～2010 年间经济总量的净损失将超过 3000 亿元（当年价）。

（三）艾滋病的影响因素

艾滋病在人群中的流行依赖于传染源、传播途径和易感人群三大环节的相互作用，而此作用是受到自然环境因素和社会经济因素的影响和制约的，其中，社会经济因素的影响更为深远。

1. 社会历史因素　首先，改革开放后，我国经济迅速发展，在经济发展速度较快的地区，富裕阶层人数迅速膨胀，一部分人需要体验购买带来的满足，包括购买带来的性满足，于是在一定范围内形成淫乱和性开放的社会风气，成为一定阶层的 HIV 感染高危群体。其次，我国公众社会观念相对保守，许多人甚至无法想象与高危群体建立合作，普遍存在对艾滋病病人严重歧视和排斥，预防教育难以开展。社会观念越是保守，高危活动越可能秘密地进行，向高危群体提供预防信息就越发困难。

2. 不良行为　日益开放的社会环境使一些人的价值观念、道德水准发生了很大变化。吸毒、卖淫、嫖娼等社会丑恶现象又日趋严重，而吸毒人群普遍存在乱性行为，这无疑构成了艾滋病流行、传播的土壤与温床。高密度人口和大量的流动人群增加了艾滋病传播的机会。

3. 文化水平与科技教育　调查显示，受教育文化程度低的人更易感染艾滋病。许多青少年受好奇心理驱使开始尝试毒品以及性行为，由于青少年的心智尚未成熟以及知识缺乏，青少年成了艾滋病的易感人群。另外，大众新闻媒体等传播途径对有关艾滋病毒报道和教育较少，没有引起公众足够的重视。

（四）艾滋病的预防和控制

1. 传染源的管理　对 AIDS/HIV 的医学管理包括定期随访、定期检查及健康咨询服务等。定期随访内容包括病人的各种活动史、接触史、症状与体征的表现与变化等；定期检查包括血常规、肝肾功能、CD4、CD8 淋巴细胞计数等的变化情况；健康咨询服务包括对其家属、性伴侣和接触者进行的健康咨询、行为指导和必要的检测。

2. 阻断传播途径　包括：①控制医源性传播。严格执行消毒法规和条例的规定，注意做好对各类专业工作人员的业务培训，建立和完善医源性感染的预防控制制度。②预防血液和血液制品传播 HIV。对所有的血液和血制品进行 HIV 和其他传染性疾病的检测，减少不必要和不适当的输血。③减少静脉吸毒者中 HIV 的传播。严厉打击吸毒、贩毒及采取强有力的戒毒措施是控制因吸毒传播HIV 的根本的措施，同时实施清洁针具交换和美沙酮维持疗法。④生育年龄女性艾滋病感染者应避免怀孕。对怀孕的妇女采取终止妊娠或择期剖宫产的措施并加以抗病毒治疗，对已分娩的新生儿采取人工喂养，以降低艾滋病母婴传播概率。

3. 加强艾滋病防治的健康教育　在全社会都要广泛深入地开展艾滋病防治的健康教育工作。广大的医疗、卫生工作者，特别是疾病预防控制机构，一是要广泛宣传什么是艾滋病、传播途径以及如何预防艾滋病；二是对艾滋病病人和艾滋病病毒感染者进行合理的心理疏导，定期进行 CD 细胞检测，配合艾滋病防治工作者的随访，合理运用药物治疗；三是把党和政府实行的防治艾滋病的"四免一关怀"政策落实到每一位艾滋病病毒感染者和艾滋病病人的家庭；四是要广泛开展各种形式公益性广告的宣传工作，提高全社会公众对艾滋病防治的知晓率，鼓励社会团体和企业参与到艾滋病防治工作中来。

4. 建立政府主导、全社会参与的艾滋病防控机制　首先，应加大艾滋病防治经费的投入，配备相应的艾滋病防治专业技术人员；其次，政府主导是做好艾滋病防治工作的关键。各部门应明确分工，认真履行各自的职责，切实加强对艾滋病防治工作的指导和督查，真正落实有关法律法规。同时，还要充分的引导社会力量广泛参与到艾滋病防治工作中来。

四、青少年妊娠

（一）青少年妊娠的概念

因文化和社会背景的不同，世界各国对青少年的界定并不一致。青少年妊娠（adolescent pregnancy）可以定义为法定结婚年龄以前发生的所有妊娠现象，包括有意怀孕和意外怀孕。近十几年来，青少年妊娠在发达国家和发展中国家都相当普遍，发生率呈不断上升的趋势。青少年妊娠已成为 20 世纪后半叶世界范围内的一个重要的公共卫生问题，愈来愈引起各国政府及教育、卫生等部门的普遍关注。

（二）青少年妊娠的危害

据世界卫生组织的统计资料，全世界每年约有 1400 万青春期少女生育，其中多数是非意愿性妊娠；每年有 55 万次少女流产、440 万次少女堕胎。我国目前约有 2 亿名 15 ~ 24 岁青少年，每年有 2000 万青少年进入性成熟期，青少年性成熟的年龄比 20 世纪 70 年代提前了 4 ~ 5 岁。随着青少年性成熟的提前和性观念的改变，以及社会意识、经济状况、文化背景、宗教传统等社会环境的改变，青少年妊娠率有逐年上升的趋势。美国每年至少有 100 万 15 ~ 19 岁的青少年怀孕。我国某省会城市的调查显示，青少年婚前性行为者占 55%，妊娠为 3%。青少年妊娠不仅对青少年造成严重的身心健康损害，而且带来一系列的社会问题。

1. 严重影响躯体健康　尽管在现代社会中，女性月经初潮时间一再提前到 12 ~ 13 岁，但直到 18 岁，青少年的身体仍处于发育阶段，这段时间过早地发生性行为引起妊娠，常常导致高危妊娠，容易导致流产、感染、宫颈糜烂、不全流产、子宫破裂、习惯性流产、出血死亡以及人工流产后精神障碍等。部分青少年妊娠者失去生育能力，造成成年后的性功能障碍。

2. 造成各种心理创伤　由于未婚少女的性行为、妊娠和怀孕违反社会文化规范，所以她们必须面对来自社会和家庭的巨大压力，给青少年带来长期的心理创伤。再则青少年的性行为大多不是建立在坚实的两性感情基础上，多数情况下主要由少女承担性行为的各种后果，如怀孕、社会歧视以及生育的小孩照护等。而少女的心理发育还远未达到成熟的程度，她们的心理应对机制还很幼稚，社会支持系统也不完善，长期的精神压力下，青少年怀孕者可能出现各种精神障碍，包括各种人格障碍、神经症和情感性精神障碍，个别少女甚至因此而自杀。

3. 带来各种社会问题　概括为：①由于妊娠，很多青少年失去受教育的机会，对她们成年后社会适应产生不可挽回的影响；②由于母亲接受的教育少，青少年妊娠出生的子女缺乏一个完整、健全的家庭，其母亲教育和抚养他们的能力较弱，势必影响到他们的健康成长；③青少年在得知妊娠后又多伴有抑郁、焦虑、恐惧、偏执等情感障碍，严重者甚至会走上自杀的极端道路；④青少年妊娠还可能导致系列婚姻家庭问题，如离婚、家庭暴力等；⑤导致艾滋病及性病感染率增加。尽管越来越多的青少年在婚前有性行为，但却没有采取有效措施预防艾滋病及性病。根据联合国人口基金（UNFPA）的报道，15 ~ 24 岁的人群患性传播疾病的危险性最大。

（三）青少年妊娠的影响因素

1. 个人因素　主要有：①性生理早熟与性知识缺乏。随着生活水平的提高，营养的改善，青少年性生理也出现早熟的趋势，但却并未获得相应的生理知识和性知识。目前学校的性教育明显滞后于青少年的身心发育，导致众多的青少年严重缺乏性健康知识。有学者认为这是造成青少年未婚妊娠的一个重要原因。②性观念开放。随着社会发展、对外交流扩大，人们的性观念正逐渐开放，婚前性行为得到较大的宽容。有学者指出，青少年性生理早熟，但心理上稚气未脱，自控能力差，容易受外界各种因素的影响和诱惑。在开放的性观念下容易因为冲动或好奇等发生婚前性行为，从而增加未婚妊娠的发生率。

2. 家庭因素　家庭作为青少年成长的重要环境，其父母的职业、文化程度、家庭经济水平、与子女同住与否以及与子女的交流等对青少年性知识、性观念以及性行为均存在不同程度的影响。一般而言，我国家庭对孩子的关心主要在学习、身体方面，对道德素质教育不足。由于传统观念的禁锢，羞于谈"性"，家长对青少年的性教育通常采取回避态度，导致许多青少年性意识及性道德扭曲。

3. 社会因素　主要包括：①社会不良风气的影响。社会环境中不健康因素，如婚外情、一夜情、色情服务等现象的存在对青少年危害较大；恋爱、婚姻观念的巨大改变，未婚同居率、婚前性行为发生率逐年升高，是导致未婚青少年妊娠的直接原因。②性健康教育的缺乏。对青少年进行性健康教育的观念尚未完全形成，对青少年生殖健康教育和倡导避孕措施的普及还不完善。

（四）青少年妊娠的预防和控制

1. 提高全民族的文化教育水平　有研究表明，父母的文化程度与青少年的不良行为，包括青少年妊娠有着密切的联系。提高父母的文化教育水平，可以使其子女有较好的成长环境，有机会接受较多的学校教育。

2. 要在全社会形成健康的性观念和性道德　培养良好的社会道德风尚，鼓励健康向上的精神文化，清除色情文化对青少年的影响。随着互联网的普及，要加大对色情网站的打击，以免色情文化对青少年产生冲击。家庭成员如父母要对青少年的行为，包括性行为起表率作用，树立严肃对待性生活的榜样。教师和家长要通过积极的教育，主动引导青少年的社交活动向健康的方向发展。

3. 打破性禁锢，推动针对青少年的性知识教育　通过教育，让广大青少年了解自己的生理发育规律，了解过早性行为可能导致的后果，促进青少年的心理成熟，掌握安全性行为的基本知识。

4. 加大对怀孕青少年的帮助力度　应成立相应的援助中心，帮助怀孕的青少年处理相关问题。社区、学校和家庭对怀孕的青少年应正确对待，不能粗暴处理。

第五节　精神疾病

一、精神疾病的概念及危害

（一）精神疾病的概念

精神疾病（mental illness）是指在各种生物、社会等有害因素的不利影响下，大脑出现紊乱，大脑功能失调，导致认知、情感、意志和行为等精神活动出现不同程度障碍为临床表现的疾病。

精神疾病根据其临床表现主要分为轻型精神疾病与重型精神疾病。轻型精神疾病常见的有强迫症、抑郁症等，重型精神疾病常见的有精神分裂症、躁狂症等。轻型精神疾病主要是表现在感情障碍（如焦虑和忧郁等）、思维障碍（如强迫观念等），但病人思维的认知逻辑推理能力及其自知力都基本完好。重型精神病，如精神分裂症的初期病人也可出现焦虑、强迫观念等表现，但此类病人的认知、逻辑推理能力将会变得很差，自知力也几乎全部丧失。这种轻重之分也是相对的，一些重型精神疾病的早期常呈现轻型表现。

（二）精神疾病的危害

据 WHO 报道，目前全球有精神性疾病病人约 4 亿人，到 2020 年，精神疾病将成为导致死亡和残疾的第二大原因。精神疾病已成为严重而又耗资巨大的全球性卫生问题。

中国疾病预防控制中心精神卫生中心 2010 年公布的数据显示，我国各类精神疾病病人人数在 1 亿人以上。精神疾病已成为当前中国疾病分类中较为严重的一类疾病。按照国际上衡量健康状况的伤残调整年指标（DALY）评价各类疾病的总体负担，精神疾病在我国疾病总负担的排名中居于首位，已超过了心脑血管、呼吸系统及恶性肿瘤等疾病。各类精神问题约占疾病总负担 1/5，即占全部疾病和外伤所致残疾及劳动力丧失的 1/5。世界前十种致残的主要疾病中有五种与精神疾病有关。根据世界卫生组织推算，中国神经精神疾病负担到 2020 年将上升至疾病总负担的 1/4，精神卫生问题已成为我国的重大公共卫生问题和突出的社会问题。

> 视窗 15-3　　　　　　　　**2018 年"世界精神卫生日"**
>
> 　　2018 年 10 月 10 日是第 27 个"世界精神卫生日"，我国确定的主题为"健康心理，快乐人生"——关注儿童青少年心理健康，旨在通过多途径的宣传教育，让儿童青少年掌握精神卫生、心理健康相关知识，使家长、学校、社会了解儿童青少年心理特点，全社会共同维护和促进儿童青少年心理健康，拥有健康快乐的人生。
>
> 　　国家卫生健康委员会发布"心理健康素养十条（2018 年版）"：
>
> 　　第一条：心理健康是健康的重要组成部分，身心健康密切关联、相互影响。
>
> 　　第二条：适量运动有益于情绪健康，可预防、缓解焦虑抑郁。
>
> 　　第三条：出现心理问题积极求助，是负责任、有智慧的表现。
>
> 　　第四条：睡不好，别忽视，可能是心身健康问题。
>
> 　　第五条：抑郁焦虑可有效防治，需及早评估，积极治疗。
>
> 　　第六条：服用精神类药物需遵医嘱，不滥用，不自行减停。
>
> 　　第七条：儿童心理发展有规律，要多了解，多尊重，科学引导。

第八条：预防老年痴呆症，要多运动，多用脑，多接触社会。

第九条：要理解和关怀心理疾病病人，不歧视，不排斥。

第十条：用科学的方法缓解压力，不逃避，不消极。

二、精神疾病的影响因素

（一）生物学病因

精神疾病是由各种原因引起的大脑机能失调的一类疾病。精神因素及个人神经类型在发病过程中起着主导作用。人体的内在环境各部分之间，以及内在环境与外在环境之间是一个对立统一的关系，两者之间处于不断地矛盾又不断地维持其相对平衡的状态，这就是人体正常的生理活动。如果这种状态遭到破坏，就会发生疾病。精神疾病的发病也不例外。

首先，在精神疾病的病因中，精神创伤起着极其重要的作用。无论是急性或慢性的神经过程，过度紧张以及兴奋与抑制的尖锐冲突，均可成为精神创伤，常成为反应性的精神病和神经官能症等病人的主要病因。如惊险遭遇、亲属死亡、生活中的急剧变化等均可致病。其次，神经类型与精神病的发生有着一定的关系。巴甫洛夫认为神经类型是先天特征和后天影响的"合金"，它具有高度的可塑性。弱型及强而不均衡型的人容易患精神病，如弱型与中间型结合易患神经衰弱，弱型与思想型结合易患精神衰弱，而精神分裂症的病人多属弱型，躁狂抑郁性多属强而不均衡型等。另外，精神病的发生与年龄、遗传因子也有一定的关系。

（二）心理学病因

心理学家认为压力、矛盾、危机、紧张和创伤等心理因素可能会导致精神疾病，特别是在一个容易受伤的人身上。例如，青少年青春期心理变化多，面临升学、就业、恋爱婚姻、工作学习等问题所产生的社会应激因素较多，精神负荷较重，所以青少年患病与压抑心理有关。同样，妇女、失业者等不同人群也因为其不同的心理压力在一定程度上导致了精神疾病的发生。另外，有学者认为，精神疾病易患人群常有心理承受能力低、自我控制能力较弱、感到恐慌与绝望、容易烦躁不安、冲动、发脾气等特点，易产生自卑孤独、敏感多疑等亚健康心理，这些心理大大增加了他们患精神疾病的可能性。

（三）社会学病因

1. 社会动荡　由于政治、经济和军事等因素造成的社会结构、组织和价值观念、生活状态的急骤变化，直接对人的精神健康产生不良影响。例如，经济激烈震荡、战争以及重大自然灾害等，可能导致原有社会、经济、文化和心理基础被破坏，或财产损失与亲人伤亡、失去人身自由、经历痛苦场面等精神应激的增加，或被动移民或难民面对新的经济困难、价值观念冲突等带来的不安全感和适应性焦虑。这些因素都可直接引起精神健康的损害。

2. 经济状况　精神疾病与经济状况、职业有明显关系。经济水平低下和非在职人群的精神疾病患病率明显高于经济水平较高的人群和在职人群，这可能与不同经济水平人群的食物营养状况、受教育程度、生活压力和居住条件有关。

3. 文化因素　研究表明，某些文化信仰、价值观可能增加对个体的刺激，由此导致个体的应激，对精神健康产生影响。例如，现代社会上"先进""标兵""英雄"，以及"罪犯"等积极或消极的标签，往往给当事人带来巨大压力，引起精神紧张，甚至致病。

4. 社会环境　随着人口的增长，以及城市化趋势，拥挤现象对人的情绪产生很大的影响。住宅的拥挤，工作的快节奏，环境的污染，以及转型中的社会、经济乃至个人的不确定性因素与"焦躁"的社会心理相结合，导致诸多社会矛盾浮出水面，甚至激化，使人们的情绪显得紧张、焦虑、急躁，注意力不集中，工作效率低下等。

5. 生活事件　人的社会生活中，所遇到各种社会生活事件都会对心理状态产生一定的影响。虽

笔记栏

然不是所有的社会生活事件所引起的心理紧张都会导致疾病，但有一些社会事件，如亲人伤亡、恋爱挫折、丢失工作等，会使生活和工作发生重大变动，在一定条件下可以导致精神疾病。统计数据显示，精神分裂症病人在发病前有50%遭遇过生活事件刺激。

6. 家庭环境 婚姻、家庭是人生重要的组成部分，家庭不和睦或解体、经济受损失或困难，老年人的孤独与失去家庭支持等，均可构成不良应激。例如，由于家庭规模不断缩小，以往的"金字塔"形家庭结构逐步被"倒金字塔"形代替，特别是"空巢家庭"的出现，使孤独成为困扰中国老年人的主要心理问题。临床研究证明，长期孤独可能引发老年痴呆和老年抑郁。

7. 社会支持 相对正常居民，精神疾病病人发病前通常在社会支持系统方面存在缺陷，包括夫妻关系、同胞关系、邻里关系，以及朋友关系等方面的不良状况。研究表明，在地震、洪水等自然灾害发生后，在同样应激的情况下，社会支持多的人较少发生精神损害，而社会支持少的人则较多发生精神障碍。

三、精神疾病的预防与控制

精神疾病的发生、发展与转归是心理、社会和生物等因素交互作用的结果，需要从三级预防着手，建立健全法律法规，完善国民的心理、生理和社会功能，达到防治精神疾病的目的。

1. 一级预防 旨在减少人群中精神疾病的发生率，这需要减少或消除致病因素。但由于对精神疾病的病因研究了解有限，通常从下面一些社会策略入手：①开展精神疾病的流行病学研究，尽可能找出影响人们心理卫生的可能原因，制订预防措施，给予评价；②加强优生优育工作，如遗传咨询等，提高出生人口质量；③重视健康教育，大力宣传心理卫生；④对不同职业群体进行流行病学研究，制订职业心理保健措施；⑤政府部门有必要设置专门机构，有组织地开展预防。

2. 二级预防 旨在使轻度心理异常不至出现急性发作，尽可能缩短病程，减少因病带来的负面作用，也就是早期发现、早期治疗。通常需要开展以下工作：①加大专业人员的培训力度和在职人员的继续教育，这是早期发现和治疗的前提；②积极开展社区服务，完善各类精神疾病防治机构，广泛开展心理咨询；③加强对儿童、青少年等重点人群的预防；④加强宣传，提高民众对精神疾病的认知和预防能力。

3. 三级预防 旨在防治或减少精神伤残的发生，使严重精神疾病病人能够保留一定的人际交往和工作的能力。通常需要开展以下三方面的工作：①积极治疗严重的精神疾病，防止复发，有关机构加强对其监管和安置；②加强宣传教育，改变社会上对精神疾病病人的歧视和偏见，呼吁社会接受精神疾病病人，改善他们的生活环境；③努力开展弱智培训工作，尽可能提高其人际交往的能力。

Summary

1. Sociopathy is a disease and social pathologic phenomenon, which is dominated by social factors and closely related to the behavior and life style of individual, including accident, suicide, STD, AIDS, drug addiction, alcoholism, mental illness, teenage pregnancy, divorce, etc.

2. Harmful social disease is divided into three categories. (1) Accidental injuries are unintentional injuries. Mainly including traffic injuries, falls, burns, poisoning, drowning, cuts, animal bites, medical malpractice,etc. (2) Suicide and self-injury refer to the injuries of their own conscious, including suicide, self-torture, self-mutilation, etc. (3)Violence and homicide are the deliberate injuries by others, including domestic violence, child abuse, rape, homicide, assault,etc.

3. Haddon divided the occurrence of injury into three stages which are the stage before the occurrence, the stage during the occurrence and the stage after the occurrence of injury. In these three different stages, the appropriate preventive measures were taken aiming at the host, pathogenic factors and the environment, namely, "the three-phase, three-factor" theory of prevention. The interventions

笔记栏

to control the harmful social disease include engineering intervention, economic intervention, compulsory intervention, and educational intervention.

4. Addiction is divided into material addiction and spiritual addiction based on different source of the addiction. The addictive of substances include opium, alcohol, nicotine and so on. The addictive of spirit includes erotica, martial arts movies, video games, Internet, gambling and so on. Drug addiction is the addictive substance abused illegally, mainly including opioids, cannabis, amphetamine, cocaine and so on. Internet addiction disorder (IAD) refers to a phenomenon that the individual has a significant social and psychological dysfunction because of excessive use of the Internet.

5. The prevention and control measures to STDs include the advocacy of healthy attitudes and behavior to sex, the popularization of knowledge to prevent STDs, strengthening the surveillance of STDs and the intervention on high-risk groups.

6. Social and psychological risk factors of mental diseases include social unrest, economic status, cultural factors, social environment, life events, family environment and social support.

【思考题】

1. 简述伤害性社会病的分类、流行特征及四 "E" 干预措施。

2. 试述成瘾性社会病的分类与防治要点。

3. 试述网络成瘾的危害和防治策略。

4. 试述性传播性疾病的社会根源与防治策略。

5. 试述精神疾病的社会心理致病因素与防治策略。

（汪　胜）

主要参考文献

戴文益 .2009. 中国精神疾病现状及其出路 . 安全与健康，上半月（4）：51-52

杜雪平，席彪 .2017. 全科医生基层实践 .2 版 . 北京：人民卫生出版社

段兴利，刘敏 .2005. 关注新"社会病"——网络成瘾研究综述 . 甘肃社会科学，（4）：25-29

方鹏骞 .2010. 医学社会科学研究方法 . 北京：人民卫生出版社

费立鹏 .2004. 中国的自杀现状及未来的工作方向 . 中华流行病学杂志，25（4）：277-279

龚幼龙，严非 .2011. 社会医学 .3 版 . 上海：复旦大学出版社

顾景范 .2016.《中国居民营养与慢性病状况报告（2015）》解读 . 营养学报，38（6）：525-529

郭继志，姜润生 .2006. 社会医学 . 北京：科学出版社

郭继志，赵拥军，徐凌忠 .2010. 社会医学 . 济南：山东人民出版社

郭清 .2015. 健康管理学科发展回顾与展望 . 浙江省医学会健康管理学分会学术年会暨健康管理学学科与学术发展论坛

国家原卫生计生委 .2017. 国家基本公共卫生服务规范 .3 版

国务院 .2011.《关于建立全科医生制度的指导意见》.

国务院办公厅 .2015.《关于推进分级诊疗制度建设的指导意见》.

国务院办公厅 .2017.《中国防治慢性病中长期规划（2017—2025 年）》

国务院办公厅 .2018.《关于改革完善全科医生培养与使用激励机制的意见》.

国务院医改办等七部委 .2016.《关于推进家庭医生签约服务的指导意见》.

郝模 .2013. 卫生政策学 .2 版 . 北京：人民卫生出版社

洪倩，郭清 .2003. 社会医学教程 . 合肥：安徽科学技术出版社

姜润生，初炜 .2010. 社会医学 .2 版 . 北京：科学出版社

雷晓燕，傅虹桥 .2018. 改革在路上：中国医疗保障体系建设的回顾与展望 . 经济资料译丛，176（2）：1-6

李春秀，刘涛，徐晶等 .2012. 自杀的病因学研究进展 . 中国健康心理学杂志，20（9）：1439-1440

李海，杨莉 .2006. 儿童中毒影响因素分析及其干预的研究进展 . 中华疾病控制杂志，10（1）：72-75

李霁 .2001. 人类医学模式递嬗的伦理意蕴 . 长沙：湖南师范大学

李鲁，王红妹，沈毅 .2002.SF-36 健康调查量表中文版的研制及其性能测试 . 中华预防医学杂志，36（2）：109-113

李鲁 .2006. 社会医学 .2 版 . 北京：人民卫生出版社

李鲁 .2007. 社会医学 .3 版 . 北京：人民卫生出版社

李鲁 .2013. 社会医学 .4 版 . 北京：人民卫生出版社

李鲁 .2017. 社会医学 .5 版 . 北京：人民卫生出版社

林绚晖 .2002. 网络成瘾现象研究概述 . 中国临床心理学杂志，10（1）：74-76

刘克俭，顾瑜琦 .2003. 行为医学 . 北京：科学出版社

刘爽 .2010. 从心脑血管病诊治进展看现代医学模式的转换 . 中外医疗，29（6）：177

刘钟明，潘伟，栗瑞，等 .2015. 新农村的健康之路——健康村建设的政策设计与初步效果 . 中国卫生政策研究，8（11）：21-25

卢祖洵 .2003. 社会医学 . 北京：科学出版社

卢祖洵 .2009. 社会医学 .2 版 . 北京：科学出版社

卢祖洵 .2013. 社会医学 . 北京：人民卫生出版社

蒙晓宇，耿文奎 .2005. 农村地区伤害现状的研究和探讨 . 医学文选，24（1）：117-120

莫淳淇，靳娟，张瑛 .2016. 中国健康村建设的成效和探索 . 现代医药卫生，32（11）：1765-1768

孙喜蓉 .2005. 网络成瘾综合征研究综述 . 中国健康心理学杂志，13（2）：158-160

王东玲，刘云嵘 .2009. 中国未婚青少年妊娠原因及社会干预对策 . 中国计划生育学杂志，17（2）：123

王宇明 .2001. 论系统思想的发展与医学模式的演变 . 中国卫生事业管理，（5）：304-306

夏萍，李宁秀，吕玉波，等 .2007. 生命质量量表跨文化调适方法概述 . 中国心理卫生杂志，21（4）：230-232

谢韬 .2004. 伤害的现状及其疾病负担 . 国外医学卫生学分册，31（5）：309-313

医家汇 .2016. 黄帝内经 . 沈阳：辽海出版社

殷国荣，郑金平 .2015. 医学科研方法与论文写作 . 3 版 . 北京：科学出版社

原卫生部 . 2000.《城市社区卫生服务中心（站）设置指导标准》.

原卫生部 .2000.《城市社区卫生服务机构设置原则》.

原卫生部等十部委 .1999.《关于发展城市社区卫生服务的若干意见》.

张传友，孟竞玲 .1999. 我国艾滋病流行的社会原因及防治对策 . 医学与哲学，（3）：62-63

张文 .2000. 行为医学 . 北京：北京医科大学出版社

赵新华，丁国武 . 2017 . 卫生事业管理学 .2 版 . 北京：科学出版社

郑振佺，王宏 .2018. 健康教育学 .2 版 . 北京：科学出版社

中共中央国务院 .1997.《关于卫生改革与发展的决定》.

中共中央国务院 .2006.《关于发展城市社区卫生服务的指导意见》.

中共中央国务院 .2009.《关于深化医药卫生体制改革的意见》.

中华医学会糖尿病学分会 .2018. 中国 2 型糖尿病防治指南（2017 年版）. 中国实用内科学杂志，38（4）：292-344

邹宇华，邓冰 . 2008. 社会医学 . 北京：科学出版社

邹宇华，王柳行 .2016. 社会医学 .2 版 . 北京：科学出版社

Bernard J.Turnock 著，胡永华等译 . 2009. 公共卫生基础 . 北京：北京大学医学出版社

Fu H, Li L, Li M, Yang C, Hsiao W. 2017.An evaluation of systemic reforms of public hospitals:the Sanming model in China.Health Policy Plan.32(8):1135-114

GBD 2016 Causes of Death Collaborators.2017.Global, regional, and national age-sex specific mortality for 264 causes of death, 1980-2016: a systematic analysis for the Global Burden of Disease Study 2016. Lancet,390,(10100): 1151-1210.

World Health Organization.Constitution of the World Health Organization – Basic Documents, Forty-fifth edition, Supplement, October 2006.

Yip WC, Hsiao WC, Chen W, Hu S, Ma J, Maynard A.2012. Early appraisal of China's huge and complex health-care reforms. Lancet.379(9818):833-42

以下网址登载的相关文献：

世界卫生组织网址：http://www.who.int/zh/index.html

世界银行网址：http://www.worldbank.org.cn/Chinese/

联合国网址：http://www.un.org/zh/index.shtml

联合国儿童基金会网址：http://www.unicef.org/chinese/

联合国人口基金网址：https://www.unfpa.org/

联合国妇女署网址：http://www.un.org/zh/aboutun/structure/unwomen/

国家统计局网址：http://www.stats.gov.cn/

中华人民共和国国家卫生健康委员会网址：http://www.nhc.gov.cn/

中国社会科学院网址：http://www.cass.cn/

人民网：http://health.people.com.cn/n1/2019/0108/c14739-30509729.html

参 考 答 案

第一章 绪 论

案例 1-1 讨论分析

1. 甲型 H1N1 流感的发生发展及转归既有生物学因素又有社会因素。生物学因素包括病毒及其变异情况、易感人群、有效药物和疫苗等；社会因素包括防护知识的广泛宣传、心理危机的干预、高危人群的重点保护、信息的公开透明以及维持社会的稳定等。即使由生物病原引起的传染病，社会因素在其发生发展中也起着主导性的作用，尤其是在甲型 H1N1 流感的防控中这种作用更为突显。

2. 社会医学认为，仅对甲型 H1N1 流感病毒确诊病人进行临床治疗是不能控制疫情蔓延的，必须要实施社会综合防制策略。表现为：①创新突围困境。在加强临床诊治的同时，加大疫苗的研发力度，在最短的时间内为民众提供有效疫苗，形成免疫保护屏障，充分体现"防治结合"的卫生工作方针。②信息公开透明。为民众提供正确的防护知识和疫情流行情况，破除谣言的负面影响，保证社会的稳定。③加强对易感人群以及高危人群的优先和特殊保护，实现在重点人群中的大规模接种，这是加强人群健康保护的卫生策略。④卫生工作的协作性。各级政府各部门高度重视，在党中央、国务院的统一领导部署下，相互协作，科学防控，充分体现出大卫生观的实践意义。这也是取得抗击甲型 H1N1 流感这场战役的胜利，再一次赢得全世界尊重的重要法宝。

第二章 医学模式与健康观

案例 2-1 讨论分析

1. 从病人角度来看，躯体遭受病痛折磨之外还会出现情绪问题和其他心理问题；来就诊除了解除病痛的目的之外，还需要得到尊重、理解和关怀。从医护人员角度来看，构建和谐的医患关系，缓解职业压力，消除职业倦怠。

2. 华西医院为病人及其家属提供专业的临床心理指导和支持性心理治疗，体现了现代医学模式强调心理和社会因素的特点。此外，还可关注医护人员心理健康，提升医护人员人文素养，消除职业倦怠，具有积极的社会意义。

第三章 社会因素与健康

案例 3-1 讨论分析

1. 超重和肥胖及其相关慢性病在很大程度上是可预防的。其产生的原因是由摄入与消耗的卡路里之间的能量不平衡造成的。富含脂肪的高能量食品摄入持续增加，越来越多的久坐的工作形式、交通方式的变化以及城市化加剧等影响体力活动的因素综合作用的结果。

2. 支持性环境和社会因素是帮助人们改善超重和肥胖的主要措施，在个体水平上以改变饮食、行为生活方式为主；在社会水平上通过政策引导促进公民得到可以获得、能够承担以及容易获得的定期身体活动和健康饮食选择；注重食品相关企业减少加工食品中的脂肪、糖和盐含量，确保消费者可负担得起的营养选择等措施。

第四章 心理、行为生活方式与健康

案例 4-1 讨论分析

1. 北京市慢性病危险因素高度流行，成年人中超重或肥胖的比例为 49.6%，一半以上男性吸烟，接近一半缺乏体育锻炼，过量饮酒的男性几近六分之一。饮食方面的问题也颇为突出，尤其是钠盐、食用油摄入过多，而豆奶类摄入不足，以及不吃早餐的习惯。这些危险因素是导致慢性病高发的关键因素。

2. 干预的重点人群是超重与肥胖的成年男性，经常吸烟和过量饮酒的男性，以及郊县缺乏体育锻炼的青壮年。此外，郊县与城区相比，郊县成年人也是干预的重点人群。

第五章　社会医学研究方法

案例 5-1 讨论分析

这是一个较大的临床流行病学研究项目。可依据不同的研究目的，分别采用不同的研究方法。

首先，采用现况调查方法对林县居民食管癌发病的"三间分布"情况进行描述性研究。其次，初步探索其发病的诱发因素，确定高危人群。可以设计调查问卷，采取随机抽样的方法进行调查。再次是队列研究，在现况调查取得初步病因线索的基础上，采用队列研究方法追踪探索林县食管癌发病的诱发因素，并进行危险程度的分析。最后是进行干预试验研究。病因明确之后，根据实际条件在一定范围、一定时期内进行干预试验，最终评价试验效果。

需要指出的是，以上研究方法主要是定量研究，其中调查问卷设计是课题设计中非常重要的一个环节。

第六章　健康危险因素评价

案例 6-1 讨论分析

1. 需要收集当地同性别、同年龄组、疾病别死亡率资料，还需要收集评价对象个体危险因素资料，包括个人行为生活方式、环境因素、生物遗传因素、医疗卫生服务及疾病史。前者可通过当地常规死因登记报告信息系统、疾病监测信息系统、居民健康档案等途径获得；后者可通过问卷调查、体格检查、实验室检查等方法获得。

2. 首先，按照如下步骤来分析处理资料：①将危险因素转换成危险分数；②计算组合危险分数；③计算存在死亡危险；④计算评价年龄；⑤计算增长年龄；⑥计算危险降低程度。然后，将分析所得的数据资料整理成本章表 6-1 健康危险因素评价表的格式供使用。最后，进行个体评价，通过比较实际年龄、评价年龄和增长年龄三者之间的关系来判断个体的健康评价类型，可比较直观的让被评价者了解现存危险因素的危害以及根据建议改变危险因素后死亡危险降低的程度，以增强行为干预的效果。

3. 能帮助被评估者客观了解自己的健康危险因素水平，促进其改变不良行为与生活方式，减少危险因素，阻止疾病的发生发展，起到更有针对性的健康教育效果，进而提高健康水平。

第七章　生命质量评价

案例 7-1 讨论分析

甲乙丙三人的生存时间是相同的，但是在整个生存期的生命质量却是不同的。评价三者生命质量孰高孰低，应从其生存时间中扣除因疾病（或其他原因）导致的不完全健康时间，还需要考虑在不同生命状态的权重，计算出质量调整生命年。甲在 A 点突遇车祸，抢救无效，当场死亡，其质量调整生命年与生存时间基本一致，从生命质量的角度考量，甲是最高的。

第八章　卫生服务研究

案例 8-1 讨论分析

1. 人口的老龄化带来医疗费用负担加重。居民患慢性病特别是高血压、心脏病、脑血管病、糖尿病，这些疾病的病人多数为老年人。相对于普通人群而言，老年人所患的慢性病难以在短时间内治愈，持续的时间漫长。而老年人患病率高、多种慢病共存、并发症多，因而看病支出远远高于一般人群。

2. 人口的老龄化带来医疗资源紧缺。老年病人的增长远远超过医院床位的增长速度，再加上老年慢性病病人恢复慢，住院时间长，占床位的比例增加，有限的床位使不少老年病病人放弃入院治疗。因此，老年人更希望开设专门的老年专科门诊和医院，以解决医护人员、药品、医疗保健设施不足等问题。

笔记栏

第九章　社会卫生状况

案例 9-1 讨论分析

1. 开展全球社会卫生状况评价，界定主要健康问题并探索其影响因素，基于此提出相应策略，并推动全球范围内广泛合作，共同采取行动，解决全球主要共性健康问题。针对区域性问题，深入分析其产生根源及其作用机制，提出区域针对性社会卫生措施。以全球可持续发展目标相应指标为导向，深入分析目标差距，重点突出，分步实施，逐步实现。

2. 加强各国卫生体系特别是基层卫生服务体系建设，建立相应机制，保障居民基本卫生服务，让所有居民在任何时候、任何地点能享受到高质量服务，从而改善人群卫生服务可及性及健康水平。从全球、区域、国家不同层面分析界定健康资源分配中存在的主要问题，并探索其主要影响因素，从结构、功能等多视角提升资源配置公平性。针对弱势群体，提出倾向性应对策略，切实解决弱势群体健康问题。

第十章　卫生政策与卫生策略

案例 10-1 讨论分析

1. 卫生政策是政策制定者为解决特定的卫生问题、实现一定的卫生工作目标而制定的各种法令、法规、规章、规划、计划、制度等的总称。世界卫生组织对卫生政策的定义是指在一个社会中为实现特定的卫生保健目标而采取的决定、计划与行动。

北爱尔兰卫生体系的重新设计体现了五个特点：①根据卫生服务的空间需求，每个组织都面向当地人口提供全面的医疗卫生和社会照料服务；②指定或建设区域性中心，提供三级医疗服务；③将提供全面急症服务的综合性医院减少为 10 个；④重新建设新的非急症观察治疗机构，增强其提供多种中级医疗服务的能力；⑤避免不必要的住院治疗，新建社区卫生中心（无病床）。

2. 北爱尔兰的实践表明，卫生体系完全有可能实现这种实体性的转型，改变原来那种以医院为中心的体系。北爱居民现在可以更好地获得社区和急症医疗机构的服务。

第十一章　医疗保障制度

案例 11-1 讨论分析

结算办法与卫生费用密切相关，不同的支付方式对医疗机构作用不同。实施医疗费用结算办法的关键是要政策目的以及支付方式机制，如：控费就可以采用总额控制，增加卫生服务量就可以采用项目付费，提高质量就可以采用病种付费等。但每一种支付方式既有激励作用，又存在制约。如项目付费可能导致诱导性需求和资源浪费，总额控制可能使卫生服务需求得不到满足，病种支付需要投入大量人力物力等。因此，医疗费用结算方式要根据不同阶段的政策需求进行设计，混合式支付方式是国际通用的费用结算办法。

第十二章　社区卫生服务

案例 12-1 讨论分析

1. 随着经济社会的发展和居民生活水平的提高，居民的健康意识和素养日益提升，其健康需求不断释放，对医疗卫生服务提出了更高的要求。相比县级医院，该乡镇卫生院在医疗服务提供方面并无优势，只有调整自身定位，进行服务转型，将公共卫生服务和特色医疗服务作为重点，才能维持卫生院自身的良性运转，保证基层卫生服务的公益性。

2. 社区卫生服务是社区建设的重要组成部分，是在政府领导、社区参与、上级卫生机构指导下，以基层卫生机构为主体，全科医师为骨干，合理使用社区资源和适宜技术，以人的健康为中心、家庭为单位、社区为范围、需求为导向，以妇女、儿童、老年人、慢性病人、残疾人等为重点，以解决社区主要卫生问题、满足基本卫生服务需求为目的，融合预防、保健、医疗、康复、健康教育和计划生育技术指导等服务为一体的，有效、经济、方便、综合、连续的基层卫生服务。

与医院服务的不同之处在于：①社区卫生服务是一种主动性服务，而医院大多是等病人上门的被动服务；②社区卫生服务是为社区全体居民提供服务，而医院仅仅是为病人或主要为病人提供服务；③社区卫生服务提供的是集医疗、预防、康复、保健等为一体的综合性服务，而医院主要是专科医疗服务；④社区卫生服务提供从出生到临终的连续性服务，而医院多为间断性服务。

第十三章　弱势群体的卫生保健服务

案例 13-1 讨论分析

1. 影响儿童健康的社会因素主要有家庭因素、社会经济因素、教育因素、环境因素等，因为调查地区经济发展比较落后，年轻父母大多外出务工，照料留守儿童生活的多为祖父母辈，他们受教育程度不高，只关注儿童的生理需求，儿童平日里从事家务劳动和农活，缺乏情感关爱与安全意识教育，导致留守儿童心理行为健康、营养、意外伤害问题突出。

2. 应采取的社会卫生措施有：加强儿童青少年社会卫生保健，定期开展学校健康教育工作。具体做法包括社会性宣教、优生优育、学校心理卫生教育与咨询、举办家长学校、专业人员培训等，设法从根本上消除社会问题的原因，努力营造安定而愉快的家庭和学校环境，及早发现儿童青少年中的营养、心理卫生、安全防护等问题，及时采取干预措施，不断提高生长发育水平，使儿童青少年健康水平随着经济和生活条件的改善而逐年提高。

第十四章　慢性病的社会医学防治

案例 14-1 讨论分析

1. 慢性病是一类起病隐匿、病程长且病情迁延不愈的疾病，是全球人口的主要死因，已成为 21 世纪各国的重要公共卫生问题。慢性病的病程长、预后差、并常伴有严重并发症和残疾，不仅对病人的健康造成很大伤害，也会给病人家庭、社会、国家带来长期的不利影响。个人、家庭、企业、政府和卫生保健系统因慢性病所需支付的巨额费用，已成为全世界范围内最主要的疾病负担。我国由于经济、社会的发展，人口老龄化不断加快，居民经济收入、饮食习惯、生活方式的改变，慢性病已成为人群首要死因，其所产生医疗费用的增长速度已极大超过我国居民的承受能力，也给国家的经济带来了重大损失。

2. 慢性病的发生与许多危险因素相关，多为几种危险因素综合作用的结果，其防治远超出临床研究范围，需要在生物 - 心理 - 社会医学模式指导下明确其防治规律，从宏观、中观、微观层面制定实施社会卫生策略与综合措施，以降低和控制慢性病对人群的身心健康和社会活动能力的危害，从而提高人群的健康水平和生命质量。从国家层面采取行动，建立政府主导、多部门合作、全社会参与的慢性病防控体系，是减少慢性病危害的高效益措施。实施三级预防策略，可有效控制和降低慢性病发病率、残障率和死亡率，保护人群的健康和提高生命质量。当前，我国结合国情实施的慢性病防治基本策略为：面向一般人群、高危人群和患病人群三类人群，注重运用健康促进、健康管理和疾病管理三个干预手段，重点关注危险因素控制、早诊早治和规范化管理三个环节。

第十五章　社会病防治

案例 15-1 讨论分析

1. ①毒品的可获得性。在一个社会中，取得毒品的可能性越大，卷入吸毒行为的人数就越多，社会吸毒现象及其后果就越严重。②成长环境和生活环境的影响。青年人往往由于家庭教育缺失或受周围吸毒人群的影响，出于好奇、追求刺激等动机而吸毒成瘾。③社会文化对毒品的容忍程度。

2. 吸毒是全球性的社会病，严重威胁人类的健康和社会进步。吸毒会对社会产生严重危害，主要表现在：①严重损害吸毒者的健康；②成为艾滋病重要传播途径；③破坏社会稳定；④可造成国家财富流失和经济衰退。

吸毒的控制与预防：国家必须不断完善禁毒政策和法律，加强国际合作，坚持禁吸、禁贩、禁种、禁制，严厉禁止和打击一切从事毒品违法犯罪活动，从根本上解决毒品问题。同时，需要加强对吸毒的"三级预防"。

一级预防是对引起吸毒的原因和危险因素，对广大人群进行干预，避免吸毒现象的发生而采取的措施，以降低全人群和高危人群暴露于吸毒危险的平均水平。

二级预防是对吸毒现象早发现、早诊断与早脱毒而采取的措施。

三级预防是在戒除对毒品的生理依赖性后为进一步使戒毒者的身体与心理得以康复，并帮助其回归社会，自觉地抵御毒品，不再复吸而采取的措施。

中英文名词对照索引

笔记栏